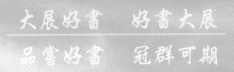

大展好書　好書大展
品嘗好書　冠群可期

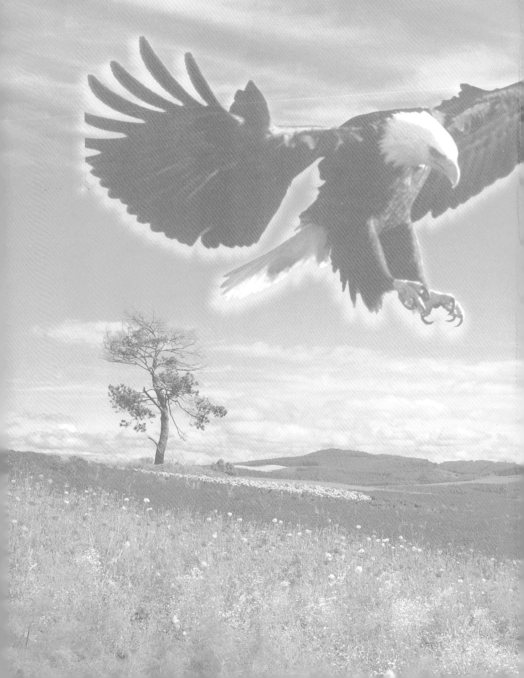

大展好書　好書大展
品嘗好書　冠群可期

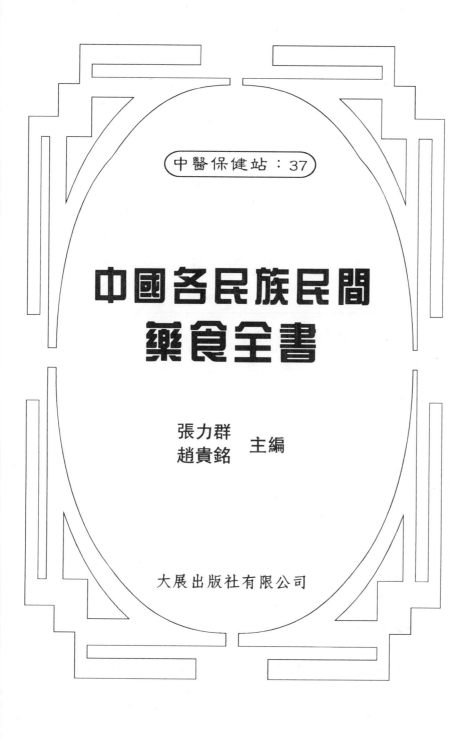

中醫保健站：37

中國各民族民間藥食全書

張力群
趙貴銘　主編

大展出版社有限公司

國家圖書館出版品預行編目資料

中國各民族民間藥食全書／張力群　趙貴銘　主編
　　　——初版，——臺北市，大展，2011〔民 100 . 07〕
　　　　　面；21 公分 ——（中醫保健站；37）
　　　　ISBN　978－957－468－816－6（平裝）

1.偏方　2.中藥方劑學
414.65　　　　　　　　　　　　　　　　　100008463

中國各民族民間藥食全書

主　　編／張力群　　趙貴銘
責任編輯／趙志春
發 行 人／蔡森明
出 版 者／大展出版社有限公司
社　　址／台北市北投區（石牌）致遠一路 2 段 12 巷 1 號
電　　話／（02）28236031・28236033・28233123
傳　　眞／（02）28272069
郵政劃撥／01669551
網　　址／www.dah-jaan.com.tw
E - mail／service@dah-jaan.com.tw
登 記 證／局版臺業字第 2171 號
承 印 者／傳興印刷有限公司
裝　　訂／建鑫裝訂有限公司
排 版 者／弘益電腦排版有限公司
授 權 者／山西科學技術出版社
初版 1 刷／2011 年（民 100 年）7 月

定　　價／600 元

ممللى تىببابە نەقەشكە ئۇشلىشنى

راۋاجلاندۇرۇپ، ھەر مللەت خەلقى

ئۈچۈن بەخت يارىتايلى !

ئىسمايىل ئەخمەت

ـ1991 يىل ـ 25 مايـ

发展民族医学
造福各族人民

司马义·艾买提

1991. 5. 25

中華人民共和國國務委員、國家民族事務委員會
主任司馬義・艾買提為本書題詞

交流我国各民族

药膳经验并为世

界各民族身体健

康服务

為《中国民族药食大全》題

崔月犁

一九九三年三月

中華全國中醫學會會長，原中華人民共和國衛生部
部長崔月犁為本書題詞

序

　　中國醫學有著數千年的歷史，它是中國勞動人民在長期生產、生活實踐中，摸索、整理、總結而形成的一個具有獨特理論和風格的醫學，爲我們偉大的民族的繁衍和發展，做出了巨大的貢獻。飲食療法，就是中國醫學寶庫中瑰寶之一。

　　中國的食療醫學源遠流長，早在唐代大醫學孫思邈撰編的《千金要方》中就明確指出：「夫爲醫者，當須先洞曉病源，知其所犯，以食療治之，食療不癒，然後命藥。」這正是說明了在治療中食療占有重要的地位。

　　目前有關「食療」的著作陸續出版了不少，但都比較散在，不很系統，按動植物分類，不易查找。山西科學技術出版社，在出版《中國民族民間秘方大全》一書之後，又將推出《中國民族藥食大全》，收集了中國51個民族民間有關食療的經驗配方，並且以病統方，以方配料，取材方便，價格便宜，安全可靠，容易掌握，突出了中國各民族之間的中醫理論，合理選擇食物，形成了各民族的獨特配膳方法。這本書的問世，對於繼承和發揚中國醫學遺產，增進人民身體健康，促進各民族之間醫藥事業的發展，加強民族的團結，必將發揮巨大的作用。

　　《中國民族藥食大全》一書，共收集了配方4821首，均以常見病、多發病爲主導。同時也收集了不少藥物治療效果不佳，而改用藥膳，可以取得滿意療效的疑難病症。本書一定會受到廣大人民群眾的喜歡和社會醫療界人士的關注。故樂而爲之序。

中國人民代表大全常務委員會委員
北京中醫學院教授　董建華

修訂再版說明（代前言）

　　《中國民族民間秘方大全》、《中國民族藥食大全》、《中國民族民間外治大全》係山西科學技術出版社在1990年至1995年期間隆重推出（由三部書的編委會各組織100多位民族醫藥工作者共同編纂而成）的「民族醫藥三部曲」。三部書均由已故「中醫泰斗」董建華教授爲顧問並作序；原國務院委員，國家民委主任司馬義‧艾買提；原衛生部長崔月犁、副部長胡熙明爲本書題詞。《中國民族民間秘方大全》一書在人民大會堂舉行首發式時，中央電視臺、人民日報（海外版）等10多家新聞單位及香港、泰國、臺灣的媒體報導了資訊。當時，北京中醫學院劉燕池、顏正華、劉渡舟教授對該書給予很高評價。三部書所收集的秘驗方出版後被讀者應用的不少，有的還開發研製成「民族藥」和醫院製劑。

　　應廣大讀者的再版要求，在山西科學技術出版社的重視和支持下，原三部書的部分編委及新加入的同仁，重組「修訂再版編輯委員會」，將原書易名爲《中國各民族民間秘方全書》、《中國各民族民間藥食全書》、《中國各民族民間秘方外治全書》。現將三部書修訂再版的背景及有關問題說明如下：

　　1.《中華人民共和國憲法》規定：「國家發展醫療衛生事業，發展現代醫藥和我國傳統醫藥。」一般理解「傳統醫藥」應包括「中醫藥」、「民族醫藥」和「民間醫藥」三個組成部分。「中醫藥」是中國傳統醫藥的當然代表（以漢文化爲背景的中國古代社會的主流醫學）；「民族醫院」是中國少數民族的傳統醫藥（其中包括藏醫藥、蒙醫藥、維吾爾醫藥、傣醫藥、壯醫藥、苗醫藥、瑤醫藥、彝醫藥、侗醫藥，土家族醫

藥、回回醫藥、朝鮮族醫藥等）；「民間醫藥」則是蘊藏在民間的單方驗方，養生習俗，草醫良藥和醫療方面的一技之長者。在2002年通過的《世界衛生組織2002年～2005年傳統醫學戰略》中對傳統醫學下了確切的定義，指出「傳統醫學是傳統中醫學、印度醫學及阿拉伯醫學等傳統醫學系統以及多種形式的民間療法的統稱。」傳統醫療法包括藥物療法（如使用草藥，動物器官和/或礦物）和非藥物療法，一些國家把傳統醫學稱爲「補充」、「替代」或「非常規」醫學。顯然，我國的民族醫藥（含民間醫藥）不僅是中國傳統醫學的重要組成部分，而且，就其醫學體系的完整性（在55個少數民族中，已整理出傳統醫藥資料的有30多個民族）；繼承保護的完善性（有的正在總結整理、梳理和提煉出系統的理論來，有的只剩下一些零星的單方驗方和醫療經驗）和現代應用的廣泛性而言，也應該是世界傳統醫學的重要組成部分。

有人提出，把中國的傳統醫學作爲世界非物質遺產保護來申報，也應該是當之無愧的。因此，三部書的修訂再版，僅辦中國民族醫藥「繼承保護的完善性」做了一點「拾遺補缺」的工作；同時，也爲「現代應用的廣泛性」做了一點「挖掘」、「翻譯」和「推廣」工作。

2.在世界上許多地方，傳統醫學藥方是透過口述代代相傳的。但是在中國，兩千多年前的「大夫」已開始編寫藥典，中藥是中華民族智慧的結晶，也是全人類的寶貴文化遺產。然而，中藥物質成分複雜，物質基礎和作用機理尚不明確，難於被國際醫藥界接受。美國《科學》雜誌以「揭開中藥的神秘面紗」爲標題報導了中國即將啓動的「本草物質組計畫」和圍繞該計畫引發的一些爭議。「對許多中國人來說，批評中醫藥是無法想像的，幾乎就像是犯了叛國罪」（應該說是「違憲」罪）。「雖然在大城市『西醫』已大體上取代了『中醫』，但

是許多中國人仍然相信中醫藥作爲預防藥物和治療慢性病很有效，而在鄉村的中國人還在依賴它。」民間的單驗方，也並不是「批評者」所說的「是過時的民間醫術，是建立在玄學、巫術和傳聞的基礎之上」。並認爲「本草物質組計畫」只可能是「浪費科研經費」。

爲了反擊中藥的批評者，本草物質組計畫將採用高通量篩選（化合物），毒性核對總和臨床試驗以鑒定出常用藥方中的活性成分和毒性污染物，以確保中藥是安全的（並且不止是「青蒿素」一種成分）。「本草物質組計畫」的最初目標是癌症，肝臟和腎臟疾病，以及用西藥難以治療的其他疾病，例如糖尿病和抑鬱症等。

隨著基因組學、蛋白質組學、代謝組學等學科的發展，生命科學研究進入了「組學時代」，它們的共同特徵是，從總體上研究一個整體生物的全體生物分子的特徵。而物質組計畫，就是要從總體上對500種左右的常用中醫藥藥方進行提煉，用現代高效分離等技術，把這些藥方分解成一系列的有效成分組（徹底弄清這些配方的藥理所在）。換句話說，就是在用現代科學語言把我國的的中草藥寶典重新書寫一遍，把《本草綱目》改造成「本草組分資源庫。」

顧名思義，「重新書寫」基於「重新挖掘」和「重新整理」。上世紀70年代，在中藥及民族藥應用的啓發下，研究人員（主編所在的雲南省藥物研究所）從青蒿中發現了「青蒿素」，後來分離出許多有效成分，開發出許多劑型，成爲世界衛生組織推薦廣泛使用的抗瘧疾良藥（歷經半個多世紀，有幾十個科研單位和藥廠參與研製）。而面對浩如煙海的古老藥方，這些中國許多人選擇的治療方法（常常是唯一的方法），「本草物質組」計畫的實施也許能促進中醫藥現代化有個質的飛躍。雖然有人擔心「傳統會喪失掉」，但「爲了調和西醫知

識導向的演繹法和中醫經驗導向的歸納法」（這也許是中醫和西醫互存相容，共同發展的前提），加強中藥標準化建設，努力使中醫藥優勢技術提升爲「國際標準」，現代化是必要的。

據報導，深圳擬立法保護中藥祖傳的秘方偏方，可見，眞正有效的「秘驗方」可謂中醫藥皇冠上的「明珠」。相信三部書的修訂再版，能成爲「明珠」上的一顆顆「珍珠」。

3.中國有55個少數民族，他們都是中華民族的重要成員，都有著自己民族的文明和傳統。在少數民族中，除了回族（最初使用阿拉伯語、波斯語和漢語，逐漸通用漢語，保留了一些阿拉伯語和波斯語的辭彙）、滿族使用漢語以外，有53個民族使用本民族的語言，民族之間通向漢語和互通語言的情況十分普遍。不少少數民族有自己的文字，有的民族使用幾種文字。如主要分佈在湖南省西北部，湖北省恩施地區和四川省東部地區的土家族有本民族的語言，但是除了西水流域的人使用土家語外，多數人使用漢語，無本民族文字，通用漢文。主要分佈在福建、浙江、江西、廣東、安徽的山區，其中福建、浙江兩省最多，占96%的畲族有本民族的語言，絕大部分人操接近於漢語客家方言的語言，無本民族文字，通用漢文。其他還有分佈於青藏高原東北邊緣（四川省阿壩藏族自汾州的茂汶羌族自治縣和汶川縣、理縣、黑水縣、松潘縣等地）的羌族分南北兩大方言，沒有本民族文字，通用漢文。主要分佈在雲南大理的白族；分佈在西雙版納「住竹樓的布朗族」（部分人慣用傣文）；分佈在德宏州隴州、梁河，潞西、保山地區龍陵等縣的阿昌族；分佈在蘭坪、麗江、維西、永勝、寧蒗及四川木里和鹽源縣的普米族；怒江之畔的怒族；獨龍河谷的獨龍族；基諾洛克山區的基諾族；「古老的茶農」德昂族（舊稱「崩龍族」，分佈在德宏，保山，臨滄、思茅等地）；「僚人的後裔仡佬族」（大多散居在貴州省，少數分佈在廣西和雲南）；使

用過「水書」的水族（主要聚居在貴州三都水族自治縣）；蠟染技藝嫻熟的瑤族（主要分佈在廣西及湖南、雲南、廣東、貴州等省）；每月過節的仫佬族（主要聚居在廣西羅城，少數散居在宜山，柳城等20多個縣、市）；擅長竹編和雕刻的毛南族（主要分佈在廣西西北部環江的「三南」山區）；生活在「珍珠故鄉」的京族（廣西防城江平區等地）；中國東北部的漁獵能手赫哲族（黑龍江省東北部的三江平原和完達山一帶）；嫩江養育的達翰爾族（主要聚居在甘肅省東鄉族自治縣，少數散居在蘭州市，定西地區和寧夏，新疆）；黃河岸邊的撒拉族（主要聚居在嫩江兩岸）；住在大山中的鄂溫克族（主要分佈在內蒙古的七個旗和黑龍江省的訥河縣）；「興安嶺上的獵戶」鄂倫春族（主要分佈在內蒙和黑龍江的大小興安嶺一帶）；中國西北部的東鄉族（主要聚居在青海省黃河兩岸的循化撒拉族自治縣，化隆回族自治縣甘都鄉和甘肅省積石山保安族東鄉族撒拉族自治縣的一些鄉村）；保安三莊的保安族（原住青海同仁境內隆務河兩岸的保安三莊，後遷入甘肅，在積石山地區定居下來）；1953年才定族名的「嚇固族」（主要分佈在甘肅省裕固族自治縣和酒泉市的黃泥堡裕固族鄉）；能騎善射的錫伯族（主要分佈在東北三省，還有一部分聚居在新疆察布林錫伯族自治縣。東北的錫伯通用漢文和蒙古文）。

以上少數民族基本通用或部分使用漢文，故收採集到的秘驗方（有的是口述），均省略「音譯」，真接用漢文表述。鑒於原書中的一些民族方「音譯」的原藥材易與中藥名混淆，（有的難於尋找），不方便使用。故新增補的民族方子，不再用「音譯」名，一律用中草藥名。

4.有本民族語言及文字的有：生活在海南省最南端「天涯海角」的黎族（許多人兼通漢語，1957年創製了拉丁字母形式的黎文）；錦繡譽滿海內的壯族（過去使用以方塊漢字構成

的土俗字，1955年創製了以拉丁字母爲基礎的壯文）；長期使用結繩紀事的哈尼族（1957年創製了以拉丁字母爲基礎的文字）；侗族（一直通用漢字，1985年創製了拼音侗文）；布依族（1956年創製了拼音布依文）；苗族（1956年創製了拼音文字）；景頗族（20世紀初創造了拼音文字）；納西族（古代曾有過一種象形文字，稱爲東巴文）；瀾滄江畔的拉祜族（兼用漢語和傣語，直到1957年創製了拼音文字）；佤族（1957年設計了佤文方案，正在逐步推廣）；傈僳族（通用拉丁字母形式的新文字）；傣族（有三種方言，有本民族的拼音文字）；具有古老文明的彝族（1975年制定了819個規範彝字，並在四川涼山彝族自治州推廣使用）；文化悠久的藏族（藏文創始於西元7世紀，是一種拼音文字）；門巴族（使用藏族文字）；塔塔爾族（有本民族語言和文字）；散居新疆的烏孜別克族（通用維吾爾文）；塔吉克族（普通使用維吾爾文）；柯爾克孜族（有自己的語言和文字）；哈薩克族（有自己的語言和文字）；維吾爾族（有本民族的語言和文字）；自稱「白蒙古」的土族（過去通用漢文，近年創製了拉丁字母形式的土族文字）；蒙古族（有本民族的語言和文字）；朝鮮族（有本民族的語言和文字）。

對於以上少數民族的秘驗方，凡用本民族文字記載的不再引原文出處（如佤族的一些方子直譯爲漢文），口述記載的亦直接用漢語表述。修訂再版時，三部書均增補一些原書中沒有類似療法或沒有收載的民族方子，治療疑難雜症，可操作性強或療效確切的方子及部分編委的經驗方。主要有（1）民族地區採集的口述整理方；（2）有關古籍或內部資料記載的譯文方；（3）民族醫藥工作者的「獻方」或「推薦方」（但不一定是自己的經驗方）；（4）經過整理並被臨床驗證的祖傳秘驗方。

5.關於易混淆藥物「別名」的問題，不但有民族語言的差異，也有地域差異。如主編在雲南省紅河哈尼族彝族自治州進行民族醫藥調查時發現：同種藥在各縣都有俗稱。如爲百合科萬壽竹屬植物萬壽竹：有04「倒竹散」（彌勒、綠春、紅河），竹節參（石屏、建水、屏邊），龍鳳竹（元陽），小白龍鬚（開遠）；五味子（北五味子科北五味子屬植物）又叫滿山香（個舊等地），雞血藤（彌勒），小血藤（彌勒、瀘西），紫龍（瀘西），五味子藤（屏邊、元陽）；五加科人參屬植物野三七有稱珠子參（彌勒）、白三七（金平），蓼科蓼屬植物虎杖，又稱九股牛、花杆牛膝，花酸杆等不一而足。甚至一種治療跌打損傷的草藥（爲蘿摩科槓柳屬植物寬葉飛仙藤）也稱爲黑骨頭，化血丹（石屏、開遠、建水），黑牽牛（彌勒）、小黑骨（紅河），黑藥草（金平），小黑藤，散血丹（屏邊），雞舌散血丹（石屏）等。

修訂再版三部書時，考慮到大部分民族方子來自雲南，特附錄「雲南部分民族民間常用藥物功效分類名錄」，以方便讀者鑑別。對於一些藥源枯竭或難於查找的民族藥，主編在《中國民族民間特異療法大全》一書中附編了《中草藥與民族藥替代療法運用技巧》，可提供參考。

6.宗教和自然神崇拜在少數民族中有著較深的影響。佛教中，信仰藏傳佛教有藏、蒙古、裕固等民族。信仰小乘佛教的有傣、布朗、德昂等民族。信仰伊斯蘭教的有回、維吾爾、哈薩克等10個民族。信仰基督教的有彝、苗等民族中的一部分。信仰東正教的有俄羅斯和鄂溫克等民族中的一部分。自然神崇拜，包括祖先崇拜、圖騰崇拜、巫教，薩滿教等的崇拜和信仰，在獨龍，怒、佤等民族中依然存在著（鄂倫春族信奉薩滿教，狩獵、住宅都有很多禁忌）。保安大人多信仰伊斯蘭教，風俗習慣與回旋、東鄉族相似。飲食以米麵爲主，吃牛羊

肉，忌吃其他家畜獸類及動物的血，不務必自死的動物。錫伯人信奉多神教、飲食以米、麥爲主、忌食狗肉。烏孜別克人大多信奉伊斯蘭教，禁酒，忌食豬、狗、驢、騾肉，喜歡吃牛、羊、馬肉以及蜂蜜和糧漿。藏旋信奉和喇嘛教，即藏傳佛教。農區以糌粑爲主食，喜歡喝酥油茶；牧區以牛，羊肉爲主食，西藏大部分地區不吃飛禽和魚。仫佬族喜吃辣椒和糯米飯，忌食貓、蛇肉。……

考慮到各民族（以其分支）有不同的宗教信仰，生活習俗、飲食禁忌等因素，修訂再版時，對於那些可能「犯忌」的方子，只能「忍痛割愛」了。

7.隨著動植物保護的各項法令實施，許多名貴珍稀動植資源已禁止採獵，食用或藥用。如虎、豹骨、犀牛角、麝香（現用人工合成品），紅豆杉等。有的已知長期服用會產生毒副作用，如木通、魚膽等。有的內服（大多泡藥酒）外用毒劇藥如川烏、草烏、雪上一枝蒿等，難於掌握劑量（即中毒與有效量的度）。原書中涉及到的方子一律刪除（含附錄中的有關說明）。同時刪去了一些療效不確切的方子；方法已過時的方子；難於操作或藥源找不到的方子；有關書籍中引用的方子。按修訂再版的要求，每部書60萬字左右。原《中國民族民間秘方大全》986千字，擬刪除386千字（含外治的處方）；《中國民族民間藥食大全》1400千字，擬刪除800千字；《中國民族民間藥物外治大全》996千字，擬刪減369千字（保留部分內服外用的處方）。同時又增襯了土族、達翰爾族、仫佬族、羌族、布朗族、撒拉族、毛南族、錫伯族、塔吉克族、烏孜別克族、俄羅斯族、鄂溫克族、塔塔爾族、鄂倫春族、柯爾克孜族、哈薩克族、赫哲族、滿族、東鄉族、黎族、侗族、基諾族、京族、裕固族、保安族、德昂筆、怒族、獨龍族、門巴族、珞巴族、普米族、阿昌族、水族等少數民族的秘驗方，已

將包括漢族在內的56個民族的秘驗方。

　　8.三部書的再版，是「修訂」再版，而不是原書的「翻版」。與時俱進地對原書進行「去取精」、「去僞存眞」；嚴格按照「挖掘與整理」，「保留與發揭」以及秘驗方應用的「簡」、「廉」、「便」原則進行「修訂」。由於各種原因，三部書的原編委，大部分已聯繫不上，但原書的編委會名單、題詞、體例仍然保留，僅增加了「修訂再版編輯委員會」的名單，在此予以說明。相信三部書的修訂再版發行，一定會受到廣大讀者的歡迎和喜愛。

修訂再版編輯委員會　於昆明

修訂再版編輯委員會

主　　編　張力群　趙貴銘

總 策 劃　趙志春

主編助理　許服疇　劉紅梅

副 主 編　江文全　蔡昌化　蕭正南　陶建兵　姚越蘇
　　　　　　趙貴銘

編　　委　鐘慶良　丁麗芬　張麗華　梁　虎　李玉仙
　　　　　　李俊祥　李桂發　馬東科　許高庸　鄧德昆
　　　　　　艾德利　白乙拉　包光華　崔松男　蔣　彪
　　　　　　段國明　郭紹榮　金應燮　楊學況　任惠康
　　　　　　任懷祥　劉起貴　丁詩國　馬允勤　馬應乖
　　　　　　馬伯元　楊中梁　蕭文錦　關　明　扎西攀多
　　　　　　朱曄平　沈潤明　劉優華　明　根　和　勝
　　　　　　歐志安　郭大昌　柏聯生　鍾祖仁　梅全喜
　　　　　　候啟年　瞿元美　耀思圖　關　明　蔣幼波

秘　　書　米　鐸　劉文琴

原編委會成員

顧　　　問	董建華				
主　　　編	張力群				
執 行 副 主 編	馬東科	李桂發			
副　主　編	王光輝	白乙拉	包光華	劉起貴	劉樹喜
	任懷舉	任惠輝	許服疇	劉智壺	周繼斌
	張振勇	趙貴銘	郭紹榮	郭維光	金應變
	楊學祝	楊榮輝	楊　聰	段國明	梁玉虹
	崔松男	蔣　彪			
編　　　委	丁紹德	丁詩國	馬永紅	馬允勤	馬應乖
	馬伯元	孔慶洛	王保生	王在興	王學良
	王振平	王祖興	王文芝	王仲操	王平金
	王　溫	王　輝	王家發	田華詠	扎西攀多
	扎西攀超		玉　帥	代鋒坤	白乙拉
	白　琳	烏蘇日樂特		田合祿	朱　坤
	朱曄平	李化模	李軒錦	李朝斌	李振先
	李永明	李廷柱	向宏憲	劉靜濤	劉步醫
	劉優華	關　明	閻會君	消正南	蕭文錦
	何最武	阿子阿越		沈潤明	陳振岩
	張景康	張玉萍	張敬榮	張炳剛	楊驍軍
	楊選民	楊中梁	明　根	迪慶晉美	
	吳碧珍	吳美清	鄭卜中	和　勝	和建清
	明懷英	胡承善	趙敬華	賀巴依爾	
	歐志安	郭大昌	美淑華	趙　華	柏聯生
	鍾祖仁	格日勒	唐　長	袁治乾	袁曼宇

	袁梅珍	高澤民	莫蓮英	陶建兵	賈克琳
	夏喬生	巢占榮	章發翔	曹　陽	梅全喜
	曹士虎	董壽其	蔣幼波	謝　娟	詹學斌
	藍勤豐	竇德懷	蔡衡青	滿世成	侯啟年
	瞿元美	耀思圖			
參加編寫人員	丁詩國	丁詩志	丁紹德	丁　巴	刀金安
	馬東科	馬允勤	馬永紅	馬應乖	馬伯元
	馬耀華	馬麗芬	孔慶洛	鄭德昆	王永發
	王　輝	王　絢	王桂華	王　溫	王福安
	王大力	王在興	王明鑒	王祖興	王榮輝
	王平金	王愛美	王保生	王學良	王振平
	王文芝	王仲操	王家發	王永發	烏雲花
	牛孺子	孔慶洛	扎西攀超		文俊姣
	巴音巴圖		木幾羅卡		扎西攀多
	玉　帥	包光華	包玉蓮	田華詠	田合祿
	朱　琪	葉臣陀	白武龍	白乙柱	白乙拉
	白　琳	代鋒坤	烏蘇日樂特		龍江波
	那木吉拉		朴蓮荀	麥喬生	向宏寬
	向天奎	竹　野	任懷祥	任惠康	關祥祖
	關明正	關　明	劉靜濤	劉樹喜	劉步醫
	劉熾榮	劉起貴	劉優華	劉世抗	劉智壺
	許服疇	許光華	朱文彪	朱曄平	閻會君
	李朝斌	李朝發	李兆發	李桂發	李湘蘭
	李世昌	李東河	李化模	李廷柱	李光員
	李軒錦	李振先	李永明	蕭文錦	蕭正南
	陸星光	里　二	向宏憲	張力群	張福榮
	張振勇	張德美	張炳剛	張景康	張玉萍
	張敬榮	張德榮	陳寶生	陳達旺	陳福雲

陳松齡　陳開榮　陳振岩　陳正達　余紅珍
蘇衛華　阿子阿越　　　　賀巴依爾
歐志安　迪慶晉美　　　　何志高　何家祿
何最武　鍾祖仁　沈潤明　沈納明　金應燮
吳世榮　吳碧珍　羅承祥　鄭卜中　鄭曉麗
鄭玉華　和　勝　和建清　周繼斌　周家華
明懷英　明　根　吳美清　夏喬生　查鳳瓊
林建卿　趙貴銘　趙敬華　趙　華　柏聯生
侯啟年　哈順高娃　　　　董壽其　段國民
段　鑫　降　擁　唐卡·昂旺降措　楊　聰
楊學況　楊中梁　楊暢杰　楊菊蓉　楊驍軍
楊榮輝　楊選民　楊新亮　柏聯生　莫蓮英
賈克琳　夏喬生　高澤民　梁應忠　梁玉虹
格日勒　袁梅珍　袁曼宇　袁治乾　唐　長
梅全喜　胡承善　康明臘　姜淑華　陶建兵
郭維光　郭紹榮　郭大昌　曹　陽　曹士虎
謝　娟　章發翔　黃鎮德　黃代才　巢占榮
彭朝忠　斯欽圖　蒙　根　崔松男　蔣　彪
蔣幼波　詹學斌　寶德懷　楚古拉　雪翠芳
解克圖　蔡衡青　熊書良　藍勤豐　滿世成
瞿元美　瞿顯友　耀思圖　魏羅大　魏曉昌

責任編輯 趙志春

主 編 簡 介

　　張力群，男，漢族、民建會員，籍貫：雲南羅平，1950
年10月16日生於雲南陸良縣。當過知青，後於中西醫專科
（1973年，大理）；中藥學大專（1990年，昆明）畢業，獲
相應學歷。研修過中文（1984年）、日語（1982年）、法律
（2001年）、心理專科（2002年），獲國家資格證書。曾獲
聘醫師（1983年），藥理工程師（1987年）、醫藥科普作家
（1986年）、食品工程高級工程師（1998年）、心理諮詢師
（2002年）、傳統醫藥研究員（2001年）、健康科普教授
（2003年）等專業資格和職稱。

　　社會職務：雲南永安製藥廠、滇中製藥廠、昆明中洲製藥
廠籌建領導小組技術負責人（1990至1995年，借調）；雲南
賀爾康保健品公司總工程師（1995-1997年，借調）；民建中
西醫專科門診部主任（2001年～2003年）；雲南三聯物質依
賴研究所所長（2002至2006年）；中國藥理、生理科學會會員
（1982年）；中國科普作協會員（1986年）；中國民主建國
會會員（1989年）；中國通訊文學會會員（1989年）；雲南
省科學技術諮詢服務公司技術二所顧問；江蘇康緣藥業股份有
限公司醫學顧問；民建雲南省委直屬醫藥支部副主任，企工
委、參政議政委員會委員、服務社會工作委員會副秘書長兼
「專家聯絡部」副部長。

　　曾受聘：四川省社科院知識經濟研究所特約研究員（成
都）；中國科技研究交流中心研究員兼理事；中國管理科學院
特聘研究員；中國科聯國際衛生醫學研究院教授；中國老年保
健醫學研究會科教中心榮譽教授；中國文化研究會傳統醫學專

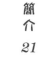

委會委員；《發現》雜誌社理事（北京）；香港國際傳統醫學研究會研究員兼理事（香港）；加拿大傳統醫學會國際醫事顧問兼理事；美國世界傳統醫藥科技大學傳統醫學客座教授；世界中醫藥研究院，終身教授等。

　　主要工作履歷和業績：1973年至1981年在雲南省流行病防治研究所（大理）從事流行病防治研究工作，曾集體榮獲雲南省科技進步二等獎和省衛生廳科技成果一等獎。1981年調雲南省藥物研究所（昆明）藥理室從事新藥、民族藥、保健品開發研究，獲省科技進步三等獎1項，與解放軍35218，35201部隊醫院協作的中草藥製劑「速效消腫液」、「枯痔萎黃液」、「皮敏靈」3項均獲軍隊科技成果三等獎。任課題組長（1982年至1986年），研製投產新藥「肝舒」（從民族藥開發而來，詳見《雞胚的藥用》和《生化製品的技術開拓》），1999年獲第三屆世界發明博覽會暨國際榮譽評獎會銅獎。在雲南省藥物研究所製藥廠（1997年）參與研製中藥洗浴劑「靚爾膚」、「杞菊涼茶」等產品。在所外搞技術服務，曾幫助研製保健品「主力靈」飲料，「美味鮮蒜料」食品及大蒜系列保健酒等；還爲雲南文山、普洱制定「三七茶劑」標準（該標準目前還在使用）和雲南大葉茶的降脂，抗癌實驗，爲2005年後的「普洱茶」保健功能提供了實驗依據。

　　主要論著（以出版物計）：學術論文（21篇）。有6篇（參與工作）論文刊登在學報級刊物上；有15篇（第一作者）論文刊登在省級或全國性刊物上，如「胚胎素的藥理研究及臨床療效初步觀察」《生化藥物雜誌》；「雲南大葉茶抗癌降脂實驗」《食品科學》；「雲南大葉茶降脂實驗觀察」《茶葉科學》；「三七茶劑的研究」《茶葉通報》等。

　　獲獎學術論文（19篇，均爲第一作者）。有18篇（1993年至2007年）在中國藥學會，中國中醫藥學會、中國中西醫結

合學會、中華醫學會各有關分會以及《中醫雜誌》社,《中華皮膚病雜誌》、《中華心血管雜誌》與相關制藥企業聯合舉辦的「名牌暢銷藥」基礎和臨床研究的全國徵文中獲獎。其中獲一等獎的有:「古漢養生精」(1993年);「百年樂」(1995年);「頸復康顆粒」(2002年);「六味地黃丸」(2004年);「桂附地黃丸」(2004年)。獲二等獎的有:「雙黃連注射液與丹參粉針劑」(1996年);「西瓜霜潤喉片與三金片」(1996年);「胃乃安膠囊」(1999年);「迪維霜」(2000年);「山香圓片」(2002年);「萬爽力」(2003年);「當飛利肝寧膠囊」(2007年)獲三等獎的有:「速效救心丸」(1994年);「斯奇康注射液」(2004年)。所有獲獎論文分別載入《中醫雜誌》、《中國中醫科技雜誌》、《中華心血管雜誌》、《中華皮膚病科雜誌》、《中華醫學臨床新論》、《中西醫結合雜誌》、《中國全科醫學研究》、《中華現代醫學與臨床》、《中國臨床實用醫學雜誌》等刊物中。有的還獲第四、五、六屆國際醫藥發展大會(泰國)醫藥學金獎;有的論據被《免疫中藥學》等專業書刊引用。其中一篇在「董建華『胃蘇沖劑』應用研討會」全國徵文中獲唯一的「特別獎」,論文收載入崔月犁主編的《胃蘇沖劑臨床應用論文集》中(人民衛生出版社,1996年版)。

　　發表醫藥科普作品50多篇,在《昆明衛生報》、《雲南科技報》、《科學之窗》、《科普畫刊》、《春城晚報》(1982年至1987年)連載的有「萬家千方集」,「雙週一方」,「雲南民族醫藥見聞錄」等系列作品。獲獎的有:「時辰藥理學」、「三月街與白族藥」、「傣醫的切脈和『芳雅』」「杜仲」、「春浴」等作品。其代表作「綠色的夢」收載在《醫學科普作家與作品》一書中,(江蘇科學技術出版社、1989年版)。

出版社科專著2部：《撥開迷霧》（張力群著，香港金陵書社出版公司，1992年版）；《走向東西亞》（第一主編，雲南人民出版社，1994年版）。醫藥專著8部：《雞胚的藥用》（第一主編，140千字，雲南民族出版社，1987年版）；《中國民族民間秘方大全》（第一主編，986千字，山西科學技術出版社，1991年版，曾獲1995年華北優秀科技圖書一等獎）；《中國獸醫秘方大全》（第二主編、704千字，山西科學技術出版社，1992年版，曾獲1996年華北優秀科技圖書二等獎）；《中國民族民間藥食大全》（第一主編，1400千字，山西科學技術出版社，1993年版）；《中國民族民間藥物外治大全》（第一主編，996千字，山西科學技術出版社，1995年版）；《中西醫臨床用藥正誤大全》（主編，1200千字，山西科學技術出版社，1998年版）；《阿片類物質成癮與依賴的預防與臨床治療》（第三主編，808千字，山西科學技術出版社，1999年版）；《中國民族民間特異療法大全》（主編，1294千字，山西科學技術出版社，2006年版）。

主要業績及成果簡介已載入《中國專家人名辭典》、《中國藥學人物辭典》、《中華創新與發明人物大辭典》、《中華名人大辭典》、《世界優秀專家人才名典》、《世界醫學專家大典》（中華卷）、《中國內地名醫大典》（香港國際交流出版社）。以及《世界名醫大全》（中國卷）、《世界名人錄》（中國國際交流出版社）、《中國當代醫藥界名人錄》、《科技專家名錄》、《中國民間名人錄》、《未名作家詩人名錄》、《當代詩人詩歷》、《中華張氏大典》和《祖國萬歲》全集，《共和國建設者》叢書，《中國著作權人檔案》等傳記中。

2008年春　於昆明

目　錄

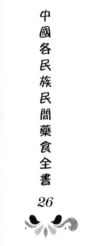

二、外科病症配方 ···································· 434

目
錄
33

一、內科病症配方

發　　熱

配方 1　牛皮菜適量。（土家族方）

用法　搗絨取汁（不加溫），頻頻飲服，渣敷額部。

說明　本方用於各種溫病及發燒熱證，高熱或兼津液虧損者（濕溫者慎用）。西醫如腦膜炎等病。牛皮菜，肉厚汁多且稠，性涼味微苦，具有清熱養陰之功，故適用於多種高熱不退，或津液虧損症。有白虎湯和沙參麥冬湯的雙重功能。

來源　獻方人：湖北省來鳳縣中醫院黃澤貴；推薦人：湖北恩施醫學專科學校趙敬華。

配方 2　粳米 200 克、小白雞樹尖 50 克、豬油 3 克、精鹽 2 克、味精 1.5 克、清水 600 毫升。（布朗族方）

用法　用砂鍋或鉛鍋放入清水，粳米洗後放入鍋中，置旺火上燒沸，改用中為慢煮至米爛，待米飯露出米湯時；加入洗淨的小白雞樹尖翻拌稍煮；然後放入豬油、精鹽、味精，用手勺反覆攪拌均勻即可食用。

說明　此方是布朗族人民日常作夏天解暑的重要食物，味道清香爽口，老少喜歡。具有解暑、退熱、利尿、醒目的作用。小白雞樹又稱孤堆樹尖，夏季發新枝芽，此時採摘最好。

來源　獻方人：雲南省瀾滄縣飲食服務公司徐文；推薦

人：雲南省恩茅地區商業局張炳剛、張祖仁。

咳　嗽

配方1　鮮白蘿蔔1個、白胡椒粉2克、紅糖50克。（土家族方）

用法　在蘿蔔頂端挖1小洞，將白胡椒粉和紅糖填滿洞口，放在炭火上烤至蘿蔔皮呈焦黃色為度。每晚臨睡前，趁熱吃30克，連吃3天。

說明　白蘿蔔甘淡，入肺脾胃大腸經，功效，生津止咳；白胡椒粉辛溫，功效，溫中，下氣，祛痰，用於寒痰咳嗽，食積胃寒吐瀉。二藥配紅糖，適用於風寒咳嗽。肺癆、暑熱、大便秘結患者禁用。

來源　土家族驗方；推薦人：湖北省建始縣花坪區衛生院向宏憲。

配方2　蘿蔔籽、蜂蜜各適量。

用法　燉服，每日1劑，每日服3次。

說明　本方具有潤肺止咳化痰功效，用於風寒咳嗽及久咳不癒。

來源　獻方人：青海省民和縣誌編委會朱曄平；推薦人：雲南省藥物研究所張力群。

配方3　阿梨木（冬梨）100克、蜂蜜15克、冰糖1.5克、白葡萄乾20克。（蒙古族方）

用法　水煎服，每日1劑，每日服3次。

說明　冬梨味甘酸、性平。有清熱潤肺、止咳化痰等功效。主要用於肺熱引起的咳嗽，上呼吸道炎，急慢性氣管炎

等。

來源　獻方人：內蒙古自治區阿拉善盟醫藥研究所賀巴依爾；推薦人：雲南省藥物研究所張力群。

配方4　千斤墜 0.3 克、蜂蜜適量。（普米族方）

用法　將千斤墜曬乾研細入瓶。服時每次需 1 分與蜂蜜調服，不能多服，否則中毒。

說明　此方主治小兒久咳不止，難以入眠。方中所用千斤墜，即蛇孤。注意：該藥有毒用時小心。

來源　流行於普米族民間；推薦人：雲南省麗江縣飲服公司蕭文錦。

配方5　金鳳花 16 克、山百部 15 克、冬青葉 12 克、蘇葉 10 克、豬肺 100 克。（土家族方）

用法　水煎，每日 1 劑，吃肉喝湯，次數不限。

說明　此方在土家族中流傳應用很廣，它具有清熱潤肺、止咳化痰，補中益氣等功效，療效可靠，一般病例，服 2-3 劑咳嗽即止，主要用於急、慢性支氣管炎、傷風咳嗽等病症。

來源　獻方人：貴州省岑鞏縣羊橋土家族鄉楊柳小學袁治乾；推薦人：雲南省彌勒縣醫院郭維光。

配方6　羅漢果 30-60 克、瘦豬肉 100 克。（壯族方）

用法　水煎服 1 日 1 劑，每日服 2-3 次。

說明　此方在壯鄉應用很廣泛，止咳潤肺，補中益氣，扶正祛邪，主要用於體質虛弱引起的慢性咳嗽、肺癆咳嗽等。

來源　獻方人：廣西壯族自治區梧州市第二製藥廠鍾祖

仁；推薦人：雲南省彌勒縣醫院郭維光。

配方 7 荸薺 100 克、海蜇 60 克。（壯族方）

用法 煲湯，每日 1 劑，每日服 3 次。

說明 此方具有滋陰潤肺、止咳化痰、補中益氣等功效，主要用於體質虛弱引起的肺熱咳嗽，對高血壓也有一定療效。

來源 南方人：廣西壯族自治區梧州市第二製藥廠鍾祖仁；推薦人：雲南省彌勒縣醫院郭維光。

配方 8 奶西姆提（香梨）2 個、冰糖適量。（維吾爾族方）

用法 奶西姆提與冰糖蒸食，每日 2 次。

說明 本方對肺陰虛之咳嗽長期服用有效。

來源 獻方人：新疆烏魯木齊市中醫院李文富；推薦人：新疆烏魯木齊市中醫院王輝。

配方 9 陳皮 70 克、紫蘇 20 克。

用法 滾開水泡飲、頻服。

說明 此方在民間流傳甚廣，對傷風咳嗽早期，療效確實可靠，一般服用 2–3 天，即見效。

來源 推薦人：雲南省藥物研究所張力群。

配方 10 梨 1 個、硼砂 1 克。（裕固族方）

用法 在梨頂端挖少許肉。填入硼砂，濕紙包好，置炭內煨熱，吃果肉。每日 1～2 次，連服 5 天。

說明 主治咳嗽，痰黃稠難咯，咽乾喉痛者。

來源 《民族醫藥采風集》；推薦人：張力群。

配方 11 魚腥草鮮根 100 克、食鹽、醋各適量。（土家族、苗族民間方）

用法 魚腥草鮮根洗淨，去除根鬚，沸水中稍焯，切成 1～2 公分長的節段，加適量食鹽、醋調拌均勻後，佐餐食用。每日 2～3 次，每次 30～50 克。

說明 本方可以經常食用，未發現副作用。本方在湖南湘西土家族、苗族民間廣為流傳，是春、夏季飯桌上常見的菜餚之一。經驗證，治療支氣管炎咳嗽效果顯著、可靠。

來源 湖南湘西土家族、苗族民間流傳；推薦人：湖南省湘西自治州民族中醫院馬伯元。

配方 12 魚腥草 160 克、冰糖（白糖亦可）適量。（壯族方）

用法 開水煎服，每日 1 劑，每日服 3 次。

說明 本方具有清熱消炎、止咳潤肺等功效。適用於風熱咳嗽、支氣管炎等病症。

來源 獻方人：廣西壯族自治區北流縣隆盛鎮政府衛生室劉優華；推薦人：雲南省彌勒縣醫院郭維光。

配方 13 海蜇 50 克，荸薺 250 克，料酒、鹽蒜茸、薑片、蔥段、胡椒各適量。（京族方）

用法 1.海蜇洗淨切細絲，荸薺洗淨去皮切薄片。2.瓦鍋中注入清水適量，放入海蜇、荸薺、蒜茸、鹽、料酒、薑片、蔥段，煮至海蜇、荸薺熟，揀出蔥薑撒上胡椒粉即成海蜇馬蹄湯。

說明 本食療方具有清熱、止咳、化痰、消積等作用。適用於肝肺熱、咳嗽、目赤、胸膈痰熱實邪、麻疹、熱咳、咽痛、小兒口瘡、消化不良、大便秘結、小便不利及糖尿

病、痔瘡、高血壓患者等。

來源 獻方人：雲南省藥物研究所張力群。

配方 14 核桃仁 150 克，荸薺 200 克，老鴨 1 隻，雞肉泥 100 克，油菜籽末、蔥、生薑、鹽、雞蛋清、味精、料酒、濕玉米粉花生油各適量。（哈尼族方）

用法 1.將老鴨宰殺去毛，去內臟，洗淨，用開水汆一遍，裝入盆內，加入蔥、生薑、食鹽、料酒少許，上籠蒸熟透取出晾涼後，將老鴨去骨，切成兩塊，另用雞肉泥、雞蛋清、濕玉米粉、味精、料酒、鹽調成糊；再把核桃仁、荸薺剁碎，加入糊內，淋在鴨子內膛肉上。2.將鴨子放入鍋內，用乾淨溫油炸酥，撈出瀝去餘油，用刀切成長條塊，擺在盤內，四周撒些油菜籽末即可，早晚各服 60 克。

說明 本食療方有補腎固精、溫肺定喘，潤腸。適用於腎虛咳嗽。

來源 獻方人：雲南省藥物研究所張力群。

配方 15 海蜇皮 100 克、冰糖 50 克、蜂蜜 80 克。（毛南族方）

用法 將海蜇皮切細，浸泡後撈出，擠乾水分，同冰糖、蜂蜜共入瓷碗中，上鍋蒸熟。每日 1 劑，連服 5～15 天。

說明 本食療方以海蜇皮清熱化痰為主，佐以蜂蜜潤肺止咳，冰糖潤肺生津。諸味相會，齊奏清熱潤肺化痰之功。適用於陰虛肺燥，痰熱咳嗽，嚥乾痰稠等症。

來源 獻方人：雲南省藥物研究所張力群。

配方 16 甜杏仁 250 克、核桃仁 300 克、蜂蜜 500 克。（烏孜別克族方）

用法 取甜杏仁放在鋁鍋中，加水適量，煎煮 1 小時，再加核桃仁，收汁將乾鍋時，加蜂蜜，拌勻至沸即可。

說明 本食療方補腎益肺，止咳平喘。可治療肺腎兩虛型久咳、久喘等症。

來源 獻方人：雲南省藥物研究所張力群。

配方 17 酥油 15 克、雞蛋清 20 克、蜂蜜 40 克、荊芥 36 克、茯苓 20 克。（藏族方）

用法 將荊芥、茯苓加水煎熬後，再將酥油、蛋清、蜂蜜倒入藥液中，攪勻即成，每天服 3 次，每次 30～60 毫升。

說明 本方適用於老年久咳不止、胸悶氣短、發熱等疾患，一般病例服食 3～5 天後，病情漸好轉。

來源 獻方人：青海民和縣誌編委會朱曄平。推薦人：雲南省彌勒縣醫院郭維光。

配方 18 甜杏仁 250 克、核桃仁 250 克、蜂蜜 500 克、白糖適量。（藏族方）

用法 將甜杏仁洗淨，放入鍋用，加水適量，先用武火燒沸，後用文火煎 1 小時。將桃仁打碎，倒入盛白糖的鍋內，加入蜂蜜攪勻再燒沸即可裝瓶備用。食用時每次 3 克，每日 2 次。

說明 甜杏仁性味甘、平，能潤肺止咳，核桃仁性味甘、溫，入腎、肺經，能固精補腎，溫肺定喘等效。蜂蜜性味甘，能補中益氣，安五臟，此方還能治療肺腎兩虛之乾咳。

來源 獻方人：青海民和石煤公司鄒花梅；推薦人：青海民和縣誌編委會辦公室朱曄平。

配方 19 南杏 30 克，羊肺 250 克，薑、鹽、胡椒粉、

一、內科病症配方 41

味精適量。（回族方）

用法 將羊肺切片搓洗乾淨，去泡沫和洗好的南杏同放入瓦鍋，加適量清水，置火上煮，半小時後加薑片，再煮至肺熟即可。

說明 南杏即甜杏，性味甘、平、有止咳潤燥的作用。羊肺性味甘，有補肺氣調水道治肺癆咳嗽，通肺氣，利小便行水解毒的作用。食肉飲湯時加胡椒粉，鹽、味精調料能治肺結核、乾咳久不癒等症。

來源 獻方人：青海民和石煤公司鄒花梅。

配方 20 黃鱔肉 250 克、冬蟲夏草 10 克。（土家族方）

用法 燉湯服，1 日分 3 次服，7 日為 1 療程。

說明 土家地區多產黃鱔，民間藥用長久，本方治虛勞咳嗽，身體消瘦，療效確切。

來源 摘自《土家族民間藥用黃鱔治病點滴》；推薦人：湖南省大庸市成人中等專業學校侯啟年。

配方 21 鮮臭靈丹 15 克、蜂蜜適量。（傣族方）

用法 將臭靈丹煎 10 分鐘取液後，加蜂蜜適量，1 天 3 次 1 次 20 毫升，連服 7 天。

說明 德宏傣族驗方。

來源 獻方人：雲南省德宏傣族醫生李波買；推薦人：雲南省德宏州藥檢所段國民。

配方 22 蘿蔔、杏仁、冰糖各適量。（土家族方）

用法 蘿蔔洗淨切片，杏仁搗碎，同冰糖燉熟，吃蘿蔔喝湯，每日 1 劑。

說明 主治各類咳嗽，如熱咳，咳黃稠痰，痰多帶膿血，

風寒咳嗽及久咳不癒，小兒咳嗽及慢性支氣管炎等疾病。

來源 獻方人：青海民和縣誌辦公室物曄平；推薦人：雲南省彌勒縣醫院郭維光。

配方23 酥油 15 克、雞蛋清 6 克、荊芥 20 克、茯茶 15 克。（藏族方）

用法 將荊芥、茯茶加適量水煎好後，將酥油、蛋清、蜂蜜化入，攪勻即成，每天 3 次，每次服 10 毫升。

說明 此方具有清熱解毒、止咳潤肺，活血化痰等功效。適用於老年人久咳不止，傷風咳嗽，低熱，胸痛等病症。

來源 獻方人：青海省民和縣誌辦公室朱曄平；推薦人：雲南省彌勒縣醫院郭維光。

配方24 乾百合 100 克、蜂蜜 150 克。（土家族方）

用法 將乾淨百合放入瓷鍋內，加入蜂蜜，置沸水上籠蒸 1 小時，趁熱調拌均勻，晾涼後裝入罐內即成，每日 2 次，早晚各服 1 湯匙。

說明 此方具有潤肺止咳的功效。適用於傷風咳嗽、急慢性支氣管炎等病症。

來源 獻方人：青海民和縣誌辦公室朱曄平；推薦人：雲南省彌勒縣醫院郭維光。

配方25 寶株梨（好細梨）1500 克、川貝母（研細末）50 克、阿膠 50 克、蜂蜜 100 克、麥冬 100 克。（彝族方）

用法 將梨切片放銅鍋內，加水適量，煮濃汁用細紗布濾去渣，再將汁放砂鍋內，連同貝母粉、阿膠、蜂蜜、麥冬合煎成膏備用。每日服 3 次，每次約 1 湯匙，開水沖服。

說明 治療咳嗽痰多，日久不癒療效顯著。如咳嗽吐血

者,另加白及粉 50 克。

來源 獻方人:貴州省仁懷縣政協王榮輝祖傳六代秘方。

配方 26 甜杏仁 250 克、核桃仁 250 克、蜂蜜 500 克、白糖適量。(撒拉族方)

用法 1. 將甜杏仁洗淨,放入鍋內,加水適量,先用武火燒沸,後用文火煎煮 1 小時。2. 將核桃仁切碎,倒入盛有白糖的鍋內待稠黏時,加入蜂蜜,攪勻,再燒沸即成。3. 將蜜餞雙仁放入糖罐內備用,食用時每日 3 次,每次 3～6 克。

說明 功效補腎益肺、止咳潤肺、平喘等作用。適用於慢性支氣管炎、久咳、乾咳、哮喘等疾病。

來源 獻方人:青海省民和縣誌辦公室朱曄平;推薦人:雲南省彌勒縣醫院郭維光。

配方 27 磨卡(母雞)1 隻、柯梁糕(麥芽糖)150克、青水梨 3 個。(苗族方)

用法 把雞殺死去毛洗淨取出內臟(把雞肺留於腹腔)將梨搗碎和麥芽糖一起放入雞腹腔內,用針線縫好,入土大碗內隔鍋燉熟分兩次服完(早晚服)。

說明 本方對年老,肺陰虛,痰黃稠頑固久咳不止、治療特效,服 1 次見效,重者服 3～5 次治癒。

來源 雲南麻栗坡縣查鳳瓊獻方;推薦人:雲南文山壯族苗族自治縣人民醫院劉世抗。

配方 28 旺拉(手掌參)100 克、仗仔(蜂蜜)50 克。(藏族方)

用法 將手掌參研為細末,過篩,加入蜂蜜,調和均勻,呈膏狀。每日 1～3 次,1 次 1 匙(約 20～30 克),白

開水送服。

說明 此方有補益氣血，生津止渴，潤肺的功效。適用於身體虛弱，肺虛咳嗽，或肺結核咳吐膿痰、陽痿等。

來源 摘自《藏藥標準》16頁；推薦人：四川甘孜州藥品檢驗所曹陽。

配方 29 喃麻莊（酸桔汁）100 毫升、帕拌涼（馬齒莧）10 克。（傣族方）

用法 將酸桔汁擠出後，放入馬齒莧煎服，每日 3 次。

說明 酸橘果皮、汁含揮發油，維生素 B_1 及肌醇等物質，馬齒莧含有皂貳、鞣質、維生素 C、A 等類物質，乙醇浸液對大腸桿菌、痢疾桿菌等有顯著的抗菌作用，二藥合用能祛痰鎮咳，對感冒引起的上呼吸道感染有良效，是民間常用方，3 天為 1 療程，服 4–5 次即可顯效。

來源 獻方人：雲南西雙版納州民族醫藥研究所康朗臘；推薦人：雲南西雙版納州民族醫藥研究所李朝斌。

配方 30 東格九瓜（絲瓜）、布格（冰糖）。（藏族方）

用法 取帶蒂的新鮮小絲瓜數條，切斷入土罐內煮軟為湯，取濃汁放入適量冰糖當茶飲，每日 3 次，每次 30 毫升。

說明 民間醫生認為：絲瓜性平味甘，有清熱解痰的功能，治慢性氣管炎、哮喘、氣虛短促等疾病。

來源 獻方人：民間醫師思根立青；推薦人：雲南迪慶藏族自治州藏醫院迪慶晉美。

配方 31 邁悉夫養（遍長花根）45 克、騰朵（蜂蜜）50 克。（壯族方）

用法 取遍長花根加水 300 毫升，煎至 100 毫升去渣，

一、內科病症配方

45

兌入蜂蜜再煎 10 分鐘，分 3 次服完，一服未癒則再服，多則 3 劑痊癒。

說明 遍長花為錦葵科植物，木芙蓉，廣泛生於南方山野草地，民間常用花葉要入藥食，配以蜂蜜，具有清金利氣管、潤肺祛痰之功效。主治熱邪化燥所致的急慢性氣管炎咳嗽。

來源 獻方人：雲南西疇縣民間壯族草醫王明鑒；推薦人：雲南文山州藥檢所張福榮。

配方32 大棗 10 個、冬瓜皮 30 克、紅糖適量、赤小豆（紅豆）30 克。（苗族方）

用法 上 3 味放入砂鍋內，煎煮 40 分鐘，取汁加紅糖攪勻，緩緩飲服，每日 1 劑分 3 次服，連服 3 日。

說明 本方溫肺化飲，止咳平喘，對於咳喘痰多，不得平臥，老年性喘咳症較好。

來源 民間驗方；推薦人：雲南省文山州藥檢所李東河。

配方33 大魚骨頭 10～20 克、鮮雞蛋 1 隻、小茴香 30～50 克水適量。（瑤族方）

用法 將魚骨頭炒香研末備用，取適量水，然後將上藥同鍋燉熟撒上魚骨頭粉即成。

說明 本方有健肺止咳之功，對溺水肺癆有獨特療效，流行於文山一帶。

來源 獻方人：雲南省文山縣平壩石洞門下卡陳顯鵬；推薦人：雲南省文山州衛生學校陳達旺。

配方34 風輪菜 18 克、米湯 150 毫升、淘米水 150 毫升、胡椒粉 2 克、草果粉 2 克。（白族方）

用法 淘米水，米湯倒入藥罐內煮至 150 毫升，再投入

風輪菜煮 5～10 分鐘，服用時投入胡椒粉、草果粉，每日服 3 次，連服 3 日。

說明 外感風寒，寒氣束肺、胸悶，胸肋如針刺般疼痛，咳嗽加劇，伴有發熱、畏寒。此症白族人稱之為中肋寒，屬於中醫風寒，痰濕束肺證。

來源 獻方人：雲南鶴慶縣白族農民王愛美；推薦人：雲南大理市康復醫院許服疇。

配方 35 尼哇（貝母）20 克、夏窮（仔雞）1 隻。（藏族方）

用法 將貝母用水沖洗後，放入仔雞腹內（仔雞先去掉內臟），置砂鍋或銅鍋內，用文火燉至雞肉與骨頭易分離時止。分 6 次服完，早晨空腹時服 1 次，或早、晚各 1 次。

說明 此方有補虛、潤肺、止咳的功效。適用於肺結核咳嗽吐痰，氣不暢等症，尤其適用於年老體弱咳嗽。這是藏區的名菜之一，是筵席上的美味佳餚。注意，感冒者忌服！

來源 康巴地區民間方；推薦人：四川甘孜州藥品檢驗所曹陽、扎西攀超。

配方 36 黑芝麻 100 克、石膏 100 克、霜桑葉 200 克、野黨參 200 克、柴胡 250 克、枇杷葉 5 克（去毛）。（彝族方）

用法 將上藥研細末、用涼開水沖服，每日服 2 次，每次 1 至 2 克。如痰多。另加川貝母和瓜蔞仁各 15 克，水煎兌上藥粉服之（用量同前）。

說明 主治肺虛咳嗽。

來源 獻方人：貴州省仁懷縣政協王榮輝祖傳秘方。

配方 37 銀耳 25 克、杏仁 15 克、冰糖 20 克、藕粉 20克。（納西族方）

用法 先將銀耳泡開，放入碗中，加冰糖，杏仁（研細），再放藕粉用開水調好，如不熟可加溫 3 分鐘即可食用。

說明 本方止咳潤肺，是古代納西族流傳的食療止咳方。

來源 獻方人：雲南省麗江地區藥檢所和志高；推薦人：雲南省麗江縣飲食公司蕭文錦。

配方 38 百合、豬瘦肉各 25 克，鹽、草果粉少許，豆腐 20 克、澱粉適量。（納西族方）

用法 將瘦肉打碎，然後加豆腐、鹽、草果粉、澱粉調勻，放入百合瓣內，整齊地放入碗中，蒸熟食用。

說明 本方有止咳潤肺作用。

來源 獻方人：雲南省麗江地區藥檢所和志高；推薦人：雲南省麗江縣飲食公司蕭文錦。

配方 39 芫荽（香菜）50 克、雞蛋 2 個。（彝族方）

用法 芫荽洗乾淨切碎放入碗內，打進雞蛋調勻燉熟食用，每日服 2 次。

說明 此方用於止咳有特效，可連續服用。

來源 獻方人：雲南省峨山縣富良棚鄉何家祿；推薦人：雲南省峨山縣飲服公司柏聯生。

配方 40 鮮蠶豆花 30 克、冰糖 15 克、米湯沫適量。（彝族方）

用法 將上 3 味放碗中拌勻，置瓶子內在飯上蒸至飯熟，取出待溫時 1 次服完。

說明 此方對風寒感冒治癒後久咳不止有特效，若見效

即止。若其效不滿意則可重服 1 次。

來源 獻方人：雲南省峨山縣醫院中醫師楊開泰；推薦人：雲南省峨山縣飲服公司柏聯生。

配方 41 舒金花（小雀花）50 克、雞蛋 3 個、鹽少量。（彝族方）

用法 舒金花洗淨，雞蛋打入碗內放入舒金花拌勻加鹽燉吃。

說明 此方是彝放民間常用的治療止咳化痰的良方。

來源 獻方人雲南峨山縣富良棚鄉何家祿；推薦人：雲南峨山縣飲服公司柏聯生。

配方 42 蘿蔔 1 個（300 克）、蜂蜜 50 克。（彝族方）

用法 取 1 個大小適中蘿蔔，挖空洞，放入蜂蜜，火上烤熱分 3 次服完。

說明 此方對風寒咳嗽及久咳不癒；若加生薑 3 片水煎服效果更好。也可用蘿蔔 50 克、乾薑適量、梨片適量，水煎隨意服。

來源 獻方人：雲南省昆明鋼鐵公司醫院中醫師周朴；推薦人：雲南峨山縣飲服公司柏聯生。

配方 43 寶珠梨 3 個、糯米 50 克、蜂蜜 50 克、奶油 10 克。（回族方）

用法 寶珠梨削去外皮，從把上掏出梨核，糯米淘洗乾淨，蒸至七成熟時拌入蜂蜜、奶油填入寶珠梨中，再放蒸籠中蒸 30～50 分鐘，即可取出食用。

說明 早晚各食 1 個，趁熱時食，可治久咳不止，痰多黏膿、肺熱便秘。寶珠梨為昆明呈貢特產，肉質細膩，果質

味甜，清肺化痰有奇效。

來源 獻方人：雲南省昆明市飲食公司李臻林；推薦人：雲南副食果品公司關明。

配方 44 南杏仁 30 克，羊肺 100～250 克，薑、鹽、胡椒粉味精各適量。（回族方）

用法 將洗乾淨的羊肺切片，與杏仁一起放入瓦鍋內，加水明火燜煮，半小時後放入薑片，再煮至肺熟即成。食用時，加胡椒粉、鹽、味精等調味，1 劑服食 1～2 天，次數不限。

說明 此方具有止咳潤肺、補脾益胃。適用於乾咳日久不癒、咽乾口燥、肺結核等症。

來源 獻方人：青海省民和縣誌辦公室朱曄平；推薦人：雲南省彌勒縣醫院郭維光。

配方 45 川貝母 16 克、雪梨 2 個、豬肺 100～250 克。（土家族方）

用法 將川貝母洗淨，雪梨去皮洗淨，切塊，豬肺洗淨擠去泡沫，切成片，共放入鍋內，加冰糖少許，清水文火煎煮，吃梨、吃肺喝湯，1 劑服 1～2 天，次數不限。

說明 補肺、止咳潤肺、除痰止渴等功效。適用於支氣管炎引起的乾咳、肺結核、咯血，老年人乾咳無痰，肺燥咳嗽，口乾黃痰等病。

來源 獻方人：青海省民和縣誌辦公室朱曄平；推薦人：雲南省彌勒縣醫院郭維光。

配方 46 澀丑（餘甘子果實橄欖果）15～30 克。（基諾族方）

用法 冬、春季為餘甘子果實成熟期，使用鮮果隨採隨

用，洗淨，嚼服，每日 3～4 次。

說明 該品味酸、微澀，富含維生素 C，具有生津、止咳作用。基諾族民間常用來治療感冒引起的咳嗽、咽喉疼痛症，效果較好。

來源 《中國民族藥》第一卷；推薦人：中國醫學科學院藥用植物資源開發研究所雲南分所郭紹榮。

配方 47 嵯子（生薑）10 克、我哺阿習（白蘿蔔）200 克、皤吹（紅糖）30 克。（哈尼族方）

用法 本方能發表，散寒，定喘，化痰，補中，和血；主治咳嗽，痰喘有效。

來源 獻方人：中國醫學科學院藥用植物資源開發研究所雲南分所里二；推薦人：郭紹榮。

配方 48 豬肺 500 克、桑白皮 20 克、鹽適量。（彝族方）

用法 取豬肺洗淨，同桑皮放入鍋裏燉煮至熟爛，飲湯吃肉。

說明 本方性微寒，味甘，平，主治老年人肺虛咳嗽。每日使用 2-3 次，能獲得較好療效。

來源 獻方人：中國醫學科學院藥用植物資源開發研究所雲南分所彭朝忠；推薦人：郭紹榮。

配方 49 貝母 50 克，仔母雞 1000 克，蔥 50 克，薑 50 克，鹽、胡椒、料酒 10 克。（納西族方）

用法 貝母洗淨，按入洗淨的雞肉脯，加入調料蒸熟食用。

說明 此方採用雲南貢山珍珠貝與雞合烹，潤肺止咳，效果極佳。

配方 50　茶葉 5 克、白蘿蔔 100 克。（蒙古族方）

用法　將茶葉用開水沖泡取汁，再將蘿蔔切成小片，放入鍋裏煮爛，加食鹽調味，倒入茶汁即可食用。每日服 2 次。

說明　本方為民間藥方，廣泛流傳。有清熱化痰。用治氣管炎咳嗽、多痰等症療效良好。

來源　獻方人：內蒙古巴中盟醫醫院阿拉塔；推薦人：內蒙古哲里木盟蒙醫研究所陳福雲。

配方 51　百合 250 克、蜂蜜適量。（苗族方）

用法　百合搗細，拌上蜂蜜，入碗上籠蒸熟即可服用。

說明　百合同蜂蜜同用，治陰虛乾咳，咯血，慢性支氣管炎，肺結核等，特別用於急性期用，效果尤佳，是滋陰潤肺止咳的良方，民間最常用。如吳 XX，50 歲，長年乾咳，且痰中帶血，患有氣管炎，用本方幾次後即有所緩解，連用月餘即痊癒。後大凡有陰虛咳嗽者常用該方，均見顯著療效。

來源　獻方人：雲南省路南石林賓館代鋒坤；推薦人：雲南省飲食服務學校任惠康。

配方 52　仔鴨 1200 克、子薑 1000 克、黑木耳 250 克、水澱粉 30 克、蔥段 25 克、白糖 20 克、料酒 20 毫升、鹽 8 克、胡椒粉 1 克、醬油 80 克、豬油 100 克。（傣、苗等族方）

用法　鴨宰殺整理後砍成塊，薑刮洗淨切厚片。鍋上火注入油炒薑片和木耳，然後下鴨塊及調味料煸炒，最後加入許湯和胡椒燜至熟透即可佐餐。

說明　子薑禦百邪、味辛性溫，無毒，歸五臟，久服能

除風邪寒熱，止嘔吐，化痰下氣，開胃益脾、解毒等，主治傷寒、頭痛、鼻塞、咳嗽時痰、煩悶等，其辛而不葷，和百味。鴨肉味甘性涼，入腎、肺胃經，能滋陰清熱，利水腫。本品經常食用對開胃、止咳、化痰，解毒都有奇效，民間常用它來治家常病症。

來源 獻方人：雲南省路南石林賓館代鋒坤；推薦人：雲南省飲食服務學校任惠康。

配方53 扁柏葉20克、大棗7個。（朝鮮族方）

用法 水煎當茶飲，頻服。

說明 本方對肺熱引起的咳嗽效果極佳。

來源 吉林省延邊朝鮮族自治州民族醫藥研究所；推薦人：朴蓮荀。

配方54 桔梗20克、杏仁20克、蜂蜜適量。（朝鮮族方）

用法 前2味用水煎後去渣取汁之後，與蜂蜜混勻，1日3次，熱食。

說明 對外感引起的咳嗽，咽喉腫痛有較好的療效，但陰虛久咳、氣逆患者忌食。

來源 吉林省延邊朝鮮族自治州民族醫藥研究所；推薦人：朴蓮荀。

配方55 桔梗500克，辣椒油、香油、味精、鹽各適量。（朝鮮族方）

用法 將桔梗去皮洗淨（乾品可用水浸泡）切絲，放辣椒油，香油、味精、鹽後拌涼菜吃。

說明 桔梗是朝鮮族很喜愛的山野菜，名叫道拉吉菜，本方對氣管炎引起的痰多咳嗽，具有預防和治療作用。痰多

咳嗽者長期吃桔梗菜效果很好。

來源 吉林省延邊朝鮮族自治州民族醫藥研究所；推薦人：金應變。

配方 56 母雞 1 隻、高粱飴糖 500 克、梨 2 個。（朝鮮族方）

用法 將母雞拔毛取內臟，放入高粱飴糖和梨，放入鍋內先用武火後用文火燉熟，分 2 天服完。

說明 久咳而身虛者有效，連服幾隻雞效果更佳，無害。

來源 吉林省延邊朝鮮族自治州民族醫藥研究所；推薦人：崔松男。

配方 57 奶參（朝鮮沙參）500 克，香油、味精、鹽、醬油、適量。（朝鮮族方）

用法 將鮮奶參去皮洗淨切絲，後放香油、味精、鹽、醬油調味拌涼菜，每日 3 次頓服。

說明 本方中奶參具有潤肺生津的作用，對肺熱引起的乾咳嗓子疼，具有較好的療效。

來源 吉林省延邊朝鮮族自治州民族醫藥研究所；推薦人：金應變。

配方 58 韭菜兜（韭根）100 克、豬殺口（豬頸部）肉 250 克。（土家族方）

用法 先將韭菜兜去泥洗淨，再同豬殺口肉一同放入砂罐內文火燉熟，去藥渣。吃豬肉和喝藥湯。1 日 1 劑，1 日 2～3 次。

說明 韭根辛、溫。有溫中、行氣、散瘀之功效。本方配伍豬肉燉服治胸痹，久病咳嗽即有行氣，散胸中之瘀，又

能補久病之虛體。

來源 獻方人：湖南省龍山縣台市醫院陳大樾；推薦人：湖南省湘西州民族醫藥研究所田華詠。

配方 59 核桃肉 50 克、洋冬梨 50 克。（土家族方）

用法 加水蒸服，1 日 3 次，以癒為度。

說明 核桃肉具有補肝腎作用，對腎不納氣的咳嗽有治療作用，洋冬梨具有清肺滋陰，止咳平喘之效。二藥合用，相得益彰。

來源 獻方人：四川省秀山土家族苗族自治縣楊克之；推薦人：湖南湘西自治州民族醫院研究所瞿顯友。

配方 60 蜂糖 20 克、薑汁 15 克。（土家族方）

用法 溫開水沖服，1 日 3 次。

說明 蜂糖有潤肺止咳作用，薑汁有發汗解表，溫肺止咳作用。對久咳不癒者有較好的療效。

來源 獻方人：四川秀山土家族苗族自治縣余輔臣；推薦人：湖南湘西自治州民族醫藥研究所瞿顯友。

配方 61 大蒜子 200 克、冰糖 250 克。（土家族方）

用法 大蒜子去殼與冰糖放入碗內，水蒸，將大蒜子蒸溶為止，然後裝入瓶內備用，每日服 3 次，每次 20 克左右。

說明 本方所治是感受風寒所致的咳嗽，大蒜子具有發散風寒作用，冰糖具有養陰潤肺作用。

來源 摘自《土家族醫學概論》；推薦人：湖南湘西自治州民族醫藥研究所瞿顯友。

配方 62 蘿蔔乾 20 克、雞蛋 50 克、綠豆 20 克。（柯

爾克孜族方）

用法 蘿蔔乾、綠豆和雞蛋放入鍋中加水煮至綠豆軟爛時一同食用。

說明 本方對咳喘有奇效，還能治慢性支氣管炎等。

來源 獻方人：雲南路南石林賓館代鋒坤；推薦人：雲南省飲食服務學校任惠康。

配方 63 牛奶 100 克、冰糖 5 克、黃油適量。（鄂溫克族方）

用法 將牛奶、冰糖、黃油同置於小鍋內，用小火煮沸，冰糖溶化為止。日服 3 次。

說明 此方有潤肺利咽、清熱解毒功效；主治小兒咳嗽。

來源 獻方人：內蒙古鄂溫克旗南屯蘇日娜；推薦人：內蒙古哲里木盟蒙醫研究所楚古拉。

配方 64 鴨梨 1 個、川貝母 1 克。（蒙古族方）

用法 將鴨梨籽去除，放入川貝置於小鍋上，用文火蒸熟食之。每日服 1 次。

說明 鴨梨味甘微酸，性涼。有清熱止咳，化痰，生津潤燥功效。川貝入肺經。性味苦、甘、涼。有潤肺散結，止嗽化痰功效。對小兒咳嗽有效，尤以乾咳效佳。

來源 獻方人：內蒙古東烏旗沙麥蘇木衛生院巴圖；推薦人：內蒙古哲里木盟蒙醫研究所楚古拉。

配方 65 根主（葡萄籽）、古加（蒜）。（藏族方）

用法 取新鮮葡萄籽（乾品也可）50 克，大蒜兩瓣；先把大蒜兩瓣在酥油裏炸黃後，前服炸大蒜，接服葡萄籽。每日 1 次，晚上服。

說明 葡萄籽味甘，性涼，大蒜味辛，性溫、潤。故民間用此方治療小兒咳嗽、發熱、肺癆、肺炎、氣喘，失音、氣喘，虛弱者效果十分明顯。

來源 民間老藏醫取爭；推薦人：雲南迪慶藏族自治州藏醫院迪慶晉美。

配方66 核桃5個、蜂蜜20克、熊膽粉0.2克。（傣族方）

用法 將核桃去殼後和蜂蜜內服，2分鐘後再服0.2克熊膽粉。

說明 蜂蜜有潤肺作用，熊膽有清熱、消炎作用。

來源 獻方人：雲南省瑞麗市民族醫院骨傷科醫師張聯和；推薦人：雲南省瑞麗市衛生局陶建兵。

咯　　血

配方1 豬肺160克、錦竹籠藤30克、桑白皮20克、旱蓮草60克。（壯族方）

用法 水煎服，每1劑服2天，吃肉喝湯。

說明 本方具有清熱涼血、止咳潤肺等功效，適用於各型肺結核所致的咯血、大葉性肺炎等呼吸道疾病。一般輕型病例，服2～3天，咯血漸癒。

來源 獻方人：廣西壯族自治區北流縣隆盛鎮政府衛生室劉優華；推薦人：雲南省彌勒縣醫院郭維光。

配方2 鮮葦根120克、冰糖50克。（撒拉族方）

用法 加水煎，每日1劑，日服3次。

說明 本方具有清涼解毒、止咳止血等療效。主要用於

肺結核咯血、牙齦出血等疾患。

來源 獻方人：青海省民和縣誌編委會朱曄平；推薦人：雲南省藥物研究所張力群。

配方 3 銀耳 10 克、粳米 100 克、大棗 5 枚。

用法 銀耳洗淨，浸泡，合粳米、大棗同煮成粥，加適量冰糖調服。每日 2 次，早晚服食。

說明 銀耳甘淡，有滋陰潤肺，益胃生津之效。粳米和中健脾。二藥合用，用來作為肺結核咯血的輔助食療品。

來源 摘自《劉涓子鬼遺方》推薦人：湖北省醫藥研究院李軒錦。

配方 4 童尿若干升、雞蛋若干個。（土家族方）

用法 12 歲以下男童尿收集瓦罐中，將雞蛋泡入童尿中，封存 1 月，每天早晨取 2 隻雞蛋煮熟，去殼加入適量紅糖食。嚴重時可服鮮童尿 250 毫升，以求速效。

說明 適應於肺癆咯血。無禁忌症。童尿有止血之功效，童尿泡雞蛋具有益氣止血滋陰潤肺之功能。病例：滿××，男，53 歲，因肺癆咯血，多方治療無效，得土家高人辭上方，堅持治療半年，上症盡除，壽達 80 餘歲。

來源 獻方人：湖南省慈得縣景龍橋鄉東方紅村滿協廷；推薦人：湖南省常德市第一人民醫院滿世成。

配方 5 雅蔔命（蜘蛛香）15～30 克。（布朗族方）

用法 藥用全草、鮮品或乾品均可，洗淨，切細，放入碗中用開水浸泡 20 分鐘即可服用。每日 3 次，每次 1 小碗。

說明 本品味辛、苦、性溫，無毒。《四川中草志》「入肺、胃二經」。布朗族民間常用治療咳嗽吐血症。亦可

用於小兒咳嗽或肺癆咳嗽。

來源　摘自《中國民族藥》第一卷；推薦人：中國醫學科學院藥用植物資源開發研究所雲南分所郭紹榮。

配方6　豆漿250克、雞蛋2個、黃糖30克。（彝族方）
用法　豆漿火上加熱，沸後沖雞蛋加黃糖溫服。
說明　本方適用於支氣管擴張，毛細血管破裂之咯血症，忌辛辣刺激物、羊肉、牛肉、狗肉、雀肉等。
來源　獻方人：貴州省大方縣醫院丁詩國。

配方7　柿餅100克、白及50克。（彝族方）
用法　柿餅燒灰存性，白及煎湯送服，每天3次，每次12～18克。
說明　柿餅性寒而甘澀，有潤肺止血之功效；白及味苦性平，有補肺止血的作用。二藥配伍，治療肺熱所致的咯血功效顯著。
來源　獻方人：貴州省大方縣醫院丁詩國。

配方8　黑豆20克、藕節炭20克、烏梅15克。（彝族方）
用法　上藥共煎，黑豆煮熟後再入生薑汁1匙，飯後服。每天1劑，分3次服。
說明　本方民間用來治療咯血、痰中帶血吐血，均有較好的療效。
來源　獻方人：貴州省大方縣醫院丁詩國。

配方9　豬肺、薏苡仁麵各適量。（朝鮮族方）
用法　將豬肺煮熟切成薄片、粘薏苡仁麵，空腹服用，1次量為能吃多少吃多少。

一、內科病症配方

說明 本配方對各種原因的咯血均有效，輕者 1 次即癒，重者 2～3 次 見效。

來源 吉林省延邊民族醫藥研究所；推薦人：崔松男。

配方 10 雄雞 1 隻、拳參 50 克。（朝鮮族方）

用法 將雞宰好洗淨，除去內臟，在腹腔內放入已浸濕的拳參片，裝入砂鍋內，再加適量水，燒沸，用濕火煨燉雞肉爛熟，棄支藥渣，分 3 次吃肉和喝湯。

說明 本方中拳參具有收斂、止血的作用，對咯血具有一定的療法。

來源 摘自《延邊中草藥》'；推薦人：吉林省延邊朝鮮族自治州民族醫院研究所金應變。

配方 11 沙參 60 克、雞蛋 2 枚、白糖適量。（土族方）

用法 將沙參洗淨，與雞蛋同放入鍋內，加水煮，蛋熟後，去蛋殼，再煮半小時，服用時加白糖調味，喝湯吃蛋，1 劑服 1～2 天。

說明 此方具有養陰清熱，降火除熱。適用於肺結核咯血、虛火上升牙痛、咽痛等症。

來源 獻方人：青海省民和縣誌辦公室朱曄平；推薦人：雲南省彌勒縣醫院郭維光。

配方 12 白及 10 克、三七 1 克、糯米適量。（景頗族方）

用法 將糯米加白及煮成稀飯，後將兌三七粉服，1 天 2 次、連服 5 天。

說明 民間流傳百年不衰，對支氣管擴張引起的咯血有一定的療效。

來源 《德宏景頗族驗方》；推薦人：雲南省德宏州衛

生局段國明。

配方 13 岩盤葱（小公雞——土雞欲鳴者）1 隻、葱瑞彼（男童便——8 歲以下者）約 200 毫升。（納西族方）

用法 將小公雞宰後去毛及腸肚，砍成小塊，用化油（豬、牛油均可）炒透，加男童便燜至欲乾，不放鹽，食雞肉。

說明 本方對支氣管擴張症及肺結核引起的咯血，都有非常明顯的療效。筆者目睹一例支氣管擴張症患者，突然大量咯血不止，主治醫生用各種止血藥皆無效，同意患者家屬用其他治法。

患者家屬打聽到該民間驗方，急速用之，咯血立止。爾後筆者介紹給多例咯血患者果有其效。

來源 獻方人：雲南省麗江地區人醫院和建清；推薦人：雲南省麗江地區人民醫院陳洪緒。

胸　　痛

配方 1 采（三七）15 克、穿（韭采）500 克、卡（生薑）30 克、嫩絲瓜 300 克、蜂蜜 30 克。（苗族方）

用法 將韭采、嫩絲瓜、生薑共搗爛取汁，用其汁與蜂蜜調 三七 粉服，每日服 3 次，連服 7 日。

說明 本方係苗族民間驗方，具有攻下逐飲，止痛之功，適用於脅脹疼痛，咳唾引痛，轉側不利，咳吐痰涎，不能平臥等症。

來源 獻方人：雲南省文山縣開化鎮小西門王桂華；推薦人：雲南省文山衛生學校任懷祥、楊學況。

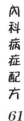

一、內科病症配方

61

感　冒

配方 1　茯茶 9 克、花椒 1.5 克、生薑 3 片、蔥根 9 克、荊芥 9 克、灶心土 3 克。（撒拉族方）

用法　水煎服，每日 1 劑，每日服 3 次。

說明　此方具有祛風解表、解毒消炎、止咳等功效。適用於普通型感冒、胃寒痛等病症。

來源　獻方人：青海省民和縣誌辦公室朱曄平。

配方 2　茯茶 26 克、核桃 3 枚、紅棗 7 枚。（土家族方）

用法　核桃燒熟取仁，與茶、棗同煎，每日 1 劑，每日服 2 次。

說明　此方具有溫中散寒、祛風透表之功。適用於風寒性感冒，輕者 2 劑即癒。

來源　獻方人：青海民和縣誌辦公室朱曄平。

配方 3　生薑、紅糖、蔥白根各適量。（土家族方）

用法　開水煎，每日 1 劑，每日服 3 次。

說明　此方具有溫中散寒、祛風解表之功。適用於風寒型感冒，無汗惡寒外感者。

來源　獻方人：青海民和縣誌辦公室朱曄平。

配方 4　茉莉葉 6 克、野菊花 15 克、蘆根 20 克。（壯族方）

用法　開水煎，每日 1 劑，每日服 3 次。

說明　此藥膳具有清熱解毒、解表、祛風等作用，一般輕型普通感冒，連服 2～3 劑即癒。

來源 獻方人：廣西壯族自治區梧州市第二制藥廠鐘祖仁。

配方5 鮮薑16克、辣椒6克、乾茶葉5克。（土家族方）

用法 開水煎，每日1劑，每日服3次，熱飲。

說明 此方在土家族中流傳應用歷史悠久，屢用屢驗。它具有清熱解毒，祛風透表等功效，主要用於普通型感冒，輕者1劑即可，重者2～3劑即癒。服後蓋被取汗，汗出病癒。

來源 獻方人：貴州省岑鞏縣羊橋土家族鄉楊柳小學袁治乾。

配方6 蔥根15克、荊芥12克、灶火土5克、茶葉9克、花椒2克、生薑5片。（撒拉族方）

用法 水煎服，每日1劑，每日服3次。

說明 本方具有清涼解表、祛風活絡等功效。主要適用於普通型感冒、頭痛發熱、四肢酸痛等症。

來源 獻方人：青海民和縣誌編委會朱曄平。

配方7 生薑、黃米各50克，香油、食鹽、味精適量。（回族方）

用法 將生薑去皮切成薄片。米掏淨放入鋁鍋，置文火上炒，炒至焦黃，加水適當煮粥。食用時加香油、鹽、味精，食粥。

說明 此方對脾虛，風寒感冒有效。

來源 獻方人：青海民和石煤公司鄒花梅；推薦人：青海民和縣誌編委會辦公室朱曄平。

配方8 鮮香菜30克，黃豆50克，鹽、香油、味精適

量。（回族方）

用法 將香菜洗淨切碎，黃豆掏淨，同放鋁鍋內，加清水兩碗半，置文火上煎煮。水汁煎至一碗半時，加香油、鹽、調味飲湯食豆。

說明 香菜性味辛，入肺、脾經，有發汗、消食、下氣之用。黃豆性味甘平，入脾、大腸經，有健脾、寬中的作用。香菜黃豆湯適用於風寒性感冒頭痛、咳嗽、筋骨疼痛等症。

來源 獻方人：青海民和石煤公司鄒花梅；推薦人：青海民和縣誌編委會辦公室朱曄平。

配方9 生薑5克　連鬚蔥白7根、糯米100克、米醋15毫升。（保安族方）

用法 糯米掏淨後與薑在砂鍋內煮1～2沸，後放蔥白，粥成時加醋稍煮即可趁熱食用，服後蓋被微汗為佳。

說明 本方是解除風寒感冒頗為有效的食療方，治療感冒效果顯著，故稱「神仙粥」，是北京廣安門醫院著名老中醫沈仲圭所編《食物療病常識》中的效方，沈氏說：「神仙粥專治感冒風寒暑濕頭痛，並四時疫氣流行等症，初得病三日，服之即解。……屢用屢效，非尋常發表劑可比。」是沈老的經驗之談。

來源 獻方人：甘肅臨夏州乙布培海麥；推薦人：青海省中醫學會呂建輝。

配方10 淡豆豉20克、荊芥6克、麻黃2克、葛根20克、山梔3克、生石膏末60～90克、生薑3片、蔥白2根、粳米100克。（蒙古族方）

用法 先將上藥砂鍋煎沸後再煎5～10分鐘，去渣，放入粳米，同煮為稀粥。

說明 本方治療感冒效果很好，有很強的發汗解熱效果。若服後汗出熱退即停服。方中豆豉對心煩不寐頗有效；荊芥有增強汗腺分泌和解熱作用；麻黃與石膏相配有極好的解熱發汗作用；葛根解熱還可用於高血壓所致的頭痛、頸項痛、冠心病心絞痛等症；粳米增強耐受力。

來源 獻方人：青海省民和縣峽口鄉祁先英；推薦人：青海省民和縣中醫院呂建輝。

配方 11 羊尾油 10 克、胡椒末 2 克。（塔吉克族方）
用法 水煎約 10 分鐘服用，服後蓋被發汗。
說明 本方可用於風寒感冒。
來源 獻方人：新疆阿克蘇市個體醫生哈斯木；推薦人：新疆烏魯木齊市中醫院李文富。

配方 12 巴布那兒（洋甘菊）15 克。（維吾爾族方）
用法 水煎服，每日 3 次。
說明 洋甘菊清熱解表，祛風健胃，用於感冒發燒、精神不振及感冒所致納呆、厭食，大量時則引起嘔吐。
來源 摘自《維吾爾藥誌》；推薦人：新疆烏魯木齊市中醫院李文富。

配方 13 芫荽適量。（苗族方）
用法 取鮮芫荽 100 克，與雞蛋 3 枚調煮為粥，內服外用並施，每日 1～2 次。
說明 芫荽具有辛溫解表、通竅、透疹之功。內服外用並施，有較強的逐邪解表之功，是小兒感冒較為有效的方法之一。同時又可用於疹出不暢或疹色失鮮，亦見良效。張某，女，8 月，患風寒感冒 2 日，用上法 3 次而癒。

來源 獻方人：雲南省昭通市衛生防疫站陳興德；推薦人：雲南省昭通市科委中醫師黃代才。

配方 14 綠豆 100 克、白菜心 60 克。（蒙古族方）
用法 綠豆洗淨，加水適量，煮爛成粥前加白菜心煮熟即可。

說明 此方在蒙古族地區應用廣泛，它有清心退熱、散結消腫等作用。適用於一般風熱感冒患者。
來源 獻方人：內蒙古哲里木盟蒙醫研究所包光華。

配方 15 蔥白 30 克、淡豆豉 16 克、生薑 10 克。（布依族方）
用法 開水煎，每日 1 劑，每日服 3 次。
說明 本方具有溫中散寒、祛風解表之功。適用於風寒感冒、胃寒痛等症。
來源 獻方人：貴州省關嶺縣上關鄉陳少林；推薦人：貴州省鎮寧縣民委劉起貴。

配方 16 苦瓜瓤 30 克、乾黃花菜 60 克、紅糖適量。（布依族方）
用法 開水煎，每日 1 劑，每日服 3 次。
說明 本方具有溫中散寒、祛風解表等作用，主要用於風寒感冒。
來源 獻方人：貴州省關嶺縣上關鄉陳少林；推薦人：貴州省鎮寧縣民委劉起貴。

配方 17 生薑 30 克、紅糖 30 克。（高山族方）
用法 生薑切成薄片，與紅糖共加水 1 碗煮沸 5 分鐘，

飲汁。

說明 本方適用於被大雨淋後感冒初起，或被大雨淋後感冒，本方在臺灣阿美族廣為流傳。

來源 獻方人：福建省臺灣同胞聯誼會副會長吳願金；推薦人：福建省藥品檢驗所周繼斌。

配方 18 生薑 10 克、辣椒 5 個、大米 200 克。（土家族方）

用法 將生薑，辣椒切碎，洗淨大米，加水 3000 毫升，用文火煮，米成稀粥為度，患者加衣，火烤身，慢慢飲熱粥，以發其汗。

說明 此方用於風寒感冒，惡寒，發熱，怕冷，流清鼻涕，頭痛，身痛。風熱感冒，體虛，汗多，出血患者忌用。

來源 土家族驗方；推薦人：湖北省建始縣花坪區衛生院向宏憲。

配方 19 金銀花 6 克。（傣族方）

用法 代茶泡飲，每日服 3 次。

說明 可治風熱感冒，咽喉紅痛，暑天熱毒瘡痛、痱子。

來源 獻方人：雲南省瑞麗市藥檢所譚麗萍；推薦人：雲南省瑞麗市衛生局陶建兵。

配方 20 青蛇仔（狗肝菜）、五指柑葉、崗梅葉各 1000克，崩大碗、香薷、青蒿、甘草各 750 克。

用法 將上藥混合研碎，分裝入小紙袋中，每袋 6 克。每袋沖入沸開水 300～500 毫升，當茶飲之，每日用 3 包。

說明 此方有清熱解毒之功效，曾治各種感冒 2 萬人次，

退熱快，出汗少，頭痛減輕。

來源 獻方人：廣東省韶關市人民醫院；推薦人：雲南省文山衛校楊學況，任懷祥。

配方 21 甲別（纈草）適量。（藏族方）

用法 將纈草切成短節（約 5 毫米長），用乾淨的布包好並縫嚴，用粗線懸於胸前（俗稱「香包」）。

說明 當流行性感冒出現時，佩帶此香包可以預防，亦可預防其他感冒。康區的人們普遍認為，此香包有避穢淨身的作用，故預防多種傳染病。

來源 丹巴縣民間方；推薦人：四川甘孜州藥品檢驗所曹陽。

配方 22 巴（淡水魚）500 克左右、雙拿（淡豆豉）50 克、乳吐東（花生油）50 克。（壯族方）

用法 將魚剖肚去鱗洗淨，油炸至皮脆肉熟，呈嫩黃時撈起。鍋中的油將乾辣椒炸至香脆時加入醬油、味精、薑片、胡椒、淡豆豉調成味料，放入炸好的魚，立即鏟起，便可進食。

說明 本配方壯族民間用於治療感冒（風寒、風熱感冒均可），主要有疏散表邪之功效。同時，也可用於熱病後胸中煩悶，心煩不眠。

來源 獻方人：雲南省西疇縣興街中心衛生院李光員；推薦人：雲南省文山州衛校楊學況、任懷祥。

配方 23 生蘿蔔 250 克、米醋適量。（白族方）

用法 將蘿蔔洗淨切片，加米醋浸數小時。可當菜下飯，每日 1 劑。

說明 能辛涼解，消食解毒。適用於流行性感冒。

來源 獻方人：雲南省大理白族中草藥醫師段鑫；推薦人：雲南昆明市委市政府研究室李桂發。

配方 24 溫德根日黑（蛋酒）適量。（蒙古族方）

用法 先把酒燒沸，將雞蛋攪拌後倒入酒中，每日 1 劑。

說明 適用於普通感冒、失眠和疲勞者，在臨睡前服 1 劑。

來源 獻方人：內蒙巴盟蒙醫醫院劉鳳英；推薦人：內蒙古自治區阿拉善盟蒙醫藥研究所賀巴依爾。

配方 25 鹽荽菜 20 克、生薑 30 克、乾辣椒 3 克、鹽適量。（土家族方）

用法 上藥切成細末，加水 1 小碗煮沸，將湯與藥 1 次服下，蓋上被子小睡，待出汗為宜。

說明 該方是土家族民間治療外感風寒的常用方，一般 1 次可癒，如症狀未除，可再用 1 次。

來源 摘自《土家族醫學概論》；推薦人：湖南湘西自治州民族醫藥研究所瞿顯友。

配方 26 炙甘草 5 克、童尿 150 毫升、甜酒 50 毫升。（土家族方）

用法 用新鮮中段童尿 150 毫升，煎炙甘草，煎至約 100 毫升，去藥渣沖甜酒內服 1 日 1 劑，分 3 次分服。

來源 獻方人：此方來湖南湘西龍山縣土家族民間；推薦人：湖南湘西州民族醫藥研究所田華詠。

配方 27 綠豆 100 克、小米 100 克、蔥白 3 根。（朝鮮

族方）

用法 將綠豆用溫水浸泡 2 小時，放適量水，先煮綠豆將爛時，放淘淨小米，煮成稀粥，然後放切細的蔥白，再煮片刻，即可服用。

說明 本方中蔥白應帶鬚根，服完後發汗，一般服 1～2 次可見效。

來源 吉林省延邊朝鮮族自治州民族醫藥研究所；推薦人：金應變。

配方 28 鮮薄荷葉 150 克，野雞蛋 2 個，鹽、胡椒、熟植物油各適量。（傣族方）

用法 鍋上火，注入清水燒沸調味。野雞蛋磕在小碗中攪散，倒入鍋中打成蛋花，待再沸起時放入鮮薄荷葉，淋入植物油即可佐餐喝湯。

說明 薄荷性辛、涼，歸肺、肝經，功能疏散風熱，清頭目、利咽喉、透疹止癢，主治感冒風熱，頭痛目赤，咽喉腫痛，皮膚搔癢疼痛等。野雞富含蛋白質和多種礦物質，是較好的補品之一。以上各味合用，營養豐富，能發汗解表，止痛癢等，主治感冒、腫痛、瘡疹搔癢。在感冒初發時趁熱食下，治感冒和清熱效更佳。但因含薄荷腦、薄荷酮，少量服用有興奮作用，又因其芳香辛散，能耗氣發汗，故氣虛血燥、肝陽偏亢，表虛自汗者忌用。

來源 獻方人：雲南石林賓館代鋒坤；推薦人：雲南省飲食服務學校任惠康。

配方 29 板豆腐 150 克，酸醃菜 100 克，芫荽、韭菜各 50 克，紅油 30 克，醋適量，肉片 40 克。（布依族方）

用法 鍋置火上，注入適量高湯，調足鹽味燒開，加入

打成小方塊的豆腐、剁細的酸醃菜和切段的韭菜燒沸，再放入紅油和肉片，起鍋倒入醋即可。

說明 本方開胃生津，治感冒、止咳健脾除熱邪，促進食慾、利於骨骼，冬夏食之更有餘味。

來源 獻方人：雲南路南石林賓館代鋒坤；推薦人：雲南省飲食服務學校任惠康。

配方 30 橄欖皮、小白魚各 400 克，鹽 5 克，蘋果麵 1 克，蔥段、大蒜各 10 克。（哈尼族方）

用法 鍋上火燒湯調味，沸後下宰殺整理好的白魚煮熟，倒入裝有橄欖皮的缽內即可。

說明 本方於感冒初起和較嚴重時應用均會見效，預防效果亦佳。其味清涼甘苦、能生津止渴、健胃止嘔，主治感冒、咳嗽、喉痛、骨鯁等。還可解魚酒之毒，助消化等。據一哈尼兄弟介紹，他父親曾兩次得重感冒，均是用本方治好的。當時他父親滿身大汗，頭痛，特別想喝水，後服下本方，睡一覺便好了。

來源 獻方人：路南石林賓館代鋒坤據《雲南烹飪薈萃》整理；推薦人：雲南省飲食服務學校任惠康。

配方 31 牛蒡子 15 克，粳米 60 克，冰糖適量。

用法 牛蒡子加水 250 毫升，用砂鍋煮 20 分鐘，去渣。粳米清洗乾淨，放入煮牛蒡子的湯中，再加水 350 毫升，加入適量冰糖，用微火煮至粒開花，粥黏為止。每日 2 次，溫熱服飲。

說明 牛蒡子疏風清熱，辛涼解表。粳米內的穀蛋白對感冒病毒有一定抑制作用，且可清熱利尿；主治風熱感冒。

來源 獻方人：雲南昆明市五華醫院周輝；推薦人：雲

南昆明市烹飪協會蔣彪。

配方 32 伊達日鬧高（苦菜花）250克。（蒙古族方）

用法 將苦菜花洗淨，放入鍋內，用文火煎煮，停火5～10分鐘後稍涼即服。

說明 本方在內蒙古農村牧區廣泛使用。有祛熱解毒作用，對傷風感冒、發燒、咽喉炎效果良好。

來源 摘自《蒙古族食譜》；推薦人：內蒙古哲里木盟蒙醫研究所耀思圖。

配方 33 米60克、蔥白（連鬚）5根、醋6毫升。（彝族方）

用法 前2味共煮成粥，然後加少許醋，趁熱時服，1次服完。

說明 本方適用於風寒感冒。服用本方後，當全身熱燙，此刻最忌冰冷風涼，當緊蓋被子，待全身汗出周遍後，方可去被，汗乾後才可出外見風。

來源 獻方人：貴州省大方縣醫院丁詩志。

配方 34 斯俄（香椿皮）15克、阿海拿波（有柄石葦）15克、都呷（南瓜）藤上的鬚15克、勒古日（牛筋草）15克、舉（燕麥）30克、俄日補（豬掉筋）15克。（彝族方）

用法 共燉服。

說明 本方可治療感受風毒引起頭痛、眼花、發熱、出汗、臉色發黃，頸動脈血脈變烏，伸懶腰，手腳發麻，痛，昏迷，手腳肌痙攣，急性傳染病等。

來源 獻方人：四川涼山甘洛縣民間彝醫木幾羅卡；推薦人：四川涼山州民族研究所阿子阿越。

配方35 辣椒 500 克、茶葉 10 克、胡椒、鹽各適量。（蒙古族方）

用法 將把上幾味搗碎混勻後放入瓶內封口，靜置 20 天即可食用。

說明 本方有祛寒解表的功能。對感冒頭痛、食慾不振療效良好。

來源 獻方人：內蒙古哲里木盟蒙醫研究所吳井昌；推薦人：內蒙古哲盟蒙醫研究所陳福雲。

配方36 牛鞭 1 條，三七 20 克，胡椒粉 5 克，生薑 2 克，蔥 1 棵，清湯 600 毫升，精鹽、味精適量。（拉祜族方）

用法 將牛鞭用尖刀劃開尿道，清洗乾淨切成寸段，放入瓷盆內，加入清湯、三七、薑蔥、精鹽，上蒸鍋內蒸 3 小時即可，上桌前 10 分鐘，加入胡椒粉稍蒸片刻最佳。

說明 本方屬民間方。食用 1 次，可預防感冒半年時間，如 1 年內飲用 1～2 次，全年可無感冒發生。臨床驗證，療效可靠。

來源 獻方人：雲南省瀾滄縣飲服公司徐文；推薦人：雲南省思茅行署商業局張炳剛。

配方37 銀花 30 克、薄荷 10 克、鮮蘆根 60 克。（白族方）

用法 先將銀花、蘆根加水 500 克煮 15 分鐘，後下薄荷煮沸 3 分鐘，濾去渣，加適量白糖。每日溫熱服 3～4 次。

說明 有清熱涼血解毒之功能。適用於各種熱病初起；對發熱較重的風熱型感冒，效果尤佳。

來源 獻方人：雲南省大理白族自治州中草藥醫師段鑫；推薦人：雲南省昆明市委政研室李桂發。

配方 38 鮮地瓜 100 克、乾葛根 50 克。（白族方）

用法 將地瓜洗淨切片和乾葛根一起，加水適量水煎，去渣取汁。每日 1 次，1 次服完。

說明 藥性袪風解肌，解熱生津。適用於流行性感冒。

來源 雲南大理賓川白族民間；推薦人：雲南省昆明市委政研室李桂發。

配方 39 黃豆 10 克、香芫荽 30 克。（白族方）

用法 將黃豆加適量水煎煮，15 分鐘後加入芫荽，再煎 15 分鐘，去渣取汁，1 次服完，1 日 1 次。

說明 其功效為辛溫解表，健脾胃。適用於流行性感冒。

來源 雲南大理白族民間；推薦人：雲南省昆明市委政研室李桂發。

配方 40 銀花 30 克、山楂 10 克、蜂蜜 250 克。（回族方）

用法 把銀花、山楂放入鍋內，加水適量，置於武火上燒沸，3 分鐘汲取藥 1 次，加水再取 1 次，將兩次藥水汁合併，加入蜂蜜，攪拌均勻即可。日服 3 次。

說明 其功效辛涼解表，清熱解毒，適用於風熱感冒。

來源 獻方人：昆明晉寧縣馬麗芬；推薦人：雲南省昆明市委政研室李桂發。

配方 41 山羊皮 1 隻，胡椒粉、花椒粉適量。（維吾爾族方）

用法 宰羊後快速將羊皮剝下，撒上胡椒粉和花椒粉，趁熱將羊皮裹住產婦腰部，待產婦頭部出汗後取下羊皮，用炒熱的麥麩皮擦產婦的全身皮膚，擦到全身皮膚發紅為止。治療期間一定要避風寒。

說明 本方主治產後感冒，經臨床驗證，療效可靠。

來源 獻方人：新疆維吾爾自治區二道橋民族醫阿米娜；推薦人：新疆米泉縣醫院中醫科張玉萍。

扁 桃 腺 炎

配方 1 洗手子（苦楝子）、蜂蜜各適量。（壯族方）

用法 蜂蜜浸，浸 3 年以上者更佳，服時取 1 個含於口內，嚥下苦液。

說明 此方在壯鄉普遍應用，療效較好，深受患者喜愛。它具有消炎解毒、利咽清喉等作用，適用於急性扁桃腺炎、咽喉炎、音啞。

來源 獻方人：廣西壯族自治區北流縣隆盛鎮政府衛生室劉優華。

配方 2 過壙蛇、米湯、食鹽各適量。（壯族方）

用法 米湯水煎，每日 1 劑，每日服 3 次。

說明 過壙蛇係一種草藥名，生於溝渠或魚塘邊，長約五六寸，節有花。具有消炎解毒、活血化瘀等功效。主要用於急性扁桃腺炎、咽喉炎等。

來源 獻方人：廣西壯族自治區北流縣隆盛鎮政府衛生室劉優華。

配方 3 鮮馬蹄金 200 克，辣椒、味精、醬油、鹽適量。（傣族方）

用法 將鮮馬蹄金切成段，與其他配料拌勻，即可食用。

說明 本方可清熱解毒，利濕退腫。用於瘡瘍腫痛，扁桃體炎，感冒，水腫，膽囊炎和濕熱黃疸等。

來源 獻方人：雲南省瑞麗市衛生局陶建兵。

配方4 魚腥草 15 克、車前草 15 克、水燈芯 15 克、綠豆 30 克。（土家族方）

用法 將綠豆泡 30 分鐘，與魚腥草、車前草、水燈芯同煎，煮沸 20 分鐘後飲湯。每日煎服 3 次。

說明 喉蛾，又稱乳蛾，是感受化膿性細菌，致喉核紅、腫、熱痛的病變。多發於冬春季節，有一定的傳染性。發病部位在咽喉兩側的扁桃體。局部可見紅赤腫痛及黃白色膿腐點，伴有惡寒，發燒，頭身疼痛。本方能清熱，解毒，消腫。治療此病有良好的效果。本方廣泛流傳於民間。

來源 獻方人：湖南省慈利縣草藥醫生王新元；推薦人：湖南省常德市第一人民醫院姜淑華。

急性支氣管炎

配方1 牙無開甫台爾（野鴿）1 隻、卡拉椅（胡椒）10 克、阿克椅（白胡椒）10 克、克林達青（肉桂皮）10 克、火靈江（高良薑）10 克、站吉喂勒（乾薑）10 克、阿奇克吾奇依（羊小腸）20 克、卡拉木甫（丁香）10 克。（維吾爾族方）

用法 除野鴿外，其他藥品研成細末，羊小腸切成小丁。再把野鴿殺死，拔毛，除棄內臟洗淨，將藥物及羊小腸裝入野鴿腹內封口，放入 3000 毫升水中煮熟，分 3 次食用。

說明 該方可治療急慢性支氣管炎等呼吸道疾病，無副作用。

來源 獻方人：新疆伊寧市維吾爾醫院卡德爾；推薦人：王學良。

配方 2　羊髓 1000 克、核桃仁 60 克。（回族方）

用法　取新鮮羊脛骨敲斷，取出骨髓，放入鍋中熱後加入核桃仁（打碎），煎煉成油，過濾去渣，冷卻備用。每次 1 湯匙，每日 3 次，開水沖服。1 個月為 1 療程。

說明　羊髓功擅潤肺益腎，主治肺腎虛弱之久咳，核桃仁功能補腎納氣，斂肺定喘，此方有補益肺腎，止咳平喘的功效。

來源　獻方人：青海省民和縣中學瞿元美；推薦人：青海省民和縣文聯竹野。

配方 3　棕樹嫩花心包 250 克、豬心肺 1 個、鹽巴適量。（傣族方）

用法　棕樹花心包洗淨切細，豬心肺洗淨與棕包細片鹽巴入鍋煮熟食之。

說明　民間驗方，連服本方數日氣管炎症狀明顯好轉。

來源　獻方人：雲南省景穀縣飲服公司陳開榮；推薦人：雲南省思茅行署商業局張炳剛。

配方 4　黑木耳 60 克、冰糖 100 克。（水族方）

用法　將木耳熱水泡，入鍋煎煮，每日 1 劑，每日服 3 次。

說明　本方具有滋陰潤肺、止咳化痰等功效，適用於支氣管火。

來源　獻方人：貴州省都勻市壩固區水族江世國；推薦人：貴州省鎮寧縣民委劉起貴。

配方 5　貝母 10 克、豬肺 100 克、螃蟹甲（植物）16 克、菊花 10 克、陳皮 15 克、冰糖 20 克、葡萄乾 10 克、青

茶 5 克。（藏族方）

用法 開水煎煮，吃肉喝湯，每日 1 劑，日服 3 次。

說明 本方具有清熱消炎，滋陰潤肺，止咳化痰等作用，另外還有補肺氣，扶正祛邪的功效。主要用於急、慢性支氣管炎、肺虛咳喘等病。

來源 獻方人：西藏自治區畜牧獸醫研究所單茹西繞；推薦人：雲南省彌勒縣醫院郭維光。

配方 6 青海貝母 20～50 克、冰糖適量。（土家族方）

用法 將貝母搗碎，加水適量，文火熬成粥，加冰糖即成，每日服 3 次，每日 1 劑。

說明 此方具有止咳潤肺、消炎解毒等功效。適用於支氣管炎、傷風咳嗽等病症。

來源 獻方人：青海省民和縣誌辦公室朱曄平；推薦人：雲南省彌勒縣醫院郭維光。

配方 7 花生米 100～150 克、冰糖適量。（土家族方）

用法 加水燜煮，待花生熟軟而成，飲湯食花生，1 劑可服 2～4 天。

說明 功能潤肺、補脾。適用於急性支氣管炎、傷風咳嗽等病。

來源 獻方人：青海民和縣誌辦公室朱曄平；推薦人：雲南省彌勒縣醫院郭維光。

配方 8 杏仁 10 克、紅糖 9 克。（壯族方）

用法 杏仁去皮，搗爛如泥，加入紅糖用開水浸泡代茶飲，早晚各 1 劑。

說明 本方散寒解表，潤肺化痰，尤適宜風寒引起的咳

嗽，痰多而稀，氣短、疲倦者，壯、苗民間應用較廣，取材方便，療效可靠。

　　來源　獻方人：雲南省文山州藥檢所李東詞；推薦人：雲南省文山州藥檢所王永發、張福榮。

　　配方9　大白蘿蔔1個、蜂蜜100克、杏仁30克。（白族方）

　　用法　把蘿蔔掏空心，放入蜂蜜、杏仁，置於大碗內，加適量水蒸煮。每日服2次，隨時服用。

　　說明　本方能潤肺、止咳、化痰。適用於急慢性支氣管炎、肺結核。

　　來源　獻方人：雲南省大理白族自治州白族醫生趙榮亮；推薦人：雲南昆明市委政研室李桂發。

　　配方10　鮮鴨子草250克、各種調料適量。（彝族方）

　　用法　鮮鴨子草清洗乾淨，用開水煮5分鐘撈起，切成菜段，配上調料，即成一道涼菜，可連服或間隔服用均可。

　　說明　鴨子草又名如意草，單服每次用量100克，水煎服。可治急慢性支氣管炎。

　　來源　獻方人：元陽縣飲服公司楊秀芬；推薦人：雲南省元陽縣飲服公司許光華。

　　配方11　搭卡真蘇（雞苦膽）、白糖各適量。（蒙古族方）

　　用法　苦膽加白糖微火焙黃，用白開水沖服，每日3次。

　　說明　此方具有清熱解毒、止咳潤肺等功效，適用於急性支氣管炎。

　　來源　獻方人：內蒙古自治區巴彥淖爾盟蒙醫院孟和敖其

爾；推薦人：內蒙古自治阿拉善盟蒙醫藥研究所賀巴依爾。

配方12 魚腥草60克、豬肉100克。（白族方）

用法 先用水將肉煮沸後放入藥，同煮3小時放鹽，食肉藥喝湯。每日服2次。

說明 魚腥草有清熱利濕、消炎排膿功能，對肺膿瘍、急慢性支氣管炎均有療效。病例：王壽開，女，38歲，1991年患氣管炎並感染，服用此方2週治癒。

來源 獻方人：雲南省蘭坪縣政府王仁烈。推薦人：雲南省蘭坪縣畜牧局王祖興。

配方13 雞內金1個。（回族方）

用法 烤黃研末內服，每次1個，每晚1次。

說明 用該方治療氣管炎數十例，均獲效。

來源 獻方人：新疆伊寧肥愉群翁回民鄉馬國良；推薦人：武繼華。

配方14 羊尾巴油1000克。（維吾爾族方）

用法 羊尾巴油加熱煉熟後，每次服5毫升，每日2次。

說明 羊尾巴油放涼凝集，開水適量沖服。

來源 獻方人：他也；推薦人：新疆伊寧市解放軍十一醫院武繼華。

配方15 義力吉根其格（柿餅子）30克、查乾烏朱木（白葡萄乾）20克、黃芩10克、貝母10克。（蒙古族方）

用法 每日1劑，分2～3次水煎服。

說明 本方有清熱止咳、潤肺之功，治療急慢性氣管炎。

配方 16 習哺阿習（無花果）2 枚、冰糖 50 克。（哈尼族方）

用法 取無花果鮮品，洗淨，切片，放入陶罐或口缸裏水煎煮加冰糖服。每日分 3 次服。

說明 無花果性平，味甘，具有潤肺、止咳、清熱解毒作用。主治肺熱咳嗽，對咳嗽引起的咽喉腫痛亦有療效。

來源 獻方人：中國醫學科學院藥用植物資源開發研究所雲南分所里二；推薦人：郭紹榮。

配方 17 蜂蜜 15 克、香油適量。（朝鮮族方）

用法 將蜂蜜和少量香油，用溫水沖服。

說明 本方對肺燥咳嗽，具有較好的療效。

來源 吉林省延邊民族醫藥研究所；推薦人：金應變。

配方 18 比也（鮮木瓜）1 個，冰糖、核桃仁適量。（維吾爾族）

用法 將鮮木瓜挖支瓤，裝入鮮核桃仁和冰糖適量封口，將木瓜放入碗內蒸至冰糖完全熔化後即可，每晚睡前趁熱將木瓜連湯 1 次吃完，連服 1 月。

說明 本方用於治療氣管炎，療效甚佳。

來源 獻方人：新疆石化印刷廠民族醫依夏提；推薦人：新疆泉縣醫院中醫科張玉萍。

配方 19 橄欖 600 克、蘿蔔 900 克。

用法 把蘿蔔切為小方塊狀，同橄欖下鍋煎湯，代湯飲，

一、內科病症配方

隨時服用。

說明 能健胃消食，止咳化痰，順氣利尿，清熱解毒。適用於氣管炎，支氣管炎，肝氣鬱滯，扁桃腺炎等症。

來源 獻方人：雲南怒江州傈僳族醫師馬躍華；推薦人：雲南昆明市委政室李桂發。

配方20 雞兒腸 15 克、豬心肺及調料適量。（彝族方）

用法 藥與心肺同燉熟服食。每日服 1～2 次。

說明 雞兒腸又名澤蘭葉，藥用根，洗淨曬乾備用；主治氣管炎、支氣管炎。

來源 獻方人：雲南省個舊市賈沙李寶才；推薦人：雲南省個舊市飲服公司李廷柱。

配方21 都飄阿胭（白花羊蹄甲花）500 克，豬油、鹽、味精適量。（哈尼族方）

用法 取白花羊蹄甲花鮮品，用水煮熟，清水漂洗 1 次，濾乾，加油、鹽、味精同炒做菜食用，每日 2 次。

說明 白花羊蹄甲花性涼，味淡，具有消炎止咳作用。本方哈尼族民間用來治療支氣管炎，對肺炎亦有療效。

來源 獻方人：中國醫學科學院藥用植物資源開發研究所雲南分所里二；推薦人：郭紹榮

配方22 燈檯樹皮 15～25 克、蜜糖 50 克。（佤族方）

用法 取燈檯樹皮，削去外層乾皮，切片放入陶罐裏，加入蜜糖再加適量水煎煮 15～25 分鐘即可服用，每日 1 劑，分 3 次內服，3～5 天為 1 療程。

說明 本方有平喘止咳的功效。對氣管炎、咳嗽、哮喘咳嗽服藥 3～5 天能獲滿意效果；亦可治療小兒百日咳和因感

冒引起的咳嗽。

來源 獻方人：雲南省瀾滄縣東何鄉下南代村魏羅大；推薦人：中國醫學科學院藥用植物資源開發研究所雲南分所郭紹榮。

配方23 五味子 200 克、雞蛋 7 個。（朝鮮族方）

用法 將五味子用水煎煮，放入口大的瓶中，然後將煮熟的雞蛋捅個口放入瓶中使五味子水煎液浸沒雞蛋，4～5 日之後，每日吃 1 個雞蛋。

說明 本方長期食用，對支氣管炎引起的痰嗽並喘、咳嗽不止有很好療效。

來源 吉林省延邊朝鮮族自治州民族醫藥研究所；推薦人：朴蓮荀。

配方24 雙蝴蝶（肺形草）10 克、冰糖 50 克。（土家族方）

用法 將肺形草洗淨放入砂罐中加水 250 毫升，然後放入水糖煎沸至 150～200 毫升藥液，將藥渣過濾。每日 1 劑，分 3 次口服。

說明 肺形草有清熱解毒，涼血止痛功效。配伍冰糖補中益氣，和胃潤肺，止咳嗽，化痰涎，獨具療效。

來源 獻方人：湖南保諸縣黃連鄉衛生院謝宜鑫；推薦人：湖南湘西州民族醫藥研究所田華詠。

配方25 柏樹葉 500 克、雞蛋 4 個、食鹽少許。（彝族方）

用法 柏樹葉研細去桿去筋，雞蛋去黃用蛋白放入碗內與柏葉粉混合均後加少許鹽燉熟而食，每日服 2 次。

說明 此方對於氣管炎有特效，連食 3 天效果明顯。

一、內科病症配方

83

慢性支氣管炎

配方1 蘿蔔汁、梨汁、薑汁各等量。（蒙古族方）

用法 先將蘿蔔、梨、薑洗淨後取汁，加適量白糖，用開水送服，每日服 2 次，每次 5 克。

說明 本方係民間藥方，有祛痰、止咳、平喘作用。對慢性支氣管炎、肺虛咳嗽、口渴有一定的療效。

來源 獻方人：內蒙古哲里木盟蒙區研究所那木吉拉；推薦人：內蒙古哲里木盟蒙醫研究所陳福雲。

配方2 豬肺 1 具、蘿蔔 100 克、杏仁 10 克。（蒙古族方）

用法 將豬肺，蘿蔔切成絲和杏仁同置於鍋中煮，煮熟為止，每日服 3 次。

說明 本方對慢性支氣管炎，肺虛久咳效果可靠。

來源 摘自《蒙醫飲食起居學》；推薦人：內蒙古哲里木盟蒙醫研究所白乙拉。

配方3 豬肺 1 具、沙參 100 克、薑 20 克、蔥 20 克、陳皮 5 克。

用法 將豬肺用水沖淨，擠盡血水，砂鍋置旺火上，注入清水，再將豬肺投入汆燙 15 分鐘，取出豬肺投入涼水中清漂。砂鍋皮放入旺火燒開，小火慢燉 2 小時，加食鹽、味精調味，喝湯。豬肺經汆燙後，可切成小塊再燉服。

說明 豬肺有潤肺止咳的功效。

來源　獻方人：雲南昆明金龍飯店蔣幼波；推薦人：雲南昆明烹飪協會蔣彪。

配方4　緬達（田鱉）、菜油各適量。（傣族方）

用法　將田鱉去掉翅及足，用刀將它的背部劃開後，放進油鍋中用油煎，然後放入佐料即成。

說明　田鱉，傣語叫「緬達」。個體很大，屬於蜻象類昆蟲，生活在池塘、水田裏，是一種水生蜻象。自身就有一種清香的味道，經過烹飪之後，更是別具風味。田鱉有滋陰潤肺療效，對於虛咳有止咳作用。

來源　獻方人：雲南省彌勒縣醫院郭維光；推薦人：雲南省藥物研究所張力群。

配方5　豬板油 500 克、白蜂糖 500 克。（土家族方）

用法　先將豬板油煉好去渣，不放鹽，再兌白蜂糖煎片刻，備用。1 次口服 1 匙，1 日 3～4 次。

說明　該方對肺虛咳嗽、聲嘶音啞有良效。少則服 1 料，多則服 3 料可癒。

來源　獻方人：湖南吉首市萬溶江醫院易繼武；推薦人：湖南湘西州民族醫藥研究所田華詠。

配方6　野黨參（白腳菜）200 克，羊肉 1000 克，乾薑 10 克，鹽、料酒各適量。（彝族方）

用法　羊肉切小塊和野黨參一起下鍋加調味料燉服（或全部剁細蒸服），可兌汁水蘸食。

說明　本方對慢性支氣管炎肺寒咳喘有奇效，特別是病情較盛時用之更見特效，還可益神補氣，滋陰補虛，治老年人體虛、氣虛等。病例：王××的姑媽，一次咳喘不息，呼

吸困難，動則流汗不止，用本方約 20 天即治癒回家。本方最忌豆腐、蕎麥和醬等。

來源 獻方人：護國飯店王大力；推薦人：雲南省飲服學校特級廚師任惠康。

配方 7 貝母 50 克，仔母雞 1000 克，蔥、薑各 50 克，鹽、胡椒 10 克，料酒 10 毫升。（納西族方）

用法 仔雞宰殺褪毛，開膛去內臟，洗淨用調味料醃兩小時揀去蔥、薑，把貝母放入雞腹，上籠蒸熟即可佐餐食用。

說明 本方具有補血治慢性支氣管炎肺虛咳嗽作用。

來源 獻方人：雲南路南石林賓館代鋒坤摘自《雲南烹飪薈萃》並整理；推薦人：雲南省飲食服務學校任惠康。

配方 8 冬蜂蜜 1000 克、新鮮白及 1500 克。（納西族方）

用法 將新鮮白及洗淨後，上籠蒸透，切片晾乾，研成粉，拌入蜂蜜，裝入土陶罐中，密封保存一年後即可服用。日服 2 次，早晚服用，成人每次 2 小匙，小兒減半。

說明 此方止咳潤肺，對小兒肺炎、各種肺結核、急慢性支氣管炎有療效。

來源 獻方人：雲南麗江地區郵電局王絢；推薦人：雲南麗江縣飲食服務公司蕭文錦。

配方 9 零星草 30 克、豬肉 100 克、鹽少許。（高山族方）

用法 上述 3 味共煮，食肉服湯，每日 1 次。

說明 可連服數劑。主治咳喘病。

來源 獻方人：福建省臺灣同胞聯誼會排灣族魏明星；推薦人：福建省藥品檢驗所周繼斌。

配方 10 牛奶 250 克，杏仁、桑白皮、生薑片各 10 克，大棗 6 枚。（塔吉克族方）

用法 將杏仁浸泡去皮尖、研細，入牛奶中攪和，濾汁備用；將桑白皮，生薑，大棗放入砂鍋，加清水 600 毫升，煎煮半小時去渣取汁，下粳米文火煮粥。粥熟時加入牛奶，杏仁，再加蜂蜜少許調味、攪勻，早晚餐趁熱服食。

說明 本方對中老年慢性氣管炎有效。

來源 《民族醫藥采風集》；推薦人：張力群。

配方 11 癩蛤蟆（體大者為佳）1 個、雞蛋 1 個。（瑤族方）

用法 將蛋塞入蛤蟆腹中，用泥包住，燒熟後吃雞蛋蛤蟆肉有毒，不宜食用。可 2 天服 1 劑，10 劑為 1 個療程。

說明 解毒，止咳，主治慢性氣管炎，痰多，發熱，舌紅少苔，脈滑者。

來源 《雲南民族醫藥見聞錄》；推薦人：張力群。

配方 12 雞蛋清 1 至 2 個、白胡椒 7 至 10 粒（60 度白酒 50 克）。（布朗族方）

用法 將胡椒研末，與雞蛋清攪勻，放入陶瓷杯內，隔水加熱至 30 ℃左右。倒入白酒，用火點燃，再用筷子攪拌，等雞蛋清變成白包色後，趁熱 1 次服下。每日 1 次，連服 5 天，療效顯著。

說明 治療慢性支氣管哮喘期間及病癒後 120 天內忌食蝦、糯米，酸辣生冷食物及房事。

來源 《雲南民族醫藥見聞錄》；推薦人：張力群。

配方 13 帶骨狗肉 1000 克、桑樹皮（去外層粗皮要肉

一、內科病症配方

87

層白皮入藥）100 克。（仫佬族方）

用法　加水共燉至狗肉爛熟，飲湯吃狗肉。每週 1 劑，服 10 劑為 1 個療程。

說明　主治老年慢性支氣管炎，遇寒即發，咳嗽氣喘。

來源　《民族醫藥采風集》；推薦人：張力群。

配方 14　老母雞肉 1 塊（約 200 克）、蘇葉 15 克、地龍 50 克。（瑤族方）

用法　加水適量，文火燉至肉爛，服湯吃肉。日 1 劑，15 天為 1 個療程。控制病情後，可改每週服 1 至 2 劑。

說明　祛風散寒，清肺平喘，治老年慢性支氣管炎，咳嗽氣喘，痰涎多稠難出，口臭口苦，舌紅少苔，脈細滑。

來源　《民族醫藥集》；推薦人：劉紅梅。

配方 15　豬瘦肉 160 克、蓮子 16 克、百合 15 克。（壯族方）

用法　水煎服，1 劑服 2 天，次數不拘，吃肉喝湯。

說明　此方具有潤肺補脾，主治肺虛弱之久咳，慢性支氣管炎、肺氣腫、肺心病等。

來源　獻方人：貴州省普定縣白岩鄉苗族陳福；推薦人：貴州省鎮寧民委劉起貴。

配方 16　豬肺 1 個、里肺傘 250 克、精鹽適量。（布朗族方）

用法　將豬肺洗淨控乾水，切成小塊，再將里肺傘洗淨一起裝入砂鍋內，然後用大火煨漲；再改用小火燉，一直到豬肺和里肺傘燉爛為止，連湯帶藥一起食用。

說明　本方對支氣管炎頗有效，長期服用無副作用。

來源 獻方人：雲南省瀾滄縣飲食服務公司康紀蘭；推薦人：雲南省思茅地區商業局張炳剛、張祖仁。

配方 17 豬肺 100 克、杏仁 10 克、貝母 6 克。（苗族方）

用法 將豬肺洗淨，切塊再洗，與杏仁、貝母加水煲湯，肉熟後放生薑、食鹽調味，喝湯食肉。每日 1 劑。

說明 此方有補肺益氣、止咳化痰之功。適用於老年性慢性支氣管炎、腸燥便秘等症。

來源 獻方人：貴州省關嶺永寧鄉楊少先；推薦人：貴州省鎮寧縣民委劉起貴。

配方 18 鵝肉 120 克、蘿蔔 200 克。（畲族方）

用法 燉服，每日 1 劑，分 3 次服。

說明 自古以來流傳著「喝鵝湯，吃鵝肉，一年四季不咳嗽」的說法。鵝肉燉蘿蔔，有利肺氣、止咳化痰平喘，而深冬患支氣管炎較多，經常吃一點，對治療氣管炎和感冒有良效。

來源 獻方人：雲南省藥物研究所張力群。

配方 19 鮮百合 200 克，雞蛋 1 枚，淨牛肉 100 克，蔥、薑汁適量、精鹽、味精少許。（回族方）

用法 鮮百合掰為瓣，洗淨；牛肉剁茸，加入精鹽、味精、蔥、薑汁等調料，把蛋清分兩次加入，順一個方向攪拌，起勁後，用小刀把餡裝入百合瓣中，裝入蒸碗中，上籠蒸五分鐘左右，定弄後，去湯汁於炒勺中，掛薄芡，澆在釀百合上即可食用。

說明 此方潤肺止咳，清心安神。適用於病後體弱、乾咳、久咳病症。

來源 獻方人：雲南昆明市飲食公司回族特級廚師馬元勤。

配方 20 白果仁、甜杏仁、胡桃仁各 10 克，雞蛋 1 枚。（塔塔爾族方）

用法 上述 3 種藥共研末，燉雞蛋服，連服 1～2 個月。

說明 本方具有較強的潤肺止咳、化痰之功，對慢性哮喘亦有一定的療效。

來源 獻方人：雲南省藥物研究所張力群。

配方 21 柚子 150 克、雄雞 1 隻。（塔吉克族方）

用法 柚子去皮留肉，雞去毛和肚雜，洗淨，再將柚子肉放入雞肚內，加清水適量隔水燉熟，喝湯吃雞。每兩週 1 次，連服 3 次。

說明 民間常用它治療慢性支氣管炎、老人慢性咳嗽、多痰、氣喘之輔助治療。

來源 獻方人：雲南省藥物研究所張力群。

配方 22 生地、大米各適量。（保安族方）

用法 生地洗淨，加水適量，煮爛成粥。1 日內分多次食用，連服 1～2 個月。

說明 本方可治療慢性氣管炎低熱、咳嗽、咯血等症。

來源 獻方人：雲南省藥物研究所張力群。

配方 24 芡實、薏米、白扁豆、蓮肉、山藥、紅棗、桂圓、百合各 10 克。大米適量。（裕固族方）

用法 先煮上述 8 種藥 10 分鐘，再加入淘淨的大米，繼續煮爛成粥。分頓調糖食用，連吃 1～2 週。

說明 本方對慢性氣管炎引起咳嗽多痰療效較理想。且對體虛乏力、虛腫、泄瀉、失眠、口渴等症亦有輔助治療作用。

來源 獻方人：雲南省彌勒縣醫院郭維光；推薦人：雲南省藥物研究所張力群。

配方 25 雞氣管 1 具。（哈薩克族方）

用法 雞氣管不洗在瓦片上焙乾研細末，開水沖服，每日 1 次。

說明 本方治療慢性支氣管炎經多人驗證有效。

來源 獻方人：新疆巴音郭楞蒙古自治州楊筱秋；推薦人：烏魯木齊市中醫院王輝。

配方 26 老鴨半隻、沙參60克、玉竹50克。（苗族方）

用法 將鴨殺死，去毛、去內臟，洗淨，把藥放入鴨肚內，文火燉，放佐料，食肉喝湯，3～5 劑即癒。

說明 此方具有滋陰降火，潤肺止咳，補脾養血，扶正祛邪。適用於慢性支氣管炎、肺結核等呼吸系統疾病。

來源 獻方人：貴州省普定縣白岩鄉苗族陳福壽；推薦人：貴州省鎮寧縣民委劉起貴。

配方 27 人參 36 克、羊胰 2 具、白酒 1000 毫升。（回族方）

用法 將羊胰去筋膜，冷水洗淨，陰乾，與人參同浸泡 1 週即可，每日飲用 15～30 毫升。

說明 此方具有扶正祛邪的功能。適用於慢性支氣管炎、頭昏耳鳴等病症。

來源 獻方人：青海民和縣誌辦公室朱曄平；推薦人：雲南省彌勒縣醫院郭維光。

一、內科病症配方

配方 28 豬肺 1 具、杏仁 50～60 克蜂蜜 500 克。（土家族方）

用法 將杏仁裝入肺氣管內，再將蜂蜜灌入，紮緊氣管口，入鍋加水煮，熟後切片，焙乾研末，1 日服 3 次，每次服 6～9 克。

說明 此方具有清熱解毒、止咳潤肺、化痰平喘等功效。適用於慢性支氣管炎，支氣管哮喘，胸悶咳吐痰沫。

來源 獻方人：青海省民和縣誌辦公室朱曄平。

配方 29 杜鵑葉 100 克、曼陀蘿葉 5 克、白酒 500 毫升。（撒拉族方）

用法 浸泡在酒中，封閉 7 天即可飲用。每次服 5～10 毫升，每日 1～2 次。

說明 此方具有消炎解毒，止咳平喘，活血止痛等功效。適用於慢性支氣管炎、支氣管哮喘等病症。

來源 獻方人：青海省民和縣誌辦公室朱曄平。

配方 30 雞蛋黃 10 個、冰糖 100 克。（布依族方）

用法 混合打散溶和，再用米酒 500 克沖入混合，放置通風乾燥陰涼處，或冰箱內，10 天後取出飲用，每晚睡前服 1 次，每次服 30 毫升。

說明 也可根據個人的病情和酒量而增減。長期服用無不良反應，服至痊癒為止。

來源 《民族醫藥集》；推薦人：劉紅梅。

配方 31 胎盤 20 克、地龍 20 克、豬膽 10 克、樟腦粉 0.2 克。（土家族方）

用法 將胎盤、地龍、豬膽洗淨焙乾粉過 100 目篩加入

樟腦粉，混勻裝入膠囊，每次服 3 克，日服 3 次。

說明 胎盤為血肉有情之品，功專補氣、養血、益精，可增強機體的抵抗力；地龍活絡平喘；加少量樟腦開竅辟濁。故本方對小兒和老年支氣管炎患者適宜。

來源 獻方人：湖北恩施醫學專科學校趙敬華。

配方32 柏蠟樹（女眞子樹）樹上分泌出的液體（泌瘤）20 克、磨瘤（鮮瘦肉）50 克。（苗族方）

用法 將藥和肉一起搗碎混勻，入土碗內清蒸熟 1 次服完，1 劑症狀減輕，重者 3～7 劑治癒，小兒減半服用。

說明 本方主治支氣管喘咳及老年性慢性支氣管炎。

來源 獻方人：雲南文山麻栗坡縣劉明成；推薦人：雲南文山壯族苗族自治州醫院雷翠芳。

配方33 白芨 30 克、核桃仁 20 克、地石榴果 30 克、枇杷樹寄生 40 克、蜂蜜 250 克。（白族方）

用法 以上藥物搗細為藥粉，蜂蜜調勻，裝入瓶內密封，浸泡 15～20 天。清晨空腹服用，每次 10 克調於開水中，當飲料服。

說明 服藥期間戒菸、酒、燥熱食物。必須堅持服用、不能停藥。病例：×××，男，56 歲，礦工。患慢性支氣管 3 年餘，症狀：胸悶氣喘，清晨咳嗽加劇、膿痰，勞累後上氣不接下氣。患者堅持服上方 6 月，並戒菸、酒，症狀逐步緩解，1 年後隨訪病癒。

來源 獻方人：雲南大理州民間醫生洪富；推薦人：雲南大理市康復醫院許服疇。

配方34 食醋 100 毫升、麻油 50 克、雞蛋 3 個。（白

族方）

用法 雞蛋去殼，麻油炒，蛋熟後用食醋再煮 2～3 小時，每日早晚各服 1 次，連服 7 天。

說明 服藥期間戒酒，此方治癒支氣管炎並哮喘患者 30 餘例。

來源 獻方人：雲南省大理市第一人民醫院楊莉莉；推薦人：雲南大理市康復醫院楊中梁。

配方 35 野芋頭（葛芥）2000 克、生薑 100 克、白糖 1500 克。（壯族方）

用法 野芋頭去皮切片，生薑搗爛，加水 1000 毫升入鍋共煮，濃縮至 600 毫升，取汁加入白糖裝罐封存，每服 1～2 湯匙，每日 3 次。

說明 本方有止咳定喘作用。對多年咳嗽，反覆發作者，尤其在寒咳時服用有奇效。一般取 1～2 湯匙沖入開水當茶飲之。

來源 獻方人：雲南省西疇縣興街中心衛生院李光員；推薦人：雲南省文山衛生學校楊學況。

配方 36 底妙（黑貓）身上的毛少許、蜂蜜 1 克。（壯族方）

用法 將貓毛燒焦研末與蜜調勻後內服，每日 2 次。

說明 本方流傳於民間，經臨床驗證，療效可靠，主要用於慢性支氣管炎。

來源 獻方人：雲南省馬關縣木廠鎮蚌卡壯鄉龍興綱；推薦人：雲南省文山衛校龍紀波。

配方 37 雞蛋 1 個、乾蜈蚣 1 條。（白、苗族方）

用法 蜈蚣研細，雞蛋打一小孔，倒出少許蛋清，把研細的蜈蚣粉裝入攪勻，塞住孔，固定於碗中，上籠蒸熟，冷卻剝殼分 3 次口服，1 日 1 劑。

說明 蜈蚣味辛、溫、有毒，歸肝經，能殺三蟲、鎮靜、急惡血、增食慾，祛心腹寒熱積聚。主治氣管炎、小兒驚癇風搐、鎮驚風、破傷風，風濕痹證疼痛，對臍風口禁、丹毒禿瘡和氣管炎有奇效，還能預防和治療癌症。注意，孕婦，小兒慢性驚風忌用。

來源 獻方人：雲南宣威縣東沖鄉朱勇楨，雲南路南石林賓館代鋒坤；推薦人：雲南省飲食服務學校任惠康。

配方 38 雪梨 1 個、北杏 10 個、白砂糖 30～50 克。（白族方）

用法 將雪梨去皮、去心，切為 5～6 塊，同北杏、白砂糖同放入燉碗內，加入清水半碗，在蒸鍋內蒸 1 小時左右。每日早晚服，食梨、飲湯。

說明 功效為化痰止咳，清熱生津，潤肺平喘。適用於慢性支氣管炎以及腸燥便秘等。

來源 獻方人：雲南省大理白族自治州白族中草藥醫師段鑫；推薦人：昆明市委政研室李桂發。

配方 39 鵝蛋 1 個、蒼耳 50 克。（鄂溫克族方）

用法 將鵝蛋，蒼耳全草放入鍋中加適量水用文火煮沸，鵝蛋煮熟為止。每天吃 1 個鵝蛋。

說明 本方可以食用 3～4 週。鵝蛋味甘性涼。有清肺滋陰功效。蒼耳性味苦、辛、寒。有祛風散熱，解毒功效。主治慢性氣管炎。

來源 獻方人：內蒙古鄂溫克旗醫院烏雲花；推薦人：

內蒙古哲里木盟蒙醫研究所楚古拉。

配方40 白蘿蔔 250 克、綿羊肉 250 克。（蒙古族方）

用法 將白蘿蔔、綿羊肉切成絲置於鍋中用小火煮沸，每日服 2 次。

說明 本方在北方牧區流傳長久，北方氣候寒冷乾燥，患慢性支氣管炎患者較多，用此方效果明顯。

來源 摘自《蒙醫醫療手冊》；推薦人：內蒙古哲里木盟蒙醫研究所白乙拉。

配方41 烏珠木（葡萄乾）200 克。（蒙古族方）

用法 每天早晨和晚上睡前吃 10～15 粒葡萄乾。

說明 本方係民間藥方，葡萄乾味甘、性溫，有祛痰止咳、平喘作用（功能）。對慢性氣管炎、肺氣腫有一定的療效。

來源 獻方人：內蒙古哲里木盟科左中旗蒙醫醫院白羅卜桑；推薦人：內蒙古哲里木盟蒙醫研究所耀思圖。

配方42 海帶根 500 克、生薑 50 克、紅糖適量。

用法 加水煉成 400 毫升的濃液糖漿。每次 15 毫升，每天 3 次，飯後溫開水送服。10 天為 1 療程。

說明 民間用方，此方有健脾化痰止咳作用。

來源 德宏州傣族驗方；推薦人：雲南省德宏州藥檢所段國民。

配方43 鴨蛋 1 個、杏仁 10 克、白果 15 克、麻黃 15 克、沉香 3 克、甘草 10 克、白糖適量。（瑤族方）

用法 除鴨蛋外，先將他藥加水共煎，去渣，加入鴨蛋、

白糖攪勻，少量多次飲。可以經常食用。

說明 上方為民間驗方，對慢性氣管炎有確鑿療效。病例：陳××，男，56 歲，患慢性氣管炎年餘，多方治療效果不明顯，用上方治療 20 天癒。

來源 下鄉調查資料；推薦人：廣西民族醫藥研究所何最武。

配方 44 杏仁 15 克，羊肺 160 克，薑、鹽、胡椒、味精各適量。（撒拉族方）

用法 放在鍋中共煮熟即可。分數次服，吃肉喝湯。

說明 本方具有潤肺止咳、補肺氣等功效。適用於慢性氣管炎、乾咳日久不癒等有一定治療作用。

來源 獻方人：青海民和縣誌編委會朱暉平。

配方 45 葉下花 20 克、豬肉 100 克。（白族方）

用法 先用水將肉煮沸後放入藥，煮 4 小時放鹽適量，喝湯食肉，每日服 2 次。

說明 上方對中老年人氣管炎有較好的療效。本人用此方醫治 48 例，有效率 95 ％。

來源 獻方人：雲南省蘭坪縣畜牧局王祖興。

配方 46 核桃仁 60 克，白果仁 30 克，花生米 50 克，糯米 500 克，紅糖適量。（白族方）

用法 核桃仁、白果仁切成小塊，花生米去皮，各味同下鍋煮成粥後加紅糖服食。

說明 本方可治支氣管炎、腿軟腰痛、遺精和心腎氣虛等症。

來源 獻方人：雲南路南石林賓館代鋒坤；推薦人：雲

一、內科病症配方 97

南省飲食服務學校任惠康。

配方 47 飴糖 150 克、豬油 170 克、乾薑 40 克。（朝鮮族方）

用法 將乾薑研細末，同飴糖、豬油用文水煎熬至膏狀，1 日服 3 次，1 回 1 匙，飯後服。

說明 對虛火上炎而引起咳嗽有較好效果，久服無害。

來源 吉林延邊民族醫藥研究所；推薦人：崔松男。

配方 48 螺豆腐 500 克、雞蛋 2 個、冰糖 100 克、雞油 100 克。（白族方）

用法 螺豆腐與雞蛋、雞油、冰糖一起蒸熟食用。螺豆腐是用泥螺剖刀後，集其汁液，用沸水汆過凝固，用紗布瀝乾水分製成。

說明 本方主治陰虛肺燥咳嗽，咽喉乾燥。對產婦催乳、神經衰弱均有一定療效。

來源 雲南大理民間；推薦人：雲南省飲食服務學校蘇衛華。

配方 49 板栗 250 克，豬心肺 500 克，金巴蕉花 300 克，薑、蔥、鹽適量。（壯族方）

用法 將豬心肺及金芭蕉花切成塊，與板栗仁、調味品加水共燉爛即可食用，每日 1 劑，日食 3 次。

說明 本方有和脾健胃、補腎益肺、潤燥之功，適用於肺燥久咳，腎不納氣之虛喘。本方係文山州壯族民間驗方，療效可靠。

來源 獻方人：雲南省文山城小西門王桂華；推薦人：雲南省文山衛校任懷祥、楊學況。

配方50 鮮百合 40 克、杏仁 10 克、粳米 50 克、白糖適量。（白族方）

用法 將杏仁去皮，去尖，搗碎，用鮮百合、粳米共煮為稀粥。加白糖適量溫服。

說明 本方能潤肺止咳，清心安神。病後虛弱、乾癆咳嗽適用。

來源 獻方人：雲南省大理白族民間醫師段鑫；推薦人：雲南昆明市委政研室李桂發。

肺　炎

配方1 魚腥草、上已菜、白糖。（畬族方）

用法 將適量的魚腥草、上已菜加水煎煮，煎液加白糖當茶飲。

說明 上已菜為十字花科植物薺菜。魚腥草新鮮更好。主治肺炎。此方在當地畬鄉民間廣為流傳。

來源 獻方人：福建省羅源縣霍口畬鄉衛生院退休畬醫雷賢祥；推薦人：福建省藥品檢驗所周繼斌。

配方2 夏枯草 50 克、豬心肺 100 克、白菜要 100 克。（苗族方）

用法 先煎藥湯取湯煮心肺熟後，食肺喝湯，每日 1 劑，2 次服完，連服數劑。

說明 本方係民間驗方，經臨床驗證，療效可靠。丘北縣錦平鎮汪××，男，成年。畏寒發熱，全身不適，咳嗽痰多。聽診右上肺聞及水泡音；透視為右上肺炎，用青黴素過敏，用上方一週後症狀消失，血象和胸透檢查，均恢復正常。經治 10 例，治癒 9 例。

來源 獻方人：雲南西疇縣東升鄉陸光員；推薦人：雲南文山州醫院鄭卜中。

配方3 魚腥草（畢色菜）100克、金銀花30克、白毛夏枯草30克、杏葉防風（小馬蹄香）30克、黑桃30克、黑芝麻30克、冰糖30克、蜜30克。（壯族方）

用法 先將上藥烘乾研成粉，再沖沸水兌蜜及冰糖服，每次20克，1日數次，當茶服。

說明 本方係雲南文山民間壯族驗方，廣泛流傳，經臨床反覆驗證，療效可靠。病例：李世民，男，52歲，1973年春秋「初診」患咳嗽多年，秋冬尤甚。去冬因受冷冒寒，引起咳嗽，晝夜不休，煩躁喘促，夜難平臥，痰吐黃稠，有時咯血。每日午後即惡寒發熱，口燥思飲，食慾減少，大便秘、小便赤。用以上飲5料，燒熱全退，咳喘減輕，繼續服用5日而告癒。本方有散寒解表、清肺化熱、止咳平喘之功。適用於肺熱之熱喘、肺炎等症。經治200餘例，效果顯著。本方對肺癰（肺膿瘍亦有效）。

來源 獻方人：雲南文縣馬瑭壯族醫生李世晶；推薦人：雲南文山州檢所王家發、張福榮。

配方4 門核討（核桃）30克、門麻（百部）9克、蜂蜜30克。（壯族方）

用法 以上幾味藥放在蒸籠內蒸，然後吃渣喝湯，每天3次、連服數天。

說明 本方具有潤肺止咳之功效；用於支氣管肺炎、慢性支氣管炎、肺擴張、肺結核、支氣管哮喘等病。臨床應用後，效果顯著。

來源 獻方人：雲南省文山州西疇縣興街中心衛生院李

光員；推薦人：雲南省文山衛生學校楊學原、任懷祥。

配方5 的母（豬粉腸上的雞關油）100 克、的桃（鐵核桃仁）50 克、的罵（蜂蜜）100 克、的悶（水檳榔）10 克、的媽（黑芝麻）50 克、神沙 20 克。（壯族方）

用法 將以上 5 味藥全部搗碎混合入內隔碗鍋燉，時間 2 小時待熟即可，睡前 1 次服完。1 次見效，2～3 次治癒。

說明 本方治療大葉性肺炎效果好，對年老體虛咳嗽，支氣管炎，有特效，1～3 次可治癒。

來源 獻方人：雲南文山麻栗坡縣查鳳瓊；推薦人：雲南文山壯苗自治州人民醫院劉世抗。

配方6 托扒拉渣（鹿含草）8 克、雙決（冰糖）45 克。（傈僳族方）

用法 用水煎服 3 次，每次用糖 15 克，藥煎 30 分鐘，藥水倒入糖中，待糖溶化後服用。

說明 上方對小孩肺炎，百日咳，氣管炎均有療效，本人臨床醫治 139 例，治癒 134 例，病例李慶華之子，3 歲患肺炎 2 年餘，一發病就住院 1～2 個月，仍不見好，1992 年經服此方 7 劑治癒。

來源 獻方人：雲南省蘭坪縣畜牧局和伍全；推薦人：雲南省蘭坪縣畜牧局王祖興。

配方7 星秀花 8 克、冰糖 30 克。（白族方）

用法 水煎服 3 次，每次用糖 10 克，煎 30 分鐘藥水倒入糖中，待糖溶化後服用。

說明 上方對小兒肺炎、氣管炎、發熱咳嗽等均有療效。連續服用 1 週治癒，本人臨床醫治 179 例，治癒 174

例。

來源 獻方人：雲南省怒江州分安處李恒；推薦人：雲南省蘭坪縣畜牧局王祖興。

支氣管炎哮喘

配方 1 青海雲杉果（白皮松塔拉）適量。（藏族方）

用法 加水煎熬，濃縮後加冰糖備用。用量視病情而定。

說明 本方在藏族地區應用很廣，取材方便，療效較理想，適用於支氣管哮喘、支氣管炎等。

來源 獻方人：青海民和縣誌編委會朱曄平。推薦人：雲南省藥物研究所張力群。

配方 2 芹菜根、梨、白糖各適量。（土家族方）

用法 水煎，吃梨喝湯，每日 1 劑。

說明 本方具有清涼消炎、潤肺止喘等功效。適用於支氣管哮喘、支氣管炎等。

來源 獻方人：青海民和縣誌編委會朱曄平。

配方 3 核桃仁 16 克、杏仁 5 克、冬瓜仁 60 克、大蒜梗 10 克。（水族方）

用法 開水煎，每日 1 劑，每日服 3 次。

說明 此方具有滋陰潤肺、止咳化痰、消炎等功效。適用於支氣管哮喘、支氣管炎等呼吸道感染。

來源 獻方人：貴州省平塘縣者密區水族潘貴成；推薦人：貴州省鎮寧縣民委劉起貴。

配方 4 青蛙 1 隻、白胡椒 6 克。（布依族方）

用法 將青蛙殺死，不剝皮不支內臟，將白胡椒塞入青蛙口中，用針線縫住，微火燉 12 小時，取出趁熱食胡椒、湯、部分青蛙肉，不吃內臟，吃時不加鹽，隔 3～5 天吃 1 次，5 次為 1 療程。

說明 此方主要功用為補腎納氣，主治咳喘日久而見肺腎兩虛者。

來源 獻方人：貴州省六枝特區，岩腳鄉王少洪；推薦人：貴州省鎮寧縣民委劉起貴。

配方 5 豬肺（帶氣管）適量、雞蛋 2 個、貝母 16 克、白胡椒 0.3 克。（苗族方）

用法 將貝母、白胡椒研末，與雞蛋混合均勻，裝入豬肺，用線紮緊，開水煎，次數不拘，吃肉喝湯。

說明 豬肺，民間用其治療哮喘。此方用於久病咳喘，有補肺腎、定咳喘的功用。

來源 獻方人：貴州省普定縣白岩鄉陳福；推薦人：貴州省鎮寧縣民委劉起貴。

配方 6 狗肉 160 克，附片 16 克，菜油、薑、大蒜各適量。（布依族方）

用法 水煎服，吃肉喝湯，次數不拘。

說明 此方主要功用為補腎納氣；主治咳喘日久而見肺腎兩虛者。

來源 獻方人：貴州省六枝特區、岩腳鄉布依族王少洪；推薦人：貴州省鎮寧縣民委劉起貴。

配方 7 取楊柳樹上生長的白生菌曬乾收存、雞蛋 1 個。

一、內科病症配方

103

（普米族方）

用法　將白生菌研成細末入碗，就碗磕入雞蛋調勻，在蒸飯時放入飯甑中蒸熟即可。連服 2 次即可病除。

說明　此方治支氣管哮喘奇效。

來源　流行於普米族民間；推薦人：雲南省江縣飲服公司蕭文錦。

配方 8　絲瓜花 10 克、蜂蜜 16 克。（土家族方）

用法　將乾淨絲瓜花放入茶盅內，開水沖泡，蓋緊浸泡 20 分鐘後倒入蜂蜜，攪勻即成，趁熱飲用，每日 1 劑，日服 3 次。

說明　此方具有清肺平喘的作用。主要用於支氣管哮喘，咳吐黃痰，口乾舌燥等症。

來源　獻方人：青海民和縣誌辦公室朱曄平。

配方 9　羊胎盤 1 具。（藏族方）

用法　將胎盤洗淨，瓦上焙乾，研末。從冬季開始食用，每日 2 次，每次 6～10 克，用開水沖服。

說明　此方具有補腎壯腰，潤肺平喘，扶正祛邪之功效。適用於支氣管哮喘，腰酸痛等病症。

來源　獻方人：青海省民和縣誌辦公室朱曄平。

配方 10　芹菜根 1000 克、梨 10 個、白糖適量、魚腥草 10 克。（土家族方）

用法　將芹菜根洗淨，加魚腥草同梨一起加水文火煎煮，熟後加白糖即成，吃梨喝湯，每次吃 1 個，1 日食 2 次。

說明　此方具有清熱解毒，化痰平喘、止咳潤肺等功效，適用於支氣管哮喘、急性支氣管炎等。

來源 獻方人：青海省民和縣誌辦公室朱曄平。

配方 11 杏子 5～10 枚、冰糖適量、粳米 50～100 克。（土族方）

用法 杏子果實成熟後洗淨煮爛去核，待粥將成時加入杏子肉、冰糖再煮為粥服用。3～5 日為 1 療程，每日分 2 次溫服。

說明 《山家清供》、《肘後備急方》、《食鑒本草》、《太平聖惠方》和《食醫心鑒》等書均有杏子和杏仁粥止咳平喘記載。

來源 獻方人：青海民和峽口鄉謝承仁；推薦人：青海省中醫學會理事呂建輝。

配方 12 乾荔枝肉 200 克、甘草 5 克、冰糖適量。（傣族方）

用法 燉服，每日 1 次，連服 7 次。

說明 治療支氣管哮喘、過敏性哮喘效果極佳。

來源 雲南省德宏州傣族驗方；推薦人：德宏州藥檢所段國民。

配方 13 肉桂 2 克、鴿子 1 隻。（畲族方）

用法 將鴿子去毛內臟，切碎，加藥、開水適量，文火燉熟，食肉喝汁。

說明 1 次未癒者可再用，一般 1～3 次哮喘可癒。

來源 獻方人：福建省寧德市飛鸞鎮新岩長園村鍾其和；推薦人：福建省寧德地區醫藥研究所陳澤遠。

配方 14 生雞蛋 1 個、土狗子 1 隻。（水族方）

用法 將雞蛋鑿一孔，把土狗去頭腳和翅膀，塞入蛋內，用紙將口封閉，煮熟食。

說明 此方具有滋補生津、消炎、止喘等作用，適用於小兒喘息症。

來源 獻方人：貴州省惠水縣高鎮水族楊家明；推薦人：貴州省鎮寧縣民委苗族劉起貴。

配方 15 蘿蔔、雞蛋。（土家族方）

用法 將剛從地裏取出的蘿蔔 1 個，用小刀將蘿蔔打孔，將雞蛋連殼放入蘿蔔中，再將旋掉的蘿蔔外層仍填於蘿蔔孔上蓋好，又復栽在地裏，於第 2 年 3、4 月份開花時節，將蘿蔔再挖出，取出雞蛋置於童便中泡 1 星期後煮熟去殼內服。

說明 每次服用雞蛋 1 個，連服 3 天，哮喘即可痊癒。

來源 獻方人：湖南省桑植縣人潮柒鄉興隆坪村衛生室向叔媛；推薦人：湖南桑植縣人潮柒鄉衛生院陳振岩。

配方 16 薑汁、梨汁、藕汁、蘿蔔汁各一茶盅，鮮牛乳兩茶盅，山楂 1000 克。（東鄉、保安、裕固族方）

用法 先將山楂煮爛去核，五汁煮沸加入山楂肉攪勻，儲於瓷器內密封七天即可服用。每次服一茶盅，早晚各 1 次。

說明 治哮喘可連續常服，有效。

來源 《民族醫藥采風集》；推薦人：張力群。

配方 17 安朵（小青蛙）1 隻。（苗族方）

用法 取剛由蝌蚪發育成蛙的活蛙 1 隻，用白酒為引口服，1 日 1 次，每次 1 隻。

說明 文山州苗族多用本方治哮喘，具有顯效快的特點，服 1 次後有明顯止喘作用。

來源 獻方人：昆明 62 號信箱楊全發；推薦人：雲南金馬柴油機總廠醫院張德英。

配方 18 悶勒（嫩絲瓜）50 克、得為（葵花花瓣）10 克、登（薄荷）10 克、蔣遜（生薑）5 克、芭勇（蜂蜜）10 克、蔔咪（米湯泡沫）若干。（彝族方）

用法 將上藥共切細，加蜜和米湯泡沫共混合拌匀，蒸熟服食之，每日 1 劑，連服 15 天。

說明 本方有良好的止喘作用。馬關縣中學職工，李××之女，11 歲，患哮喘，經服上方後痊癒，本方經治哮喘 300 餘例，總有效率達 96.3％。

來源 獻方人：雲南馬關縣大俅者鄉吳世榮；推薦人：雲南文山衛校任懷祥、楊學況。

配方 19 香油 50 克、蘆薈 30 克、鴨蛋 1 枚。（阿昌族方）

用法 將香油放入鍋內加熱至沸，然後將蘆薈切成細片，放入滾開的油中，炒至微黑色，然後將秋季產出的鴨蛋打碎，倒入鍋中炒熟。一次性吃完。

說明 本方對過敏性哮喘有一定效果。每天 1 次，30 天為 1 個療程。

來源 《雲南民族醫藥見聞錄》；推薦人：張力群。

配方 20 核桃仁 20 克、板栗 20 克、糯米 50 克、蜂蜜適量。（哈尼族方）

用法 核桃仁、板栗、糯米淘淨，加水同煮成粥，加入蜂蜜服用。

說明 以上配方是 1 次用量。能補肺定喘。

來源 雲南省元陽縣哈尼族地區流傳；推薦人：雲南省

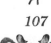

個舊市飲服公司李延柱。

配方 21 新鮮羊膽汁 150 克、蜂蜜 250 克。（蒙古族方）

用法 新鮮羊膽汁、蜂蜜混合，放鍋內蒸 2 小時，每日早晚各服 1 湯匙，1 日 3 次。

說明 本方蒙古族民間常用驗方之一。羊膽汁味苦，性寒涼。具有潤肺，止喘的功效。臨床驗證，療效良好。

來源 摘自《蒙醫驗方選》；推薦人：內蒙古哲盟蒙醫研究所包玉蓮。

配方 22 冰糖 500 克、陳醋 500 毫升。（東鄉族方）

用法 將冰糖置於鍋內，再將陳醋倒入加熱煮沸，待糖全部溶解，候涼灌裝瓶中備用。

說明 每日 2 次，每次服用 10 毫升。

來源 《民族醫藥見聞錄》；推薦人：張力群。

配方 23 紫蘇子 10 克、淫羊藿 15 克。（壯族方）

用法 布包，水煎取汁。將藥汁與糯米 100 克，加適量水煮粥。早晚發 2 次溫服。

說明 本方治療哮喘有一定效果。

來源 《雲南民族醫藥見聞錄》；推薦人：張力群。

配方 24 金錢橘果 150 克、冰糖 30 克。（土家族方）

用法 金錢橘果與冰糖蒸熟即可。1 次服完，每天 2 次，半月為 1 療程。一般需要 1～2 療程便可。

說明 本方適用於咳嗽病（喘息性支氣管炎），無毒副作用及禁忌症。金錢橘果止咳化痰、行氣開胃，並能理氣、宣肺、平喘；冰糖滋陰潤肺。故對於咳嗽氣喘病，每用有

效。病例：蔡××，女，44歲，咳嗽氣喘7年，咯血色痰量多，動則氣喘為甚，在常德某醫院內科診斷為喘息性支氣管炎，經過抗炎治療好轉，但受涼後常有反覆，苦不堪言，服上方兩個療程痊癒。5年未曾復發。

來源 獻方人：湖南省常德市濱湖印刷廠蔡永紅；推薦人：湖南省常德市第一人民醫院滿世成。

配方25 核桃仁50克、補骨脂10克、五味子3克、蜂蜜或冰糖適量。（土家族方）

用法 上藥煎沸後浸泡24小時，食前再煮2沸，加蜂蜜或冰糖適量，趁熱喝湯吃核桃仁。

說明 此方補腎納氣平喘，對腎虛哮喘療效顯著。

來源 獻方人：青海省民和縣峽口鄉謝承仁；推薦人：青海民和縣中醫學會會長呂建輝。

配方26 餘甘子（南方山上的一種野生果子）30克。（獨龍族方）

用法 水煎調蜂蜜適量，分3次溫服。

說明 生津止渴，養陰補腦，止咳化痰，治哮喘體瘦，陰虛火旺，咳嗽上逆，痰少色黃，脈細而數等。

來源 《民族醫藥集》；推薦人：劉紅梅。

配方27 野冬青果50克、豬肉或雞肉500克。（傣族方）

用法 將上藥與肉塊加水燉熟，分3餐食之，每日1劑，到治癒為止。

說明 有止喘作用，經治各種哮喘36例，總有效率61％，其中對過敏性哮喘效果較好。

來源 獻方人：雲南省玉溪地區新平縣醫院；推薦人：

雲南省西疇縣興街骨科醫院鄭玉華、陸光星。

配方28 蘋果1個、瑞給（雞蛋）1個。（壯族方）

用法 選底部平的蘋果，用小刀將蘋果頂部連蒂旋一個「△」型，將蘋果核挖出，並用小勺挖出部分蘋果肉，使蘋果內部成杯狀。然後將新鮮雞蛋破殼後，倒入蘋果內。最後將原來的「△」頂部蓋上，放在蒸籠內蒸30～40分鐘，趁熱吃。小兒1次吃不完，下次繼續加熱再吃，1次1個，1日3次。

說明 此配方在壯族民間中廣泛運用，流傳廣，經治療喘息性支氣管炎、支氣管炎等病，效果可靠，連續服2～3天，效果更佳。

來源 獻方人：雲南西疇縣興街中心衛生院李光員；推薦人：雲南文山州衛校楊學況、任懷祥。

配方29 通光散30克、石椒草20克、燈檯樹15克、豬心肺1具。（壯族方）

用法 將上藥熬成藥湯，燉豬心肺，食肉喝湯。2天1劑，15天為1療程，間隔3天，再服第二個療程，總療程為30天。

說明 本方係雲南文山壯族驗方，廣泛流傳於民間，經臨床反覆驗證，療效可靠。本方有清肺化熱，止咳平喘之功效，適用於陰虛肺燥，風寒伏熱之哮喘症，對93例患者進行觀察，93.5%有效。病例，欒興萬，男，52歲，咳嗽多年，秋冬尤甚。去冬因天冷冒寒，引起咳嗽，晝夜不休，進而煩躁喘促，夜難平臥，痰吐黃稠，有時咯血。每日午後即惡寒發熱，口燥思飲，食慾減少，大便秘，小便赤，由子女背負來院門診，脈象浮緊，舌黃燥少津，此屬陰虛肺燥，風寒伏熱。用以上食療方而奏效。

來源 獻方人：雲南文山盤龍河高登寨壯醫李世昌；雲南西疇縣興街中心衛生院李光員；推薦人：雲南文山州衛校任懷祥、楊學況。

配方 30 牙緊更布（冬蟲夏草）20 根、亞孜窮哇（仔鴨）1 隻。（藏族方）

用法 將冬蟲夏草用水洗淨，再將鴨子去內臟，同置砂鍋或銅鍋內，用文火燉至鴨肉與骨骼易分離時止。分 10 次服完，早晚空腹時各 1 次。

說明 此方有溫腎納氣，平喘的功效。適用於老人腎不納氣之氣逆，咳吐痰涎及肺結核咳嗽、吐痰，或氣喘。它是藏區篩席上的名菜之一。

來源 四川康巴地區民間方；推薦人：曹陽、扎西攀超。

配方 31 黑芝麻 250 克，生薑、冰糖各 125 克，蜂蜜 125 毫升。（錫伯族方）

用法 先將黑芝麻炒熟，再把生薑搗汁去渣、冰糖，蜂蜜熔化混合均勻，然後把芝麻與生薑汁浸拌，再炒一下，冷後與蜜糖混合拌勻，放瓶中，每日早晚各服湯匙。

說明 補腎納攝，止咳平喘。主治老年哮喘。

來源 《民族醫藥采風集》；推薦人：張力群。

配方 32 豬肺 1 個、杏仁 40 克。（朝鮮族方）

用法 將杏仁去皮，同豬肺煮熟，分 2 次服完。

說明 輕者服 1～2 次，重者 3～5 次，對咳嗽、哮喘佳效。

來源 吉林省延邊朝鮮族自治州民族醫藥研究所獻方；推薦人：崔松男。

配方 33 母雞 1 隻、冬蟲夏草 100 克。（朝鮮族方）

用法 將母雞剃毛取內臟，用清水洗淨，把冬蟲夏草放入雞腹內，放入鍋中用文火燉熟，分 2 次空腹服用。

說明 一般秋冬和冬春季節更換時用 1 次～2 次，其效果顯著。

來源 吉林省延邊朝鮮族自治州民族醫院研究所獻方；推薦人：崔松男。

配方 34 蟾蜍 1 隻、雄黃 15 克。（土家族方）

用法 活蟾蜍 1 隻，將雄黃灌入蟾蜍腹中，陰乾，用砂煨焦黃，研為細末，每日服 2 次，成人每次 2 克，小兒減半，溫開水吞服。

說明 蟾蜍，性味甘、辛、溫，有毒。功效解毒，消腫，止痛，利水，用於哮喘，療瘡，發背，咽喉腫痛，風蟲牙痛。雄黃，性味苦，辛溫，有小毒。功效為殺蟲，解毒。用於驚癇，瘧疾，疥癬、癰腫，蟲蛇咬傷。二藥配製，主治，哮喘。體虛患者慎用，肺胃出血，孕婦忌服。兒童療效在 95%以上；中青年療效在 80%以上。

來源 土家族驗方。推薦人：湖南省建始縣花坪區衛生院向宏憲。

配方 35 小公雞 1 隻，吡撥古（白果子）16 克，蔥、薑、鹽、味精各適量。（苗族方）

用法 燉食，次數不限，吃肉喝湯。

說明 將白果砸破剝去外殼，放入鍋內，加清水、城（適量）燒開，用炊帚刷去皮，捏去白果心，共燉，食肉喝湯，次數不限。

說明 此藥膳斂肺氣，定喘嗽，止帶濁，縮小便。適用

於氣虛所致的哮喘、痰嗽、白帶、白濁、遺精、淋病、小便頻數等症。

來源 獻方人：湖南省鳳凰縣衛生局歐志安。

配方 36 大將軍根 1 棵、豬排 500 克、鹽巴適量。（傣族方）

用法 大將軍根須水沖洗乾淨切段，豬排、鹽巴、水，入鍋煮粑食之。

說明 本方係民間單方，治哮喘效果較好，連服 2～3 次可治癒。

來源 獻方人：雲南省景穀縣飲服公司陳開榮；推薦人：雲南省思茅地區行署商業局張炳剛。

配方 37 鹽老鼠 1 隻（蝙蝠）。（土家族方）

用法 用稀黃泥巴裹好後在火中燒焦，除去泥巴，將內臟去掉、吃肉。每日 1 隻，分 2 次吃。

說明 本方是民間治療哮喘的有效方，可治療支氣管哮喘，過敏性哮喘，久咳。服藥時忌食辛辣、酒等刺激性食物。

來源 摘自《土家族醫學概論》；推薦人：湖南湘西自治州民族醫藥研究所瞿顯友。

配方 38 癩蛤蟆 1 隻、胡椒 10 克、三步跳 10 克、紫蘇梗 10 克。（土家族方）

用法 將癩蛤蟆剖開肚子，去內臟，將上藥放入肚子內，用線縫好，裹上稀黃泥巴，爾後用火燒焦，去泥巴，將癩哈蟆與藥一起研末，每次 3 克，每日 3 次。

說明 此方治療寒性哮喘較好。但注意不可過食，癒後立即停藥。

來源 摘自《土家族醫學概論》；推薦人：湖南湘西自治州民族醫藥研究所瞿顯友。

配方 39 魔芋、甜酒。（土家族方）

用法 將魔芋切細如豆大，每次 6～7 粒，甜酒為引口服，1 日 2～3 次。

說明 魔芋有燥濕化痰，平喘之功，配甜酒有滋陰、通絡作用。

來源 四川省秀山土家族苗族自治縣龍風聯合診所獻方；推薦人：湖南湘西自治州民族醫藥研究所瞿顯友。

配方 40 肉桂 2 克、野鴿子 1 隻。（畲族方）

用法 野鴿子去毛與內臟後與肉桂同煮，服用其汁及鴿子肉。

說明 一般僅用 1～2 次哮喘可治癒。本人曾用，效果甚佳。

來源 獻方人：福建省寧德縣飛鸞鄉佘醫鍾其和；推薦人：福建省藥品檢驗所周繼斌。

肺 氣 腫

配方 1 胎盤 1 具、人參 15 克、黃芪 150 克、冰糖 1000 克。（阿昌族方）

用法 將胎盤漂洗乾淨，同人參、黃芪一同加水適量浸泡半天，文火煎煮，2 小時後過濾取汁，渣中再加水煎取汁。先後取汁 3 次，合併濾液，文火濃縮至 500 毫升左右，放入溶化的冰糖收膏，置陰涼乾燥處貯存。每次 2 食匙，日 3 次，空腹溫開水沖服，1 個月為 1 療程。

說明 胎盤，功能益氣、養精、補血；人參大補元氣，養肺益脾，為補虛扶正的要藥；黃芪補氣升陽，固表止汗；冰糖益肺補脾。本方主要用於肺氣腫及久病體虛，或體質衰弱，抵抗力差的某些慢性疾患。若出現內熱口苦等症時，應暫停服用。

來源 獻方人：雲南省藥物研究所張力群。

配方2 掃次代（商陸）20克、得星（豬心）1個。（白族方）

用法 先用水將豬心煮沸後，放入商陸煮4小時放鹽，連藥肉湯一齊服用，煮乾時添開水，不能用冷水。無豬心時可豬肉配藥。

說明 商陸有消腫利水，消炎止血功能，對中老年人的肺氣腫，中青年人肺結核，結核型胸膜炎均有療效，本人用上方醫治18例，治癒16例。病例：和××，男53歲，肺氣腫10餘所多方醫治不見好，1992年服上方6週治癒。

來源 獻方人：雲南省蘭坪縣畜牧局王祖興。

配方3 酥油50克、生脈散30克。（藏族方）

用法 取生脈散加水煎煮，過濾取汁，將濾汁燉開，調入酥油煮沸。以上為1次量，每日2次，趁溫服用。半個月為1療程。

說明 酥油，以牛酥勝於羊酥，犛牛優於家牛，功能補五臟，益氣血，止渴，潤燥，主治陰虛勞熱，肺虛咳嗽，消渴，便秘。生脈散，功能益氣陰，養心肺。生脈酥油茶用於肺氣腫，肺心病，糖尿病，肺結核等，有益氣養陰，潤燥生津的功效。

來源 獻方人：青海民和縣中學瞿元美；推薦人：青海

一、內科病症配方

115

民和縣文聯竹野。

配方4 雞蛋、五味子各適量。（朝鮮族方）

用法 先將五味子浸泡在清水，約經 24 小時後，放入生雞蛋，7 天後使雞蛋皮變軟時，將雞蛋取出清水煮熟，每天早晚吃 1 個雞蛋，喝 1 小碗五味子水。

說明 長期堅持必有療效。

來源 吉林省延邊朝鮮族自治州民族醫藥研究所獻方；推薦人：崔松男。

配方5 鮮豬腳爪（膝關節以下）2 支，黃豆芽 300 克，八角粒、精鹽各 20 克，味精 3 克。

用法 將鮮豬腳殘毛清除乾淨，再用小刀將皮刮至白淨。砂鍋一口盛入清水 1200 克，放入八角、豬腳，旺火煮開，撇去浮沫，再用小火煮 3 小時。即投入黃豆芽再煮 40 分鐘，起鍋時放入精鹽、味精調味。1 日 3 次，連湯帶肉並服。

說明 此方適應慢性支氣管炎所至的肺氣腫，咳嗽，咳痰，氣短，乏力。

來源 獻方人：雲南省昆明市烹飪協會蔣彪。

配方6 羊肺 1 具、杏仁 30 克、柿霜 30 克、綠豆粉 30 克、酥油 30 克、冬蜂蜜 10 克。

用法 羊肺用清水沖洗乾淨，擠盡血水，杏仁去皮磨為粉與柿霜、綠豆粉、酥油、蜂蜜調拌均勻（可適當加入清水調為濃計）。然後灌入羊肺內，再將羊肺用瓷鍋裝好，加入 500 克淨水，採用隔水燉或蒸的方法，使之成熟，即可食用。

說明 上方分 6 次食完，每天 1～2 次。對肺氣腫，肺心病，久病體弱，陰虛內熱，肺癆咳嗽，吐痰黏稠多白沫有很

好的療效，還可用作肺結核，氣管炎，肺氣腫，肺習病患者之膳食方。

來源　《本草綱目》；推薦人：雲南省副食果品公司關明。

配方7　仙人掌30克、米油（米湯）100毫升。（白族方）

用法　將仙人掌去刺洗淨，剖為兩半，刮取內心之漿汁，米油冷卻後上面消浮起厚汁即可。然後將漿及米油一齊放入碗內蒸1小時，每日服3次，每次10毫升，7天1療程，需連服2～3上療程。

說明　仙人掌漿清熱止喘咳、潤肺、生津。米油：精穀之維、滋陰肥五臟、實毛竅。對老年人之喘咳、肺心病、肺氣腫、支氣管炎有明顯療效，久服無毒副作用。

患者李紅裕，男，79歲，大理市服裝三廠裁剪師，喘咳10年餘，X片提示：「肺氣腫並感染。」面浮腳腫，經長期注射青、鏈黴素，口服喘息定等藥，中藥蘇子降氣湯之類多方無效，經用此方2次喘咳明顯好轉，連服3個療程後即治癒。至今隨訪未發。

來源　獻方人：雲南大理市龍泉鄉社員楊竹珍；推薦人：雲南大理市第一中醫院李兆龍。

肺　膿　腫

配方1　川貝母30克、浙貝母30克、七層塔30克、豬肺1個、冰糖50克。（畬族方）

用法　先將以上3味中藥共研細末，裝入洗淨的整個豬肺的氣管內（豬肺不必切開），加水適量燉熟後加入冰糖，食豬肺及湯。

說明　七層塔係百合科植物七葉一枝花的要莖。本方是祖傳秘方，經傳他人治癒肺膿腫者甚多。

來源　獻方人：福建省霞浦縣州洋鄉江邊成；推薦人：福建霞浦縣醫藥公司劉熾榮。

配方 2　絲瓜絡 1 個。（土家族方）

用法　將絲瓜絡焙乾研末，兌甜酒服，1 日 3 次。

說明　絲瓜絡性味甘平。具有通經活絡，清熱化痰作用。

來源　獻方人：四川省秀山土家族苗族自治縣楊秀銀；推薦人：湖南湘西自治州民族醫藥研究所瞿顯友。

配方 3　薏苡仁 400 克、檳榔 50 克。（德昂族方）

用法　共為研末，加適量蜂蜜成粥狀，置鍋內蒸熟。每次 50 克，有效時增至每次 100 克，白開水送服，每日服 3 次，兒童用量酌減。症狀控制後，可服 2 料以鞏固。

說明　上方有化痰，健脾、利氣的作用。治療肺膿腫，配合西藥抗生素效果更佳。

來源　《雲南民族醫藥見聞錄》；推薦人：張力群。

配方 4　川漆樹根皮 50 克、鮮魚腥草 100 克、白糖 100 克。（土家族方）

用法　將川漆樹根皮、魚腥草洗淨，加水 3000 毫升，文火煮沸半小時，去渣，加糖，當茶飲。

說明　川漆樹根皮，別名：五倍子樹。上方是 1 日劑量，需連服 10 天為 1 療程。

來源　民間驗方；推薦人：湖北省建始縣花坪區衛生院向宏憲。

胸 膜 炎

配方 1 葉下花 20 克、薏苡仁 200 克、百合 50 克、金芭蕉花 20 克、豬心肺 1 具。（苗、瑤族方）

用法 先將上藥煎成湯，再加心肺入湯內燉爛，食肉喝湯，1 日 3 次，連服數劑。

說明 本方係民間驗方，經臨床反覆驗證療效可靠，無毒副作用。本方有清熱化痰，清熱散結。用治久咳胸痛，痰膿味臭，氣促而喘有良效。

來源 獻方人：雲南文山州馬關八寨任子洪；推薦人：雲南文山西疇新街骨科醫院鄭玉華、陸光星、李光員。

配方 2 馬蹄菜（苦馬菜）根莖葉 500 克、磨癟（豬骨頭）100 克。（苗族方）

用法 均用鮮品，將豬骨頭打碎，苦馬菜洗淨，共同煮熟連湯藥渣一起服 30 天為 1 個療程，輕者 15 天治癒，重者 30 天治癒。

說明 本方治療結核性胸、腹膜炎伴有腹水，呼吸急促，雙下肢浮腫效果奇特，此方係民間祖傳多年，治癒數例，治癒率達 100％，病例：仉菜女，29 歲，患病 2 年餘臥床不起，服本方 2 劑後症狀減輕可下床活動，治療 1 個月痊癒能下田勞動，5 年隨訪未復發。

來源 獻方人：雲南麻栗坡縣雷家慶；推薦人：雲南文山壯苗自治州人民醫院劉世抗、鄭卜中。

配方 3 羊肺 100 克、葶藶子 60 克、大棗 20 個。（塔吉克族方）

用法 將羊肺洗淨切塊，葶藶子用紗布包好，和大棗一起放入鍋中，加入文火蒸熬，熟後，取出葶藶子包，加糖食用。

說明 羊肺，性味甘溫，功能補益肺氣，通調水道；葶藶子性味苦寒，為瀉肺行水，治療胸腔積液的要藥；大棗補脾和胃。此方對於滲出性胸膜炎，有益肺行水功效。

來源 獻方人：雲南省藥物研究所張力群。

支氣管擴張

配方1 豬肺 150 克、薏苡仁 50 克、粳米 60 克。（彝族方）

用法 將豬肺洗淨切成條狀，入鍋，麻油炒熟，加薏仁、粳米，水煮成粥。以粥代飯，早晚空腹服用，可加糖調味。

說明 豬肺補肺，主治肺虛咳嗽，咯血。薏仁為清肺排膿的佳品，性微寒而不傷胃，益脾而不滋膩，藥性和緩，藥食兩用。支氣管擴張症病人常服，有扶正祛邪的作用。

來源 獻方人：雲南省彌勒縣醫院郭維光；推薦人：雲南省藥物研究所張力群。

配方2 白蘿蔔 1 個、花椒 20 粒。（蒙古族方）

用法 把白蘿蔔小心挖空，將花椒填入蘿蔔內，用泥土封口，火燒至熟。用小刀將花椒粒取出擦淨吃蘿蔔。每天 1 次，連吃 7 天 1 療程。

說明 此方為蒙古族民間方，用此方治療支氣管擴張有效果。

來源 獻方人：內蒙古蒙藥製藥廠蒙根。

心　悸

配方1　賀栽母朗（黑豬心）1 個、勒光（馬鹿血）10
克、蒿勒忍（蘇門答臘羚羊血）10 克、勒叫（猴結）5 克、
勒懷好香（牛血染紅的土）20 克、批因（胡椒）7 粒（研
細）、辛將（小薑）3 片、麗批（蓽撥）3 克、糯尖（丁香）
3 克（研細）。（傣族方）

用法　取完好豬心將上藥放入豬心房室中，加適量食鹽
燉服。每次 1 個，3～4 天燉服 1 次。

說明　本方豬心 5～7 個為 1 個療程，一般服 2 個療程
後，病情可以明顯好轉或自覺症狀消失。病例：應××，男，
21 歲，×醫院診斷房室關閉不全，令轉北京治療未去，經用
此方治療，燉服 4 個豬心即告癒。隨訪 7 年無復發。

來源　獻方人：雲南西雙版納州民族醫藥研究所康朗臘；
推薦人：雲南西雙版納州民族醫藥研究所李朝斌、玉帥。

配方2　益母草 50 克、雞肉 100 克。（達翰爾族方）

用法　益母草水煎，去渣，以藥水燉雞肉吃。

說明　對各種原因引起的心悸均有一定的效果。

來源　《民族醫藥集》；推薦人：劉紅梅。

配方3　心抖（豬心）1 個、茯神 10 克。（壯族方）

用法　取豬心和茯神共置砂鍋內加水煎煮，待肉熟後，
吃肉喝湯，每日睡前服 1 次。

說明　本方對心悸、怔忡效甚佳，漢、壯民族間流傳甚
廣，經多次臨床驗證，效果甚佳。病例：郭桂仙，女，55
歲，廣南縣南街人，心悸怔忡 5 年餘，服本方 2 次後痊癒，

隨訪 1 年未復發。

來源 獻方人：雲南省文山州藥檢所李東河；推薦人：雲南省文山州藥檢所王永發、張福榮。

配方4 精（瘦肉）200、龍眼肉 12 克、黃芪 10 克。（壯族方）

用法 先煎黃芪，後撈出藥渣，把切好的瘦肉和龍眼肉放入共煎，煮熟後，吃肉喝湯。

說明 本方有補益心脾、養血安神、大補元氣之功效。臨床用於心脾虛損、氣血不足所致的失眠健忘、心悸、驚悸怔忡、眩暈、食少體倦、神經衰弱、自汗、盜汗等症。臨床治療效果佳，值得推廣應用。

來源 獻方人：雲南省文山州西疇縣興街中心衛生院李光員；推薦人：雲南文山州藥檢所王永發、張福榮。

配方5 勒仁（山羊血）、勒栽光（馬鹿護心血）、勒凹（猴血）各適量，辛（薑）3 片，栽母朗（豬心）1 個，批因（胡椒）3 粒。（傣族方）

用法 將羊血、馬鹿血、猴血放入豬心房內，武火燉煮，待豬心熟，放入胡椒粉和少許食鹽，趁熱吃豬心，喝湯，每週 1 次。

說明 本方能補心氣、養榮生血，是傣族民間最常見的藥食方，在《檔哈雅》中多有記載，對心血不足所致的心慌心跳療效十分滿意。病例：玉×，女，28 歲，產後 45 天，自覺心慌心悸，無力，查體聞期前收縮 6～7 次／分。用本方 2 次，自覺症狀消失，復查心律整。

來源 獻方人：雲南西雙版納州民族醫藥研究所康朗臘；推薦人：雲南西雙版納州民族醫藥研究所李朝斌。

配方6 擺哈捏（鳳梨葉）100 克、喃噴（蜂蜜）20 克。（傣族方）

用法 將鳳梨葉搗細取汁，加入蜂蜜混合均勻內服，每日3 次。

說明 3 天為1 療程，一般服 3～4 次之後即可見效。病例：玉×，女，22 歲，心慌心跳，焦慮，夢多，勞累 9 天，曾用過心得安，安定等無效，投此方 1 日，自覺心悸明顯減輕，3 日後上述症狀消失。

來源 獻方人：雲南西雙版納州民族醫藥研究所玉帥；推薦人：雲南西雙版納州民族醫藥研究所李朝斌。

配方7 毫乾垛（黑紫米）200 克、勒蓋板（白雞血）50 毫升。（傣族方）

用法 先將紫米用水泡軟，然後宰殺白雞血拌入紫米中拌勻，入蒸籠內蒸食用，每日服 2 次。

說明 連用 6 次為 1 療程，一般服用 4 次，症狀即可明顯減輕，是傣族民間常用方，本方具有祛風、活血、補養心氣、益胃清神的作用。病例：玉××，女，39 歲，心慌心悸 3 月餘，服此方 4 次後自覺症狀消失。

來源 獻方人：雲南西雙版納州民族醫藥研究所玉帥；推薦人：雲南西雙版納州民族醫藥研究所。

配方8 日旺尼（兔子心）500 克、羌（青稞酒）適量。（藏族方）

用法 將兔子心曬乾，研細。用青稞酒浸泡 72 小時後服用。每日 1～2 次，每次 20～50 毫升。

說明 此方有養心安神的功效。主治心慌心悸。對心律不整、心力衰竭也有效。

來源 四川省甘孜藏族自治州藏醫院唐卡·昂旺降措獻方；推薦人：四川甘孜州藏醫院降擁。

配方9 茴心草10克、三七6克、豬心1個。（德昂族方）

用法 用陶瓷鍋燉熟，服湯和豬心，連藥吃，每天3次，每1劑服1～2天。

說明 茴心草淡微苦平、鎮靜壯陽、強心。三七活血補血，豬心據中醫理論以臟補臟。全方配合具有養心血、益心陰、強心、鎮靜、壯陽之功。適用於心肌缺血所致的心臟病。

來源 摘自《雲南民族驗方》；推薦人：雲南中醫學院明懷英。

配方10 豬心1個、茯神10克。（壯族方）

用法 取豬心和茯神共置砂鍋內加水煎煮，待肉熟後，吃肉喝湯，每日睡前服1次。

說明 本方對心悸、怔忡效甚佳，漢、壯民族間流傳甚廣，經多次臨床驗證，效果甚佳。

病例：郭桂仙，女，55歲，廣南縣南街人。心悸怔忡多年餘，服本方2次後痊癒，隨訪1年未復發。

來源 獻方人：雲南省文山州藥檢所李東河；推薦人：雲南省文山州藥檢所王永發、張福榮。

配方11 牛心1個、朱砂2克、靈砂20克。（朝鮮族方）

用法 將牛心剖開，朱砂、靈砂兩藥放入牛心，內用線紮好，蒸熟去兩藥後即可食用。

說明 牛心治虛心陰，朱砂，靈砂又重鎮安神，配合應用治療心悸、失眠。

來源 獻方人：吉林省延吉市參花街朴永信；推薦人：吉

林省延邊朝鮮族自治州民族醫藥研究所附屬朝醫醫院楊昌傑。

配方 12 山楂、小麥粉、陳皮（三藥配伍比例 5：3：1），蜂蜜適量。（土家族方）

用法 先將小麥炒黃，然後分別將小麥、山楂、陳皮三味打粉，過 100 目篩，煉蜜合粉製成「山楂麵餅」，每次服10 克。

說明 山楂性味酸甘微溫，功可消食積，散瘀滯；小麥性味甘微寒，養心安神；陳皮性味苦辛溫，理氣健胃祛疾；蜂蜜補虛解毒止痛，且有調味及黏性作用。諸味合用對於因氣滯血瘀所致的胸痛心悸之症，具有明顯的緩解症狀，本方可長期連續服用，無副作用。

來源 獻方人：湖北恩施醫學專科學校趙敬華。

配方 13 白檀香 25 克、肉豆蔻 15 克、廣棗 15 克。（蒙古族方）

用法 共為粗麵，水煎溫服，成人每服 5 克，每日 2～3次。

說明 本方能清心火，肅降肺氣，對心火偏亢所致之心痛、失眠、心悸效果最佳。

來源 獻方人：內蒙賓泉縣太和鄉閻廣誠，內蒙古蒙藥製藥廠蒙根。

配方 14 羊心 2 個、玫瑰花 10 克、食鹽少許。（俄羅斯族方）

用法 羊心洗淨，切成小塊，用竹籤串起，玫瑰花放入小鍋加水適量煮沸，放食鹽。用串好的羊心蘸玫瑰花鹽水，放在栗炭火上烤，邊烤邊蘸水，反覆數次，成熟後趁熱食用。

說明 此方 3 次可見效。羊心有養血安神功效，對心血虧損、神經衰弱有明顯作用。

來源 獻方人：雲南昆明市飲食公司李臻林；推薦人：雲南省副食品公司關明。

配方 15 搭格搭馬哈（鴿子肉）100 克、良薑 5 克、桂圓 5 克、大蒜鹽蔥適量。（蒙古族方）

用法 以上肉藥放入瓷缸內（肉切小塊）加 1000 毫升水煮 1 小時左右，分 2 次服完（每日早晚各服用 1 次），吃肉喝湯，每日 1 劑，可連續服用到痊癒。

說明 ①心血不足者加丁香 2 克、肉豆蔻 1 克、朱砂 1 克；②脾胃虛弱者加砂仁 10 克、雞內金 6 克；③神經衰弱者加炒棗仁 10 克、朱砂 1 克、丹參 5 克；4 腰腿痛者加黨參 12 克、雞血藤 10 克。

來源 獻方人：賀巴依爾驗方；推薦人：內蒙古自治區阿拉善盟蒙醫藥研究所賀巴依爾。

配方 16 朱日格（豬牛心）各 30 克、砂仁 1 克、丁香 1 克、炒棗仁 10 克。（蒙古族方）

用法 把豬牛心切片和藥物放入有蓋瓷缸內加水 2000 毫升，用文火燉 60 分鐘至熟，每晚吃肉喝湯 1 次，每劑分 2 日吃完，可連服數劑。

說明 ①心血不足者加鹿角膠 5 克、黨參 10 克；②神經衰弱者加炒棗仁 10 克、遠志 10 克；③心悸心慌加琥珀 1 克、大棗 5 顆。

來源 賀巴依爾驗方；推薦人：內蒙古自治區阿拉善盟蒙醫藥研究所賀巴依爾。

配方 17 紅棗 10～16 枚、羊心 1 具、鹽、味精、油各適量。（回族方）

用法 將紅棗洗淨，羊心洗淨切塊，加水煮，熟後調味即成。每日服 2 次，可服數天。

說明 功能補心安神。適用於心悸，血虛心悸，思慮過度，煩躁不安等病症。

來源 獻方人：青海民和縣誌辦公室朱曄平。

配方 18 格哇尼查（盤羊心血）100 克、究（白酒）500 毫升。（藏族方）

用法 將盤羊心血浸泡在白酒中，7 天後開始服用。每日 1～2 次，1 次 10～30 毫升。

說明 此方有滋補活血的功效。適用於心臟病之心悸稍活動則喘氣等。

來源 獻方人：四川省甘孜藏族自治州科學技術委員會副主任羅松巴登；推薦人：四川甘孜州藥品檢驗所曹陽。

風濕性心臟病

配方 1 黃狗膽囊（膽汁在內）1 個、玉竹參 10 克、紅米適量。（白族方）

用法 把狗膽汁倒入小碗中，放入玉竹參，再加紅米 10～20 克和適量冰糖，電鍋中蒸熟，1 次內服，堅持 1 週 1 次。

說明 無紅米可有糯米代之。

來源 （祖傳驗方）；推薦人：雲南省大理市康復醫院楊中梁。

配方2 豬腎 1 個、黨參、當歸各 15 克。（瑤族方）

用法 取豬腎剔淨切片，黨參、當歸各 15 克，用紗布包好，再放砂鍋內加水適量煮湯，熟後去藥渣加油、鹽調味服食，隔日 1 劑，連服數劑。

說明 本方民間常用的食療方，凡心悸、失眠、怔忡之症屬風濕性心臟病心腎兩虛型者，有較好的緩解恢復作用。

來源 獻方人：雲南省文山州藥檢所李東河；推薦人：雲南省文山州藥檢所王永發、張福榮。

配方3 鄔木（豬心）1 具、麼克方凡（佛手）9 克、穿心蓮 9 克、朱砂 1 克。（壯族方）

用法 將佛手、穿心蓮、朱砂裝入豬心內（豬心不能著水）合好蒸服，分 3 次服完，1 劑顯效。

說明 本方治風濕性心臟病，採用理氣、鎮驚、息風、化濕解毒法。對各種原因所致之胸悶、心悸也有效。

來源 獻方人：雲南文山州醫院鄭卜中；推薦人：雲南文山州衛校任懷祥。

配方4 大棗 25 克、八寶鎮心丹 2 個、豬心 1 個、鹽適量。（彝族方）

用法 取豬心 1 個，大棗、八寶鎮心丹共研成粉放入豬心內燉熟透食用。

說明 本方一般使用 2～3 次，對風濕性心臟病有一定的緩解作用。

來源 獻方人：中國醫學科學院藥用植物資源開發研究所雲南分所彭朝忠；推薦人：郭紹榮。

配方5 占雞肉 100 克、無花果根 12 克、紅毛氈 30

克。（瑤族方）

用法 雞肉要去皮洗淨切塊，與上藥共燉，吃肉喝湯，每日 1 劑，連用 2 個月為 1 療程。

說明 本方是獻方者祖傳驗方，對控制症狀作用顯著。病例：鄧××，男，35 歲，心悸、氣促已半年餘，縣醫院診斷為風濕，二尖瓣狹窄閉合不全，心功能 II 級，連服上方 20 劑後，自覺症狀基本消失。

來源 獻方人：廣西金秀縣三角鄉馮文雄；推薦人：廣西民族醫藥研究所何最武。

配方 6 占雞肉 100 克、無花果根 12 克、紅毛氈 30 克、毛冬青 30 克。（仫佬族方）

用法 占雞肉去皮洗淨切塊，與上藥共燉，吃肉喝湯，每日 1 劑，連用 2 個月。症狀好轉後可每週 1 劑。

說明 本方為實踐驗方，對緩解及控制症狀有較好療效。科學實驗表明，其中的毛冬青有擴張血管，促進血液循環，增加麻醉狗冠狀動脈血流量，降低血壓和膽固醇等作用。

來源 獻方人：廣西金秀縣三角鄉柳水屯馮文雄；推薦人：廣西民族醫研究所何最武。

配方 7 鴿子肉 100 克、廣西劉寄奴 20 克。（瑤族方）

用法 上方共燉，吃肉喝湯，每日 1 劑，直到症狀控制。

說明 劉寄奴取根入藥。本方為祖傳秘方，對風濕性心臟病心以及冠心病引起的心悸、胸悶、指端紫紺等症狀有明顯的治療作用。

來源 獻方人：廣西金秀縣文俊姣；推薦人：廣西民族醫藥研究所瑤醫研究室莫蓮英。

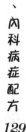

配方8 白糖300克、靈芝菌500克。（瑤族方）

用法 靈芝菌洗淨切塊，加入白糖、冷開水1500毫升，浸泡7天後可用，每次服藥液30毫升，每日3次。可連服。

說明 服藥期間，如能同時應用風濕停中草藥物水煎洗身，將起協同作用。本方對控制症狀效果很好。

病例：黃××，女，40歲，心悸、氣促多年餘，曾不規則應用洋地黃類藥物治療，症狀仍反覆發作。用本方2劑，上症基本控制。

來源 獻方人：廣西金秀縣三角鄉馮月英；推薦人：廣西民族醫藥研究所何最武。

配方9 豬心1個、皂角刺適量。（瑤族方）

用法 豬心洗淨，用皂角刺插滿豬心表面，數量不限，以插滿為度。再取樟樹橫莖長33公分許（應較粗大的莖），支外皮，鋸為兩半，於中間挖一洞，裝入已插皂角刺的豬心，兩半樹木合緊，鐵線紮牢，置於鍋中加水煮8小時，取出吃豬心。一般用2～3次症狀即可緩解或消失。

說明 曾用本方治療3例心悸患者，短期療效均滿意。

來源 獻方人：廣西荔浦縣黃進剛；推薦人：廣西民族醫藥研究所瑤醫研究室莫蓮英。

配方10 公鴨1隻、蟲草16克。（布依族方）

用法 將鴨殺後，去毛、頭、爪、內臟，用溫水洗淨，將蟲草放鴨肚裏燉食。於飯前服，不拘次數。

說明 此方在布依族中流傳廣泛，療效較滿意，經臨床治療風濕性心臟病12例，有效11人，緩解1人。

來源 獻方人：貴州省冊亨縣秧壩區周明德；推薦人：貴州省鎮寧縣民委劉起貴。

心 臟 病

配方 1 茴心草 5 克、豬心 1 個。（佤族方）

用法 取茴心草（乾品）冷水泡發，洗淨，剁細，豬心用刀劃開將剁細的茴心草放入豬心內，棉線縫合後放入鍋裏加適量水文火燉煮，熟爛食用。

說明 本方流傳於佤族民間，常用來治療心悸、心慌、心跳。茴心草味淡、微苦、性平，具有鎮靜作用。發病時燉食 3～5 次可收效。亦可取茴心草 5 克，大棗 50 克，冰糖適量水煎內服，亦可獲滿意效果。

來源 獻方人：雲南省瀾滄縣東何鄉下南代村鮑文學；推薦人：中國醫學科學院藥用植物資源開發研究所雲南分所郭紹榮。

配方 2 日堆申泥（抽筋菜）100 克、中利（豬腳）500克、給木（鹽）少許。（佤族方）

用法 取抽筋菜嫩尖（鮮品）洗淨，豬腳燒黃，刮洗乾淨，切成小塊，放入鍋裏，加少許食鹽，冷水適量，燉煮至熟爛，再加入抽筋菜熟透即可食用。每日分 3 次服完。

說明 本方主治心臟病浮腫，有利水消腫作用。患者使用 3 劑可獲得較好改善。

來源 獻方人：雲南民族學院統戰部郭大昌。

配方 3 榮章（馬鹿心血）250 克、泥要陸省安（烏骨仔母雞肉）500 克、給木（鹽）少許。（佤族方）

用法 烏骨仔雞去毛和內臟，洗淨，馬鹿心血研細，鹽少許混勻，放入雞腹內用針線縫合，放入陶器鍋裏，加水適

量，文火燉煮至雞肉熟爛即可食用，當日分 3 次食完。

說明　本方主治後天性心臟病，經數人臨床使用，患者服用 2～3 劑獲得較好的效果。

來源　獻方人：雲南民族學院統戰部郭大昌。

配方 4　肯利賣（豬沙）25 克、泥要陸省安（烏骨仔母雞肉）500 克、審格勞（胡椒）7 粒、給木（鹽）少許。（佤族方）

用法　烏骨仔雞去毛，取出內臟，洗淨，切成小塊，豬沙和胡椒研細，食鹽少許與雞肉同放入鍋裏，加水適量文火燉煮至雞肉熟爛即可服用。每日分 2～3 次服完。

說明　本方主治後天性心臟病，患者服用 3～5 劑，對心慌、心跳亦能獲得較好的改善。

來源　獻方人：雲南民族學院統戰郭大昌。

配方 5　鯰魚 1 條、豆腐一塊。（朝鮮族方）

用法　將魚去內臟洗淨，與豆腐共煮熟即可食用。

說明　本方長期服用，對心臟病具有一定的療效。

來源　吉林省延邊萌鮮族自治州民族醫藥研究所；推薦人：金應變。

配方 6　百靈草 15 克、甘草 5 克、蜂蜜 20 克、雞蛋 2 個。（彝族方）

用法　將百靈草、甘草研碎成末，放入蜂蜜、雞蛋液於碗內調勻蒸服，每日服 1 次，隔日 1 劑。

說明　此方對於心臟病有療效，睡前服用，隔日 1 次，連服數日效果佳。

來源　獻方人：雲南省峨山縣飲服公司柏聯生。

配方 7 吉林椿 150 克、豬排骨 1000 克。（彝族方）

用法 吉木椿洗淨，豬排骨洗淨砍段一同煮至粑，日服2次。

說明 此方對於治療心臟病有療效，連服至病痊癒停食。

來源 獻方人：雲南峨山縣大龍潭普鳳英；推薦人：雲南峨山縣飲服公司柏聯生。

配方 8 老茴香根 500 克、隔年老鴨 1 隻、鹽少許。（彝族方）

用法 老茴香根洗淨剁支芯、用皮、鴨子殺後支毛支內臟洗淨，一起放入高壓鍋內煮至鴨子粑爛下鹽，吃肉喝湯連茴香根一起吃完。

說明 此方對心臟病患者有較好的療效，可連續服用。

來源 獻方人：雲南峨山縣塔甸張淑仙；推薦人：雲南峨山縣飲服公司柏聯生。

配方 9 棕樹芯 250 克，豬心 1 個，豬油、鹽巴、胡椒粉溫開水適量。（傣族方）

用法 將豬心直立於大碗中央，把棕樹芯刮皮洗淨切成片，拌上豬油、鹽巴、溫開水、胡椒粉，圍在豬心上，上鍋燉熟而食。

說明 每日 1 次，連服 1 週。對心臟病有療效。

來源 獻方人：雲南省景谷縣飲服公司彭志高；推薦人：雲南省思茅地區行署商業局張炳剛。

高 血 脂 症

配方 1 蓮子 40 克，腐竹 100 克，龍鬚菜 45 克，豬瘦

肉 100 克，鹽、味精少許。（傈僳族方）

用法　將腐竹、龍鬚菜水發後，切細，豬瘦肉洗淨切片，同蓮子共入鍋中，加水適量煮湯，調入食鹽、味精即成。兩天吃完，連用 20～30 天。

說明　腐竹含有豐富的蛋白質等營養成分，所含的不飽和脂肪酸，約 97％可為人體吸收，並能使人體膽固醇變為液體隨尿排出，是高血脂症和肥胖病人的理想食品。

來源　獻方人：雲南省藥物研究所張力群。

配方 2　秦當歸 30 克、玉米芯 100 克。（怒族方）

用法　將當歸洗淨後切成薄片，玉米芯（鮮品用 300 克）洗淨後切碎，同入砂鍋內，加水 1000 毫升，用大火煮沸後改小火煮 30 分鐘，去渣取汁液，當飲料飲用，每日 1 劑。

說明　主治慢性肝炎引起的脂肪肝。

來源　《雲南民族醫藥見聞錄》；推薦人：張力群。

配方 3　陳葫蘆殼 15 克、茶葉 3 克。（布朗族方）

用法　共研成末，開水沖泡飲服，連服 3 至 6 個月。

說明　葫蘆殼和茶葉均有顯著減肥消脂作用，經常飲服，可使血脂逐步下降。

來源　《雲南民族醫藥見聞錄》；推薦人：張力群。

配方 4　山楂 30 克、香橙 2 個、荸薺澱粉 10 克、白糖 60 克。（京族方）

用法　將山楂加水 2 碗在鍋內煮，用紗布過濾，留汁備用。香橙搗爛，用紗布濾取橙汁。2 汁調勻，在鍋內煮沸後加白糖，溶化後用合好的澱粉汁打芡成糊狀。即成山楂香橙露。飯後適量飲用。

說明 對治療高血脂、高血壓、冠心病有較好效果。

來源 《民族醫藥采風集》；推薦人：張力群。

配方5 黑芝麻 60 克、桑椹子 60 克、白糖 10 克、大米 30 克。（毛南族方）

用法 將黑芝麻、桑椹子、大米分別洗淨後放入砂鍋中搗爛。砂鍋內放清水 3 碗，煮沸後加入白糖並使之溶化，待水開後徐徐加入藥漿，者成糊狀食用。

說明 也可將桑椹，黑芝麻、何首烏各 60 克，研成細末，煉蜜調成小丸。每服 9 克，每日 3 次，連服 2 個月。

來源 《民族醫藥采風集》；推薦人：張力群。

配方6 蕎麥 5000 克。

用法 將蕎麥磨成粉，炒熟。每日 2 次，用沸水沖服，可加適量冰糖調味。接連服完。

說明 蕎麥含有水楊胺、4—羥基苯甲胺、N—水楊叉替水楊胺等物質，是醫學界公認的保健食品。用於治療高血脂症有效。

來源 獻方人：雲南昆明市烹飪協會蔣彪。

配方7 何首烏 10 克、草決明 10 克、山楂 15 克、建澤瀉 10 克、粳米 30 克、白糖適量。（畬族方）

用法 將上藥煎湯取汁，與粳米煮成粥，加入白糖。每日 2 次，連服 30 天為 1 個療程。

說明 本方適應高血壓、高血脂症、眩暈、胸悶、心悸等症。療效顯著。病例：患者陳××，男，57 歲，縣物資局幹部，主訴：以頭痛眩暈乏力 2 年多，經醫生治療無效而求我院飲食療法。體檢：血壓 180 / 100 mmHg（24～13 kpa），

心肺（一），膽固醇 346 mg％，血脂 187 mg％，心電圖：竇性心律不整。連續服用上方 1 個月。臨床症狀消失。血檢：膽固醇降至 110mg％，油酯脂降至 85 mg％。

來源 獻方人：福建省建甌縣中醫院何齊鍵；推薦人：福建省藥品檢驗所周繼斌。

配方 8 枸杞子 100 克、車前子 30 克。（塔塔爾族方）

用法 水煎服 1 日內分 3 次服完。3 個月為 1 個療程。

說明 減少甜膩食品的攝入，適當鍛鍊身體。

來源 《民族醫藥采風集》；推薦人：張力群。

配方 9 各楞（雪茶）0.5 克、施那（豬瘦肉）50 克。（納西族方）

用法 先將瘦肉剁成肉末，雪茶洗好混煮服用。

說明 本方清熱解毒、減肥，對高血壓、高血脂症、血管硬化等頗效。雪茶產於麗江高海拔玉龍雪山周圍，民間常用為藥茶，可蒸煮泡等服用。

來源 獻方人：雲南麗江縣飲食服務公司蕭文錦。

動 脈 硬 化

配方 1 核桃 100 克、砂糖 60 克。（布依族方）

用法 共搗爛，1 劑服 2 天，可連續長期服用。

說明 常食核桃能減輕腸道對膽固醇的吸收。另外，可供給大腦一定的不飽和脂肪酸，延緩大腦衰老，有一定延年益壽的作用。此藥膳適用於動脈硬化，預防高血壓和冠心病。

來源 獻方人：貴州省望模縣壩秧鄉韋永明；推薦人：貴州鎮寧民委劉起貴。

配方 2 松葉 150 克、竹葉 75 克、白糖 150 0 克、蜂蜜 90 克。（景頗族方）

用法 先將松葉、竹葉切碎晾乾，置於容器中，加入白糖和蜂蜜，蜜封浸泡 30 天。

說明 每日服 2 次，每次 20 克。

來源 《雲南民族醫藥見聞錄》；推薦人：張力群。

配方 3 髮菜 6 克，牡蠣肉 60 克，瘦豬肉 50 克，大米、鹽、味精各適量。（土家族方）

用法 ①瘦豬肉洗淨，剁碎成肉丸；②髮菜、牡蠣肉洗淨待用；③用砂鍋加水適量燒開，將髮菜、牡蠣、大米放入鍋內，至大米開花為度，再將肉丸放入，肉熟後即可食用，吃肉和粥。1 劑服 2 天，次數不限。

說明 適用於高血壓、動脈硬化、老年性便秘等症。一般病例，服用 2 個月左右，症狀即可緩解。

來源 獻方人：青海民和縣誌辦公室朱曄平；推薦人：雲南省彌勒縣醫院郭維光。

高 血 壓

配方 1 水發銀耳 400 克、雞蛋清 4 個、熟火腿末 50 克、雞蛋黃糕末 30 克、芫荽葉 20 個、鹽 8 克、水澱粉 30 克。（納西族方）

用法 銀耳洗淨，青鹽 5 克，入花饃中。蛋清打泡，置銀耳上，用火腿末、雞蛋黃糕末和芫荽葉點綴，上籠蒸 2 分鐘，用水粉勾清芡淋於其上即可。

說明 本菜餚色豐味美，鮮嫩鹹鮮，營養豐富。銀耳味甘性平，入肺、胃經，能滋陰潤燥，補血肝腎，降血壓，主

治陰虛所致的乾渴、便秘、咽喉乾燥、乾咳，還可提神、生津益氣，健腦、動脈硬化更具療效。蛋清味甘性涼，主治心煩失眠，手足火熱，乾咳等。

以上各味同用，對高血壓有獨特療效，還有滋身強體，消除肌肉疲勞，止咳，生津解渴，防止動脈硬化等多種醫療作用。

來源 獻方人：雲南路南石林賓館代鋒坤摘自《雲南烹飪薈萃》並整理；推薦人：雲南省飲食服務學校任惠康。

配方2 綠豆100克、大蒜50瓣（50歲以下者，以1歲1瓣計算）、冰糖適量。（普米族方）

用法 將綠豆洗淨，大蒜頭剝去外衣，將兩味同放入有蓋的大口杯中，加水約500毫升，再加適量冰糖，蓋好，置鍋內燉熟，取湯作飲料（綠豆也可吃），每天數次。

說明 此法治高血壓，療效不錯。

來源 《雲南民族醫藥見聞錄》；推薦人：張力群。

配方3 甜茶葉5克。（侗族方）

用法 清明節前後1星期內，採摘嫩尖，放入開水內煮1分鐘即撈起，曬乾備用，服用時以開水沖服，每500毫升開水內加入甜茶葉5克，泡後當茶飲。

說明 甜茶葉為侗族民間常用茶葉之一，有清熱解毒，強心利尿，解渴降壓之作用，筆者曾觀察治療高血壓和心、腎水腫病人32例，都獲得了不同程度緩解和控制。

來源 推薦人：湖南懷化地區精神病院王在興。

配方4 蕎麥、豆漿、野芝麻、鹽各適量。（朝鮮族方）

用法 蕎麥去皮或直接浸水研磨過篩去渣，邊攪邊加

熱，使其胡化，放涼後切成方柱形長條和豆漿（不去渣）加野芝麻粉鹽等製成的乳服用。

說明 上法所得物稱蕎麥涼粉，可做主食或副食服用，長期服用對高血壓病有療效。

來源 吉林延邊民族醫藥研究所；推薦人：李湘蘭。

配方5 新鮮荷葉一葉、粳米 100 克、白糖適量、綠豆 100 克。（彝族方）

用法 把新鮮荷葉洗淨煎湯，再用荷葉湯汁同粳米、白糖、綠豆煮為粥即可食用，既可作為夏季清涼解暑飲料，也可作為早、晚點，要溫熱服用。

說明 其有清暑利濕，升發清陽，止血，降血壓，降血脂。適用於高血壓、高血脂症、肥胖症以及夏天感覺暑熱至頭腦昏脹，胸悶煩渴，小便短赤等症。

來源 雲南呈貢彝族民間流傳；推薦人：雲南昆明市委政研室李桂發。

配方6 野芹菜 300 克、精鹽 5 克。（拉祜族方）

用法 將野芹菜揀去雜質，清洗乾淨。鍋上旺火，放水澆沸，下芹菜、精鹽，稍煮即可出鍋食用。一星期吃 1～2 次即可。

說明 此方是民間方，具有降血壓，治療頭昏、頭痛之功效。

來源 獻方人：雲南省瀾滄縣飲服公司徐文；推薦人：雲南省思茅行署商業局張炳剛。

配方7 火鐮菜 200 克、精鹽 3 克、蒜 4 克、薑 3 克、芝麻 1 克、醬油 3 克、味精 2 克、香菜 1 克。（拉祜族方）

用法 將火鐮菜揀去老根，放入開水中略汆，撈入冷水盆內沖涼擠出水分，放入小盆內加入各種調味品拌勻即可食用。

說明 火鐮菜生長在春夏季節，具有降壓作用。

來源 獻方人：雲南省瀾滄縣飲服公司徐文；推薦人：雲南省思茅行署商業局張炳剛。

配方8 救軍糧樹皮50克，豬肝100克，豬油、鹽巴適量。（哈尼族方）

用法 將救軍糧樹皮外殼刮掉洗淨，同和豬肝一起燉，食時放油鹽。

說明 本方係民間單方，每天1次，飯前或飯後吃，每吃1次檢查1次，如血壓正常停吃，血壓還高可再吃。雲南省墨江縣飲服公司王××、劉××等用此方治療效果較好。

來源 獻方人：雲南省墨江縣飲服公司蔣光升；推薦人：雲南省思茅地區商業局張炳剛。

配方9 連根芹菜60克、粳米100克。（回族方）

用法 芹菜洗淨，連根切碎與粳米一同煮1小時，攪拌為粥（如果不願吃芹菜可用紗布將其包裹好，多放點水，煮好後撈出再攪拌米粥）。

說明 此方為民間驗方，患高血壓者食後有奇效，堅持1～2個月食用血壓能保持穩定。個舊市商業局王××患高血壓數年，多次住院治療不癒，後用此方配以鍛鍊，血壓穩定。

來源 獻方人：雲南省昆明市飲食公司李臻林；推薦人：雲南省副食果品公司關明。

配方10 柿子葉4片、綠茶適量。（彝族方）

用法 柿子葉，茶葉用開水沖泡後作茶水飲。

說明 此方可根據患者平時吃茶的濃淡，茶葉可多可少。若從不吃茶者，可不加茶葉，單獨泡柿子葉 8 片代茶飲。可抑制血壓的升高有部分病者還可出現血壓下降，達到降壓或穩壓的目的。

來源 獻方人：雲南省峨山縣醫院中醫師楊開泰；推薦人：雲南峨山縣飲服公司柏聯生。

配方 11 鮮筆管草（鎖眉草、木賊草）300 克、綠殼鴨蛋 2 個。（彝族方）

用法 將鮮筆管草洗淨切碎，放鍋內加適量水，放入鴨蛋煮至蛋熟，取出鴨蛋去殼。1 次吃 1 個，1 日 2 次，餘下的木賊草及水趁熱用於洗腳。

說明 此方對頑固性高血壓病有特效，一般服後血壓明顯下降，可連服至血壓正常停服。經臨床多次使用觀察，效果較佳。

來源 獻方人：雲南峨山縣醫院中醫師楊開泰；推薦人：雲南峨山縣飲服公司柏聯生。

配方 12 拖里稍（兔子肉）500 克、黑天麻 15 克。（蒙古族方）

用法 用兔子（包括野兔）肉 500 克，黑天麻 15 克，合燉 3～4 小時後服用，服 3～4 次可痊癒。

說明 本方有降壓、降脂、鎮痛、鎮靜、安神益智、補腦、平衡血壓，促進新陳代謝等功效。黑天麻是一種不同於天麻的一年生植塊莖，長約 2 公分左右，黑色根塊，無毒、副反應，是治高血壓的特效方。

來源 獻方人：四川涼山州蒙古族毛志銀；推薦人：四

一、內科病症配方

141

川涼山州民研所阿子阿越。

配方 13 吐蒜（大蒜）20 克、捫扣聽（首烏）20 克、角別（決明子）20 克。（壯族方）

用法 上 3 味加水煮 40 分鐘，然後喝湯吃大蒜，每天 2 次，每次 20 毫升。

說明 本方係壯族民間用於治療高膽固醇血症。服用 1～3 個為 1 療程。經壯族民間多次反覆驗證，效果可靠。本方服後，有輕微噁心、嘔吐、食慾減退等症，但停藥後，立即可消失。

來源 獻方人：雲南省西疇縣興街衛生院李光員；推薦人：雲南省文山衛校任懷祥。

配方 14 菊花 10 克、生山楂征 15 克、草決明子 15 克、白糖適量。（塔塔爾族方）

用法 把決明子搗碎，同菊花，生山楂片用水煎，可代茶喝，喝時加白糖。

說明 能疏風散熱平肝，潤腸通便降壓。適用於高血壓兼有冠心病患者，對陰虛陽亢、大便秘結等症更有效。

來源 民間驗方；推薦人：雲南昆明市委政研室李桂發。

配方 15 蘿蔔麻葉 6 克、山楂 15 克、五味子 5 克、冰糖適量。（鄂溫克族方）

用法 把蘿蔔麻葉、山楂、五味子、冰糖放放入盅內，用開水沖泡，代茶飲。不限量，隨時喝。

說明 其效用是清熱平肝，活血化瘀，生津止渴，此飲可降血壓，可降低血脂，能防治冠心病。

來源 經驗方；推薦人：雲南省昆明市委政研室李桂發。

配方 16 乾竹蓀 20 克、新鮮豬腰 150 克、白菜心 100 克、雞油 20 克、精鹽 20 克、胡椒粉 2 克、味精適量。（苗族方）

用法 竹蓀用水發脹，洗淨，切為馬眼片。豬腰洗淨去膜，切為薄片，用水漂透。用沸水將竹蓀汆一遍，再用二湯漿透後撈入碗中，將腰片放入沸水中汆透，瀝去水分，放入湯盆中。

把炒鍋置在中火上，放入上湯 1200 克，沸後下入白菜心，熟後再放入竹蓀、精鹽、味精、胡椒拌勻，沸後支浮沫，淋上雞油，倒入裝腰片的湯盆中，拌勻均可食用。

說明 竹蓀含粗蛋白 20 ％，粗脂肪 26 ％，碳水化合物 38.1 ％，多種氨基酸，尤其是谷氨酸含量特別豐富，高達 1.76 ％。常服用對高血壓、高膽固醇、去腹部脂肪減肥均有較好療效。

來源 獻方人：昭通地區苗族廚師陶發貴；推薦人：雲南昆明市委政研究室李桂發。

配方 17 水芹菜 250 克、大棗 10 枚。（朝鮮族方）

用法 將 2 味用水煎，當茶飲、頻服。

說明 水芹菜有降壓、降血脂作用，長期飲用本方對高血壓有預防及治療作用。

來源 吉林省延邊朝鮮族自治民族醫藥研究所；推薦人：朴蓮荀。

配方 18 豬膽、黑豆適量。（朝鮮族方）

用法 將黑豆塞入豬膽陰乾，取出黑豆，每次吃 20～30 粒，每日 2 次。

說明 本主對高血壓有很好的降壓作用，長期食用也具

有預防作用。

來源 吉林省延邊朝鮮族自治州民族醫藥研究所；推薦人：朴蓮荀。

配方 19 米醋、黃豆各適量。（朝鮮族方）

用法 把黃豆浸泡在米醋裏，約 1 星期，使其充分膨脹，取出黃豆，每日服 2～3 次，每次 1～2 粒。

說明 經常服用有明顯的降壓作用，尤其對高血脂性高血壓更有效。

來源 吉林省延邊朝鮮族自治州民族醫藥研究所；推薦人：李湘蘭。

配方 20 豬肉絲 300 克、金竹棕包 300 克、獵油 2000克、乾辣椒 2 克、鹽 35 克、薑 20 克、水澱粉 30 克、蔥 40克、酸醃菜 100 克。（苗、壯族方）

用法 肉絲上漿劃好，金竹包切絲後漂洗，各輔料均切絲。鍋上火，下辣椒絲炒香，再放入蔥、薑、醃菜、金竹包各絲煸炒，然後下肉絲和其他調料，勾芡淋明油即可食用。

說明 本方能清涼解毒，促進食慾，主治高血壓，特別於暑夏之更具療效。金竹棕包係金竹開花所結的果，味苦涼，功能清熱解毒，降血壓，主治高血壓、濕熱之症和腫毒等，是民間常用的原料，特別是苗、壯等族更為常用。金竹包還可用來燒水喝。據介紹，用來炒吃已治好了十幾位高血壓、冠心病和無名腫毒患者，很有食療價值。

來源 獻方人：雲南路南石林賓館代鋒坤據《雲南烹飪薈萃》整理；推薦：雲南省飲食服務學校任惠康。

配方 21 鮮甜脆包穀粒 200 克，包穀油 1000 克（實耗

60 克），雞蛋清 100 克，蠶豆水粉 100 克，麵粉 10 克，精鹽、味精、胡椒適量。（回族方）

用法 將甜脆包穀放入碗中，加入精鹽、味精、胡椒醃漬。蛋清加入蠶豆水粉拌勻。炒鍋置於火上，注入香油，燒至四成熱時，把淹漬的包穀與蛋清蠶豆水粉拌勻，即可下鍋炸製，炸製黃白色出鍋即成。

說明 甜脆包穀降壓、減肥，包穀油對動脈硬化、冠心病人有療效。

來源 推薦人：雲南昆明市飲食公司回族特級廚師馬允勤。

配方 22 鮮鯉魚頭 600 克、天麻 20 克、川芎 10 克、茯苓 10 克、蔥 10 克、薑 10 克、精鹽 5 克、味精 3 克、胡椒 2 克。（回族方）

用法 將鮮鯉魚除去鱗、剖腹除去內臟後，從魚的 3/5 處開刀，魚頭留 2/5 從魚嘴處開刀成扇形，沖洗乾淨，魚頭朝下，放入大湯碗內。將天麻用第二次淘米水，浸泡 4～6 小時後，撈出上蒸籠蒸透，趁熱切成薄片，川芎、茯苓切成片，泡透，放在大湯碗上加入蔥段、薑片，加適量湯，調好味，蒸 30 分鐘熟透後，揀去蔥、薑，扣入大缽中。即成。

說明 對高血壓頭昏，平肝息風，定驚止痛，行氣活血，神經衰弱等症有療效。

來源 推薦人：雲南昆明回族特級廚師馬允勤。

配方 23 三七粉 15 克、紫丹參 30 克、黃精 50 克、製首烏 30 克、杜仲 10 克、小公雞 1 隻、鹽適量。（壯族方）

用法 先將上藥煎成藥湯，再把三七粉撒入雞腹中，入砂鍋中煨熟。上藥可供一人 6 餐食用，連肉帶湯食之。可長

期食用。

說明 此方有平肝潛陽之功，適用於肝腎陰虛，高血壓與冠心病的心悸怔忡，腰膝酸痛，多夢失眠等症。

來源 獻方人：雲南省文山衛校任懷祥；推薦人：雲南省文山州醫院鄭卜中。

配方 24 棕樹籽 50 克，草血竭、小白薇 15 克，豬肉 200 克，鹽少許。（布朗族方）

用法 棕樹籽、草血竭、小白薇洗淨研細，豬肉剁細，一起放入碗內調勻放入許鹽燉熟服用。每日服 2 次，連服數日。

說明 此方對於高血壓病有治療效果。連服數日效果較佳，也可用棕樹籽（棕樹籽要嫩）炒飯吃效果亦佳。

來源 獻方人：雲南省峨山縣飲服公司柏聯生。

配方 25 桑寄生根 100 克、芹菜 50 克。（蒙古族方）

用法 將桑寄生根、芹菜浸泡於水中 2 小時後文火煎，服用即可。

說明 此方對各種高血壓均有效，特別對腎性高血壓有良效，6 天為 1 療效。

來源 獻方人：內蒙古紮旗魯北二校離休教師王煥章；推薦人：內蒙哲盟紮旗蒙醫院醫師朝克圖。

配方 26 馬肉 100 克，芹菜 150 克，食鹽、調料適量。（蒙古族方）

用法 將馬肉、芹菜炒熟後加鹽、調料即可食用，每日 1 次，1 療程 7 天。

說明 此方療效可靠，對各種原因引起的各類高血壓均有療效。

來源 獻方人：內蒙古哲盟紮旗魯北二校離休教師王煥章；推薦人：內蒙古哲盟紮旗蒙醫院醫師朝克圖。

配方 27 柿餅 3 個、冰糖適量。（回族方）

用法 將柿餅洗淨加冰糖，放入碟內，將碟置於隔水鍋內，武火燉，即可食用，每日 1 劑，次數不拘。

說明 此方在回族地區流傳應用廣泛。適用於高血壓，痔瘡出血，慢性支氣管炎，乾咳咽痛等症，有潤肺、化痰、止血等作用。

來源 獻方人：青海民和縣誌辦公室朱曄平；推薦人：雲南省彌勒縣醫院郭維光。

配方 28 柿樹葉適量。（土家族方）

用法 泡開水代茶飲。

說明 此方在土族地區應用很廣，有一定降壓作用。據藥理分析，柿樹葉含大量維生素 C、胡蘿蔔素、維生素 P 和膽鹼，而尤以所含的黃酮甙最為珍貴，黃酮甙有很好的抗菌解毒作用。

來源 獻方人：青海民和縣誌辦公室朱曄平。

配方 29 乾天麻 100 克、淨雞肉 800 克、鹽 10 克、薑 2 克、胡椒末 2 克。（納西族方）

用法 天麻舂成粒，把雞肉切成小塊放在天麻上，加上調料蒸 40 分鐘食用。

說明 本方採用雲天麻與雞合烹，天麻有醫治驚風、神志昏迷、提神益氣的作用。對高血壓、頭痛有顯著療效。

來源 雲南民間；推薦人：雲南省飲食服務學校蘇衛華。

配方 30　野芹菜 150 克、泥利（豬肉）200 克、給木（鹽）少許、芸乾木（辣椒）少許。（佤族方）

用法　取野芹菜鮮品，揉洗、切斷，豬肉洗淨，切塊，烤黃混勻食用，每日食 1 次。

說明　野芹菜揉洗後生用，本方已有數人臨床應用對醫治高血壓病均有較好療效。

來源　獻方人：雲南民族學院統戰部郭大昌。

配方 31　大血藤 30 克、冰糖 20 克。（佤族方）

用法　取大血藤切成小片與冰糖放入陶罐裏，加入適量煎水煮 30 分鐘，去渣喝湯。每日 3 次，每次 1 小杯，5 ～ 7 天為 1 療程。

說明　本方是佤族民間常用來治療高血壓頭痛的土方法，在缺醫少藥的情況下，此方能給患者帶來滿意的效果。

來源　獻方人：雲南瀾滄縣東何鄉下南代村魏羅大；推薦人：中國醫學科學院藥用植物資源開發研究所雲南分所郭紹榮。

配方 32　拉畢阿（旱蕨菜）、紅糖少許。（哈尼族方）

用法　取拉畢阿（旱蕨菜）適量，用開水煮 10 分鐘取出，另加適量水煮熟，放入少許紅糖為引子，當菜食用。

說明　本方為哈尼族民間經驗方，沒有一定劑量。在使用本方的同時用針在食指尖，中指尖，無名指尖刺至出血少許。哈尼族民間常用此法治療高血壓病症，亦能收到良好效果。

來源　獻方人：雲南省瀾滄縣東朗鄉大林窩七隊李老三；推薦人：中國醫學科學院藥用植物資源開發研究所雲南分所郭紹榮。

配方 33 鵝腸草 20 克、鮮豆腐 150 克、調料適量。（彝族方）

用法 藥用豆腐煮食，每日服 1～2 次。

說明 鵝腸草又名抽筋草，藥用全草，洗淨曬乾備用。

來源 獻方人：雲南省個舊市賈沙李寶才；推薦人：雲南省個舊市飲服公司李廷柱。

配方 34 雪雞 1 隻。（哈薩克族方）

用法 將雪雞除去內臟並扒毛洗淨，用文火燉至熟爛，吃肉亦喝湯，分 2～3 次服完。

說明 本方對高血壓患者有明顯療效，哈薩克區多產雪雞，為民間長久藥用，經驗證療效可靠。

來源 獻方人：新疆米泉防疫站哈薩克族民族醫哈馬什；推薦人：新疆米泉縣醫院中醫科張玉萍。

配方 35 事急（橄欖）500 克、滿（紅糖）200 克。（納西族方）

用法 用蒸籠將橄欖蒸至 10 分鐘，取出待用，用 1 個鍋放在微火中，將紅糖切成末放入鍋中，加 250 克清水，然後加進蒸好的橄欖用慢火燒至水氣乾後取出，冷後放入有蓋的小瓶裏。每天早晚各服 5 個，此方可長期服食，無副作用。

說明 本方對高血壓有較好的療效，對減肥、抗癌有作用。

來源 獻方人：雲南省麗江縣飲食服務公司蕭文錦；推薦人：雲南省麗江地區郵電局王絢。

配方 36 鮮蘿蔔汁。（白族方）

用法 將鮮蘿蔔切成碎塊或絲，紗布包好後，用力扭取

汁，每次服約 20 毫升，每日 2 次。

說明 此方服後矢氣多，不可長期服用，需視病情確定，如興隆村張××患高血壓數十年，曾長期服用中西藥效果欠佳，介紹此方服用後，頭暈消失，血壓維持正常，生活工作如常；數百人使用，反應良好。

來源 推薦人：雲南大理市康復醫院楊中梁。

配方 37 黃花菜 30 克、紅糖 50 克。（白族方）

用法 黃花菜加水適量，微火燉熟後加紅糖，待糖溶化於菜湯共食，每日 1 次，連用 7 天。

說明 忌喝高度酒，以免血壓再度升高。

來源 此方在白族地區代代相傳；推薦人：雲南大理市康復醫院楊中梁。

配方 38 田七（三七）藥 3 克、白糖 10 克。（壯族方）

用法 用開水沖服，每日 1 劑，30 天為 1 療程。

說明 長期服用本方能治療高血壓病，也能預防高血壓，在壯族人民中廣泛應用，作為茶飲。經多數人應用，確有療效。

來源 獻方人：雲南西疇縣興街中心衛生院李光員；推薦人：雲南文山州藥品檢驗所王永發。

配方 39 陳醋 100 毫升、吳茱萸 50 克。（白族方）

用法 將吳茱萸研細，用陳醋拌成糊狀，雙側湧泉穴外敷，隔日 1 次。

說明 此方治療高血壓病療效尚可，一般無不良反應。

來源 祖傳驗方；推薦人：雲南省大理市康復醫院楊中梁。

配方 40 鴨蛋（綠皮殼）2 個。（壯族方）

用法 水煮後，1 天 2 次，每次 1 個。

說明 每天都吃綠殼鴨蛋，能防治高血壓，此方在民間中長久作藥用，流傳廣，也是美味佳餚。高血壓病人服用，血壓下降，確實有效。

來源 獻方人：雲南西疇縣興街中心衛生院李光員；推薦人：雲南省文山州藥檢所王永發。

配方 41 來貴赤巴（岩羊膽）。（藏族方）

用法 取岩羊膽 1 個浸泡於 100 毫升的溫開水中約 60 分鐘，每次取 30 毫升服用，每日 2 次。

說明 岩羊膽具有清熱解毒之功能，主治頑固性高血壓、血脂增高、突發性高血壓和一切熱證等。病例：鐘××，幹部，男，中甸縣人，患高血壓幾十年，曾多次服西藥均起臨時降壓的作用。最後於 2002 年 3 月 5 日找我求治，本人用治岩羊膽 2 個就治好了他的頑固性高血壓，至今已有 8 年的時間未復發。

來源 獻方人：民間藏醫桑主；推薦人：迪慶藏族自治州藏醫院迪慶晉美。

配方 42 叉叉棵（鬼針草）、鷹爪楓（范七）10 克，玉米鬚 30 克，紅小豆 30 克，白糖 30 克。（彝族方）

用法 共用水煎，取汁代茶飲，1 日 1 劑，連服數日。

說明 本方為雲南文山縣柳井鄉彝族驗方，經臨床驗證，效果明顯；本方有清肝泄熱、益腎潛陽。適用於肝陽上亢之頭痛眩暈，心煩易怒，心悸怔忡、夜臥不安，胸肋脹滿等症。本方經治 300 多例，療治顯著。

來源 獻方人：雲南文山柳井鄉任懷全；推薦人：雲南文

山衛校楊學況、任懷祥。

配方 43 鬼針草 30 克、雞蛋黃 1 個、童便 30 毫升、巴兔（蠶蟲花）30 克、三七 5 克。（壯族方）

用法 共入砂鍋水煎，取汁待溫後食蛋共喝湯，1 日 1 劑，連服數日，1 日 2 次。

說明 本方係雲南文山麻栗坡縣壯族驗方，經臨床驗證，療效可靠；本方有養陰息風、平肝柔肝之功效，適用於頭暈目眩、甚則欲倒、目喜閉不開、心煩失眠等症。

來源 獻方人：雲南文山麻栗坡縣計生委潘維、劉承傑；推薦人：雲南文山衛校任懷祥、楊學況。

配方 44 昌宮（鬼針草）、鼻管草各 30 克，生薑 30 克，陳皮 12 克，辦農里盤（向日葵花盤）150 克，菊花 10 克，日麼（蜂蜜）15 克。（苗族方）

用法 水煎，取汁熱服 1 日 3 次，每日 1 劑，連服數日。

說明 本方係雲南文山小橫塘苗族驗方，經臨床驗證，本方有溫陽散寒之功，適用於陽虛內寒之頭暈欲倒，靜臥則安。心悸食少、倦怠神疲、肢冷舌白、口不渴等症。

來源 獻方人：雲南文山衛校熊書良、李世昌；推薦人：雲南文衛任懷祥、楊學況。

配方 45 昌宮（鬼針草）30 克、誇楷（乾薑）10 克、浮小麥 30 克、大棗 15 枚、黃精 30 克、核桃仁 15 克、楷略（生薑）10 克、麼日（蜂蜜）15 克。（苗族方）

用法 水煎，取汁代茶飲，1 日 1 劑，每天數次，連服數日。

說明 本方係雲南文山苗族驗方，經臨床驗證，本方有

溫化水之功，適用於陽虛水逆之頭暈目眩、身瞤動振、心悸、氣上沖心，或喘咳欲嘔、或腫等症。

來源 獻方人：雲南文山衛校熊書良、李世昌；推薦人：雲南文山衛校任懷祥、楊學況。

配方46 廠南（帶皮花生仁）200克、婁可山（食醋）500毫升。（壯族方）

用法 取上方裝入罐內浸泡1週後，棄醋食花生仁，每日早晚各服1次，每次服10粒，分服5天，血壓自可恢復正常。

說明 本方適宜於陰虛陽亢之高血壓病。用本方之酸甘化陰之功而達到制亢陽的目的，一般服用1次即可感覺症狀在逐漸改善，特別對心悸、乏力的改善較為明顯，1個療程後諸症悉癒。

來源 獻方人：鄭卜中；推薦人：雲南文山州衛校任懷祥。

配方47 魚5條，取魚膽1枚，棕包米250克，曬乾後的酸醃菜50克，芫荽、薑、味精、鹽適量。（傣族方）

用法 將魚和棕包米加水煮熟（成湯），將刺破的魚膽和乾酸醃菜加入煮10分鐘，再加入其他配料，便可食用。

說明 此方為傣族名菜，可多人共用，具有清熱解毒、消炎降壓的作用。

來源 獻方人：雲南省瑞麗市衛生局陶建兵。

配方48 慶秀（三七花）3克、白糖10克。（壯族方）

用法 用開水沖服，每日1劑，30天為1療程。

說明 長期服用本方能治療高血壓病，也能預防高血

壓，在壯族人民中廣泛應用，作為茶飲。經多數人應用，的確有效。

來源 獻方人：雲南西疇縣興街中心衛生院李光員；推薦人：雲南文山州藥品檢驗所王永發。

配方 49 鬼針草 20 克、夏枯草 15 克、木賊 10 克、野芹菜 10 克、玉米鬚 10 克、紅糖適量。（彝族方）

用法 沸水浸泡代茶飲，每日 1 劑，連服數日。

說明 此方在彝族民間廣泛流傳，經反覆驗證，療效可靠，無毒副作用。李××，男，72 歲，患高血壓多年，血壓波動在 27～24 / 21～19 kpa，服上方後，血壓逐漸恢復至正常。

來源 獻方人：雲南省文山縣彝族醫生李正國；推薦人：雲南省文山衛校任懷祥、楊學況。

配方 50 米醋 50～200 毫升。（壯族方）

用法 直接飲用，根據血壓情況每日可服數次。

說明 本方在壯族民間廣為流傳方，對初期高血壓或因精神刺激引起的一時性血壓升高有較好的降壓作用。注意：潰瘍病患者慎用。

來源 民間醫藥調查資料；推薦人：廣西民族醫藥研究所何最武。

配方 51 豬肉 60 克、棕樹根 135 克。（水族方）

用法 棕樹根洗淨，入鍋煮，肉熟後放鹽，每日 1 劑，每日服 3 次。

說明 本方具有清涼、降脂、降壓等作用。是水族地區流傳的一個秘方，血壓降至正常後，不易反覆。

來源 獻方人：貴州省平塘縣者密區水族潘貴成；推薦

人：貴州省鎮寧縣民委劉起貴。

配方 52 粉葛 250 克～500 克、鯉魚 1～2 條、冷水適量。（回族方）

用法 將洗淨除去鱗皮及內臟的鯉魚與切成片的粉葛一同放入鍋中，加水煮 2～4 小時後服用。

說明 粉葛性味甘辛、涼，入脾、胃經，能解肌退熱，生津止咳，潤經脈，增加冠狀脈血流量，降低心肌耗氧量，增加胸血流量等作用。鯉魚性味甘、平、無毒，有健筋骨，行血氣，補中開胃，通小便的作用；二味合用有降壓功效。

來源 獻方人：青海民和石煤公司鄒花梅；推薦人：青海民和縣誌編委會辦公室朱曄平。

配方 53 白糖適量、山楂果仁 100 克。（瑤族方）

用法 山楂果仁打爛水煎，取藥液沖白糖服，每日 1 劑。

說明 本方為祖傳秘方，降壓作用明顯而持久。當血壓降至正常範圍後應減量或停用。

來源 獻方人：廣西金秀縣三江鄉黃秀娥；推薦人：廣西民族醫藥研究所瑤醫研究室莫蓮英。

配方 54 海帶。（高山族方）

用法 海帶水煎，海帶與湯同食。

說明 本方降血壓，在臺灣高山族的卑南族群眾中廣為流傳。

來源 獻方人：福建省臺灣同胞聯誼會金遠金；推薦人：福建省藥品檢驗所周繼斌。

配方 55 龍葵葉適量。（高山族方）

用法 上藥用水煎煮當茶飲。

說明 本方治高血壓病。在臺灣排灣族群眾中流傳。

來源 獻方人：福建省臺灣同胞聯誼會金遠金；推薦人：福建省藥品檢驗所周繼斌。

配方 56 桑樹根、茶樹根各 60 克、豬苦膽汁適量。（苗族方）

用法 開水煎上述 2 種根，兌豬苦膽汁飲，每日服 3 次，1 劑服 2 天。

說明 此方在苗族中應用廣泛，具有涼血、化瘀、去脂等作用，適用於高血壓病。一般病例，服用 15～20 天後血壓降至正常，是一種降壓穩定、安全、經濟的降壓藥。

來源 獻方人：湖南省會同縣醫院苗族胡承善。

配方 57 淫羊藿（全苗）60克、雞蛋6個。（土家族方）

用法 將淫羊藿和雞蛋共煮熟，再將蛋殼敲破，紮幾個孔再煮，早、中、晚各服，5 天為 1 療程。

說明 方中的淫羊藿歸肝、腎兩經，有補腎壯陽的功效。現代藥理研究，淫羊藿有降血壓的作用，已廣泛用於臨床。本方適用於高血壓伴頭暈、平素怕冷、乏力，或伴有陽痿等症狀者，療效滿意。

來源 獻方人：湖南省澧縣民間醫生唐友德；推薦人：湖南省常德市第一人民醫院姜淑華。

冠 心 病

配方 1 首烏、黑豆（烏豆）各 80 克，穿山甲肉 300 克，鹽胡椒、植物油各適量。（傈僳族方）

用法 穿山甲切小塊入鍋焗至出水，加首烏、黑豆和各種調配料用清水適量，燉至熟透即可吃肉喝湯。

說明 本方對冠心病有特效。如曲靖汽車公司職工朱×，常有頭暈胸痛，血清固醇在 200 多，經診斷，此乃冠心病，施用本藥膳約 2 月即有根本緩解。本方還能滋補強身，烏髮解毒，使人精神飽滿，健康長壽。

來源 獻方人：路南石林賓館代鋒坤自民間搜集整理；推薦人：雲南省飲食服務學校任惠康。

配方2 鮮花生葉、花生殼各適量。（土家族方）

用法 開水煎，當茶飲。

說明 此方具有涼血、消炎等功效。適用於冠心病、高血壓、頭痛、失眠等症，可降低膽固醇、預防動脈硬化，宜長期飲用，效果明顯。

來源 獻方人：青海民和縣誌辦公室朱曄平。

配方3 豬心1個、薤白15克、川芎15克、橘絡6克。（彝族方）

用法 上藥加水共煮，待豬心煮熟後調味。吃豬心、喝湯。

說明 本方是貴州彝族用來治療冠心病的驗方。長期服食，對冠心病的恢復有很大的作用。

來源 獻方人：貴州省大方縣醫院丁詩國。

配方4 蘋果1個、洋蔥1個、綠茶8克。（基諾族方）

用法 選新鮮蘋果洗淨，若不削皮，須在開水中燙一下；選新鮮洋蔥洗淨，削去外面粗皮。每天空腹吃 1 個蘋果；吃飯時生吃一個洋蔥佐餐；每天午、晚飯前飲綠茶 2 杯。

說明 有降血脂、減少冠心病發作的作用。洋蔥禁煮熟吃，忌飯後飲茶。可防止膽固醇氧化損傷動脈血管。

來源 《雲南民族醫藥見聞錄》；推薦人：張力群。

配方5 山楂 15 克、荷葉 12 克。（回族方）

用法 將山楂，荷葉煎為茶水，代茶飲，不拘時。

說明 能活血化瘀、消導通滯。適用於冠心病、高血壓、高血脂症患者。

來源 獻方人：雲南昆明晉寧縣回族馬利芬；推薦人：雲南昆明市委政研究李桂發。

配方6 菊花 20 克、生山楂 20 克。（回族方）

用法 把菊花和生山楂水煎或開水沖浸。每服 1 劑，代茶飲用。

說明 能健脾，消食，清熱，降脂。用於冠心病、高血脂症。

來源 獻方人：雲南昆明晉寧縣回族馬利芬；推薦人：雲南昆明市委政研室李桂發。

配方7 瘦豬肉 60 克，洋蔥 50 克，醬油、植物油、味精各適量。（水族方）

用法 將植物油少許倒入鍋內，燒至八成熟，放入豬肉煸炒，再將洋蔥下鍋與肉同炒，入調料拌勻即可。

說明 此藥膳在水族地區應用很廣，有較好降脂和擴張血管作用，適用於冠心病患者。

來源 獻方人：貴州省都均市壩固鄉陳士高；推薦人：貴州省鎮寧縣民委劉起貴。

配方 8　蓮心 2 至 3 克、蜂蜜 10 克。（京族方）

用法　將蓮心放入杯中，沖入白開水，加蓋悶泡 15 分鐘；飲時調入蜂蜜，代茶飲，上下午各沖 1 杯。

說明　對防治冠心病，心律失常，心絞痛有良好效果。有糖尿病者不宜加蜂蜜。蓮心含蓮心鹼能抗多種心律失常，抗心肌缺血，防止和逆轉血管平滑肌細胞增生，有擴張血管使血流暢通的作用。

來源　《民族醫藥采風集》；推薦人：張力群。

配方 9　薑黃 10 克、玉米粉 50 克。（水族方）

用法　將薑共洗淨後切成粒，加水 500 毫升，煮沸後小火煮 20 分鐘，濾去渣，取藥液 300 毫升；取薑黃液與玉米粉煮成粥樣至熟即成。

說明　主治高血脂症，冠心病，脂肪肝。孕婦禁服。

來源　《雲南民族醫藥見聞錄》；推薦人：張力群。

配方 10　烏骨仔雞 1 隻，胡椒粉、三七粉各 20 克，味精、鹽適量。（壯族方）

用法　將雞宰殺洗淨，切為 4 公分見方塊，用汽鍋裝好，將胡椒、鹽、味精放入，加少許水，用汽鍋蒸至七成熟，加入用白豬油炸好、搓細的三七粉 10 克，再蒸三成，即可食用。

說明　三七味似人參，甘而微苦。藥性補而不燥，有降血壓的功效，據藥理分析，三七中有皂甙 A、三七酮，對於促進血液循環，強身健心，促進冠狀動脈血流量增加，減少耗氧量，降低動脈血壓，減輕心臟負擔，對冠心病引起的胸悶、心絞痛有特別療效，對降低膽固醇也有顯著效果。

來源　獻方人：雲南省文山州木材公司楊正和；推薦

人：雲南昆明市委政研室李桂發。

配方 11　打母（豬肝）250 克、芹菜 100 克、捌扣聽（何首烏）20 克。（壯族方）

用法　先煮何首烏，然後放入豬肝和芹菜，速鏟起裝入大碗，即可食用。喝湯及吃豬肝、芹菜。

說明　本配方有補腎養血明目，降血脂、血壓。用於治療肝腎虧虛、精血不足引起的頭昏眼花，視力減退，鬚髮早白，腰膝酸軟等。對冠心病有實效。臨床上，還用於高膽固醇血症、高血壓的治療。

來源　獻方人：雲南西疇縣興街中心衛生院李光員；推薦人：雲南省文山州衛校楊學況、任懷祥。

配方 12　菊花、雞蛋各適量。（壯族方）

用法　菊花洗淨，控乾，薄拌雞蛋液，入鍋炸熟即可食用，隨量佐餐食。

說明　此方在壯鄉流傳、應用很廣，深受病患者歡迎。不但美味可口，且有擴張冠狀動脈，增加血流量，減慢心率，增強心臟收縮力的作用，主要適應症冠心病、高血壓病有明顯療效，也是運動員最佳食譜之一。

來源　獻方人：廣西壯族自治區梧州市第二製藥廠鍾祖仁、鍾波。

心　絞　痛

配方 1　酸石榴 1 枚、甜石榴 1 枚。（維吾爾族方）

用法　將石榴切開取籽壓汁，內服。每日 2 次，每次 10～20 毫升。

說明 本方為維醫傳統「石榴糖漿古方」，對心臟病引起的心悸、心絞痛有較好的療效。

來源 《維吾爾民族間驗方》；推薦人：新疆伊寧市解放軍第十一醫院王學良。

配方2 五靈脂（醋製）16克、生薑5克、酒適量。（藏族方）

用法 水煎服，每日1劑，每日服3次。

說明 此方具有舒經活絡，活血止痛等功效。適用於心絞痛、肋間神經痛、神經性頭痛等症。

來源 獻方人：青海省民和縣誌辦公室朱曄平。

配方3 胡椒20克、元胡30克。（彝族方）

用法 上藥共研為細末，酒調服。每天3次，每次6～9克。常服。

說明 本方適用於冠狀動脈粥樣硬化所致的心絞痛。

來源 獻方人：貴州省大方縣醫院丁詩國。

心 肌 梗 塞

配方 嫩松針200克。（壯族方）

用法 取本品用乳缽研磨，加水攪拌後用紗布過濾，取汁加冰糖適量，每日內服3次，空腹飲用，連服半月。

說明 本方在壯族農村常用，連服半月。

說明 本方在壯族農村常用，本方藥源廣泛方便，臨床上曾囑患者配方服用，用於心肌梗塞恢復期，反映效果可靠。

來源 獻方人：雲南省文山州藥檢所李東河；推薦人：雲南省文山州藥檢新王永發、張福榮。

心 律 不 整

配方 鐵落英（鐵屑）20克、豬心1個。（土家族方）

用法 將豬心剖開，將鐵落英放入豬心內蒸熟後，去掉鐵落英，吃豬心。1日3次，1天1個豬心。

說明 鐵落英煆鑄鐵器落下的鐵屑，放入豬心時可採用布包，以便於取出去掉。吃豬心時不能加鹽，一般1週為1個療程。心室早搏，心房撲動，服用效果良好。

來源 獻方人：湖南省大庸市大平鄉趙善林；推薦人：湖南省湘西治州民族醫藥研究所瞿顯友。

低 血 壓

配方1 乾三七150克、蜜糖適量。（壯族方）

用法 把乾三七用香油炸黃炸脆後取出曬乾、研細，配以適量蜜糖，1日2劑，每次10克左右，飯時服，連服15天。

說明 此方經臨床應用，療效奇特。

來源 獻方人：雲南文山州馬關縣章允。

配方2 黨參15克、黃精15克、炙甘草3克、粳米30克、白糖少許。（畬族方）

用法 將上藥煎湯取汁，與粳米同煮成粥，加入白糖少許，每日1次，連服半上月見效。

說明 本方適應症為低血壓、貧血、頭暈、面色不華等症，療效顯著。病例：患煮共××，男，58歲，縣糧種場幹部，長期頭暈、精神不佳，血壓90/60 mmHg（12～8 kPa），經服用本方半月後血壓升至110/80 mmHg（15～11

kPa）。頭暈消失，食慾增加，繼續服至 45 天，血壓保持
110 / 180 mmHg（15～11 kpa）

來源 獻方人：福建省建甌縣中醫院陳步師；推薦人：
福建省藥品檢驗所周繼斌。

配方3 黃芪17克、大棗10枚、粳米50克。（回族方）

用法 先煮黃芪，再用藥湯和大棗、粳米同煮。每晚服
用，連服 60 天。

說明 《本草求真》曰：「黃芪，入肺補氣，入表實
衛，為補氣諸藥之最，是以有耆之稱。」《本經疏證》認為
黃芪「直入中土而行三焦，故能內補中氣，中行營氣。」
《醫學衷中參西錄》云黃芪「能補氣，兼能升氣，兼溫胸中
大氣下陷」。加上大棗助十二經，通九竅，和百藥，補五
臟，「肥中益氣第一」，一切虛損，無不宜之。粳米和胃配
之更美。

來源 獻方人：青海縣民和縣個體醫趙振宇；推薦人：
青海民和縣中醫院中醫師呂建輝。

血栓閉塞性脈管炎

配方1 豬肝、哈拉海菜（蝎子草）。（蒙古族方）

用法 將新鮮哈拉海菜葉子煎成糊狀湯，然後把豬肝片
蘸哈拉海菜湯即可食用。

說明 本方主治血栓閉塞性脈管炎。臨床驗證，效果較
好，民間流傳，經久不衰。

來源 摘自《昭烏達盟驗方集》；推薦人：內蒙古自治
區哲里木盟蒙醫研究所斯欽圖。

急、慢性胃腸炎

配方 1 蒲公英（鮮品）100 克。（朝鮮族方）

用法 將春季採集的新鮮蒲公英洗淨後，蘸大醬當菜頓服。

說明 本方常服對急慢性胃炎有較好的療效。此外，本方對消化不良、胃潰瘍、十二指腸潰瘍等，均有一定的療效。

來源 吉林省延邊朝鮮族自治州民族醫藥研究所；推薦人：金應變。

配方 2 吹風散根皮 30 千克、辣蓼草 5000 克、白糖 2000 克。（苗族方）

用法 取上藥加水 120 千克，煎熬去渣濃縮至七成，加白糖拌勻，再加上尼泊金作防腐劑。每日服 10～20 毫升，每日 3～4 次。

說明 本方有活血祛瘀，健脾和胃，消炎止痛之功。適用於急、慢性胃腸炎，少腹疼痛等症。曾治療 435 例，除部分伴有不同程度的脫水給補液、補鉀外，均未用其他抗菌藥物。其中 384 例服藥 1～5 天痊癒，治癒率 88.2%。

來源 雲南文山州醫院鄭卜中；推薦人：雲南文山州藥檢所王永發。

配方 3 陳倉米 500 克、黃連 30 克。（彝族方）

用法 上藥共放鍋內加水煮，米熟為度，取出曬乾研為細末，以水為丸如梧桐子大。每服 30 丸，米湯送下，每日服 3 次。

說明 本方適用於伏暑類急性胃腸炎之吐瀉不止者。

來源 獻方人：貴州省大方縣醫院丁詩國。

配方4 綠豆100克、車前子50克。（蒙古族方）

用法 將綠豆、車前子置於水中2小時後用文火煎，豆熟為度。去渣喝湯。每日服2～3次，每次20～40毫升。

說明 此方經臨床驗證，對急性胃腸炎，療效良好。病例：包××，男，18歲，住內蒙古通遼市郊區。腹痛、腹瀉伴嘔吐2天餘，每日達5～8次。診斷：急性胃腸炎，經用此方治療2天痊癒。

來源 獻方人：內蒙古哲盟紮魯特旗烏蘭哈達蘇木阿拉坦巴根；推薦人：內蒙古哲盟蒙醫院研究所格日勒。

配方5 楊樹皮1塊（長30公分，寬5公分）、紅糖50克、雞蛋2個。（錫伯族方）

用法 在鍋內放5碗水，放入紅糖，把洗淨的楊樹皮和雞蛋放入鍋內，水開後再煮10鐘，每天早晨空腹吃雞蛋，喝湯1碗。

說明 將多餘的水倒入暖瓶，當天喝完。連服3個月。治慢性腸炎有一定療效。

來源 《民族醫藥采風集》；推薦人：張力群。

配方6 牛涎、豬膽汁、蜂蜜各適量。（基諾族方）

用法 將牛涎、豬膽汁和蜂蜜混合均勻，武火燉開，每日服3次。

說明 古代方劑學文獻用牛涎治療噎膈、反胃嘔吐的記載。豬膽汁苦寒降逆止嘔。蜂蜜甘甜益胃和脾。此方適用於急性胃炎的嘔吐，有和胃降逆止嘔的功用。

來源 獻方人：雲南省藥物研究所張力群。

一、內科病症配方

165

配方7 核桃仁 200 克，青辣椒、菜籽油、食鹽適量。（水族方）

用法 將核桃仁、青辣椒投入油鍋中拌炒，加入鹽，熟時即可。

說明 每天早晚服 1～2 次，佐餐而食，連服 2～3 天，治慢性胃腸炎。

來源 獻方人：雲南富源縣古敢鄉補掌村水族李有芳；推薦人：雲南富源縣曲靖地區飲服公司王德明、竇德懷。

配方8 酸木瓜 70 克、鴿子胸白肉或雞胸白肉 200 克、大蒜辣椒各 5 克、豬油（或植物油）40 克、食鹽少量。（拉祜族方）

用法 酸木瓜去皮、去籽後剁碎，肉、大蒜、辣椒也一起剁碎；鐵鍋上火，注入油，下木瓜、肉、蒜、辣椒、鹽，炒熟佐吃米飯。

說明 本方對急性胃腸炎顯效，連吃 2～3 劑即好。有止瀉、提神補氣之功效。

來源 獻方人：雲南省瀾滄縣竹塘鄉中心小學魏曉昌；推薦人：雲南省思茅地區商業局張炳剛、張祖仁。

配方9 豬胃 1 個、紫皮獨頭蒜 7 頭。

用法 將豬胃洗淨，紫皮蒜剝皮放豬胃內，入鍋煮爛熟，吃肉喝湯，1 次或多次服完。

說明 經介紹 23 位患者，無一不靈驗，輕者 1 個豬胃即可，重者也沒有超過 4 個豬胃的，有效率達 98 ％，無副作用。

來源 獻方人：安徽省苧城縣壇城鎮鄧橋衛生室王影；推薦人：廣西合浦縣廉州鎮下街 34 號沈潤明。

配方10 阿那爾吾魯克（石榴子）20克、於孜木思爾開（生葡萄汁）100克、孜然20克、優木嘎克吾魯克（芫荽籽）20克。（維吾爾族方）

用法 將石榴子、孜然浸於生葡萄汁液內6小時，然後撈出曬乾，並與芫荽籽研成細末內服，每次5克，每日3次。

說明 本方治療急慢性腸胃炎，腹瀉，腹痛，消化不良，均有顯著療效。

來源 獻方人：新疆伊寧市維吾爾醫醫院蕭開提。

配方11 阿那爾水依（石榴汁）5克、庫魯克於孜木（葡萄乾）2克、孜然2克。（維吾爾族方）

用法 水煎內服，每日1次。

說明 本方具有健胃，消食，止嘔吐之功效。用於慢性胃炎，嘔吐不止等症。

來源 獻方人：新疆伊寧市維吾爾醫醫院蕭開提。

配方12 肉蓯蓉100克、水2500毫升、炒大米1500克。（蒙古族方）

用法 先將100克肉蓯蓉放入2500毫升水中煮到1500毫升後，取肉蓯蓉湯50毫升沖服炒大米30克即可，每日服2次。

說明 肉蓯蓉為阿拉善地區特產，長勢不一，用藥細長為佳，主治急性腸炎、腹瀉、膿血便、全身乏力、食慾低下、口渴等病。

來源 獻方人：內蒙古阿拉善盟阿左旗蒙醫院額爾登礎魯。

配方13 陳皮50克。（壯族方）

用法 陳皮炒至皮呈焦黃色、起碼、取出研細末。每次10克，白糖水送服，每日2至3次，空腹服之。

說明 此為壯族民間方，治胃氣脹痛。

來源 《民族醫藥采風集》；推薦人：張力群。

配方 14 豬腳（最好是前腳）1支、花生（帶皮）約100至150克、紅棗5個、生薑數片。（納西族方）

用法 加少許鹽燉2小時即可食用。

說明 患有萎縮性胃炎，並有胃潰瘍的老人，可經常吃豬腳燉花生。因其湯中有一層膠質物。可起到保護胃腸黏膜的作用，故可促進疾病癒合。

來源 《民族醫藥集》；推薦人：劉紅梅。

配方 15 藿香20克、大米30克。（黍族方）

用法 將大米炒焦後，與藿香一起用紗布包好，以沸開水沖泡替茶飲用。味淡後，另換藥再泡再飲。

說明 行氣止痛，化濁止瀉，主治急性腸炎，腹瀉呈水樣，腹部脹痛。

來源 太原市交通局職工醫院王玉仙；推薦人：雲南藥物研究所張力群。

配方 16 金石榴9克、雞蛋1個。（畬族方）

用法 將金石榴煎湯，取汁煮雞蛋內服。

說明 金石榴煎湯，取汁煮雞蛋內服。金石榴為野牡丹科金錦香。隨訪2例，服2次而癒。

來源 獻方人：福建省霞浦縣從農鄉雷桂錄；推薦人：福建省寧德地區醫藥研究所陳澤遠。

配方 17 龍鬚草 20 克、茶葉（炒過）5 克、白糖少許。（普米族方）

用法 將龍鬚草和茶葉一起入鍋，加水煮後放入白糖服用。

說明 此方治腹瀉，特別是對脾虛引起慢性腹瀉療效顯著，1 次就癒。

來源 流行於普米族民間；推薦人：雲南省麗江縣飲服公司蕭文錦。

配方 18 雞蛋 1 個、茶葉 12 克、青鹽適量。（瑤族方）

用法 上方共水煎，吃蛋喝湯，每日 1 劑。

說明 本方為民間常用方，對急性胃炎引起的上吐下瀉，尚無嚴重脫水現象時適用，對已合併Ⅲ度以上脫水應送醫院結合輸液及其他治療。茶葉以清明前採集的較好。

來源 獻方人：廣西金秀縣趙成甫；推薦人：廣西民族醫藥研究所瑤醫研究室莫蓮英。

配方 19 水瓜 60 克。（瑤族方）

用法 取水瓜乾品 60 克切碎，加水 400 毫升，煎至 180 毫升左右，分 2 次服，隔 2 小時 1 次。

說明 本方為民間廣為流傳方。平時取成熟的老水瓜曬乾備用。新鮮水瓜作用不大。吐瀉止後，應結合服用急性胃腸炎的其他藥物，以鞏固療效。有重度脫水者，應送醫院搶救。

來源 下鄉採訪調查記錄；推薦人：廣西民族醫藥研究所瑤醫研究室莫蓮英。

配方 20 酸木瓜 100 克、食用蘑菇 500 克、辣椒 8 克、大蒜 12 克、豬肉 300 克、食鹽 5 克。（拉祜族方）

用法　將酸木瓜皮去籽，蘑菇洗淨，豬肉洗淨，連同辣椒、大蒜一起剁細，然後放在鐵鍋炒熟佐吃米飯。

說明　本方起幫助消化，胃功能差引起腹瀉的人常食用，連吃 3～4 劑見效。

來源　獻方人：雲南省瀾滄縣竹塘鄉中心小學魏曉昌；推薦人：雲南省思茅地區商業局張炳剛、張祖仁。

配方 21　包菜（捲心菜）500 克，蒜頭、生薑、食鹽、白糖、味精各適量。（裕固族方）

用法　包菜及薑洗淨切絲，蒜頭拍碎切末。油燒至六七成熱，爆香蒜末、薑絲，倒入包菜絲，煸透後調味，沸煮 2 分鐘，每日服 1 劑。

說明　包菜含有豐富的維生素 u，對慢性胃炎患者有解痙和消炎作用。對一般慢性胃炎患者，連食 10 天左右，疼痛即漸緩解。

來源　獻方人：雲南省藥物研究所張力群。

配方 22　白豆蔻 15 克、麵粉 1000 克、酵麵 50 克。（東鄉族方）

用法　將白豆蔻除去雜質，打成細末。麵粉加水發麵，揉勻成團，待發好後，適時加入鹼麵適量，撒入白豆蔻粉末，用力揉麵，直至鹼液、藥粉均勻後，製作饅頭，用沸水武火蒸給 20 分鐘即成。

說明　本病屬於中醫「胃脘痛」、「嘔吐」等範圍。多為飲食不節，嗜食酒辣生冷、精神刺激所引起；或繼發於急性胃炎、潰瘍病等之後。藥膳治療慢性胃炎有良好療效。

白豆蔻含有大量揮發油，能促進胃液分泌，幫助消化食物，不致產生氣體使胃發脹。故這種食品具有開胃健脾、理

氣消脹之功效。適用於慢性胃炎出現胸腹脹滿，食慾不振、嘔吐等症狀。

來源 獻方人：雲南省藥物研究所張力群。

配方 23 鯽魚 1 條（300 克），白胡椒 10 克，黃酒、蔥、薑片、鹽、味精各適量。（赫哲族方）

用法 鯽魚去鱗剖腹除腸雜，用酒、薑片、鹽漬片刻，加適量的水，用水火熬成濃湯，起鍋前入胡椒粉、蔥花、味精，即可食用。

說明 此湯有補虛、和胃、調中、助食慾的功效，是慢性胃炎患者的養胃良方。

來源 獻方人：雲南省藥物研究所張力群。

配方 24 豬肚 1 隻，白胡椒 5 克，黃酒、薑片、鹽、味精各適量。（獨龍族方）

用法 豬肚洗淨，將白胡椒粉在豬肚內四周擦抹，用線紮緊肚頭，加酒、鹽漬半小時，再加上水、酒、薑片，用小火燉酥，即可食用。

說明 豬肚能健脾養胃，白胡椒含有胡椒鹼，有溫胃止痛的功效，尤其適合慢性胃炎患者食用。

來源 獻方人：雲南省藥物研究所張力群。

配方 25 塔吾孜吾魯克（西瓜子）30 克、庫功吾魯克（甜瓜子）30 克、太爾海買克吾魯克（黃瓜子）30 克、卡森吾魯克（藍苣菊子）30 克。（維吾爾族方）

用法 將各藥研碎，水煎服。每日 3 次。

說明 該方具有利尿、消炎、解痙之功效。對急慢性胃炎，膀胱炎，尿道炎療效顯著，並可降低血壓。

一、內科病症配方

配方 26　庫功吾魯克（甜瓜籽）15 克、派米豆爾（番茄）15 克、芹菜吾魯克（芹菜根）15 克、久五那（阿魏）15 克、站吉比里（薑皮）15 克、比克蘇思（甘草）15 克。（維吾爾族方）

用法　均取鮮品，水煎後加 100 克、白砂糖內服，每日 3 次，每次 100 毫升。

說明　本方治療慢性胃炎 15 例，臨床治癒 10 例，顯效 3 例，好轉 1 例，無效 1 例。

來源　獻方人：伊布拉音・艾里；推薦人：新疆伊寧市維吾爾醫醫院蕭開提。

配方 27　桃核仁 300 克、蜂蜜 100 克、豬油 100 克、食鹽適量。（水族方）

用法　鍋上火，注入豬油，下核桃仁炒熟，下蜂蜜、鹽，炒拌均勻即可服用。

說明　此方可連服數次，對慢性胃炎顯效。

來源　獻方人：雲南富源縣曲靖地區飲服公司王德明、竇德懷。

配方 28　秋螃蟹 100 克、大芫荽 7 克、薑 3 克、芥極根（葉）3 克、精鹽 2 克、味精 1 克。（布朗族方）

用法　螃蟹放在木炭火上燒熟、烤黃，與大芫荽、薑、芥菜葉、精鹽研細放入碗中，加入味精即可食用。

說明　本方是布朗族民間單方。對食慾不振的人，具有開胃的功效。治療慢性胃炎，效果良好。

來源　獻方人：雲南省瀾滄縣飲食服務公司徐文；推薦

人：雲南省思茅地區商業局張炳剛、張祖仁。

配方 29 白花虎掌草 25 克、蘋果 4 個、蜂蜜 250 克、白酒 500 毫升。（壯族方）

用法 將蘋果切細，連同虎掌草浸泡於瓶內，密封 7 天後取出，加蜜調勻服用，早晚各服 30 毫升，連服數日。

說明 本方為文山硯山縣壯族草醫張正中的祖傳秘方，後經臨床反覆驗證，效果甚佳。本方具有溫中散寒，健脾和胃之功。適用於脾胃虛寒之腹脹、腹痛、泄瀉等症。

來源 獻方人：雲南文山阿猛壯族醫生張正中；推薦人：雲南文山州衛校任懷祥。

配方 30 門壽（生山藥）適量。（壯族方）

用法 做菜吃。

說明 本方歸脾、肺、腎經，有健脾胃，補肺腎，主治慢性胃炎，萎縮性胃炎，胃潰瘍等。

來源 獻方人：雲南西疇縣興街中心衛生院李光員；推薦人：雲南省文山州藥檢所王永發。

配方 31 哲布（鷹胃）1 個。（藏族方）

用法 將鷹胃置瓦上（或薄石板）焙乾，研為細粉，過篩，備用。每日 1～2 次，1 次 1～2 克。

說明 此方有活血、養胃的功效。適用於「培根」病，萎縮性胃炎，疼痛，納差。

來源 獻方人：四川省甘孜藏族自治州科學技術委員會副主任羅松巴登；推薦人：四川甘孜州藥品檢驗所曹陽。

配方 32 羊山臭 50 克、山棗子根 30 克、生薑 50 克、

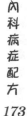

隔山消 15 克、豬肚 1 個、食鹽適量。（白族方）

用法 豬肚洗乾淨，將以上藥物搗爛裝入豬肚內，然後用麻線將豬肚口子紮緊，不讓藥物掉出，土鍋煮 3～4 小時後即可喝湯。第 2 天再煮 1 小時，喝湯吃藥渣；最後吃下豬肚。

說明 此方對慢性胃炎、胃腸功能紊亂患者有很好的治療作用。服藥後食慾量劇增，注意：服藥期間必須限制飲食。小兒肝脾功能弱，消化不良，食積，疳積者每月可服用 2～3 次，即可解除症狀。

來源 雲南大理市康復醫院許服疇家傳方。

配方 33 雞肝、心、腸及雞血、三七 10 克。（白族方）

用法 1 隻雞的肝、心、腸及血，切碎放入碗中，再加研細的生三七粉 10 克，放在蒸籠裏蒸成半熟，1 次食之，隔日 1 次。

說明 選「烏骨雞」經常服用。注意：忌服刺激性食物。

來源 獻方人：雲南大理市振興樓飯店楊莉媛；推薦人：雲南大理市康復醫院楊中梁。

配方 34 鯉魚 250 克，雞內金 10 克，胡椒、生薑各適量。（朝鮮族方）

用法 將鯉魚剖腹去內臟，放砂鍋中，放雞內金、胡椒、生薑，加水適量，共煮湯服。

說明 本主對胃病，胸前壓脹痛具有較好的療效。

來源 吉林省延邊朝鮮族自治州民族醫藥研究所；推薦人：金應變。

配方 35 花椒 30 克、隔山消 20 克、牛回食草 30 克（牛口中嚼的草）、雞蛋 1 個、花椒油 100 克。（白族方）

用法 從牛口中掏出牛回食草曬乾加工為粉，隔山消研為粉，花椒用油炸焦打細。將上述藥用雞蛋調勻，再用花椒油炸為蛋餅服。每日吃 2 次，連吃 5～7 天。注意：服藥期間禁食澱粉質食物。

說明 白族人將因消化系統功能障礙所引起的飯後食物返流口中，打嗝、口吐酸水、噁心，稱之為倒回食病。注意花椒一定要炸焦去麻味，不然會致使患者服藥後閉氣，產生不良後果。

來源 雲南省大理白族自治州汽車運輸公司鄧德昆家傳方。

配方 36 要樂（狗胃）120 克。（蒙古族方）

用法 煮食，1 劑服 2 天，次數不限。

說明 此方有溫散寒、止痛、滋補等作用，適用於淺表性胃炎、萎縮性胃炎、胃潰瘍等病症。

來源 獻方人：內蒙古自治區巴彥淖爾盟蒙醫院師孟和制其爾；推薦人：內蒙古自治區阿拉善盟蒙醫藥研所賀巴依爾。

配方 37 乾牛肉 50 克、苦丁茶 20 克、鹽 3 克。（彝族方）

用法 上藥共煎，每天 3 次，1 天 1 劑。

說明 本方治療慢性腸炎腹瀉，療效顯著。一般連服 5 劑痊癒。乾牛肉越陳越好。

來源 獻方人：貴州省大方縣計生指導站李應輝。

配方 38 豬胃 1 個（重 1000 克）、野橄欖鮮果 500 克。（佤族方）

用法 豬胃用芭蕉葉揉洗，多揉 1～2 次直到除去臭味；然後把橄欖果塞進豬胃用針線縫合，放在土鍋，加清水煮 1

個小時後取出果子，吃肉喝湯（鹽少放或不放）。

說明　本方對經常胃痛者頗效。食時每週 2 次，晚飯後吃，連吃 1 個月左右見效。禁忌吃生、冷、酸食物。

來源　獻方人：雲南省瀾滄縣竹塘鄉中心小學魏曉昌；推薦人：雲南省思茅地區商業局張炳剛、張祖仁。

胃、十二指腸潰瘍

配方 1　核桃 60 克、三七 30 克、蜂蜜 60 克。（彝族方）

用法　將核桃搗細，三七碾成粉，兌蜜拌勻服，每次 15 克，每日 3 次，連服數劑。

說明　此方係麻栗坡大栗樹那依彝族之驗方，有活血化瘀，健脾和胃，收斂止血之功。適用於氣滯血瘀、脾胃虛寒的胃、十二指腸潰瘍出血。療效可靠。

來源　雲南文山馬關農林局彝族王世英；推薦人：雲南文山州藥檢所王永發。

配方 2　牛奶 250 克、蜂蜜 50 克、白及菜 15 克。（壯族方）

用法　將牛奶煮沸，調入蜂蜜、白及粉，每日早晚各服 1 次，連服 30 日。

說明　本方滋養補虛，防腐生肌作用。方中牛奶為高蛋白飲食，有保護潰瘍面，有祛腐生新之效。潰瘍患者服用本方可促進潰瘍癒合。

來源　獻方人：雲南省文山州藥檢所李東河；推薦人：雲南省文山州藥檢所王永發、張福榮。

配方 3　新生薑 500 克、羊胃 1 個。（回族方）

用法 把生薑去皮洗淨搗碎裝入羊胃中，把羊胃縫合，然後燉服，食羊胃喝湯。

說明 治療十二指腸球部潰瘍有效。

來源 獻方人：雲南省羅平縣人民醫院柏鳳英；推薦人：雲南中醫學院明懷英。

配方4 桃仁、生地各10克。（布依族方）

用法 桃仁浸泡後，去皮棄尖，2味藥洗淨後加入適量冷水，武火煮沸，改文火慢煎，30分鐘後，除去藥渣，將100克糯米洗淨加入藥汁中煮粥。粥熟後加入桂花粉2克，紅糖50克，每食1碗，每日2次。或取石仙桃60至90克，豬肚1個，將石仙桃放入洗淨的豬肚內，加適量清水，隔水燉熟，以食鹽調味，去石仙桃，吃肉飲湯，每週1次。

說明 此病在中醫稱胃脘痛，認為發病的主要原因是飲食不調，故飲食自療在該病的治療上有重要意義。

來源 《民族醫藥采風集》；推薦人：張力群。

配方5 酸梨果7～8個、紅糖適量。（壯族方）

用法 將果搗爛加糖蒸熟，湯、渣同時服用，連服6劑。

說明 此方是壯醫最常用的配方，一般連服6劑可治癒。因本病是農村的常見病、多發病，故應用廣泛。

病例：何健兵，男，20歲，西疇縣物資局售貨員，於1990年，經文山州醫院診為「十二指腸球部潰瘍」，服用此方6劑後，已治癒。

來源 獻方人：雲南西疇縣興街中心衛生院李光員；推薦人：雲南省文山州藥檢所王永發。

配方6 葉下紅50克、地榆50克、重樓15克、首烏

50 克、地黑蜂 30 克、羅夫木 30 克、大黃袍（五香荊）30
克、蜂蜜 500 克、白酒 1500 毫升。

用法 先將上藥泡酒密封 7 天後取出，加蜂蜜入藥酒內
搖勻後服用。每次 15 毫升，早晚服用，連用數日。一般連服
5 劑症狀即可消失。

說明 本方係雲南文山州衛校任懷祥祖傳秘方，經馬關
縣製藥後投入生產，並在縣醫院中草藥門診部經反覆臨床驗
證，對上千例病例觀察，有效率達 97.5%。後再經 366 部隊
軍工廠軍醫趙承玉在該醫院驗證效果可靠。典型病例：王啟
民，男，50 餘歲，在個舊草壩勞改農場留隊當場醫，患胃、
十二指腸潰瘍 12 年，經中西醫多方治療效不佳，症狀進一步
加重，常感胸膈疼痛脹悶，呃逆吞酸，大便 2～3 日 1 次，時
呈黑褐色，形體極度消瘦，顏面蒼白，食納減少，自汗，畏
寒肢冷，精神萎頓。經鋇餐檢查，證實為胃及十二指腸潰
瘍。大便潛血試驗陽性，經人介紹服本方後，經 5 劑藥物治
療，症狀逐漸消失，鋇餐檢查，症狀消失。

來源 獻方人：雲南省文山州衛校任懷祥；推薦人：雲
南省文山衛校楊學況。

配方 7 蜜蜂糖 30 克、雞蛋 2 個。（壯族方）

用法 先將雞蛋和蜜糖拌勻後蒸熟，晚上睡前服，堅持
服 2 個月。

說明 胃病是農村常見的慢性疾病，此病常常上腹部長
期疼痛，反覆發作，病程長，有的長達數年或數 10 年，伴有
反酸、噯氣，嚴重時併發出血，穿孔和梗阻。本方在壯族民
間中，經常應用，在此方時，還要向病人解釋，打消顧慮，
應使病人精神舒暢，並注意不吃刺激性飲食。效果更佳。

來源 獻方人：雲南西疇縣興街中心衛生院李光員；推

中
國
各
民
族
民
間
藥
食
全
書

薦人：雲南省文山州藥檢所王永發。

配方8 翻白葉 100 克、蜂蜜 50 克。（哈尼族方）

用法 用水 1200 毫升煎至 300 毫升，加蜜混均勻後每日服 3 次，每次服 100 毫升，連服數日。

說明 本主有溫中散寒，活血化瘀，收止血之功。適用於胃、十二指腸潰瘍出血，上呼吸道出血等症。經 48 例臨床觀察，平均 3～4 天出血可止。病例：胡××，男，50 歲，患胃、十二指腸潰瘍 7 年，因突感上腹疼痛，嘔吐帶血黏液約 1200 毫升，急診入院，經搶救後服上方治療，次日排暗黑色稀便約 50 毫升，嘔吐少量，第三日吐瀉止，腹痛減，10 劑後病癒出院。

來源 獻方人：雲南個舊市人民醫院李長奇；推薦人：雲南文山州醫院鄭卜中。

配方9 何首烏 25 克、綠葡萄根 25 克、蘿芙木 30 克、重樓 25 克、草血竭 25 克、吳萸 12 克、蜂蜜 30 克、散血丹 15 克、三七 15 克。（苗族方）

用法 水煎後加蜜代茶服，1 日 1 劑，每日 3 次，連服數劑。

說明 本方有溫中散寒，健脾和胃，活血祛瘀，收斂止血之功。獻方人曾用本方治癒自己曾患 3 年多的胃、十二指腸潰瘍病。

來源 獻方人：雲南古木阿富村苗族陶成章；推薦人：雲南文山州衛校任懷祥、楊學況。

配方10 略（三七）30 克、芭勇（蜂蜜）60 克、核桃仁 60 克。（彝族方）

用法 將核桃仁搗細，三七碾成粉，兌蜜拌勻，每次 15 克，每日服 3 次，連服數劑。

說明 本方係彝族民間驗方，經臨床驗證效果可靠。本方有活血祛瘀，健脾和胃，收斂止血之功；適用於氣滯血瘀，健脾胃虛寒的胃十二指腸潰瘍出血。

來源 獻方人：雲南省馬關縣農林局王世英；推薦人：雲南省文山州藥檢所王永發。

配方 11 生雞蛋 1 枚、三七粉 6 克、鮮藕汁 100 克。（布依族方）

用法 將藕汁加水適量煮沸後，加三七粉、生雞蛋，調製成羹，每日 1 劑，每日服 2 次。

說明 此方在布依族中流傳應用很廣，具有活血養血、止血、促進肉芽生長、保護創面等作用，適用於十二指腸球部潰瘍、胃潰瘍等病症，甚驗。

來源 獻方人：貴州省馬官鄉布依族周小明；推薦人：貴州省鎮寧縣民委劉起貴。

配方 12 駱駝優酪乳 2500 毫升、寒水石 50 克。（蒙古族方）

用法 行將寒水石全部放入火內燒紅後取出放入駱駝優酪乳中，放涼取出寒水石陰乾研成細末，用駱駝優酪乳沖服，每日 2～3 次，每次 1 克即可。

說明 此方可治療胃潰瘍引起的胃疼、胃脘部燒疼、餐後胃疼等病症，有效率達 95％以上。

來源 獻方人：內蒙古阿拉善盟阿左旗蒙醫院額爾登礎魯。

中國各民族民間藥食全書

配方 13 瘦豬肉 100 克、扶芳藤 30 克、功薇莓根 6

克。（苗族方）

用法 豬肉洗淨切塊，扶芳藤取新鮮為好，上方共燉，晚上吃肉，次日晨喝湯，每日 1 劑。

說明 本方為民間驗方，大多數患者服用 3～5 劑即見效。

來源 下鄉調查資料；推薦人：廣西民族醫藥研究所何最武。

配方 14 雞蛋 1 個、紅蔥 150～200 克。（瑤族方）

用法 紅蔥鮮用洗淨，與雞蛋一起水煎服，每日 1～2 劑。

說明 本方為祖傳秘方，獻方者曾親自治療胃、十二指腸潰瘍患者 100 餘例，均獲滿意療效。一般用藥後 2～3 劑痛止，可以連用 2～3 個月，療程中最好結合飲食療法，應以流食或半流食飲食，不吃辣、酸等刺激性食物。

來源 獻方人：廣西荔浦縣李桂華；推薦人：廣西民族醫藥研究所瑤醫研究室莫蓮英。

配方 15 雞蛋殼 60 克、麥芽粉 90 克、蜂蜜適量。

用法 將雞蛋殼碾極細粉與麥芽粉充分混勻，每次取 15 克，飯前用蜂蜜水（蜂蜜 10 克，加開水適量）送服，每日 2 次。當疼痛減輕後，每次服用量減為 10 克。

說明 本方近期效果顯著。而且有根治潰瘍的苗頭，且藥源豐富，容易製作，無任何副作用。病例：陳××，男，60 歲，患潰瘍病 10 餘年，鋇餐造影確診為十二指腸球部潰瘍。開始幾年呈週期性發作，發作時，上腹部規律性疼痛，疼痛多發於飯後 2～4 小時，為脹痛，得食痛減，有時反酸，近 2 年發作持續，服西藥制酸、解痙等藥無效，用此方不間斷地服半年即痊癒，隨訪 5 年，未見復發。

一、內科病症配方

來源 獻方人：湖北省蘄春縣李時珍醫院副院長、已故名老中醫陳棣生；推薦人：湖北省蘄春縣李時珍中醫藥研究所梅全喜。

配方 16 黃牛肉 100 克、螞蟥七 25 克。（瑤族方）

用法 黃牛肉洗淨切塊，與螞蟥七共燉，吃肉喝湯，每 1～2 天 1 劑。

說明 心氣痛一般指胃十二指腸潰瘍疼痛，噯氣反酸。本方為祖傳驗方，對止痛效果很好，一般服後 30 分鐘即可止痛，有些患者經常服用，可以治癒。

來源 獻方人：廣西金秀縣龐妹留；推薦人：廣西民族醫藥研究所瑤醫研究室莫蓮英。

配方 17 朱砂靈 30 克、山慈茹 30 克、桂皮 20 克、三七 20 克、冰糖 30 克、飴糖 200 克。（布依族方）

用法 先將上品研成粉，沖冰糖及飴糖服每日 3 次，連服數日。

說明 該方係雲南馬關古林箐鄉上村鄉醫之驗方，經臨床驗證，療效可靠。本方有溫胃健脾，活血祛瘀，消腫定痛之功。適用於脾胃虛寒之胃潰瘍等症。

來源 獻方人：雲南馬關古林箐卡上都勻族鄉醫張正才；推薦人：雲南文山衛校楊學況、任懷祥。

配方 18 比敲審公木（鹽膚木果）200 克、榮開木（蜂蜜）150 克。（佤族方）

用法 取比敲審公木乾品，研成粉末，裝進碗裏再加入蜂蜜調勻食用。每日食 3 次，每次 15 克。

說明 本方對治療胃潰瘍病有較好的效果。7 天為 1 療

程，一般使用 2～3 個療程可獲效。

來源 獻方人：雲南民族學院統戰部郭大昌。

配方 19 蟲螻 50 克，何首烏 50 克，蜂蜜 40 克，雞蛋 10 個，鹽、味精、胡椒各適量。（苗族方）

用法 首烏、蟲螻研細，所有原料入碗拌勻，上籠蒸熟服用。

說明 首烏苦澀而溫，歸肝、腎經，能補肝氣，益精血，主治肝腎虧損，精血不足的頭昏、眼花，腰膝酸軟，還可解毒通便，降低血清膽固醇，對便秘、瘰癧等均有療效。蟲螻甘苦而溫，歸肝、脾和胃經，能清熱解毒，增食助消化，對慢性腸胃炎症有顯著療效。蜂蜜滋補。三者與蛋燉食，對胃潰瘍有奇效，且能滋補強身，是極好的藥膳食療方。

來源 獻方人：雲南路南石林賓館代鋒坤；推薦人：雲南省飲食服務學校任惠康。

配方 20 馬鈴薯適量。（朝鮮族方）

用法 將生馬鈴薯搗成汁內服，1 次 1 小碗，早晚服用，30 日為 1 個療程。

說明 馬鈴薯必須帶皮者，繼續 2～3 療程無害。對胃潰瘍有效。

來源 吉林省延邊朝鮮族自治州民族醫藥研究所；推薦人：崔松男。

配方 21 蜂蜜 500 克、小蘇打 30 克、白礬 30 克。（朝鮮族方）

用法 將小蘇打和白礬研成細末，同蜂蜜攪拌均勻內服。1 日 3 次，每次 1 匙，飯前 30 分鐘服用。

說明 本方堅持服用，對胃及十二指腸潰瘍均有較好的療效。

來源 吉林省延邊朝鮮族自治州民族醫藥研究所；推薦人：崔松男。

配方 22 猴頭菇 30 克（鮮品 100 克）。（彝族方）
用法 水煎內服。每天 1 劑，分 2 次服，連服 1 月。
說明 本主治療胃潰瘍有效。常服可利於胃癌的恢復。
來源 獻方人：貴州省大方縣中醫學會陳紹忠；推薦人：貴州省大方縣醫院丁詩國。

配方 23 鮮馬鈴薯 250 克、蜂蜜適量。（彝族方）
用法 馬鈴薯洗淨去皮切碎，用水煮（或蒸）至粑爛時，搗細與蜂蜜拌勻服用。
說明 本方在胃脘隱痛不適時食用，效果較佳。其性平味甘，有益氣健脾養胃，止咳，利濕消炎之功能。主治潰瘍病及老年心血管病，慢性胃痛，咳嗽，習慣性便秘和皮膚濕疹等症。
來源 獻方人：雲南路南石林賓館代鋒坤；推薦人：雲南省飲食服務學校任惠康。

配方 24 補里（豪豬，又名刺蝟）肚子 1 個。（蒙古族方）
用法 取刺蝟的肚子（含肝屎）1 個，用土瓦烘乾研成末，用米酒早晚沖服，每日服 3 次，每次 20 克，連服 2 月。
說明 主治胃潰瘍。本方有消炎鎮痛、殺菌清熱、助消化、健脾胃作用。注意，服本藥時應忌菸及辛辣刺激性飲食。
來源 獻方人：四川省涼山州民委王文芝；推薦人：四川涼山州民研所阿子阿越。

中國各民族民間藥食全書

配方 25 木忽木根 30 克、略囊（三七根）20 克、草果 5 個、霧蛇（肥肉）300 克。（彝族方）

用法 將上藥與肥肉共燉爛，食肉喝湯，1 日數次，連服數日。健脾胃之功，是常用的治胃潰瘍及痢疾的良方。

來源 獻方人：雲南省文山柳井牌村孫思顏；推薦人：雲南文山州藥材公司梁應光。

配方 26 兩面針（野花椒）20 克，三七 60 克，重樓 20 克，白及 30 克，飴糖、蜂蜜各 100 克。（壯族方）

用法 用飴糖、蜂蜜拌上藥粉後，沖開水當茶飲服，1 次 10 克，日 3 次，連服 30 天。

說明 本方對胃潰瘍，曾觀察治療 200 例，一般服藥 1 個月症狀消失。具有舒肝理氣，健脾和胃之效。

來源 獻方人：雲南文山衛校李世昌、楊文達；推薦人：雲南文山衛校任懷祥、楊學況。

配方 27 比懷郎（黑水牛膽）1 個、崩命（刺豬胃溶物）1 個、哈曼娘（砂仁根）100 克、麻亮布（砂仁）50 克、火哈（高良薑）100 克、磨甩門（茴香豆蔻）100 克、哈麻喝（野茄子根）100 克。（傣族方）

用法 將刺豬胃溶物及後 5 味藥曬乾研粉，取黑水牛膽汁倒擴藥粉裏混合攪拌均勻，製成 1 克重小丸藥曬乾裝瓶備用。每服 4～5 丸，早晚各 1 次。

說明 本方主治胃潰瘍出血。牛膽汁是傣族平時做「喃咪」（醬）不可缺少的佐料，能清熱瀉火。本方砂仁根具有健胃除滿止痛之功，7～10 天為 1 療程，一般連用 2～3 個療程，病情可以明顯改善。病例：歐××，男，40 歲，胃痛 5 年，解柏油樣便一年，大便隱血試驗 ++++，體質消瘦。服藥

1 週後自述胃痛明顯減輕，2 週後疼痛消失，進食量增加，大便正常，隱血試驗陰性，隨訪 7 年無復發。

來源 獻方人：雲南西雙版納州民族醫藥研究所康朗臘；推薦人：雲南西雙版納州民族醫藥研究所李朝斌。

配方 28 鮮虎掌草 100 克、豬肚子 1 個。（白族方）

用法 豬肚子洗淨後將藥放入肚內，口子用白棉線縫好，煮 4 個小時把藥拿出曬乾研末，20 天服完，每天 2 次，溫開水送服，肚子切成塊和湯放鹽服用。

說明 上方對胃潰瘍初期，十二指腸潰瘍，慢性胃炎均有療效，本人用此方醫治 47 例，治癒 44 例，虎草有消炎止痛，除濕退熱功能，本品有小毒慎用。

來源 獻方人：雲南省蘭坪縣畜牧局和德遠；推薦人：雲南省蘭坪縣畜牧局王祖興。

配方 29 草血竭 200 克、豬肚子 1 個。（白族方）

用法 將豬肚子洗淨後把藥放入肚子內，口子用白棉線縫好，在砂罐內煮 4 小時，切開取出草血竭曬乾研末，分 20 天服完，每天 2 次，肚子及湯放鹽分 3 次服完。

說明 草血竭有健胃消食，消炎止血，止瀉止痢功能，上方對慢性胃炎、淺表性胃炎及十二指腸潰瘍、腹瀉痢疾等均有療效。本人臨床醫治 37 例，治癒 35 例，病例：和石華，男，30 歲，1987 年患十二指腸潰瘍，服此方 1 劑治癒。

來源 獻方人：雲南省蘭坪縣畜牧局王祖興；推薦人：雲南省蘭坪縣畜牧局王祖興。

配方 30 大紅袍 80 克、雞蛋 2 枚。（白族方）

用法 將大紅袍煮漲後放入雞蛋，煮 30 分把蛋殼輕輕敲

裂再煮 2 個小時，早晚飯前各服 1 枚。

說明 上方對 16～30 歲以下男女青年胃病患者療效較顯著，本人臨床醫治 78 例，治癒 75 例，治癒後隨訪，沒有復發。

來源 獻方人：雲南省維西縣醫院白冰奎；推薦人：雲南省蘭坪縣畜牧局王祖興。

配方 31 白楊根 20 克、土千年健根 30 克。（白族方）

用法 將藥用開水煎 3 道藥水合在一起，雞蛋 2 枚油炸熱倒入藥水煮漲後放鹽 1 次服完。

說明 上方有消炎止痛、健胃消功能，對春末夏初，秋末科初，飲食不節引起的胃病患者效果更佳，本人臨床醫治 83 例，治癒 79 例。

來源 獻方人：雲南省蘭坪縣通甸村和耀儒；推薦人：雲南省蘭坪縣畜牧局王祖興。

配方 32 羊胃 500 克、眞容古（甘青青蘭）60 克、江歇（馬錢子）10 克、角貢（紅花）5 克、麻六（土木香）50 克、縈根（五靈脂）40 克、肉打（木香）100 克。（藏族方）

用法 以上各藥研末，燉羊胃，吃肉喝湯，次數不拘。

說明 此方在藏族地區叫達黑堆孜麻，意為水晶甘露。主治胃潰瘍、胃痛、胃中痞塊等。經臨床觀察 67 例胃潰瘍，有效率達 81.7 ％。

來源 獻方人：雲南省彌勒縣醫院郭維光。

配方 33 南瓜 500 克、粳米 100 克。（土家族方）

用法 將南瓜削去老皮，洗淨切塊，和粳米一起放在鍋內加水煮成粥食用。每日 1～2 次。

說明 南瓜嫩者甘寒，老者甘溫，有補中益氣之功。歸胃、大腸經。現代醫學研究，南瓜中的果膠可保護胃腸道黏膜，免受粗糙食物的刺激，從而促進胃、十二指腸潰瘍癒合。「嫩南瓜粉可以治療糖尿病」。「對肝炎也有較好的治療效果」。對老年人便秘有較好的效果。本方長期服用，未發現副作用。尤宜於中老年人。

來源 湖南省湘西自治州民間；推薦人：湖南湘西自治州民族中醫院馬伯元。

配方34 豬胃 100 克、海螵蛸 36 克、貝母 30 克。（壯族方）

用法 燉食，每日 1 劑，次數不拘，吃肉喝湯。

說明 本方具有收斂、和胃，促進肉芽生長，加速潰瘍面癒合，療效較高，在壯鄉應用很廣泛。

來源 獻方人：廣西壯族自治區北流縣隆盛鎮政府衛生室劉優華。

配方35 糯米、紅棗各適量。（布依族方）

用法 共煮成粥，每日 1 劑，每日服 2 次，宜長期服用。

說明 此方在布依族中流傳應用較廣，具有溫胃補中、養血健脾、益氣生津、保護潰瘍面、促進肉芽生長等作用，適用於胃潰瘍、十二指腸球部潰瘍、慢性胃炎等病症。

來源 獻方人：貴州省望模縣邑便鄉布依族魯尚貴；推薦人：貴州省鎮寧縣民委劉起貴。

配方36 豬肚 160 克、生薑 50 克、肉桂 30 克。（布依族方）

用法 隔水燉熟，1 劑服 2 天，每日服 3 次。

說明 本方具有滋補、暖胃、振奮中陽、保護創面等作用。適用於胃潰瘍、十二指腸球部潰瘍、慢性胃炎等。

來源 獻方人：貴州省望模縣邑便鄉魯尚貴；推薦人：貴州省鎮寧縣劉起貴。

配方37 烏蘭—高亞（鎖陽）500克。（蒙古族方）

用法 採得鮮鎖陽用木刀削皮，除去頭、根部，切片陰乾。每日3次，胃酸過多時嚼吃適量。

說明 內蒙古阿拉善地區蒙古族以鎖陽為輔食，常與主食配成美味佳品。此方乃生活中來，主治消化不良，嘔吐腹瀉，胃、十二指腸潰瘍早期胃酸過多等。

來源 獻方人：內蒙古阿拉善左旗蒙醫院娜仁高娃；推薦人：內蒙古自區阿拉善盟蒙醫藥研究所賀巴依爾。

胃 下 垂

配方1 核桃肉250克、蜂蛹60克。（彝族方）

用法 核桃除去外殼，取出蜂蛹中胚乳部分搗細，放入碗裏調勻，隔水燉煮至熟透食用。每日1次，15天為1個療程。

說明 本方為彝族民間經驗方，對輕微的胃下垂病患者使用此方1個療程即或治癒。

來源 獻方人：中國醫學科學院藥用植物資源開發研究所雲南分所彭朝忠；推薦人：郭紹榮。

配方2 雞1隻、大茴香適量。（鄂溫克族方）

用法 將雞、大茴香放入鍋中加適量水用文火煮熟。吃雞肉喝湯。

說明 本方可以連續食用，對胃下垂療效可靠。

來源 獻方人：內蒙古鄂溫克旗南屯蘇日娜；推薦人：內蒙古哲里木盟蒙醫研究所楚古拉。

配方3 狗肚子1個、花椒根50克。（彝族方）

用法 狗肚子洗乾淨，花椒根洗淨用皮切細裝入狗肚子內用線縫好煮粑食用。

說明 此方對胃下垂經臨床應用有特效。如峨山縣合作公司職工王順英患胃下垂嚴重，經醫生診斷必須做手術，但本人體弱多病，不適應做手術，服此方1個月後痊癒，至今很健康。

來源 獻方人：雲南峨山縣合作公司職工王順英；推薦人：雲南峨山縣飲服公司柏聯生。

配方4 羊肚（胃）500克，花椒粉15克，味精、鹽適量。（蒙古族方）

用法 將羊肚洗淨切絲，花椒粉，煎於水中，肚爛時加入味精、鹽即可。吃肚喝湯。每日2次，2週為1個療程。

說明 本方在民間藥用長久，證明治胃下垂有效。

來源 獻方人：內蒙古哲里木盟科左中施捨伯土中心衛生院吳宅；推薦人：內蒙古哲里木哲里木盟蒙醫研究所包光華。

配方5 玉米50克、高粱米100克、穀子米50克。（蒙古族方）

用法 將藥放入鐵器或瓦器內，封閉，用火煆透取用。每天早晚飯前服1次，每次4克，用白開水或白酒送服。30天1療程。

說明 本方對胃下垂有效，經臨床經驗證，療效可靠。

來源 獻方人：內蒙古蒙藥製藥廠蒙根。

配方6 玉米 50 克、高粱米 100 克、穀子米 50 克。（蒙古族方）

用法 將藥放入鐵器或瓦器內，封閉，用火煨透取用。每天早晚飯前服 1 次，每次 4 克，用白開水或白酒送服。30 天 1 療程。

說明 本方對胃下垂有效，經臨床驗證，療效可靠。

來源 獻方人：內蒙古蒙藥廠蒙根。

慢性非特異性結腸炎

配方 粳米 300 克、千斤拔根 200 克、五指毛桃根 100 克、乾薑 100 克、益母草 50 克、金錦香 60 克。（壯族方）

用法 將千斤拔根、五指毛桃根、乾薑、益母草、金錦香分別洗淨，曬乾，切碎，拌入白酒 150 克、米醋 100 克，晾乾、慢火炒至焦黃，乾薑炒成炭，粳米炒至焦黃，共混合，加蜜糖 400 克，拌勻，炙香，罐裝密封備用。每日 3 次，每次 50 克，衝開水約 150 克，加熱 15 分鐘後濾去藥渣代茶飲用，一般 1～2 個療程可見效。

說明 本病多屬脾虛濕滯或脾陽虛挾濕熱所引起的慢性腹瀉。有時腹瀉與便秘交替發生，食慾減退。症狀時而緩解，時而加重，常遷延數月或數年不癒。

來源 獻方人：雲南省彌勒縣醫院郭維光。

肝 痛

配方1 雄雞肝 3 具、蕎麥麵適量。（蒙古族方）

用法 將雞肝置於小鍋搗成糊狀，再把適量蕎麥麵放入攪勻，用文火煎成餅即成。每日服 3 次。

說明 雞肝味甘，性溫。有補益肝腎功效。蕎麥麵性味甘涼。有開胃寬腸，下氣消積功效。本方主治肝臟疼痛。

來源 獻方人：內蒙古紮魯特旗衛生局布赫；推薦人：內蒙古哲里木盟蒙醫研究所楚古拉。

配方2 檔木利（豬肝）200克、給木（鹽）少許、泥呀我（鍋煙子）適量。（佤族方）

用法 取豬肝塗上鹽和鍋煙子，用文火烤至熟透，用刀切成片食用，每日食3次。

說明 本方民間常用來治療肝區腫大，使用7～10天可獲得較好的效果。

來源 獻方人：雲南民族學院統戰部郭大昌。

配方3 陳香圓1枚、枯蘿蔔1個、胡桃2枚（去皮）、山楂2枚、清水500克。

用法 先將香圓、枯蘿蔔洗淨切片，放鍋內加水煮沸10分鐘去滓，再將山楂及胡桃放入煮30分鐘。喝水吃山楂、胡桃，每日1次。

說明 本方有理氣消脹、活血散結的功效。凡因肝鬱脾虛，氣機阻滯而引起的膨脹，肝脾腫大，肚腹脹滿，便溏納差，面色黧黑少華者，皆可服用。

來源 獻方人：河南鄭州市紅十字會門診部主任醫師王昆山；推薦人：雲南文山州科技情報所秦昆文。

配方4 牛奶250克、石上桃150克。（瑤族方）

用法 取石上桃鮮品洗淨切段，加牛奶共燉，分3次服，每日1劑。一般服40劑可癒。

說明 肝脾腫大一般指瘧疾引起者，對血液病、膽汁性

肝硬化引起無效。應對原發病同時進行治療。

來源 獻方人：廣西金秀縣金煥然、韋福生；推薦人：廣西民族醫藥研究所何最武。

配方5 豬橫肝適量、伏石蕨3～5克。（瑤族方）

用法 豬橫肝切碎，伏石蕨烘乾研粉，混合後蒸服，或用伏石蕨粉60，米粉500克，混合做成粑粑吃。可以常用。

說明 本方是祖傳秘方，臨床多應用於瘧疾感染引起的肝脾腫大。山區過去瘧疾流行，常常引起肝脾腫大，在治療瘧疾的同時或瘧疾治癒後肝脾腫大未者，用本方常能收效。

來源 獻方人：廣西金秀縣韋鳳鳴；推薦人：廣西民族醫藥研究所何最武。

配方6 豬橫肝適量、鋪地楊桃15克、白紙扇10克。（瑤族方）

用法 豬橫肝洗淨切碎，與鋪地楊桃、白紙扇共水煎，吃肉喝湯，每1～2天1劑。

說明 本方主要用於治療瘧疾感染引起的肝脾腫大。並應同時對瘧疾予以治療。

來源 獻方人：廣西金秀縣龐桂英；推薦人：廣西民族醫藥研究所瑤醫研究室莫蓮英。

肝 硬 化

配方1 人胎盤1個、杜仲500克。（瑤族方）

用法 胎盤洗淨血水烤乾研粉，杜仲放砂鍋內文火炒到絲斷為度，後研粉，兩藥混合裝瓶備用。每天取1～2克，與瘦豬肉100克蒸服。

說明　本方治肝硬化，為實踐驗方，可以長期服用，如有腹水，可同時應用一些利尿劑。

來源　獻方人：廣西金秀縣頭排鄉李鳳球；推薦人：廣西民族醫藥研究所瑤醫研究室莫蓮英。

配方2　豬橫肝 100 克、水葫蘆花 12 朵。（瑤族方）

用法　豬橫肝洗淨切塊，水葫蘆花曬乾研粉，兩者混合共蒸服，每天 1 劑。

說明　本方為祖傳秘方，對肝硬化腹水的治療作用明顯，一般服用 7 天見效，10 天左右腹水全消。腹水消退後，應結合其他護肝藥配合治療，以鞏固療效。

來源　獻方人：廣西金秀縣頭排鄉李鳳球；推薦人：廣西民族醫藥研究所瑤醫研究室莫蓮英。

配方3　豬骨頭適量、路路通 15 克。（瑤族方）

用法　上藥共燉，吃肉喝湯，每天 1 劑。用至腹水消失。

說明　本主為祖傳驗方，利尿消腫作用明顯。瑤族地區盛產路路通，隨地可採。在利尿消腫之後，對肝硬化，保肝等治療有效。

來源　獻方人：廣西金秀縣韋保成；推薦人：廣西民族醫藥研究所何最武。

配方4　豬膽 3 個、虎杖 15 克、射干 15 克、甜酒釀 200 克。（壯族方）

用法　先將虎杖、射干水煎，取藥液加入豬膽汁、甜酒釀，分 4 次服，每次 1 劑。

說明　甜酒娘即釀甜酒的母液。獻方者用本方治療 4 例均癒。一般用於肝硬化引起昏迷早期尚能口服藥物的患者。

昏迷控制後應結合其他病因治療措施。

來源 獻方人：廣西那坡百南衛生站；推薦人：廣西民族醫藥研究所何最武。

配方5 土知母3克、柴債（雞蛋）1個。（壯族方）

用法 將雞蛋打入碗內，放入知母末調均蒸熟，1次服下，每隔3天服1次，3次為1療程。

說明 本方治肝硬化。具有清熱解毒，軟堅散結，蕩滌腸胃，消腹水的功能。注意服後可致吐瀉，但吐瀉可致收功，不必憂慮。

來源 雲南西疇縣民間壯族藥驗方；推薦人：雲南文山州醫院鄭卜中。

配方6 采（三七）20克、差包穀（玉米鬚）30克、冬瓜皮150克、鮮魚1000克。（苗族方）

用法 將上藥煎湯，取湯燉魚熟爛，食肉喝湯，每日1劑分3次服，連服數劑。

說明 本方具有活血化瘀，行氣利水，消腫之功，適用於肝硬化腹大堅滿，脈大終怒張，脇腹攻痛，面色黧黑，頭面、頸、胸顯露血絲血痣，唇色紫穢，口渴不欲飲，大便色黑等症。

來源 獻方人：雲南省文山衛生學校苗族醫師熊書良、李世昌；推薦人：雲南省文山衛生學校任懷祥、楊學況。

配方7 紅砂糖250克、燒酒麴500克。（白族方）

用法 切碎砂糖，將酒麴用微火炒黃後研細末，二藥拌勻，製丸，每日2～3次，每次服15克，15～30天為1個療程。

說明 此方適用於晚期血吸蟲病肝硬化患者，療效鞏固，不易復發，1個療程即可。

來源 獻方人：楊莉莉；推薦人：雲南大理市康復醫院楊中梁。

配方8 鮮知母15克、生藥30克、雞蛋1個。（壯族方）

用法 將鮮知母、生藥搗成泥，調雞蛋蒸服，每日1次，30日為一療程。

說明 本方經治肝硬化腹水，總有效率98.2％。病例：李××，男，43歲，壯族，因患肝炎而發展為肝硬化，出現腹水，黃疸，飲食日減，小便短澀，夜難入眠。經服本方後，食慾日增，腹水日消，黃疸日退，肝功好轉，1月後腹水全消，自覺症狀消失而出院。

來源 獻方人：雲南省硯山縣阿猛醫院王老中醫師及熊明；推薦人：雲南省文山衛校任懷祥。

配方9 黑果果樹根皮10克、雞蛋1個、紅糖5克。（白族方）

用法 冬季採集黑果果根皮，晾乾加工為末，每次取藥末10克、燉服雞蛋，每日3次，連續服半年。

說明 本方主治肝硬化。曾用此方治癒血吸蟲肝硬化2例，緩解3例，服藥期配合用松樹蜜油貼敷肝區，療效更佳。

來源 獻方人：雲南省鶴慶縣藥農王虎龍；推薦人：雲南大理市康復醫院許服疇。

配方10 荸薺500克、鱉甲150克。（彝族方）

用法 荸薺酒浸切片曬乾，與鱉甲共為末，空腹溫開水送服。每天3次，每次9～15克。

說明 荸薺甘鹹寒滑，最能消人痞積，與鱉甲同用，效果更佳，可治療肝硬化。

來源 獻方人：貴州省大方縣醫院丁詩國。

配方11 丹參50克，羊肝30克，食鹽、調料少許。（蒙古族方）

用法 將丹參浸泡於水中2小時後，加入羊肝煎，羊肝八成熟後加鹽、調料等即可食用。

說明 此方對肝硬化、脂肪肝等有良效，1療程2個月，無副作用。

來源 獻方人：內蒙古哲盟紮旗力吉木蘇木白音圖門嘎查那木吉拉；推薦人：內蒙古盟紮旗蒙醫院醫師朝克圖。

配方12 豬骨頭適量、小三妹木9克、虎杖9克。（壯族方）

用法 上方共燉，吃肉喝湯，每日1劑。

說明 本方為實踐驗方，對肝硬化腹水的治療一般3劑即見效。

來源 獻方人：廣西金秀縣桐木鎮韋寶成；推薦人：廣西民族醫藥研究所何最武。

配方13 連頭蔥白30克、肉桂粉3克、甘遂3克。（壯族方）

用法 共搗爛，用時先以陳醋塗搽臍部及周圍，然後取藥適量敷臍，覆以紗布，再用膠布固定，每日換藥1次。

說明 一般敷藥4小時後小便量即增加，腹水減，可繼續敷至腹水消退。本方主要用於治肝硬化腹水（輕、中型）。

來源 獻方人：廣西壯族自治區梧州市第二製藥廠鍾祖仁。

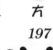

膽道蛔蟲症

配方 1 老陳醋 50 毫升、白糖 30 克。（苗族方）

用法 醋糖混合調勻後即服，每日 3～4 次。

說明 本方治療膽道蛔蟲症，並要忌食刺激性食物，食則效減。

來源 獻方人：陶沖；推薦人：雲南大理市康復醫院楊中梁。

配方 2 花椒 30 粒、醋 160 克。（撒拉族方）

用法 共煎，1 劑服 1～2 天，次數不拘。

說明 本方具有消炎、殺菌、安蛔等功效。適用膽道蛔蟲症、腸道蛔蟲症等。

來源 獻方人：青海民和縣誌辦公室朱曄平；推薦人：雲南省紅河州彌勒縣醫院郭維光。

配方 3 萬年蒿適量。（蒙古族方）

用法 燒成炭，取炭藥拌白糖水送服，1 日 3～6 次。

說明 治膽道蛔蟲症，以發作時上腹部有「鑽頂樣」痛，病人捧腹屈膝，輾轉哭鬧不安，但間歇期疼痛消失，猶如常人。此方主要用於間歇期。

來源 獻方人：雲南省彌勒縣醫院郭維光。

膽 囊 炎

配方 1 紅棗 100 克、白糖適量、茶葉樹根 30 克。（瑤族方）

用法 紅棗，茶葉樹根共水煎，取藥汁加白糖沖服。少量多次飲用，每日 1 劑。

說明 茶葉樹即生活常飲的綠茶葉樹根。本方為實踐驗方，臨床療效顯著。病例：鐘××，男，41 歲，患膽石症合併膽囊炎 3 年，反覆發作，疼痛，發燒，右上腹可觸及腫大的膽囊，明顯壓痛，每次發作均服上方控制。一般 3～5 劑見效。

來源 獻方人：廣西金秀縣黃秀娥；推薦人：廣西民族醫藥研究所瑤醫研究室莫蓮英。

配方2 雞肉 50 克、烏薑（鮮品）50 克。（瑤族方）

用法 上兩味均洗淨切塊共煎，吃肉喝湯，每日 1 劑。

說明 本方為祖傳秘方，對膽囊炎的治療效果明顯。並注意不要加入食鹽。病例：鄧××，女，28 歲，患膽囊炎 4 年，用上方 1 個月左右病癒，3 年未見再發。

來源 獻方人：廣西金秀縣三江鄉黃秀娥；推薦人：廣西民族醫藥研究所瑤醫研究室莫蓮英。

配方3 鮮牛膽 1 具、綠豆 100 克、冰糖適量。（蒙古族方）

用法 將綠豆納入鮮牛膽裏，用線把口封好掛陰涼處。陰乾的牛膽、綠豆用擀麵杖研碎，每日中午用冰糖涼開水送服 4 克，1 具為 1 療程。1 療程見效，無副作用。

說明 牛膽有清熱解毒，利肝膽的功效。加味綠豆和冰糖可增強功效。注意食用期內忌辛辣之物。

來源 獻方人：內蒙古哲盟紮旗蒙醫醫院朝克圖；推薦人：內蒙古哲盟紮旗蒙醫醫院朝克圖。

配方4 鴨蹠草 200 克、母雞 1 隻。（苗族方）

用法 將鮮鴨蹠草與母雞共燉，食肉喝湯，每週 1 劑，連服數劑。

說明 本方係雲南文山平壩鄉地區苗族驗方，曾經臨床反覆驗證，療效顯著。本方有疏肝利膽，清熱化濕之功效。適用於肝膽氣滯，濕熱不化（肝囊炎）等症。病例：常光美女，36 歲，文山平壩學校教師，1975 年初診：患者脇下及膈疼痛已數年，西醫診為「慢性膽囊炎」。此病時發時止，發作重時，疼痛難忍，汗出如珠，嘔吐酸苦，面黃唇青，飲食不下，夜難安臥。雖多方醫治，病情依然。投服上方 5 劑後，疼痛較減，嘔吐已止。顏面轉紅，食增眠加，二便正常而告癒。本方經治 300 餘例，療效在 95 ％以上。

來源 獻方人：雲南省文山平壩鄉衛生院蔣洪陶大全；推薦人：雲南文山州衛生學樓任懷碎，揚學院。

黃　疸

配方1 田螺肉 10 克、沙參 10 克、薑黃 3 克。（壯族方）

用法 先將田螺肉烤脆研末，再與沙參粉、薑黃粉混合，分 3 次用糯米酒送服。

說明 此方在民間廣泛流傳，經臨床驗證，療效可靠。適用於黃疸型肝炎。

來源 獻方人：雲南省硯山縣馬芸；推薦人：雲南省文山州醫院鄭卜中。

配方2 田螺 10 個、沙參粉 10 克、糯米 100 克。（彝族方）

用法 取田螺肉，沙參粉及糯米加水共煮成粥，趁熱沖

甜白酒服食，每日3次，連服數日。

說明 本方有顯著的清肝利膽退黃功效，適用於各類肝性黃疸。

來源 獻方人：雲獻省文山縣柳井鄉彝方向楊樹英；推薦人：雲南省文山衛校任懷祥。

配方3 七里香花（蜜蒙花）15克、薑黃10克、苡仁50克、糯米100克、紅糖適量。（苗族方）

用法 將七里香花及薑黃煎水去渣，然後加入苡仁、糯米煮成粥，食時酌加紅糖適量。

說明 有清熱利濕、退黃、健脾功效，適用於急慢性肝炎之黃疸病人。經臨床治療103例，有效101例。

來源 獻方人：雲南省馬關縣制藥廠劉選文；推薦人：雲南省西疇縣興街骨科醫院鄭玉華、陸光星。

配方4 七里香100克、毛葉雞屎藤根30克、豬心1個。（瑤族方）

用法 將上藥煮上，去渣取汁，再將豬心切片加入藥液中燉熟，連湯帶肉食之，每日3次，每週服2劑，4週為1療程。

說明 有清肝利膽之功，退黃作用顯著。病例：沈××男，32歲，馬關縣農場職工，確診為急性肝炎，全身黃染，經服本方1療程後痊癒，黃疸消退，肝功正常。經農場醫院觀察109例，有效率95％以上。

來源 獻方人：雲南省馬關縣健康農場醫院陸紹興；推薦人：雲南省文山州藥檢所王永發、張福榮。

配方5 和尚頭（續斷）30克、糯米稻稈（炭）20克、

雞蛋黃 2 克。（苗族方）

用法　將糯米稻草稈燒成炭，取 20 克與續斷水煎成湯，兌蛋黃服食，每日 2 次，連服 15 天。

說明　清肝利膽，健脾退黃。適用於急慢性黃疸型肝炎，療效可靠。

來源　獻方人：雲南省文山縣攀枝花鄉王增壽；推薦人：雲南省西疇縣興街中心衛生院李光員。

配方 6　斑鳩 1 隻、苦瓜 100 克、香油 50 克、鹽巴適量。（瑤方向方）

用法　將斑鳩去毛去內臟洗淨切丁，苦瓜去芯切片，放入香油先炒斑鳩至半熟時，再放苦瓜、鹽巴同炒 5 分鐘食之。

說明　本方係民間單方，1 天 1 次，10 天見效。忌食牛、羊、狗肉。適用於黃疸性肝炎。

來源　獻方人：雲南省景東縣招待所吳忠興；推薦人：雲南省思茅地區商業局張頌剛、張祖。

呃　逆

配方 1　內蒙紫草、青木香、魚肉乾各 60 克。（蒙古族方）

用法　上 3 味研成細粉，1 次 3 克，水煎溫服。1 日 1～3 次。

說明　本方主治膈肌痙攣呃逆，對老年性痙攣更為佳。治癒率高，無副作用。

來源　摘自《中國民族藥誌》；推薦人：內蒙古蒙藥製藥廠蒙根。

配方 2　牛奶 100 毫升、生薑汁 20 毫升、鮮竹瀝 20 毫

升、砂糖 30 克。（彝族方）

用法 上藥和水煎，溫服。每天 3 次，1 次服完。

說明 本方治療各種原因引起的呃逆症有效。

來源 獻方人：貴州省大方縣醫院丁詩國。

配方 3 食醋 150 毫升。（回族方）

用法 加開水等量徐飲之。

說明 本方在回族流傳甚久，經臨床反覆驗證，確有療效。

來源 獻方人：新疆米泉縣馬光賢；推薦人：新疆米泉縣醫院中醫科張玉萍。

配方 4 柴擺（鴨蛋）2 個、石斛 10 克、白糖 10 克。（壯族方）

用法 將石斛煎湯，用其湯煮鴨蛋熟沖白糖服，每日早晚各服 1 次，連服 3 日。

說明 本方係文山壯族民間驗方，有升津降火、止嘔之功，適用於呃聲洪亮，連聲不斷，口燥唇紅，舌赤，心中煩熱，大便乾燥，小便黃赤等症。病例：陸××，男，工人，25歲，間歇性呃逆 4 天，持續呃逆 5 小時（隔 3～5 分鐘 1次）而就知，服西藥無效，改服上方而奏效。

來源 獻方人：雲南省文山衛生學校任懷祥、李世昌；推薦人：雲南省文山衛生學校楊學況。

配方 5 諾壯（麻雀）3 隻、小茴香 10 克、乾薑 6 克、三七 6 克、黃精 30 克。（壯族方）

用法 煎上藥取湯燉麻雀肉服，食肉喝湯，每日 1 劑分3 次服，連服數劑。

說明 本方係文山壯族民間驗方，經臨床驗證，療效可靠。本方有溫腎納氣，止嘔呃之功，適用於呃聲低微，時斷時續，氣短不續，面色淡白，食少困倦，腰膝酸軟，手腳欠溫等症。

來源 獻方人：雲南省文山衛生學校任懷祥；推薦人：雲南省文山衛生學校楊學況。

配方6 鮮牛奶100克，韭菜汁、生薑各適量。（苗族方）

用法 將韭菜、生薑擠法與牛奶混合，隔水燉沸，飯前服食，每日1劑，日服3次。

說明 本方具有寬胸理氣，降逆和胃等作用，適用於噎膈，一般病例，1～2天即癒。

來源 獻方人：貴州省鎮寧縣民委劉起貴。

配方7 白糖100克、砂仁50克。（回族方）

用法 上兩味調勻，每次取20克開水沖服1日2次，飯前1小時服。

說明 本方適用於食後呃逆，老年人及兒童酌減。

來源 獻方人：雲南全澤縣者海中心衛生院馬應乖；推薦人：新疆烏魯木齊市中醫院王輝。

配方8 茶葉36克、神麴50克、蜂蜜100克。（壯族方）

用法 開水煎，每日1劑，每日服3次。

說明 此方在壯鄉應用普遍，歷史悠久，它具有和胃寬腸、降逆、健脾等作用。適用於呃逆反胃、消化不良、食慾不振等病。

來源 獻方人：廣西壯族自治區北流縣隆盛鎮政府衛生室劉優華。

反　酸

配方1　羊肚1具、橘破60克、蔥白5根、豆豉20克。
（彝族方）

用法　羊肚洗淨，納諸藥於內，以線紮口不使藥漏出，入鍋內加水煮熟，去藥。然後將肚細切，任意服食。

說明　本方用於胃氣上逆的反胃嘔惡，有較好的療效。

來源　獻方人：貴州省大方縣醫院西詩國。

配方2　反毛雞1隻、蓮米50克。（彝族方）

用法　反毛雞去毛和內臟，與蓮米共燉熟加薑、蔥、胡椒、鹽等凋味品，空腹食肉喝湯，蓮子細嚼，不拘次數。

說明　本方治療胃氣上逆之反酸，有療效。

來源　獻方人：貴州省大方縣醫院丁詩國。

配方3　烏賊骨20克、艾葉50克。（土家族方）

用法　烏賊骨放入水中漂3天，每天換1次水，然後日曬夜露3天，去硬殼，研為細粉，將艾葉曬乾，研為細末，同烏賊骨粉混合，每餐10克，用溫水吞服，或放入米粥中飲服。

說明　烏賊骨即海螵蛸，性溫味鹹，功能收斂，止血，止泄，制酸；艾葉辛溫味苦，通十二經絡，有溫經止血、散寒止痛的作用，二藥合用，共奏溫養脾胃，化濕醒脾，抑酸和胃，可至胃酸過多之反酸症狀效佳。同時治療胃出血和婦女白帶過多也有效。

來源　乾家族驗方；推薦人：鄂西自治州花坪區衛生院向宏憲。

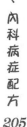

一、內科病症配方

205

配方4 牛奶250克、韭菜汁10克、生薑3片。（藏族方）

用法 開水煎，每日1劑，日服3次。

說明 此方具有健脾和胃，制酸，寬胸利腸之功。適用於噎膈反胃，胃寒痛等症。

來源 獻方人：青海民和縣誌辦公室朱曄平。

腹　　脹

配方1 山烏龜4克、薑湯適量。（彝族方）

用法 將洗淨曬乾的山烏龜根部研末，胃痛時用薑湯送服。

說明 主治腹脹痛。方中山烏龜（又名：抱母雞），有小毒，所以不能多服，氣血虛弱者忌用。

來源 獻方人：雲南省個舊市羊角寨李光福；推薦人：雲南省個舊市飲服公司李遷柱。

配方2 乾薑50克、肉豆蔻50克、丁香30克、官桂30克。（彝族方）

用法 上藥共為細末，酒煮麵糊為丸如桐子大。每服20～50丸，空心米湯送下。

說明 本方適用於脾虛寒的腹脹痛者。

來源 獻方人：貴州省大方縣醫院丁詩國。

配方3 野鴨1隻、茴香12克、川椒12克、生薑15克、蔥葉5克、陳皮9克。（彝族方）

用法 上藥共燉，鴨熟後加少許鹽，吃肉喝湯。每天3次，2天服完。

說明 本方民間用來治療「肚寒」所致的氣滯腹痛有較

好的療效。

來源 獻方人：貴州省大方縣醫院丁詩國。

配方4 牛肉 500 克、草果 12 克、陳皮 12 克、砂仁 3 克、胡椒 9 克。（彝族方）

用法 牛肉洗淨切塊，與諸藥共燉，熟後調味，食肉喝湯，不拘次數。

說明 本方適用於脾胃虛寒所致的腹脹痛。

來源 獻方人：貴州省大方縣醫院丁詩國。

配方5 蘿蔔子 250 克、官桂 120 克。（彝族方）

用法 蘿蔔子炒黃，與官桂共研細末，溫水調服。每天 3 次，每次 12～15 克，小兒酌減。

說明 本方適用於寒邪壅塞腸胃，氣機受阻、氣滯不通所致的腹脹。腹痛者，加小茴、丁香各 50 克治療。

來源 獻方人：貴州省大方縣醫院丁詩國。

配方6 蘿蔔子 150 克、小茴香 100 克、沉香 30 克。（彝族方）

用法 上藥共為細末，麵糊為丸。每服 9～15 克，每天 3 次，米湯送服。

說明 本方是貴州彝族民間用來治療氣滯腹脹經驗方，具有較好的療效。

來源 獻方人：貴州省大方縣醫院丁詩國。

食 慾 不 振

配方1 蓽撥 30 克，羊頭 1 具，羊蹄 4 枚，乾薑 30

克，胡椒蔥、鹽、豆豉各適量。（回族方）

用法 將羊頭、羊蹄去毛洗淨，放入鍋內，加水適量，煮至半成熟，放入蓽撥、乾薑等佐料，煮熟即可食用，1劑可服數天。

說明 功能溫脾胃，補虛癆。適用於脾胃虛寒引起的食慾減退、久病體弱、頭昏眼花等病症。

來源 獻方人：青海民和縣誌辦公室朱曄平。

配方2 白果8～12粒、苡仁60克、冰糖適量。（土家族方）

用法 將洗淨的白果仁、薏苡仁加水文火煎煮，服時加冰糖調味，飲湯吃仁，每日1劑。

說明 功能健脾利濕，清濕熱、排膿和祛風濕等功效。適用於食慾減退，胃寒痛，咳喘等病症。

來源 獻方人：青海民和縣誌辦公室朱曄平。

配方3 鮮藕1000克、牛脊肉200克、鹽10克、胡椒3克、雞蛋2個、蔥薑汁50克。（回族方）

用法 藕和牛肉磨細，加入調味料攪打均勻後製成餅，入五成熱的菜油中炸至金黃時裝盤，同椒鹽一起上桌，1～2日服1劑。

說明 本方應用於中老年人體虛、食慾不振、口乾舌燥等更具有療效。其歸脾、腎經，性溫，能清熱，涼血，散瘀，健脾開胃，止渴等。主治脾胃虛虛弱的消化不良，煩熱，暑濕，泄瀉，瘀血多種病症，是理想的夏季佳餚。更是肝膽病人和高血壓患者的福音。生鮮藕味甘寒，能清涼，止血，化瘀，治反胃，血證，發燒等，是一種不可多得的藥膳植物。病例：雲南玉溪馬×，整天虛煩不止，飲食不下，發

燒。按本方治療約 1 週即痊癒。

來源 獻方人：雲南石林賓館代鋒坤；推薦人：雲南省
飲食服務學校任惠康。

嘔　吐

配方 1 橘子皮適量。（朝鮮族方）

用法 水煎當茶飲，頻服。

說明 常用本方，不僅具有開胃止嘔作用，而且還有調
中理氣之功。

來源 吉林省延邊朝鮮族自治州民族醫藥研究所；推薦
人：朴蓮荀。

配方 2 綠豆粉適量、蛋清 10 個。（朝鮮族方）

用法 將綠豆粉與蛋清混合均勻，1 次吃 1 小匙，1 日 2
次。

說明 本方對上吐下瀉效果較好，夏季服用，有消暑、
利水、清心作用。

來源 吉林省延邊朝鮮族自治州民族醫研究所；推薦
人：朴蓮荀。

配方 3 小米 300 克、乾薑 60 克。（朝鮮族方）

用法 熬成粥食用，1 次 100 克，每日 2 次。

說明 本方對反胃乾嘔效果甚佳。

來源 獻方人：吉林省延邊朝鮮族自治州民族醫藥研究
所；推薦人：朴蓮荀。

配方 4 酸木瓜 500 克、生米坯 400 克、辣椒麵 20 克、

豬油 60 克、鹽 15 克、麻油 30 克、薑 50 克。（傈僳族方）

用法 酸木反用芭蕉葉包緊浸一下水埋入炭火中燜熟，去芭蕉葉和皮及籽放入碗內；鹽、薑和辣椒麵下鍋用油煸香，與米坯鹽一起入碗攪勻，上籠蒸熟翻入盤中，淋上麻油即可佐餐。

說明 本方在嘔吐初起時應用效果更佳。木瓜味酸性溫，歸肝、脾經，經舒筋活絡、和胃止嘔，對關節炎有消腫作用，還能開胃消食，對腹脹、腳氣均有療效。並能開胃生津，促進食慾，利於消化。

來源 獻方人：雲南路南石林賓館代鋒坤據民間資料整理；推薦人：雲南省飲食服務學校任囊康。

配方 5 母雞 2000 克、粗米酒 500 克、紅糖 400 克、鹽 1000 克、砂仁 100 克。（普米族方）

用法 雞宰殺後砍成塊，用切細的紅糖和米酒醃 30 分鐘後裝入攏口瓦罐內，下砂仁，用碗蓋嚴，封口，以鹽為傳熱介質火局熟即可佐餐。

說明 砂仁味辛性溫，歸脾、胃、腎經，能理氣健脾，溫脾止痛，主治脾胃氣滯的脘腹脹滿、納呆、噁心、嘔吐和脾胃虛寒的腹痛泄瀉、氣滯胎動不安等。雞蛋富含多種營養成分，能補腎、填精、補血、和脾胃等。本方對常見的噁心、嘔吐、消化不良、腹脹疼痛有較好的療效，還能舒經活血，提神健腦。

來源 獻方人：雲南路南石林賓館代鋒坤據《雲南烹飪薈萃》整理；推薦人：雲南省飲食服務學校任惠康。

配方 6 采（三七）10 克、資諾（保珠梨）1 個、黃瓜蒂 40 個、桃仁 10 克。（苗族方）

用法　將梨去核，把桃仁去皮去尖，然後將黃瓜蒂、桃仁放入梨內，外用麻紙包煨熟，用三七3克與梨同服，每日服3次，連服數次。

說明　本方係苗族民間驗方，具有滋陰養血，破結行瘀，適用於治療「幽門梗阻」，症見吐出隔夜食物，甚則水漿不入，胃脘脹痛，便堅如羊屎，肌膚乾燥，形體瘦削，舌質青紫。

來源　獻方人：雲南省文山縣壩心鄉衛生院陶自全、熊書良；推薦人：雲南省文山衛生學校任懷祥、楊學況。

配方7　慶（生薑）10克、番扒（蘿蔔）1個、紅糖50克。（壯族方）

用法　將生薑、鮮蘿蔔搗爛取汁，加紅糖溫開水沖服，1日3次，連服數日。

說明　本方有健脾疏肝、止嘔之功，適用於嘔吐吞酸，噯氣頻頻，胸脇滿痛，胸悶不適等症。

來源　獻方人：雲南省文衛生學校任懷祥、李世昌；推薦人：雲南省文山衛生學校楊學況。

配方8　小米、代赭石。

用法　取小米研細粉，代赭石用旺火煅紅，米醋淬，研成粉，清水漂24小時，去水曬乾備用，小米粉和代赭石粉用4：1的比例，用水和丸。每次服6～10克，每日服3次，空腹用淡鹽開水送下。

說明　小米又稱粟米，性味甘涼，和中益胃；代赭石性味苦微寒，鎮逆止嘔。張錫純論本品時說「赭石……止嘔吐，通燥結，用之得當，能建奇功。」筆者用上方治療脾胃虛熱所致的頑固性反胃嘔吐有較好的效果。

一、內科病症配方

來源 獻方人：湖北恩施醫學專科學校趙敬華。

配方 9 九藥斯（肉豆蔻）3 克。（維吾爾族方）

用法 水煎溫熱服，每日 2 次。

說明 本品有溫中行氣之功效，用於脾胃虛寒所引起的氣滯腹脹，食少嘔吐有效。

來源 摘自《維吾爾藥誌》；推薦人：新疆烏魯木齊中醫院王輝。

配方 10 孜然（安息茴香）10 克。（維吾爾族方）

用法 沖服或水煎服。

說明 本品有暖胃健脾之功效，對於胃寒呃逆，食慾不振。亦可用於腹瀉、腹脹屬於脾胃虛寒者。

來源 摘自《維吾爾藥誌》；推薦人：新疆烏魯木齊市中醫院李文富。

便　秘

配方 1 蜂蜜 250 克、芝麻油 250 克。（畬族方）

用法 每晚臨睡前蜂蜜及芝麻油各 1 湯匙調勻徐徐服下，或者加少許溫開水和勻服下。

說明 本方主治老年性便秘。病例：黃×，男，67 歲，患老年性便秘多年，並兼有高血壓症，5 年來往多處求醫，未能獲效，後服此藥 5 天，大便正常，續服 1 個月後，其他疾病也逐漸減輕，血壓相對也恢復正常。

來源 獻方人：福建省霞浦縣水坑村鍾阿滿；推薦人：福建霞浦縣醫藥公司劉熾榮。

配方2 烏合日西黑（牛耳大王）100克、肥豬肉150克。（蒙古族方）

用法 共入砂鍋燉熟，每劑服1～2天，次數不限。

說明 此方能使大便鬆蓬軟，為腸潤滑劑。服藥後24小時內即有便意，連續服用3天，即可使大便恢復正常。

來源 獻方人：巴盟蒙醫醫院劉鳳英；推薦人：內蒙古自治區阿拉善盟蒙醫藥研所賀巴依爾。

配方3 香蕉2根、冰糖適量。（回族方）

用法 香蕉去皮，加入冰糖，隔水蒸，蒸熟即可食用。

說明 清熱潤燥，解毒滑腸，補中和胃，適用於虛弱病人的便秘。

來源 推薦人：雲南昆明市回族特級廚師馬允勤。

配方4 杯巴（絲瓜）500克，瘦豬肉100克，豬油、食鹽、味精適量。（哈尼族方）

用法 將瘦豬肉洗淨，剁碎，鮮絲瓜切成薄片，同放入鍋內加豬略炒，加水1000毫升煮熟，放食鹽，味精作湯菜佐餐。服用1～2次即可。

說明 本方取絲瓜有清熱解毒，涼血潤燥的功效，用於治療大便秘結，乾燥，小便不利有良好效果。

來源 獻方人：中國醫學科學院藥用植物資源開發研究所雲南分所里二；推薦人：郭紹榮。

配方5 粳米100克，菠菜250克，食鹽、奶油適量。（回族方）

用法 粳米淘洗乾淨清水500克，菠菜揀洗後用沸水焯一下，撈出切絲與粳米同放入砂鍋中煮30～40分鐘，米粒融

化用手勺攪攔加入食鹽、奶油即可食用，早晚各吃一碗，也可隨意多吃一點，忌辛辣、香燥之物，配合適當運動可治老年人習慣性便秘。

說明　該方經多人應用後，有效率可達 80％，昆明市飲食公司幹部何××習慣性便秘，用藥不佳，食用此方每次見效。

來源　獻方人：雲南昆明市飲食公司李臻林；推薦人：雲南省副食果品公司關明。

配方6　蘿蔔乾 50 克、鹼面 1 克。（蒙古族方）

用法　蘿蔔乾洗淨後放藥罐裏煮至半開時加鹼面，煮開之後取湯扔掉蘿蔔乾，早晚溫服。

說明　曾用 7 例效果滿意。蘇××，大便乾燥，常常 5～7 天不通便，服用此方效果很好，隨犯隨服。

來源　獻方人：內蒙古哲里木盟蒙醫研究所丹森；推薦人：內蒙古哲里木盟蒙醫研究所那木古拉。

配方7　牛奶 250 克，黃油 20 克，蜂蜜 50 克，蔥、韭菜少量。（蒙古族方）

用法　牛奶、黃油、蜂蜜一同煮開後加少量蔥汁、韭菜汁，每早空腹服用。

說明　本方治習慣便秘效佳。

來源　獻方人：內蒙古哲盟蒙醫研究所包玉蓮。推薦人：內蒙古哲盟蒙醫研究所包玉蓮。

配方8　蘿蔔籽 50 克、麻子仁 50 克、蜂蜜 50 克。（壯族方）

用法　將蘿蔔籽、麻子仁炒香研細，兌蜂蜜拌勻分 2 次服，1 日 2 次，5 天為 1 療程。

說明　該方民間廣泛流傳，曾臨床反覆驗證，療效可

靠,本方有滋陰潤燥,潤腸之功。適用於老年人,久病後陰虛便秘的治療。

來源 獻方人:雲南省文山州電影院王桂華;推薦人:雲南省文山州醫院鄭卜中。

配方9 酥油2毫升、蜂蜜2毫升。(維吾爾族方)

用法 酥油、蜂蜜置杯中,開水沖服,每日3次。

說明 本方長期服用對習慣性便秘有效。小兒便秘,產後大便難亦可服用。

來源 獻方人:新疆烏魯木齊市中醫院遲美玉;推薦人:新疆烏魯木齊市中醫院李文富。

配方10 銀耳26克、冰糖適量。(壯族方)

用法 加水燉成湯分次服食,每日服1劑。

說明 此藥膳在壯鄉應用歷史悠久,有調和胃氣,寬腸通便之功,適用於老年人便秘。

來源 獻方人:廣西壯族自治區省梧州市第二製藥廠鍾祖仁、鍾波。

配方11 白朮30~60克、粳米100克。(壯族方)

用法 煮粥食,去白朮,不拘次數食用。

說明 白朮有健脾理氣、潤腸通便之功,主要用於老年人便秘。

來源 獻方人:廣西壯族自治區省梧州市第二製藥廠鍾祖仁、鍾波。

配方12 當歸、肉蓯蓉各26克。(壯族方)

用法 開水沖沏代茶飲用,次數不拘。

說明 本方在壯鄉應用十分廣泛，主要用於老年血虛腸燥之便秘，常飲用療效極佳。

來源 獻方人：廣西壯族自治區省梧州市第二製藥廠鍾祖仁、鍾波。

配方 13 核桃仁、芝麻各適量。（布依族方）

用法 共搗如泥，開水沖服，每天 1 次，空腹食。

說明 本方在布依族中應用廣泛，具有寬胸潤腸通便之功。適用於老年性便秘等。

來源 獻方人：貴州省望模縣打易區李少武。

配方 14 芝麻 30 克、小米 100 克。（保安族方）

用法 將芝麻研末，與小米同煮成粥食用，每日 1 次，連服 3～5 次。

說明 婦女產後多體虛，芝麻具有補肝腎，滋五臟，潤腸通便作用，故用此方治療產後便秘，不僅可起到通便作用，而且還可補虛，經臨床應用治療多例產後津枯腸燥便秘，效果顯著。病例：黃××，30 歲，產後 1 週便秘，因分娩時會陰撕裂，大便時不敢用力，只得用手摳出，採用此方治療後，連服 2 天大便通，再服 3 天大便正常，續服 1 星期鞏固療效，未再復發。

來源 獻方人：甘肅省鎮原縣人民醫院董永軍；推薦人：湖北省蘄春縣李時珍中醫藥研究所梅全喜。

配方 15 核桃仁 500 克、黑芝麻 30 克、鬱李仁 30 克。（怒族方）

用法 共研為末，每日早晚服 50 克，溫開水送下。長年便秘者連續服用有效。

說明 此食療方具有清腸、潤燥、通便之效，尤其適用於老年人之便秘。

來源 獻方人：雲南省藥物研究所張力群。

配方16 木耳5～10克、柿餅1個。（景頗族方）

用法 同煮爛做點心吃。可隔天1次，連服3～5次。

說明 本方治療便秘。

來源 摘自德宏景頗族民間用方；推薦人：雲南省德宏州藥檢所段國民。

配方17 松子仁、麻籽仁、柏籽仁各100克。（裕固族方）

用法 共研末，每服15克，每日2次，蜂蜜調勻服，用黃芪煎液送下。

說明 每日飲酸牛奶1杯，既可增強消化功能，又有軟堅通便作用。

來源 獻方人：雲南省藥物研究所張力群。

配方18 白米50克，芋頭250克，香油、鹽、味精適量。（土家族方）

用法 白米淘淨，芋頭洗淨去皮切成小塊放入鋁鍋內，加水適量。將鍋置文火上煮熟，服用時加油、鹽、味精調味。

說明 芋頭性味甘辛、平，入胃、大腸經有散結的作用。芋頭對於大便乾燥，硬結，婦女產後惡露排出不暢等症有效。

來源 獻方人：青海民和縣石煤公司鄒花梅；推薦人：青海民和縣誌編委會辦公室朱曄平。

配方19 北杏10克、雪梨1個、白砂糖30～50克。

（回族方）

用法 將杏仁、雪梨洗淨，放入碗內，加糖和清水半碗。把碗放入蒸鍋內，隔水蒸煮，置旺火上煮1小時，食時飲湯食梨。

說明 北杏性味苦、溫，有祛痰止咳，平喘，潤腸的作用。雪梨性味甘微酸、涼，入肺、胃經，有生津、化痰、清熱的作用。北杏燉雪梨對慢性支氣管支氣管炎乾咳，口乾咽痛，便秘患者療效較好。

來源 獻方人：青海民和石煤公司鄒花梅；推薦人：青海民和縣誌編委會辦公室朱曄平。

配方20 芝麻20克、蜂蜜60克、核桃肉10克。（土家族方）

用法 將芝麻炒熟搗細，再與蜂蜜、核桃調勻，分2次食用，1日2次。

說明 本方適用於老年人習慣性便秘。

來源 獻方人：湖南省桑拉縣人潮漆鄉衛生院陳振岩。

配方21 桃仁5克、蜂蜜適量。（傈僳族方）

用法 將桃仁切細加蜂蜜拌勻後加開水內服，1天1次，連服7天。

說明 本方適用老年人便秘，臨床應用，療效可靠。

來源 摘自《德宏州傈僳族用方》；推薦人：雲南省德宏州藥檢所段國民。

消化道出血

配方1 翻白葉根（鮮）60克。（哈尼族方）

用法 加水 1200 毫升，煎至 300 毫升。每日 1 劑，代茶飲之。

說明 本方有止血作用，用於胃、十二指腸潰瘍痛出血及上呼吸道出血均效。臨床觀察 48 例，平均 3～4 天止血。病例：胡××，男，50 歲，患十二指腸潰瘍 7 年，因突感上腹脹痛，嘔吐帶血黏液約 1200 毫升急診入院，當時血壓測不到，經搶救後服本方治療，次晨又吐咖啡樣液體 1500 毫升，排暗黑色稀便 50 毫升，第三天吐止，腹痛減輕，大便轉黃，繼服 17 劑後病癒出院。

來源 獻方人：雲南省個舊市人民醫院；推薦人：雲南省文山衛生學校楊學況、任懷祥。

配方 2 生蘿蔔、生藕節各等量。（朝鮮族方）

用法 將生蘿蔔和生藕節搗碎取汁，把等量混合均勻，1 日 2 次，1 次 100 毫升服用。

說明 對胃出血有效。

來源 吉林省延邊朝鮮族自治州民族醫藥研究所；推薦人：崔松男。

配方 3 慶切（三七）10 克、仙鶴草 50 克、酸醋 30 毫升。（壯族方）

用法 將三七切細備用。洗淨煎仙鶴草成藥湯後入醋進藥液內，再微火煎沸後沖三七粉服，每日 1 劑，每天 3 次，連服數日。

說明 此方係馬關縣馬灑村壯族驗方，主治胃腸出血、痔瘡出血等致便血之症。經反覆臨床驗證，療效可靠。病例：雲南省馬關縣藥材公司高天壁，男，49 歲，壯族，患大腸下血 1 年餘，曾先後服用中、西藥，療效不佳。後改服上

方而治癒，追訪一年多，未見復發。本方有活血祛瘀，收斂止血之功效。適用於大腸下血，便血、痔瘡出血、胃出血等症。

來源 獻方人：雲南省馬關縣廣播站陸宗嬋；推薦人：雲南省西疇縣興街醫院李光員、任懷祥。

配方4 橄欖樹皮150克、大蒜50克、豬肚1個、調味料適量。（德昂族方）

用法 將豬肚洗淨，連用橄欖樹皮，大蒜同煮，食時放調味料。

說明 此方治療胃出血，曾治癒多人，有效率達95％以上。

來源 獻方人：雲南省思茅縣南屏鄉整碗村醫生王朋雲；推薦人：雲南省思茅行署商業局張炳剛。

配方5 慶秀（三七）10克、仙鶴草20克、蔲努（糯米）250克。（苗族方）

用法 先將糯米煮成粥，然後放入三七及仙鶴草，再煮20分鐘後，吃粥，每天2次，連服5天。

說明 此方有瀉肝清胃，涼血止血之功效。適用於治療胃、十二指腸潰瘍出血；也可用治療衄血、便血、痔瘡出血等症。

來源 獻方人：雲南省文山州西疇縣興街醫院李光員；推薦人：雲南省文山衛校教授楊學況。

配方6 雞蛋1個、三七粉3克、藕汁200毫升、冰糖少量。（彝族方）

用法 雞蛋打入碗中加入藕汁，用三七粉拌勻，放少許

冰糖調味，隔水燉熟食用。

說明 三七藕汁燉雞蛋，有止血止痛、散瘀的作用，可治療胃潰瘍出血、十二指腸球部潰瘍出血，肺結核咯血等症。注意：藕汁應取新鮮藕洗乾淨去皮，榨取汁水。

來源 獻方人：雲南南昆鋼醫院中醫師周朴；推薦人：雲南峨山縣欽服公司柏聯生。

配方7 糯米100克、槐花炭60克。（彝族方）

用法 糯米煮粥，槐花炭研末，以糯米粥送服槐花炭末。每天2次，2天服完。

說明 本方有止嘔血之效，亦可治療痔瘡下血症。

來源 獻方人：貴州省大方縣醫院丁詩國。

配方8 豬肺1個、糯米500克、白及100克。（彝族方）

用法 將豬肺洗淨，與白及一同切細，與糯米同煮爛熟，加蜜30克拌勻。每天3次，2天服完，10天為1療程。

說明 本方適用於陰虛火旺致的吐血、咯血等症。

來源 獻方人：貴州省大方縣醫院丁詩國。

配方9 羊血200克、米醋200毫升。（彝族方）

用法 羊血凝固切成小團塊，加米醋煮熟，食羊血，最好連醋喝完。

說明 米醋煮羊血，有祛瘀止血、補血的功效，主治下消化道出血和初期內痔出血。

來源 獻方人：雲南省峨山縣飲服公司柏聯生。

配方10 日歸南（血滿草根）50克、黃牛黃炮（黑銷梅根）50克、栽秧花（種花根）50克、泥利（豬肉）200克、

給木（鹽）少許。（佤族方）

用法 取以上各味藥鮮品，洗澡淨，切斷，開水煎煮 30 分鐘，去渣留湯，將切好的豬肉放入藥湯裏燉煮至熟爛食用。吃肉喝湯，當日分 3 次吃完。

說明 本方對大腸出血有比較好的療效；3 天為 1 療程，一般用 1 療程就可獲效。

來源 獻方人：雲南民族學院統戰部郭大昌。

配方 11 黃鱔魚 1 條、木瓜 10 克。（土家族方）

用法 將鱔魚燒熟曬乾研麵，木瓜研成細末，同時用白開水沖服，每日早晚各服 1 次，連續服用。

說明 黃鱔魚辛涼，能涼血止血，配木瓜祛腸風收斂止血，有涼血收斂止血之功；主治大便下血。病例：王某，56 歲，經常大便帶血，色鮮紅，每次量約 10 毫升，隨便而下，經用此方自服 10 餘次，大便下血已止，一年未發。

來源 獻方人：湖北省鄂西自治州民族醫院周枝珩；推薦人：湖北恩施醫學專科學校趙敬華。

配方 12 乾棉餅燒存性 60 克、烏梅燒存性 60 克。（土家族方）

用法 將兩區共為細末，醋糊為丸，如梧桐子大，每次服 2 丸，每日 3 次。

說明 本方主治便血。乾棉餅和烏梅燒存性後，炭能止血，加之兩物酸澀收斂，故收斂止血。病例：湯××，男，50 歲，大便下血 2 年，量不多，色暗紅，自產棉餅，在藥房購烏梅 10 克，依法製丸，連服 3 月血止。

來源 獻方人：湖北省鄂西自治州民族醫院周枝珩；推薦人：湖北恩施醫學專科學校趙敬華。

配方 13 豆腐渣 200 克、槐花 50 克。（土家族方）

用法 先將豆腐渣放入鍋內炒黃，以能黏末為度，槐花煎水 300 毫升，加白糖 50 克，調服。

說明 本方主治便血。豆腐渣炒黃成炭止血，配槐花治腸風下血，可收相得益彰之效。病例：王某，男，15 歲，大便經常帶血半月優質產品，家境貧困，無錢抓藥，用此方自服 1 月，病癒。

來源 獻方人：湖北省鄂西自治州民族醫院周枝玎；推薦人：湖北恩施醫學專科學校趙敬華。

配方 14 羊血、豆腐各適量。（回族方）

用法 將新鮮羊血置碗中凝成塊，然後入鍋添水煮熟，即羊血豆腐，取出後冷卻，把羊血豆腐切成塊狀，蘸米醋食用，日 2～3 次，每次 60 克。

說明 羊血功能止血，祛瘀，主治吐血、衄血、腸風痔血、外傷出血以及跌打損傷等，羊血豆腐適用於上消化道出血以及痔瘡出血，跌打損傷等，有止血化瘀的功效。

來源 獻方人：青海民和縣中學瞿元美；推薦人：青海民和縣文取竹野。

配方 15 阿膠 30 克、糯米 100 克、紅糖適量。（滿族方）

用法 將糯米加水煮粥，粥將熟時，放入搗碎的阿膠，文火燉煮，邊煮邊攪，加入紅糖調味即可。每日 1 劑，日服 2～3 次，空腹食。半個月為 1 療程。

說明 阿膠具有良好的止血養血作用。李時珍在《本草綱目》中說它能「療吐血、衄血、血淋、尿血……崩中、帶下，胎前產後諸疾」。藥理實驗證實，阿膠有加速血液中紅細胞和血紅蛋白生成的作用，能改善動物體內鈣的平衡，促

一、內科病症配方

223

進鈣的吸收，有助於血清中鈣的存留。這就充分證明阿膠的補血和止血作用是有科學道理的。此方適用於上消化道出血、支氣管擴張症咯血以及功能性子宮出血等，具有滋陰補虛，養血止血，固崩，安胎的功效。

來源 獻方人：雲南省彌勒縣醫院郭維光；推薦人：雲南省藥物研究所張力群。

吐　　血

配方 1 地米菜（薺菜）100～200 克、雞蛋 1～3 個。（土家族方）

用法 薺菜洗淨，鮮品用 100～200 克，乾品用 50～100 克，切斷，入鍋加水適量，取雞蛋 1～3 個，洗淨，放鍋中與薺菜共煎煮，待雞蛋八成熟時，撈出剝去蛋殼，再放入薺菜湯中煮至蛋熟為度，然後食蛋服湯。食用時，湯中可加少許白糖調味。每日 1～2 次，每次喝湯 200～300 毫升，食蛋 1～2 個。

說明 薺菜甘、淡、涼，入肝胃、小腸、膀胱經。具有涼血止血，清熱利尿，降壓之功效。《別錄》稱：「利肝氣、和中。其實主明目、目痛。」《現代實用中藥》：「止血。治肺出血、子宮出血、吐血、流產出血、月經過多、腎結核尿血、頭痛、目痛或視網膜出血。」

使用注意 ①腸炎腹瀉之病人，應多喝薺菜湯而少吃蛋。②腎結核、肺結核之患者，可長時間服用此藥膳，且應堅持一日 1～2 次。③若無雞蛋或鴨蛋，用鵪鶉蛋亦可。本方長期食用，未見副作用。對高血壓患者確有降壓作用，而對正常人的血壓卻無明顯影響。

來源 獻方人：湖南省湘西自治州民族中醫院馬伯元；

推薦人：雲南省彌勒縣醫院郭維光。

配方2 鴨蛋1個、牛屎青20克、仙鶴草25克。（瑤族方）

用法 牛屎青用根，仙鶴草用全草，與鴨蛋共煲，吃蛋喝湯，每日1劑。

說明 本方為祖傳驗方，對中、小量出血有效，對大出血，應及時送醫院搶救治療。

來源 獻方人：廣西金秀縣李春元；推薦人：廣西民族醫藥研究所何最武。

便　　血

配方1 鴨掌星120克、豬肥肉100克、粳米100克。（畲族方）

用法 先將鴨掌星煎湯，取湯汁煮粳米、豬肥肉、食用，每日服1次。

說明 鴨掌星為水龍骨科金雞腳植物。脾胃虛寒及溏泄者忌用。

來源 獻方人：福建省霞浦縣牙城衛生院吳木春；推薦人：福建省寧德地區醫藥研究所陳澤遠。

配方2 洋鴨1隻、蓮米160克。（壯族方）

用法 殺死洋鴨，去毛及內臟，生剁洋鴨與蓮米同煮，1劑可服2～3天，次數不拘。

說明 本方具有消炎、健脾、潤湯、止血等功效。用於體虛氣弱，大便帶血等病症，主要用於大便帶血、痔瘡出血等。

來源 獻方人：廣西壯族自治區北流縣隆盛鎮政府衛生

室劉優華；推薦人：雲南省彌勒縣醫院郭維光。

配方3 大棗 50 克、雪梨 2 個、槐花 50 克、黑豆 500 克。（赫哲族方）

用法 加水共煮，煮至水乾，以黑豆熟為度，藥力出盡為度。去棗、梨、槐花不用，吃黑豆，每日 3 至 4 次，每次 20 至 30 克，吃完黑豆為 1 個療程。

說明 滋陰潤腸，補腎止血，治老年痔瘡，大便秘結，便血淋漓。頭暈眼花，腰腿無力等。

來源 《民族醫藥風集》；推薦人：張力群。

配方4 黑大豆 500 克、白及 30 克、田三七 15 克。（土家族方）

用法 黑大豆炒熟與白及、田三七共研粉。每次 50 克加適量紅糖沖服，每天早晚各 1 次，3 月為 1 療程。

說明 本方適用於消化道出血所製吐血、便血及肝硬化與血小板減少引起吐血、便血等。無禁忌症、白及固澀止血；田三七活血止血；黑大豆益氣養血止血。病例：滿××男，48 歲，因肝硬化脾亢，常吐血便血，牙齦出血，多次住院治療，效果不佳。得一老土醫獻上方，服藥兩個療程上症盡除，且肝硬化明顯好轉。距今已有 8 年，尚能堅持正常工作。

來源 獻方人：湖南省慈利縣高橋鄉信用社滿益華；推薦人：湖南省常德市第一人民醫院滿世成。

配方5 陳芋頭荷 250 克。（土家族方）

用法 陳年芋頭荷烹製不加辛辣佐料即可。每天 1 次，3～5 次為 1 療程。

說明 本方適用於嘔血便血等，無禁忌症。芋頭荷止澀

滑出血。對消化道出血所致嘔血，便血有可靠療效並無毒副作用。病例：李××，男，40歲，經常發作腹部痛，納食差，噯氣，受涼後突然嘔吐血數碗，邊遠山村就醫不便，服上方後嘔血便血控制。

來源 獻方人：湖南省慈利縣景龍橋鄉太坪村李生枝；推薦人：湖南省常德市第一人民醫院滿世成。

配方6 雞肉 100 克、紅牡丹根 15 克、地榆 15 克、鳳尾草 20 克。（瑤族方）

用法 雞肉洗淨切塊，與上藥共煎，吃肉飲湯，每天 1劑。

說明 本方為臨床驗方，對腸道潰瘍或炎症引起的出血，痔瘡引起的出血效果良好，一般服用 3～5 劑即止。

來源 獻方人：廣西金秀縣李春元；推薦人：廣西民族醫藥研究所何最武。

腹　痛

配方1 熟麥麵粉適量、皂角 10 克、石菖蒲 20 克、胡盧巴 20 克。（彝族方）

用法 將上藥研細末，用麵粉調合勻，用開水調服，成人早晚各 7.5 克，小兒酌減。

說明 此方用於寒性引起的腹痛和腸炎療效頗佳。

來源 獻方人：貴州省仁懷縣政協王榮輝六代祖傳秘方。

配方2 卓瑪（人參果）250 克、則（大米）250 克。（藏族方）

用法 將人參果洗淨後放入鍋內煮熟，撈出人參果，然後

加入稀飯裏共煮 10 分鐘即可食用。每次 50 克，每日 3 次。

說明　此方有健脾、助消化的功效。對消化不良之腹痛、腹瀉很有療效。

來源　獻方人：四川甘孜州藏醫院唐卡‧昂旺降措；推薦人：四川甘孜州藏醫院降擁。

配方3　山楂肉 30 克、雞內金 20 克、龍眼肉 15 克、橘皮 12 克、白蘿蔔籽（炒）12 克。（壯族方）

用法　上藥共入水中煮 30 分鐘、服汁。每日 1 劑 3 服，2 劑見效。

說明　本方消食化積，通便理氣，對於食積引起的腹痛有良效，壯、漢民間常用，效果較好。

來源　獻方人：雲南西疇縣新街骨科醫院鄭玉華、陸光星；推薦人：雲南文山州藥檢所王永發、張福榮、李東河。

配方4　采（三七）12 克、生薑 10 克、小茴香 10 克、韭菜 6 克、草果 3 個、飴糖 30 克。（苗族方）

用法　將生薑、茴香、韭菜水煎取汁沖三七粉，兌糖服 1 次 3 克，糖適量，每日 1 劑，分 3 次服用，連服數劑。

說明　此方有溫經散寒、理氣止痛之功效，適用小腹及兩脅疼痛，畏寒肢冷，噯氣等症。

來源　獻方人：雲南文山壩心衛生院陶自全；推薦人：雲南文山衛校任懷祥、楊學況。

配方5　口薑（糊飯）30 克、蔓播（山楂肉）30 克、雞內金 20 克、陳皮 10 克、萊菔子（炒）15 克、蜜 30 克。（壯族方）

用法　水煎上藥沖蜜服，1 日 3 次，每日 1 劑，連服數劑。

說明 此方係馬關縣城關民間驗方，經臨床驗證，效果尤佳，本方有消食導滯，理氣止痛之功用，適用於食積噫氣、噯腐吐酸、腹滿痛劇、腸鳴氣臭、大便不能等症。

來源 獻方人：雲南馬關縣防疫站施文友；推薦人：雲南馬關縣衛生局姚尹潮、任懷祥。

配方6 釆（三七）15克、生薑150克、紅糖150克、飴糖300克。（苗族方）

用法 水煎薑湯沖三七粉、飴糖服，每次三七粉5克，飴糖50克，1日3次。

說明 此方有溫胃散寒、理氣止痛之功，適用於腹脹、痞滿不欲食、身倦無力或腹瀉、四肢欠溫等症。

來源 獻方人：雲南文山壩心衛生院陶自全；推薦人：雲南文山衛校任懷祥、楊學況。

配方7 釆（三七）12克、乾薑10克、山柰10克、白蘿蔔25克、菠菜10克、白酒30毫升。（苗族方）

用法 共入砂鍋加水適量煮30分鐘，以酒為引，熱服，1日1劑，日3次，連服數劑。

說明 本方係雲南省古木鄉黑山苗族驗方，有溫通散結、理所止痛之功，適用於腹中冷痛、喜溫喜按、不欲飲食、口不溫、喜熱飲、大便秘結等症。

來源 獻方人：雲南省文山廣播電臺陶永華；推薦人：雲南文山州藥材公司梁應光、王洪禮。

配方8 抑資（豬苦膽乾粉）3克、黑芝麻30克、農資勺（核桃）60克、白蘿蔔1個。（瑤族方）

用法 將黑芝麻、核桃搗爛，每次服用前混合後，每次

服 1 匙，早晚服用，約隔 10 分鐘，再酌情吃一些蘿蔔。

說明 本方係雲南馬關古林箐鄉金竹坪瑤族驗方，經臨床驗證，有瀉熱通便、理腸止痛之功，適用腹痛、拒按伴脹、摸之有塊、大便不通、口燥唇乾等症。

來源 獻方人：雲南馬關縣衛生局姚尹潮；推薦人：雲南省文山衛校任懷祥、楊學況。

配方 9 蘿蔔籽 100 克、鮮薑 50 克、紅棗（去核）50 克。（蒙古族方）

用法 將蘿蔔籽、鮮薑、紅棗炒熟研麵。每日 2 次，每次 5 克，溫開水送服。

說明 本方係民間藥方，流傳甚廣，對消化不良、腹痛等症療效頗佳。病例：王××，男，42 歲，住內蒙古哲盟科左中旗。反覆性上腹痛伴完穀不化 1 月餘，經用此方治療 1 週治癒。本方簡便易行，無不良反應。

來源 獻方人：內蒙古哲里木盟蒙醫研究所包光華；推薦人：內蒙古哲里木盟蒙醫研究所格日勒。

配方 10 附子（炮）60 克，半夏、粳米各 500 克，大棗 10 枚。

用法 將附子（有毒）先煨 2 小時以上（致不麻嘴為度），然後加入洗淨的粳米、大棗、半夏共煮成粥熱服，每日 1 劑，5 天為 1 療程，連服 1～2 療程可見效；注意忌食酸、冷避歲寒。

說明 腹部雷鳴切痛，胸脇部氣逆脹滿嘔吐，此為脾虛陰盛，胃氣上逆，治則，降逆止嘔，附子是助陽良藥、半夏降逆止嘔、大棗具健脾益氣之功與粳米共煮為粥，有而奏溫陽散寒、健脾和胃、降逆止嘔之效；本方也可用於老年久病

體虛。

來源 獻方人：雲南省昆明市婦女保健所袁曼宇。

配方 11 色牙布（山楂）20 克、紅糖 10 克、萊菔子 10克。（蒙古族驗方）

用法 每日服 2～3 次，水煎服。

說明 本方有消食積、散瘀滯之功，對消化不良、腹部脹滿、婦女血滯引起的腹痛、小腹疼痛有效。

來源 獻方人：內蒙古自治區阿拉善盟蒙醫藥研究所賀巴依爾。

配方 12 大腸 100 克、紅尾烏白木藤 60 克、山芝麻藤40 克。（壯族方）

用法 水煎服，吃肉喝湯，每日 1 劑，每日服 3 次。

說明 此方有清濕熱、潤腸解鬱、活血止痛等作用，適用於熱鬱腹痛。

來源 獻方人：廣西壯族自治區北流縣隆盛鎮衛生室劉優華。

配方 13 番石榴嫩葉適量　食鹽適量（高山族方）

用法 番石榴嫩葉與食鹽各適量，共搗爛，食下。

說明 番石榴（芭樂）為桃金娘科植物。

來源 獻方人：福建省臺灣同胞聯誼會金遠金；推薦人：福建省藥檢所周繼斌。

配方 14 飄多奶（滇白前）16 克、飄史（豬肉）200克。（普米族方）

用法 先將肉煮沸後放藥同煮 4 時放鹽，候溫 1 次服下。

說明　滇白前有消炎止痛、溫中散寒功能，特別對婦女宮寒及腸胃消化系統的寒證引起的腹痛、療效更佳，本人用上方醫治 22 例，治癒 22 例。

來源　獻方人：雲南省蘭坪縣畜牧局王祖興。

配方 15　飄恒（大薊）60 克、雞肉 200 克。（普米族方）

用法　大薊採回洗淨切片和雞肉砂罐內同煮 3～4 小時，放鹽後藥肉湯 1 次服下。

說明　大薊有清熱解毒、消腫散瘀、涼血止血功能，對婦女由婦科病引起的浮腫等疾患療效較佳！本人用上方醫治 12 例，治癒 12 例，縣水電局家屬和福玉，52 歲，1989 年全身浮腫，不思飲食，四肢無力，經服此方 2 劑治癒，至今沒有復發，身體強壯。本藥用鮮品。

來源　獻方人：雲南省蘭坪縣畜牧局王祖興。

胃　痛

配方 1　豬胃 1 個、肉桂皮 25 克、鹽適量。（彝族方）

用法　取豬胃 1 個，洗淨，與肉桂皮同放入鍋裏燉煮，熟爛服湯吃肉，每日 1 劑，分 2 次服完。

說明　桂皮性熱，味辛，甘。有溫通經絡之功效，對胃遇冷則疼患者，每日服 2 次，效果較好。

來源　獻方人：中國醫學科學了院藥用植物資源開發研究所雲南分所彭朝忠：推薦人：郭紹榮。

配方 2　雞肉 500 克、砂仁 10 個、草果 3 個、胡椒 7 粒、鹽適量。（彝族方）

用法　雞去毛取出內臟，砍成小塊，把砂仁，草果，胡

椒研成粉，與雞肉同時放入鍋裏燉煮至熟爛，飲湯吃肉。

說明 本方性溫，有補虛，助消化的功能。適用於胃脘疼痛，腹部脹滿，消化不良症。

來源 獻方人：中國醫學科學院藥用植物資源開發研究所雲南分所彭忠；推薦人：郭紹榮

配方3 胎盤1個、小公雞1隻、薑5克、草果2個、鹽少許。（彝族方）

用法 胎盤洗淨剁細，把剛會叫的小公雞殺後去毛去內臟後一起煮至雞爛食用，連吃2～3次效果更佳。

說明 此方對於治療胃冷疼痛效果最好。胃熱患者忌用。

來源 獻方人：雲南峨山縣塔甸煤礦易為全；推薦人：雲南省峨山縣飲服公司柏聯生。

配方4 鼻涕果樹根（細的）200克、小豬腳5個、草果2～3個、鹽巴適量。（傣族方）

用法 把鼻涕果樹根、小豬腳洗淨，與草果（拍松）、鹽巴同下鍋煮爛食之。

說明 此藥連續應用，對胃病有較好的療效。

來源 獻方人：雲南省景谷縣飲服公司陳開榮；推薦人：雲南省思茅地區行署商業局張炳剛。

配方5 白藤花根50克、紫米200克、食鹽少許、小雞1隻（重0.5公斤）。（哈尼族方）

用法 白藤花根洗淨，雞宰殺去毛及內臟，與紫米、鹽一起煮食。日食1次。

說明 本方有祛寒止胃痛並有滋補作用，療效較好。

來源 獻方人：雲南省江城縣城裝廠職工王雪華；推薦人：雲南省思茅行署商業局張炳剛。

配方6 蘑芋100克、豬肚1個、食鹽少許。（彝族方）

用法 豬肚清洗乾淨，蘑芋去皮洗淨切片，裝入砂鍋煮至粑，放鹽調味做菜吃。

說明 此方連服5天後效果顯著。

來源 獻方人：雲南峨山縣錦屏鄉三家村劉家才；推薦人：雲南省峨山縣飲服公司柏聯生。

配方7 豬肚1個、白胡椒10粒、生薑5片、食鹽少許。（彝族方）

用法 豬肚洗淨將白胡椒、生薑片放入豬肚中，用水煮熟，放鹽、調味佐餐食用。

說明 此方長食對胃病疼痛有良好的治療作用。

來源 獻方人：雲南省峨山縣飲服公司柏聯生。

配方8 酒（65° C）30毫升、紅糖10克、乾薑5克。（蒙古族方）

用法 將乾薑和紅糖搗碎成泥置於酒中直接點燃，一分鐘後吹滅，趁熱喝。

說明 主治胃痙攣絞痛。此方在民間流傳甚廣，療效頗佳。無副作用，一般1劑即癒。

來源 獻方人：內蒙古哲盟紮旗道老杜蘇木西熱嘎查敖其爾；推薦人：內蒙古哲盟紮旗蒙醫院克朝圖。

配方9 山柰30克、乾薑30克。（彝族方）

用法 上藥共研細末，熱米湯送服。每天3次，每次

6～9 克。

說明 本方適用於寒邪入侵腸胃所致的脘腹冷痛症。忌食生瓜果。

來源 獻方人：貴州省大方縣醫院丁詩國。

配方 10 紅糖 100 克、胡椒 6 克、橘皮 10 克。（土家族方）

用法 將胡椒、橘皮研末，兌入紅糖，分 3 次用開水沖服。

說明 本方具有散寒止痛之功效，適用於胃寒氣滯引起之胃痛，對於胃熱、胃陰虛者不宜使用。

來源 獻方人：湖南省桑植縣人潮漆鄉衛生院陳振岩。

配方 11 黃豆 1000 克、吳茱 20 克、陳皮 20 克。（土家族方）

用法 黃豆、吳茱、陳皮同煮熟，取其中黃豆曬乾炒焦封存，每次服食 1 把，每天 3 次，飯後咀嚼，30 天為 1 療程。

說明 適用於脾胃虛寒性胃脘痛，胃熱者忌用。吳茱溫胃散寒；陳皮理氣溫胃；黃豆健脾和胃。筆者臨床多次驗證，對於脾胃虛寒性胃虛寒性胃脘痛者，服本方效果滿意。筆者臨床多次驗證，對於脾胃虛寒性胃脘痛者，服本方效果滿意。

來源 獻方人：湖南省慈利縣景龍橋鄉李冬枝；推薦人：湖南省常德市第一人民醫院滿世成。

配方 12 灶心土 200 克、薏米 50 克、大米 50 克。（土家族方）

用法 灶心土加清水煮沸，沉澱得清水 800 克，再加入薏米、大米煮粥。每天服 2 次，30 天為 1 療程。

說明 適應於虛寒性胃脘痛。胃火盛者禁用。灶心土性甘溫入脾胃經，具有溫中散寒之功效；薏米健脾燥溫；大米補益氣血。本粥具有溫中散寒，健脾燥濕、益氣養血。對於脾胃虛寒者可以長期服用。

來源 獻方人：湖南省慈利縣龍壇河鎮盧來生；推薦人：湖南省常德市第一人民醫院滿世成。

配方 13 玫瑰花 6 克、代代花 3 克。（景頗族方）

用法 將上二味洗淨陰乾，代茶泡飲。

說明 能理氣解鬱，和胃散瘀，可治胃痛，也可用於婦女經期腹痛，每次 15 克（鮮品），代茶泡飲。

來源 獻方人：雲南省瑞麗市藥檢所譚麗萍；推薦人：雲南省瑞麗市衛生局陶建兵。

配方 14 蒲公英 50 克。（怒族方）

用法 蒲公英（乾品）水煎，早晚分服。或用蒲公英研成細末（散劑），每次服 20 至 30 克，開水送服，1 日 2 次。

說明 蒲公英有清熱解毒，散結消腫功效。單味蒲公英治療胃炎，胃潰瘍病及十二指腸潰瘍有良效。

來源 《雲南民族醫藥見聞錄》；推薦人：張力群。

配方 15 昭日古達蘇（茴香）。（蒙古族方）

用法 多以當餡食用，做湯喝或用開水燙後做涼菜食用均可。

說明 昭日古達蘇歸肝、腎、脾胃經。有祛寒止痛之功，用於小腸疝氣，小腹冷痛，睪丸偏墜痛等。又能溫中和胃，用於胃寒嘔吐，腹痛。常與乾薑、草寇、烏藥同用。此外也用於小腹冷痛、宮寒不孕可與炮薑、肉桂、艾葉同用。

來源 獻方人：內蒙古自治區巴彥淖爾盟蒙醫院包英歌；

推薦人：內蒙古自治區阿拉善盟蒙醫藥研究所賀巴依爾。

配方16 胡椒2克、砂仁1克、紅糖適量。（景頗族方）

用法 將胡椒、砂仁研末，加紅糖及開水內服，飯後連服2次。

說明 本方是流傳百年不衰的驗方，主治胃痛。

來源 摘自《德宏景頗族驗方》；推薦人：雲南省德宏州藥檢所段國民。

配方17 砂仁5克、肉湯500毫升。（傣族方）

用法 將砂仁研末，放入肉湯內（開水亦可）1次服下，飯後服。連服3日。

說明 民間用方，臨床應用，效果甚佳，主治胃痛。

來源 《德寵傣族驗方》；推薦人：雲南省德宏州藥檢所段國民。

配方18 黑米50克，鮮羊肉100克，小茴香、鹽適量。（回族方）

用法 羊肉洗淨切小碎塊與黑米同煮1小時以上，小茴香研末，出鍋前10分鐘同鹽一併放入。

說明 黑米乃歷代皇帝的貢品，營養豐富，羊肉性溫而補，小茴香散寒行氣止痛。本方用於虛寒型胃脘痛療效頗佳。經常服用對一切虛寒證皆有良效。

來源 獻方人：烏魯木齊中醫院李文富；推薦人：烏魯木齊市中醫院王輝。

配方19 花椒1克、羊肉燉熟100克。（景頗族方）

用法 將羊肉燉熟加花椒粉1克，充分拌勻後，1次服

完。

說明 民間常用方，療效很好，主治胃痛。

來源 摘自《德宏景頗族驗方》；推薦人：雲南省德宏州藥檢所段國民。

配方20 鐵色草25克、馬蹄金20克、羊仔耳15克、棕櫚20克、目魚乾1頭。（畬族方）

用法 目魚乾洗淨切成一公分寬，與上藥同燉，食目魚乾及湯汁日服1次。

說明 鐵色草即夏枯草；馬蹄金即黃膽草，羊仔耳即白毛藤；目魚乾又叫墨魚乾。消化道出血者忌用。

來源 獻方人：福建省寧德市霍童鎮八斗村鍾連惠；推薦人：福建省寧德地區醫藥研究所陳澤遠。

配方21 羊肉500克，黑豆120克，生薑、花椒、鹽各適量。（回族方）

用法 放在鍋內煮熟，1劑吃2天，吃肉吃豆喝湯。

說明 此方有補腎壯陽、溫中散寒等作用。適用於胃寒痛。連服2～3天，胃寒痛漸緩解。

來源 獻方人：青海民和縣誌編委會朱曄平。

配方22 陳皮10克、吳茱萸2克、生薑20克、鯽魚250克。

用法 將鯽魚洗淨去內臟、魚鱗，將生薑切片與陳皮、吳茱萸一起包所有紗布內，並填入鯽魚肚內，加調料及清水，隔水清燉1小時後取出藥包，食魚喝湯。

說明 鯽魚性味甘平，入脾胃大腸經，生薑健脾、吳茱萸暖肝實脾，《本草經疏》載：「鯽魚調胃實，與病無礙，

諸魚中惟此可常食。」據《本草綱目》轉載酈道元《水經注》云：「蘄州……有大鯽，大二尺，食之肥美，碎寒暑。」此方相傳是李時珍傳播下來的，至今在蘄州地區民間較廣泛應用，據多年的觀察對虛寒性胃痛確有顯著療效。

來源 獻方人：湖北省蘄春蘄州時珍飯店藥膳餐廳邰秋蓮；推薦人：湖北省蘄春縣李時珍中醫藥研究所梅全喜。

配方 23 蜂蜜 30 克、黃泡刺根 50 克、草果米 10 克、酒適量。（水族方）

用法 將上藥熬成湯，兌蜜和酒溫服。1 日 3 次，每日 1 劑，連服數劑。

說明 本方係民間廣泛流傳，經臨床反覆驗證，療效可靠。有溫中散寒、消炎止痛之功，適用於脾胃虛寒之脘腹疼痛，胃痛，腹痛等症。

來源 獻方人：雲南解放軍六十七醫院李亞平；推薦人：雲南省文山衛校楊學況。

配方 24 鮮雞腳 2 支、酒 100 毫升。（普米族方）

用法 宰雞後，取雞腳燒於炭火中，至焦黑，放在酒杯內，加入酒浸泡即飲。

說明 普米族常用燒雞腳酒待客、治療胃痛（隔食），以胃寒、食滯、氣滯、虛寒諸證為佳。

來源 雲南省蘭坪白族普米族自治縣收生局和勝衛集整理；推薦人：關祥祖。

配方 25 胡椒 30 克、酒 100 毫升。（怒族方）

用法 將胡椒研為細粉，放入酒內，用瓶蜜封存放。

說明 本方治療胃寒、食滯、氣滯、虛寒型胃痛，各種

虛寒性腹痛（痧發）、各種虛寒性婦科疾病，產後子宮收縮不良性腹痛等症有效。

來源 雲南省蘭坪白族普米族自治縣衛生局和勝集整理；推薦人：關祥祖。

配方26 荔枝核、香附、木香各6克。

用法 上藥水煎服，1日1劑。

說明 荔枝核為寒疝和胃、散寒去濕，香附能理氣解鬱止痛，木香行氣止痛健脾，故此方用胃寒疼痛。

來源 獻方人：山西省太原市交通職工醫院張敬榮。

配方27 的星（滿天星）20克、的椿（密碼妝）葉和尖20克、紅糖作引子的母肉（鮮豬瘦肉）50克。（壯族方）

用法 全部幾種混合搗碎、入土碗內隔鍋燉熟1次食服（宜空腹服）。

說明 本方治療胃寒而痛有特效，本方具有溫經散寒，健脾和胃，對慢性萎縮性胃炎療效甚佳。

來源 獻方人：雲南文山麻栗坡查鳳瓊；推薦人：雲南文山壯苗自治州人民醫院雷翠芳。

配方28 孵雞蛋殼100克、紅糖200克。（白族方）

用法 將孵雞蛋殼100克，焙黃後研極細末，紅糖切細加入拌勻，每次內服15克，每天3～4次，溫開水送服。

說明 一般用3～4天後胃痛止，連服6天，食慾顯著增加，全身情況好轉而漸顯效。

來源 獻文人：雲南省大理白族自治州博物館李大成；推薦人：雲南大理市康復醫院楊中梁。

配方29 飛朱砂1克、四兩麻6克、芭蕉心15克、豬心臟1個。（土家族方）

用法 將上藥洗淨切細，朱砂研末一同放入豬心內蒸熟後去藥渣，服豬心及湯。1日1劑，分3次內服。

說明 本方具有溫中益胃，有止胃痛和安神的作用。

來源 獻方人：湘西州瀘溪縣興隆場鄉廖明鐵；推薦人：湖南湘西州民族醫藥研究所田華詠。

配方30 野豬肚子1個、胡椒10粒。（侗族方）

用法 取野豬肚子1個洗淨（無野豬肚子，家養豬的肚子亦可），胡椒按年齡每1歲放1粒，放於豬肚內後，用砂鍋燉爛，吃豬肚子喝湯，胡椒根據自己具體情況服用。

說明 此方係侗族民間山區，經常獵殺野豬，民間藥用已久，在臨床實踐中無野豬肚子，用家養的豬肚子亦有效，對胃寒療效可靠。

來源 推薦人：湖南省懷化地區精神病醫院王在興。

配方31 豬肚1個、水發蓮米30克、紅棗30克、肉桂3克、小茴香9克、白糯米250克、調味料適量。（傈僳族方）

用法 豬肚洗淨，把蓮米，紅棗、肉桂、小茴香、糯米裝入豬肚內，用線將口紮好，放入鍋內加水煮爛。每日3次，飯前用調味料蘸吃。

說明 此方主治胃寒痛。

來源 獻方人：雲南省思茅地區防疫站周曉冬；推薦人：雲南省思茅行署商業局張炳剛。

配方32 白胡椒10克、鯽魚1000克（要求每條魚重50克左右，共20條）。（土家族方）

用法 將胡椒研成細末，分別放入 20 個鯽魚肚中（內臟去除），放鍋中蒸熟。1 日 3 次，每次 1 條鯽魚內服，去魚刺，7 天為 1 療程。

說明 本方有散寒止痛，主治脾胃虛寒疼痛。

來源 獻方人：湖南省大庸市二家河醫院田廷富；推薦人：湖南湘西州民族醫藥研究所田華詠。

配方 33 黃蛋根 100 克、豬肚 1 個。（畬族方）

用法 豬肚洗淨與黃蛋根共燉，食豬肚與藥液。

說明 黃蛋根為茜草科梔子的根。本方可連服 1～3 劑。本方在畬族中廣為流傳。主治胃痛。

來源 獻方人：福建省羅源縣霍口畬鄉雷福年；推薦人：福建省藥檢所周繼斌。

配方 34 豬肚 1 個、魔芋 2 個、黑胡椒 30 克。（拉祜族方）

用法 將豬肚洗淨剖開，用一個魔芋放入子母灰（稻草或柴火燃燒灰）中燒熟，去灰後與另一個魔芋切碎放入豬肚內，再放入黑胡椒，可放少許鹽，然後把豬肚縫合，放入碗內，隔鍋蒸粑，肚藥均吃。

說明 本方具有補虛損、健脾胃、消陳積、溫胃脘、制胃酸之功。適用於胃、十二指腸潰瘍、慢性胃炎、消化不良等胃病。

來源 獻方人：雲南省臨滄地區火電廠周正祥；推薦人：雲南省紅十字會醫院楊亞非。

配方 35 寶日一嘎（乾薑）10 克、大棗 30 克。（蒙古族方）

用法 加適量水，用文火煎服湯同時吃棗，每天 1 次。

說明 乾薑可開胃消食，對消化不良、胃火不足有功效。大棗有健脾開胃，《湯液本草》指出：大棗養脾氣，補津液，益胃等作用。病例：包××，男，43 歲，患胃痛，特別在飯後疼痛加重，服中西藥療效不明顯，用上方 15 天後病痊癒。經觀察無不良反應。

來源 獻方人：內蒙古哲里木盟大伙房衛生院；推薦人：內蒙古蒙藥制藥廠蒙根。

配方 36 白桐柴根 30 克、豬肉適量。（畬族方）

用法 上述 2 味、加水共燉，食豬肉服藥液。

說明 白桐柴根即白背葉根，此藥治胃痛有效。

來源 摘自《福安縣畬族單驗方彙編》；推薦人：福建省藥品檢驗所周繼斌。

配方 37 夏枯草 25 克、馬蹄金 20 克、白毛藤 15 克、棕樹根 3~5 條、墨魚乾 1 條。（畬族方）

用法 上述各藥加水共燉，食墨魚，服藥液。

說明 本方適用於胃痛。

來源 摘自《福建省民族醫藥資料彙編》；推薦人：福建省藥品檢驗所周繼斌。

配方 38 黨參 30 克、白朮 30 克、鬱金 30 克、白芍 30 克、丹皮 30 克、砂仁 20 克、三七 10 克（紗布包）、麥芽糖 250 克、豬肚 1 個。（畬族方）

用法 將上藥先燉 30 分鐘，再將其全部倒入洗淨的豬肚內，肚內加滿水，開口縫合好放盆內燉熟，切開後再兌入麥芽糖；食豬肚、三七、藥湯；將其藥渣再煎服 1 次。

說明 本方係祖傳秘方，主治胃及十二指腸潰瘍病，對慢性胃炎效果也很好。經驗證有效率 80％以上。黃某兩兄弟，胃痛五年，四處求醫不治，服用此方，兩患者在 1 個月內服 2 劑而痊癒，3 年隨訪多次無復發。

來源 獻方人：福建省霞浦縣醫藥公司劉熾榮；推薦人：福建省藥品檢驗所周繼斌。

配方39 薤白 9 枚、白酒 500 毫升。（苗族方）

用法 將薤白用白酒密封浸泡半月後，即可取出食用。1日 3 次，1 次 3 枚。

說明 薤白 9 枚為 1 天量，1 個月為 1 個療程，根據療程，1 次可以浸泡多些。薤白具有理氣、寬胸、通陽、散結。主治胸痹心痛徹背，脘痞不舒，乾嘔，胃痛等症。

來源 獻方人：湖南省花垣縣長樂鄉打落坪村龍明崗；推薦人：湖南省湘西自治州民族醫藥研究所瞿顯友。

配方40 血蜈蚣根（水蜈蚣）14 克、甜酒 50 毫升。（土家族方）

用法 將水蜈蚣根洗淨加水和甜酒同煎，1 日 1 劑，2 次分服藥液。7 日為 1 療程。

說明 水蜈蚣有清熱解毒，活血散瘀，止痛，行氣調中，止渴潤燥作用。

來源 湖南吉首市土家族民間方；推薦人：湖南湘西州民族醫藥研究所田華詠。

配方41 青香藤100克、糧食白酒500毫升。（苗族方）

用法 藥同酒泡 3 天後可服用，胃痛時每次服 30～50 毫升。

說明 藥用根部，洗淨切片曬乾備用。

來源 獻方人：雲南省個舊市高山寨村王應成；推薦人：雲南省個舊市飲服公司李廷柱。

配方 42 飴糖 30 克、肉桂 3 克。（白族方）

用法 乳缽碾細肉桂粉，用 100 ℃ 沸水適量，待飴糖溶化成液全狀後沖服肉桂粉，每日 1～2 次，當即風效痛止。

說明 飴糖甘微溫，肉桂辛甘性熱，二藥同用，甘溫相助，治療胃脘痛、胃及十二指潰瘍的虛寒疼痛有效。

來源 （祖傳驗方）；推薦人：雲南省大理市康復醫院楊中梁。

配方 43 令攏（仙人掌）乾品 15 克、滕奪（蜂蜜）10 克。（壯族方）

用法 取上方加水 200 毫升，煎至 100 毫升，分 3 次服。

說明 本方具有緩急止痛，滋養胃黏膜之功能，對於多種原因引起的慢性胃炎、十二指腸球膜炎、胃及十二指腸潰瘍有特效。

來源 獻方人：雲南省文山州醫院鄭卜中；推薦人：雲南文山州衛校任懷祥。

配方 44 靈芝 30 克、采（三七）30 克、白酒 1500 毫升、冰糖 100 克。（苗族方）

用法 將上藥加入優質糧食酒浸泡製而成。每天 3 次，連服數日，每次服 30 毫升。

說明 本方在民間廣泛流傳，經臨床驗證，療效可靠。本方有滋補、強壯、健腦、消炎止胃痛、益胃扶正、固本等功效。

一、內科病症配方

245

來源 獻方人：雲南省文山州電影院王相入；推薦人：雲南省文山州醫院鄭卜中。

配方45 芭勇（蜂蜜）30克、托巴追（黃泡刺根）50克、草果米10克、白酒適量。（彝族方）

用法 將上藥熬成湯，兌蜜和酒溫服，1日3次，每日1劑，連服數劑。

說明 本方有溫中散寒、消炎止痛之功，適用於脾胃虛寒之脘腹疼痛、胃痛、腹痛等症。

來源 獻方人：中國人民解放軍住雲南省文山第六十七醫院李亞平；推薦人：雲南省文山衛生學校楊學況、任懷祥。

配方46 猜再（雞蛋）1個、茜草粉15克。（壯族方）

用法 將雞蛋同茜草粉拌勻蒸服，飯後早、晚各服1次，連2日。

說明 本方有活血祛瘀、止痛之功，適用於瘀血所致的胃痛、腹痛。

來源 獻方人：雲南省麻栗坡縣衛生防疫站王正先；推薦人：雲南省文山衛學校楊學況、李世昌。

配方47 采（三七）15克、通關散10克、羅松（花生米）20克、粳米20克、山藥20克、黑豆15克、核桃仁6克、紅糖100克。（苗族方）

用法 將通關散水煎取汁，與其他藥共煮成粥服，1日3次，連服數日。

說明 本方係雲南文山攀枝花鄉舊城苗族驗方。有清心養胃、活血鎮痛之功效。適用於心胃痛之胸中悶熱疼痛、心煩口渴、便結溺赤，或大便色黑等症。

來源 獻方人：雲南文山廣播電臺陶永華；推薦人：雲南文山衛校任懷祥。

配方48 釆（三七）15克、胡椒10克、草果3個、蜂蜜100克、乾薑10克。（苗族方）

用法 先煎上藥取汁沖蜜服1日3次連服數日。

說明 本方係雲南文山丘北天星系苗族民間驗方。有疏肝理氣、溫胃散寒之功，適用於腹痛綿綿、喜溫喜按、嘔吐清涎、口不渴、大便溏等症。

來源 獻方人：雲南文山州廣播電臺陶永華；推薦人：雲南文山衛校任懷祥。

配方49 釆（三七）15克、飛龍掌血根皮10克、八角10克、乾薑10克、陳皮15克、草果3個、蜂蜜50克。（苗族方）

用法 水煎上藥沖蜂蜜鬱，每日3次，連服數日，每日1劑。

說明 溫經散寒之功，適用於胃脘痛引兩脇、脹悶噫氣、反酸嘈雜等症。經治200餘例，有效率達96.5％。

來源 獻方人：雲南文山州藥材公司梁立光；推薦人：雲南文山衛校副主任醫師楊學況。

腹　瀉

配方1 地黑蜂（草血竭）15克、釆（三七）12克、生薑10克、大棗7枚、豬腎2個、石榴皮10克。（苗族方）

用法 將豬腎切開，除去雜質，與上藥共水煎至熟，食肉喝湯，每日3次，連服數劑。

說明 本方有溫補腎氣，止瀉之功，適用於腹瀉綿綿，經年累月，五更瀉等症。病例：楊××，男，55歲，農民，慢性腹瀉 9 年之久，時輕時重，曾多處求醫，診斷為「雞鳴瀉」，採用多種中西藥、偏方治療，療效不理想。試投上方 5 劑後，病告癒。

來源 獻方人：雲南省丘北縣皮防站苟文發；推薦人：雲南省文山衛生學校任懷祥、楊學況。

配方 2 瑪爾（酥油）50 克、香察（肉桂）10 克、達哲（五味子）10 克。（藏族方）

用法 將肉桂與五味子研為細粉，過篩；再將酥油溶化，去上沫後，加入前述細粉，混勻。每日 2～3 次，每次 1 匙（約 15～20 克），白開水送服。

說明 此方有溫中散寒、收斂止泄的功效。適用於胃腸道受寒，或用瀉下藥過度造成的泄瀉不止，胃腸冷痛，得溫稍減等。

來源 《藏醫藥選編》（漢文版）402 頁；推薦人：四川甘孜州藥品檢驗所扎西攀超。

配方 3 胡良（紅玉米）30 克。（壯族方）

用法 將紅玉米置於熱草木灰裏燒至焦黑，每日服 2～3 次，連服 2 日。

說明 有收斂之功效，適用於胃酸多、消化不良性腹瀉。

來源 獻方人：雲南省文山衛生學校柏應蓮；推薦人：雲南文山衛生學校李世昌。

配方 4 熱粗格巴（蔥根）30 克、務思（雞蛋）2 個。（羌族方）

用法 將蔥根洗淨，切細和雞蛋調勻，加少量食鹽，用青油煎服，每日 2 次。

說明 本方對小兒腹瀉尤宜，羌族在在長期的與疾病鬥爭中，本方收到良好的效果。可長期服用。

來源 獻方人：四川省阿壩藏族羌族自治州醫藥公司陳保生。

配方 5 紫皮蒜 1 瓣、白酒 50 克。（鄂溫克族方）

用法 將紫皮蒜切碎，搗爛。放入酒中調勻飲用。每日服 3 次。

說明 紫皮蒜、白酒均味辛，性溫。有醒脾氣，禦寒氣，消穀食功效。此方對腹瀉有明顯療效。

來源 獻方人：內蒙古鄂溫克旗醫院烏雲花；推薦人：內蒙古哲里木盟蒙醫研究所楚古拉。

配方 6 糯米 50 克、番桃樹嫩芽適量。（壯族方）

用法 炒糯米後和煮過的番桃樹芽水煎共服。

說明 本方對腹瀉有特效。在民間流傳廣，經多次臨床驗證，效果可靠。病例：楊忠益，男，40 歲，西疇縣新馬街鄉海子村，曾患「急性胃腸炎」（腹瀉）後，服用本配方 1 次，症狀緩解，再服一劑，病癒。

來源 獻方人：雲南西疇縣興街中心衛生院李光員；推薦人：雲南省文山州藥檢所王永發。

配方 7 山藥 100 克、芡實 100 克、蓮子 100 克、五味子 100 克。（壯族方）

用法 將山藥、蓮子、芡實、五味子焙乾後共研細末，備用。每日 1 次，每次用 20～30 克，加白糖適量，水調成

糊,蒸熟食之,連服 3～5 天。

說明 本膳在民間廣泛流傳,經臨床反覆驗證,效果可靠。本品有健脾益腎、止瀉之功。適用於脾腎陽虛泄瀉。

來源 獻方人:雲南省文山州藥材公司梁應光;推薦人:雲南省文山州衛校任懷祥。

配方8 金石榴 30 克、鳳尾草 30 克、小米 50 克。(畬族方)

用法 先將小米炒熟,再與 2 藥共煎,汁當茶飲。

說明 本方主治小兒腹瀉。金石榴為安石榴科植物石榴的乾燥果皮。如帶有消化不良可加適量神麴與山楂。

來源 獻方人:福建省羅源縣霍口畬鄉畬醫雷賢祥;推薦人:福建省藥品檢給所周繼斌。

配方9 香菇蒂 7 個。

用法 加水 500 毫升,熬液 250 毫升,當茶喝。

說明 本方主治小兒腹瀉。

來源 摘自《閩東民間單驗方選編》;推薦人:福建省藥品檢驗所周繼斌。

配方10 葫蘆籽 20 粒,炒大米 50 克,鹽、冰糖適量。(蒙古族方)

用法 將葫蘆籽、炒大米放入土罐加涼水適量,用文火煮熟後撈去葫蘆籽加少許鹽和冰糖即可喝湯吃粥,每日 3 次,每次 5 毫升。

說明 葫蘆籽,炒大米均係蒙醫藥止瀉良藥,冰糖有清熱解毒作用,加上適量食鹽有防治脫水之功效。據十多年的臨床觀察,治小兒腹瀉,療效奇特,無副作用。

來源 獻方人：內蒙古哲盟所旗蒙醫醫院醫師朝克圖。

配方 11 羅吹阿呢（白花酸藤子嫩尖葉）30～50 克、丫屋（雞蛋）1 個、鹽適量。（哈尼族方）

用法 取白花酸藤子嫩尖鮮品，洗淨，剁碎，放入碗裏，打入雞蛋，食鹽調勻，隔水燉至熟透，只需服用 1～2 次。

說明 白花酸藤子性平，味酸澀，具有消炎止瀉的功效，與雞蛋配伍應用，主治小兒急性腸胃炎腹瀉，效果較好。本方常用於 1 周歲以上的兒童。

來源 獻方人：中國醫學科學院藥用植物資源開發研究所雲南分所里二；推薦人：郭紹榮

配方 12 曬木（瓦雀）2 隻、高泥（大米）適量、審格勞（胡椒）3 粒、給木（鹽）少許。（佤族方）

用法 捉瓦雀 2 隻，弄死去毛，去掉內臟，洗澡淨，剁細，放入鍋裏，再放米、胡椒（搗爛）、食鹽少許，加適量冰，文火燉煮成稀粥食用。每日 1 次，當日食完。

說明 本方治療嬰兒久瀉症效果佳，患者服用 3～4 劑可痊癒。

來源 獻方人：雲南民族學院統戰部郭大昌。

配方 13 門壽（山藥）150 克、慶叉（生薑）20 克、大棗 3 枚。（壯族方）

用法 水煎後喝湯，每日 2 次，隨飲。

說明 本方為民族民間治療小兒泄瀉之要方，民族民間廣泛流傳，無副作用，效果好。

來源 獻方人：雲南省西疇縣新街醫院李光員；推薦人：雲南文山州藥檢所王永發。

一、內科病症配方

251

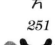

配方 14　田雞 1 隻、香油、食鹽。（白族方）

用法　將田雞剁去頭，剝皮後去掉內臟，塗上香油、食鹽，用栗炭火燒熟，每日或 3 日燒食 1 隻。

說明　本方主治脾疳。脾疳是嬰幼兒常見的疾病，多由飲食不節，餵養不當，慢性腹瀉等原因引起的營養失調。田雞肉所含蛋白質較高，維生素及微量元素全面，是理想的野味食口，用炭火燒肉時，散發出一種刺鼻的香味，食之可口。

來源　摘自《普米族單方治療雜病手冊》；推薦人：雲南省蘭坪白族普米族自治縣衛生局和勝。

配方 15　主贊（甜蕎）。（藏族方）

用法　取 500 克精篩過的甜蕎麵用水煮成糊狀，加適量精鹽，每次 200 毫升，每日 2 次。

說明　甜蕎麵味澀、甘、治小兒腹瀉。

來源　獻方人：民間醫生取爭；推薦人：雲南迪慶藏族自治州藏醫院迪慶晉美。

配方 16　豬腰子 1 對、補骨脂 15 克、豆蔻霜 15 克。（彝族方）

用法　將豬腰子切開去筋膜、臊腺，與後 2 味藥共煎煮，豬腰子熟後加入調味品，食腰子喝湯。每天 1 劑，3 次服完，連服 5 天。

說明　本方適用於脾腎陽虛的泄瀉五更瀉。筆者用此方法治療五更瀉患者 7 例，均獲良效。

來源　獻方人：貴州省大方縣醫院丁詩國。

配方 17　芋嗎阿嘟（茭白）200 克，我撥（白菜）250 克，豬油、食鹽適量。（哈尼族方）

用法 取白菜茭白洗淨，切片放入鍋裏適量煮熟，放入豬油，鹽少許當菜食用。每日 2 次。

說明 本方對濕熱腹瀉有效。

來源 獻方人：中國醫學科學院藥用植物資源開發研究所去南分所里二；推薦人：郭紹榮

配方 18 茯苓 50 克、蕎麵 250 克、麵粉 750 克、豆沙 750 克、豬油 250 克、伊士粉 3 克、泡打粉 10 克、明礬 5 克、鼻粉 8 克。（彝、苗、壯族方）

用法 蕎麵加明礬水和好，茯苓磨細，與其餘各料和勻（不能上勁），再將兩種麵團加水適量和在一起，下劑包入豆沙餡（約包 80 個），放進蕎包盒裏，大氣蒸 10 分鐘即可食用。

說明 茯苓能利水滲濕、健脾補中、安神寧心；蕎麵味甘涼，能健脾除濕、消積降氣，治瀉痢，白濁，腸胃積滯，腹痛脹滿等。

來源 獻方人：雲南路南石林賓館代鋒坤；推薦人：雲南省飲食服務學校任惠康。

配方 19 兔（奶渣）100 克、酥油 25 克、白糖 25 克。（納西族方）

用法 奶渣切成片待用，白糖（石磨）細待用。用小鍋置於文火，將鍋燒成三成熱時，把酥油放入鍋內，油溫至五成熱時把切好的奶渣片逐片放入鍋內，煎成金黃色，取出放入盤中，撒上白糖即可食用。

說明 本方是納西族在三伏天所用的方子，對肚痛、食慾不振等有一定的療效。用量每日 2 次，連服食 3 天，腹瀉自癒。

來源 獻方人：雲南省麗江縣飲食服務公司蕭文錦。

配方 20 優酪乳 100 克、紅糖 10 克。（鄂溫克族方）
用法 將優酪乳、紅糖置於小鍋，用文火煮沸，待紅糖溶化後停火；趁熱頓服。
說明 本方可治脾胃虛弱，腹痛。主治腹瀉。
來源 獻方人：內蒙古鄂溫克旗南屯蘇日娜；推薦人：內蒙古哲里木盟蒙醫研究所楚古拉。

配方 21 兔肉 200 克。（蒙古族方）
用法 鮮兔肉洗淨煮熟即可食用，早晚 2 次。
說明 此方用野兔、家兔均可，野兔為尤，主治寒泄。
來源 獻方人：內蒙古哲里木盟蒙醫研究所那木吉拉。

配方 22 胡椒 5 克、生薑 10 克、豆豉 10 克。（朝鮮族方）
用法 將上述 3 味用水煎去渣取汁，熱服。
說明 長期飲用本方，對脾胃虛寒引起的泄瀉有預防和治療作用。
來源 吉林省延邊朝鮮族自治州民族醫藥研究所；推薦人：朴蓮荀。

配方 23 苦瓜藤 9 克。（土家族方）
用法 將苦瓜藤陰乾研末，每服 3 克，1 日 3 次。
說明 苦瓜藤具有清熱解毒之功，民間用來治痢疾、瘡毒、牙痛等症。
來源 獻方人：四川省秀山土家族苗族自治縣葉其昌；推薦人：湖南湘西自治州民族醫藥研究所瞿顯友。

配方 24 乾魚內臟適量。（高山族方）

用法 乾魚內臟加水煎煮服湯。

說明 殺魚剖腹取出內臟，掛在陰冷處晾乾那可，各種魚均可，主治泄瀉。

來源 獻方人：福建省臺灣同胞聯誼會排灣族同胞魏明星；推薦人：福建省藥品檢驗所周繼斌。

配方 25 魯貢劣巴（兔子腦汁）。（藏族方）

用法 將兔子捕獵後，取出腦汁曬乾備用或新鮮用。一隻兔子的腦汁可分 3 次服用，每日 3 次。

說明 本方是放牧人員常用的民間方子，歷史悠久，《晶珠本草》有「兔子腦汁有收斂之功效」的記載，可治腹瀉。

來源 獻方人：民間醫生都吉；推薦人：藏醫院迪慶晉美。

配方 26 爬叉（豬血）。（藏族方）

用法 取豬血 250 克倒在瓷碗裏蒸熟後 1 次服下。

說明 豬血有收斂擴散毒治腹瀉之功能，臨床治療 317 人，結果有效者 314 人。

來源 獻方人：民間藏醫格松立青；推薦人：藏醫院迪慶晉美。

配方 27 羊肉 200 克，胡蘿蔔 100 克，植物油、食鹽、蔥、薑適量，橘皮 2 克。（回族方）

用法 羊肉洗淨切成小塊，入沸水除膻，撈出用植物油煸炒後放適量水，加入調料及胡蘿蔔，微火燉 2 小時，肉質炮爛，即可食用。

說明 此方有暖胃補虛，祛風除寒，補中益氣，壯陽補

血的功效，久食無副作用，但陰虛火旺者不宜食用。

來源 獻方人：昆明市飲食公司李臻林；推薦人：雲南省副食果品公司關明。

配方 28 魯巴（骨）各類動物骨均可、生薑。（藏族方）

用法 將骨頭燒焦成末後用生薑水服下，每日 3 次，每次服 10 克。

說明 骨末有收斂之效；可用於久瀉不止者。

來源 獻方人：雲南中甸縣民間藏醫桑主；推薦人：迪慶藏族自治州迪慶晉美。

配方 29 豬腰子 1 個、骨碎補 3～5 克。（壯族方）

用法 將豬腰洗淨，從一側切開，不要切斷，約切開 2／3 即可。骨碎補焙乾研末，放入豬腰切面內，再把切開的豬腰合起，外包數層青菜，放入灰火內煨熟服，每 2～3 天服 1 次。

說明 豬腰子即豬腎。本方對脾腎虛寒、運化無力的久泄不止有效。病例：鄧××男，36 歲，便溏或瀉 2 月餘，多於天亮之前，腹痛鳴，隨即泄瀉，瀉後則安，腹冷喜暖，時痛時脹，四肢逆冷，食少面黃，體倦神疲，舌淡蒼白，脈沉細。服上方 10 次病癒。

來源 下鄉調查資料；推薦人：廣西民族醫藥研究所何最武。

配方 30 人參 2 克、雞肉 30 克。（白族方）

用法 將人參切細、雞肉剁細、水 60 毫升煮 30 分鐘，放鹽服用。

說明 人參有補氣提神、補脾健胃、大補元氣功能，對小兒由消化不良引起的脾胃虛弱、久瀉不止、五穀不化患者

服之有效。本人用上方醫治 28 例，治癒 28 例。病例：王春繁，男，17 歲，1981 年患者，久瀉不止，後引起營養不良，處於極度虛弱，經服 1 劑，食慾增加，恢復很快。本方在感冒發熱期忌服。

來源 獻方人：雲南省劍川縣上蘭村李鋪德；推薦人：雲南省蘭坪縣畜牧局王祖興。

配方 31 九藥斯（肉豆蔻）3 克。（維吾爾族方）
用法 水煎溫熱服。
說明 本品性溫，有收斂止瀉之功能，主治脾胃虛寒所致腹瀉便溏。
來源 摘自《維吾爾藥誌》；推薦人：新疆烏魯木齊市中醫院王輝、李文富。

配方 32 雞蛋 1 枚、食醋 100 毫升。（布依族方）
用法 水煎服，連醋同蛋一起食，不癒再服 1 次。
說明 本藥膳有健脾消炎、止瀉作用，在布依族中應用歷史悠久，屢治屢效。
來源 獻方人：鎮寧縣江龍青的林村韋少明；推薦人：貴州省鎮寧縣民委劉起貴。

配方 33 糊鍋巴 50 克、食鹽適量。（土家軍用族、苗族民間方）
用法 煮飯鍋底之糊鍋巴入放在柴炭火上烤炙盡呈黑色，放入瓦罐中，沖入開水 1000～2000 毫升，再加適量食鹽即成糊鍋巴茶。可熱時飲，亦可放涼後飲用。每日可隨時飲用。
說明 本方為湘西土家族、苗族民間夏秋季上坡、下田進行生產勞動常備之飲料。小兒腸炎常因不願服藥而致遷延

不癒，常服此飲料，既可糾正脫水，亦因水中懸浮之糊鍋巴炭末進入腸道後可以吸附腸道理中的細菌毒素，減輕對腸壁的刺激而改善症狀，達到治療作用。曾用此方治療 20 餘例小兒腸炎，90％以上 2～3 天痊癒。

來源 湖南湘西土家族、苗族民間驗方；推薦人：湖南湘西自治州中醫院馬伯元。

配方 34 羊骨 200 克、大米 100 克。（撒拉族方）

用法 分別搗碎砂黑存性，研末，每日服 3 次，每次服 5～15 克。

說明 本方具有消炎，收斂止瀉等作用。主要用於慢性腹瀉，一般用藥 3～5 天，腹瀉漸癒。

來源 獻方人：青海民和縣誌編委會朱曄平；推薦人：雲南省彌勒縣醫院郭維光。

配方 35 粳米 50 克、黃芪 30 克、薏米 30 克。（土家族方）

用法 黃芪煮水去渣加粳米、薏米煮粥，每早 1 次，30 天為 1 療程。

說明 本方適應脾虛兼濕的慢性腹瀉，無禁忌症。黃芪大補元氣；薏米健脾燥濕；粳米養胃益腸。對慢性結腸炎、慢性胃炎引起的慢性腹瀉有良好的療效。

來源 獻方人：湖南省慈利縣景龍橋鄉聯校莊春堂；推薦人：湖南省常德市第一人民醫院滿世成。

配方 36 米醋 60 毫升、老薑 30 克。（瑤族方）

用法 老薑洗淨切碎，加入米共煎數沸，取藥汁服。每日 1～2 次。

說明 本方為實踐驗方，對單純性腸炎療效快，一般服用1～3次可癒。

來源 下鄉調查資料；推薦人：廣西民族醫藥研究所何最武。

配方 37 烏骨雞1隻、黃酒100～200克。（回族方）

用法 將烏骨雞去毛去內臟，洗淨，放於罐內，加黃酒，密封蒸熟即可食用。1劑可服數天。

說明 這是回民獨特而有效療法，流傳甚廣。此方有補肝益腎，通氣活血，清熱補虛等功效。適用於久瀉、久痢、遺精、赤帶、白帶、骨蒸癆熱等患者。宜長期食用。

來源 獻方人：青海民和縣誌辦公室朱曄平。

配方 38 羊骨200克、大米100克、小米100克。（撒拉族方）

用法 分別搗碎炒黑存性，研細末，每日3次，每次10克，連服7～15天。

說明 此方具有收斂、健胃等功效。適用於慢性腹瀉病人。

來源 獻方人：青海民和縣誌辦公室朱曄平。

配方 39 以沙俄（水潭草）、鮮品100克。（彝族方）

用法 全草洗淨切碎，煎雞蛋吃。

說明 本方主治水氣引起腹痛、腹瀉、嘔吐、不思飲食、四肢無力等。具有健脾開胃，除濕利水，止瀉痢等作用。

來源 獻方人：四川涼山甘洛縣民間彝醫木幾羅卡；推薦人：四川涼山州民族研究所阿子阿越。

血　尿

配方 1　野蘿松棵（野花生）100 克、白茅根 50 克、玉米鬚 30 克、邊前子 30 克、蜂蜜 30 克。（壯、苗族方）

用法　將上藥水煎用湯兌蜜服，1 日 1 劑，日服 3 次，連服數劑。

說明　本方係雲南省馬關縣八寨地區民間廣泛流傳之驗方，經臨床反覆驗證，療效顯著。本方有理脾清肝、止血之功效，適用於尿色紅紫，小便灼熱，淋澀刺痛、小腹疼痛滿急等症。

來源　獻方人：雲南省文衛生學校任懷祥；推薦人：雲南省文山衛生學校楊學況、李世昌。

配方 2　葡萄汁 100 毫升、藕汁 100 毫升、生地汁 50 毫升、蜂蜜 50 克。（彝族方）

用法　上藥和均共煎，每於空腹時服用，不拘次數。

說明　本方治療泌尿系感染所致的小便澀痛血尿亦有較好的療效。

來源　獻方人：貴州省大方縣醫院丁詩國。

配方 3　新茶葉 25 克、白糖 50 克。（土家族方）

用法　將新茶葉焙乾研末，加入白糖，用開水沖服，與茶飲。1 日 3～4 次。

說明　主治血尿。臨床反覆驗證，療效可靠。

來源　獻方人：湖南湘西永順縣民族醫陳正達；推薦人：湖南湘西州民族醫藥研究所田華詠。

配方4 地骨皮50克、酒250毫升。（朝鮮族方）

用法 將地骨皮用酒浸數日後，再煎煮、去渣喝湯，每日2～3次，每次1盅。

說明 本方具有止血、止淋之功。

來源 吉林省延邊朝鮮自治州民族醫藥研究所；推薦人：朴蓮荀。

配方5 雄豬直腸160克、胡椒6克、地榆30克。（苗族方）

用法 將直腸洗淨，把藥裝入腸內，紮緊，煎燉，1劑服2天，次數不限。

說明 本方具有消炎、滋補、止血等功效，適用於男性血尿等病症。

來源 獻方人：貴州省安順縣林哨苗族龔少良；推薦人：貴州省順寧縣民委苗族劉起貴。

配方6 白竹殼菜16克、油蔥1張、鐵樹葉3張、白糖60克。（壯族方）

用法 共搗爛，淘米水適量，煮30分鐘即可，每日1劑，每日服3次。

說明 本方具有清熱解毒、止血通淋、止痛等作用。主要用於腎結石引起的血尿和無原因血尿、腎小球腎炎等病症。

來源 獻方人：廣西壯族自治區北流縣隆盛鎮政府衛生室劉優華。

配方7 生綠豆500克。（錫伯族方）

用法 將綠豆浸濕搗爛榨汁蒸熟後，每日服1碗。

說明 本人用該方治療尿血16例，均有明顯療效。

來源 獻方人：郭雲；推薦人：新疆伊寧市解放軍十一醫院王學良。

配方8 益垮苴（蒿枝寄生）6克、阿月務的（豬腰子）2個。（傈傈族方）

用法 將蒿枝寄生研末，豬腰子剁細放鹽與藥拌勻蒸服。

說明 上方對腎炎、膀胱炎、尿道炎小便帶血患者均有療效，特別對血尿患者連服2～3劑可治癒。本人臨床醫治46例，除1例膀胱內有爛斑患者無效，治癒45例。

來源 獻方人：雲南省蘭坪縣畜牧局王祖興。

配方9 薺菜100～150克、雞蛋2枚。（土家族、苗族民間方）

用法 薺菜全草，洗淨，切斷，放入鍋中，加水浸沒藥物；將雞蛋洗淨放入鍋中與薺菜同煮，待雞蛋約8成熟時撈出，剝去蛋殼後再放入上述鍋中煮至蛋熟。食蛋服湯。每次食收1～2枚，服湯200～300毫升。可加適量白糖調味。每日1次。

說明 本方在湖南湘西土家族、苗族民間廣為流傳。長期使用，未發現副作用。用於臨床觀察，效果顯著。

薺菜又稱地米菜或稱地菜。甘、淡、涼，入肝、胃、小腸、膀胱經。具有涼血、止血，清熱、利尿、降壓之功效。平，有滋陰益血，將益五臟之功用，民間變常用本方治療乳糜尿腸炎痢疾等，效果亦佳。

來源 湖南省湘西土家族、苗族民間方；推薦人：湖南湘西自治州民族中醫院。

尿　頻

配方 1　補骨脂 16 克、益智仁 6 克、瘦豬肉 250 克。
（高山族方）

用法　上述 3 味共燉，食肉飲汁。

說明　本方適用因虛寒證引起夜尿。

來源　獻方人：福建省羅源縣醫藥公司廖炳良；推薦人：
福建省藥物檢驗所周繼斌。

配方 2　糯米 50 克、破故紙 30 克、豬膀胱 1 個。（彝
族方）

用法　豬膀胱切細與前二味藥共煮粥，臨睡前食之，連
服 7 日，每天 1 劑。

說明　本方對治療小便頻數有一定的療效。用本方法治
療遺尿症效果亦佳。

來源　獻方人：貴州省大方縣醫院丁詩國。

配方 3　黃雞腸（雄者）4 具、桂皮 12 克、蓮子 20 克、
芡實 20 克。（彝族方）

用法　將上藥烘乾，共研細末，晚上空腹時服，每次
9～15 克，小兒酌減量。

說明　本方對治療命門火衰，氣化功能失常所致的尿頻
具有較強的作用。

來源　獻方人：貴州省大方縣醫院丁詩國。

配方 4　核桃 200 克、大棗 100 克、糯米 50 克、白糖
200 克。（回族方）

用法 核桃仁用沸水燙片刻，取出剝掉外皮，大棗除掉棗核，糯米淘洗乾淨濾乾水分。用小磨將其磨細，混合均匀。用搪瓷鍋一口放清水400克，加入白糖燒沸後放入磨細的糯米、棗仁、核桃仁微火煮熬，邊煮邊不斷攪拌，避免粘鍋，煮10～15分鐘，沸滾黏稠，香味四溢即可食用。

說明 此方補肺益腎，對腎虛尿頻有明顯療效，還可輔治肺虛咳喘。但對目赤口燥陽亢者不宜食用。

來源 獻方人：雲南昆明市飲食公司李臻林；推薦人：雲南省副食果品公司關明。

配方5 豬尿泡1枚，胡椒、薑各適量。（苗族方）

用法 豬尿泡洗淨，切片，把胡椒粉碎，放入鍋中共燉，喝湯，1日1劑，日服3次。

說明 此方有補腎縮尿等作用，適用於腎虛引起的小便清長且頻繁的病例。

來源 獻方人：貴州省岫享縣巧馬區苗族王學林；推薦人：貴州省鎮寧縣民委劉起貴。

配方6 羊肉、羊肺各100克，食鹽適量。（撒拉族方）

用法 羊肺洗淨切塊，與羊肉同燉，酌加食鹽，分3次食用。

說明 本法對老年人腎陽虛衰，腎氣不固所致之小便頻數很有效。食鹽強腎縮尿；「肺為水之上源」，故羊肺清源；羊肉益氣補虛，溫中暖下，益腎氣，強陽道。《千金方》曾用本法治療尿頻。

來源 獻方人：青海民和官亭鎮馬顏古；推薦人：青海省中醫學會呂建輝。

蛋 白 尿

配方 生黃芪 30 克、生薏仁 30 克、赤小豆 15 克、雞內金（研為細末）9 克、金橘餅 2 枚、糯米 30 克。

用法 先以水 600 毫升煮黃芪 20 分鐘，撈去渣，加入薏仁、赤小豆煮 30 分鐘，再加入雞內金與糯米，煮熟成粥，作 1 日量，分 2 次服之，食後嚼金餅 1 枚，每日服 1 劑。

說明 本方由我國近代名醫岳美中大夫所製，治療腎陰虛腎氣衰弱的慢性腎炎患者尿蛋白持續陽性，效果頗佳。

來源 摘自《養生大全》；推薦人：雲南省文山衛生學校鄭曉麗。

乳 糜 尿

配方 1 豬肉、紅花。（彝族方）

用法 取豬肉 500 克洗淨切塊，加紅花 20 克及鹽少許煮熟，食肉喝湯，每日 2 次，半月為 1 療程。

說明 本方適用於乳糜尿。

來源 本方來源於《醫病好藥書》；推薦人：雲南省人民醫院中醫科張振勇。

配方 2 豬肉（五花肉）100 克、龍骨 60 克、牡蠣 100 克。（苗族方）

用法 共煎煮，吃肉喝湯，1 劑服 1～2 天，次數不限。

說明 此方在苗族地區應用廣泛，具有滋補、壯骨、清涼消炎、收斂等功效，適用於白濁症。一般病例，服 10～15 天後，白濁漸好轉。

來源　獻方人：貴州省鎮寧縣民委劉起貴。

配方3　乃嘎（白青稞粉）150克、瑪爾（酥油）適量。（藏族方）

用法　將白青稞炒熟磨粉（又稱糌粑），酥油用清茶（磚茶加水煮沸叫清茶）加少量鹽在茶桶中打勻（叫酥油茶），再酥油茶沖白青稞粉服，1日3次。

說明　藏族將青稞分黑、白和其他青稞，其中以白青稞為好。酥油，糌粑是藏民族的主食，二者合吃是藏族是佳食品也是防病治病的良方。本方能壯陽，榮色，增力，治龍病，肺痼疾，止咳化痰，提升胃氣。赤巴病、血病，治尿中下脂（乳白尿）等。

來源　獻方人：四川甘孜州藥品檢驗所札西攀超。

配方4　綠豆芽250克、白砂糖100克。（傣族方）

用法　綠豆芽搗碎擠出汁加白砂糖。1日2次，每次50～100毫升。

說明　此方有利尿消炎、清熱解毒之功效，主用於尿道流白濁，嚴重者每次服100～200毫升，3日即癒。已治癒上百例病人。

來源　獻方人：雲南省瑞麗市個體康復診所牛建國；推薦人：雲南省瑞麗市衛生局陶建兵。

配方5　大田螺肉60克、韭菜1把。

用法　同炒熟吃，連服3～5次。

說明　田螺肉含有蛋白質，脂肪，碳水化合物等營養成分，是一種美味營養食品，有清熱利尿作用，常用於治療熱結小便不通，黃疸等症。用其與韭菜同炒食治療乳糜尿是民

間流傳的驗方，經試用多例確的良效。

病例：黃××，女，36 歲，患者先是尿頻尿急，尿道作痛，隨後出現尿色混濁，像米泔水樣，用本方治療，連服 5 次，各種症狀消失，尿液澄清正常，痊癒。

來源 摘自《李時珍故鄉醫藥》；推薦人：湖北省蘄春縣李時珍中醫藥研究所梅全喜。

配方6 白茅根 100 克。（獨龍族方）

用法 加涼水 1500 毫升，浸泡 30 至 60 分鐘後，放火上燉開 3 分鐘；取下放涼。然後再煮 2 分鐘，取下放涼，第三次再煮開即可取下，過濾，備用。

說明 每日 1 劑，分 5 次溫服，對乳糜尿可有明顯效果。

來源 《雲南民族醫藥見聞錄》；推薦人：張力群。

尿 瀦 留

配方1 皮力皮力（蓽茇）10 克。（維吾爾族方）

用法 水煎服，每日 2 次。

說明 本品可驅寒利尿，用於老年人腎陽不足，腎不納氣之小便不暢，前列腺肥大等症腎陽不固型為佳。

來源 摘自《維吾爾藥誌》；推薦人：新疆烏魯木齊市中醫院李文富。

配方2 雞蛋黃 1 枚。（苗族方）

用法 取新鮮雞蛋打爛，去蛋清，吃蛋黃每次吃 1 枚，每日食 2 次。

說明 這是一奇特之療法，在苗族地用應用廣泛，其治病原理尚待研究。

來源 獻方人：貴州省冊亨縣巧馬區苗族五學林；推薦人：貴州省鎮寧縣民委劉起貴。

配方3 田螺、穿山甲各適量。（怒族方）

用法 田螺去殼取肉，穿山甲研末，兌酒適量共搗爛，外敷臍部，外用塑膠薄膜覆蓋，膠布固定。每日1換。

說明 田螺性味甘、鹹、寒，入膀胱經、大腸經、胃經，有清熱利水作用。經筆者臨床觀察19例，均1～3小時即可排尿，無毒副作用。

來源 獻方人：雲南省彌勒縣醫院郭維光；推薦人：雲南省藥物研究所張力群。

尿　　閉

配方1 蔥白（帶鬚）1000克。（回族方）

用法 將蔥白帶鬚用刀切碎，立即置鍋中炒熱後用紗布分為兩包。趁熱熨於神闕穴，兩包交替使用。

說明 曾用本方驗證5例，均能迅速收效。

來源 獻方人：新疆米泉鐵長溝馬吉德；推薦人：新疆米泉縣醫院中醫科張玉萍。

配方2 蚯蚓3～5條、紅糖適量。（壯族方）

用法 兩種混合搗爛，用紗布過濾取汁服（適量加點開水）。

說明 本配方在民族民間廣泛運用，流傳廣，尤以壯族最常用。病例：王晉洪，男，8歲，西疇縣興街鎮江六辦事處，於1990年8月5日小便不能後服此方，1天後即解小便。

來源 獻方人：雲南省文山州西疇縣興街李光員；推薦

人：雲南省文山州藥檢所張福榮。

配方3 玉米鬚適量。（朝鮮族方）

用法 將玉米鬚用水煎煮，喝湯吃鬚。

說明 本方有利水消腫功效，所以對小便不利效果很好。

來源 吉林省延邊朝鮮族自治州民族醫藥研究所；推薦
人：朴蓮荀。

配方4 蒜1個、鹽100克、梔子10克。（朝鮮族方）

用法 將以上3味混合搗汁，外敷在臍或陰囊。先敷在
臍部數小時，一般見效；如無效換敷在陰囊處，即可見效。

說明 本方主治癃閉。

來源 吉林省延邊朝鮮族自治州民族醫藥研究所；推薦
人：崔松男。

配方5 北風菌500克，熟雲南火腿50克，熟雞脯肉
50克，老蛋黃糕40克，豬油30克，雞油20克，精鹽20
克，味精、胡椒粉適量。（白族方）

用法 將北風菌洗淨瀝去水分；把雲腿、雞脯、蛋黃切
為絲。用一大碗，碗壁上抹上少許豬油，分別將雞絲、火腿
絲、蛋黃絲均勻地鋪在碗邊上，再把北風菌扣入，撒上精
鹽、味精、胡椒粉，淋上豬油，上籠旺火蒸15分鐘，取出裝
盤。炒鍋上中火，注入上湯，把剩的精鹽、味精、胡椒粉下
鍋，湯燒沸，去浮物，淋上雞油，澆在三絲北風菌即可。

說明 北風菌據《滇南草本》記載：「專治小便不通或
不禁，可以分離水道，亦治五淋白濁，食之最良。」

來源 獻方人：雲南省大理白族自治州廚師李珍蓮；推
薦人：雲南省昆明市委政研究李桂發。

一、內科病症配方

269

尿 失 禁

配方 紅棗 100 枚、牛膝 30 克。（錫伯族方）

用法 將紅棗、牛膝一起在米飯上蒸熟。去掉牛膝，隨時食用米飯和紅棗。

說明 該方治療小便失禁效果顯著，服藥期間注意保暖，忌食生冷，蘿蔔。

來源 獻方人：新疆察不查爾錫伯族自治縣孟金太；推薦人：新疆伊寧市解放軍十一醫院王學良。

尿 道 炎

配方 1 金耳墜根皮 30 克、豬小肚 1 個。（畬族方）

用法 將豬小肚洗淨切碎，加上藥，用開水燉，食豬小肚及汁。每日 1 劑，直至病癒。

說明 本方治尿道炎有效，金耳墜根皮即地骨皮。要用新鮮乾皮，蟲蛀無效。另外金耳墜根皮 50 克，燉老母雞，可治骨蒸勞熱（肺結核）。

來源 獻方人：福建省福安市極中畬族鄉白岩下村鍾石秋；推薦人：寧德地區醫藥研究所陳澤遠。

配方 2 阿娜兒（石榴）15 克。（維吾爾族方）

用法 石榴煎液，日服 3 次。

說明 石榴煎液用於小便灼熱澀痛不利有效。

來源 摘自《維吾爾藥誌》；推薦人：新疆烏魯木齊市中醫院王輝、李文富。

尿路感染

配方 1　糖活（冬瓜）250 克、甲傑（薏苡仁）35 克。（哈尼族方）

用法　冬瓜除表皮和瓜瓤，切成塊，與薏苡仁先入鍋加水適量煮熟透，再放入冬瓜煮片刻濾汁代茶飲。每日 1～2 次，2 日即可。

說明　本方清熱利水，解毒，健脾利濕，對尿路感染、小便短黃療效較好。

來源　獻方人：中國醫學科學院藥用植物資源開發研究所雲南分所里二；推薦人：郭紹榮。

配方 2　多利金不（海棠果）50 克、楊柳根。（納西族方）

用法　用 1 個小罐將洗好的楊柳根和海棠果用炭火燒開後服用。每天服 2 次，連服 3 日痊癒，如果長期服用，能夠治療習慣性腎炎，也可在平時直接服食乾果，也可同車前草煎服。

說明　本方主治尿路感染。對慢性腎炎、腎盂腎炎都有較好的作用。

來源　獻方人雲南麗江縣飲食服務公司蕭文錦。

配方 3　白茅根 50～120 克、竹蔗 100～300 克。（土家族方）

用法　將茅根、竹蔗洗淨，加水適量，水煎當茶飲。

說明　功能滋潤心脾，消濕熱，潤肺生津，止渴利尿，清肝和胃。適用於膀胱炎、尿路感染、血尿、急性腎小球腎炎、麻疹疾病。

來源 獻方人：青海民和縣誌辦公室朱曄平。

配方4 蒲公英適量。（朝鮮族方）

用法 將鮮蒲公英用清水煎熬，去渣後再熬至膏狀即可，每日內服 3 次，每次 1 匙。

說明 本方對腎炎、尿道炎、小便不利等症均有較好的療效。

來源 吉林省延邊朝鮮族自治州民族醫藥研究所；推薦人：崔松男。

配方5 田螺 160 克、益母草 100 克、車前草 30 克。（苗族方）

用法 將田螺洗淨去尾尖，用布包，入鍋煮，喝湯吃肉，每日 1 劑，每日服 3 次。

說明 本方具有清熱、解毒、利膀胱等功效。適用於尿路感染引起的尿急、尿痛、尿頻。

來源 獻方人：楊佰昌；推薦人：貴州省鎮寧縣民委劉起貴。

配方6 鮮車前葉 30～60 克、蔥白莖粳米 50～100 克。（土家族方）

用法 車前葉洗淨切碎，用蔥白煮汁後取渣，放粳米煮粥。5～7 天為 1 療程，每日分 2 次服。注意遺精、遺尿者不宜食用。

說明 本方治療泌尿道感染所致的尿頻、尿急、尿痛和急性腸炎，小便不利，咳嗽，高血壓和痢疾等症有效。

來源 獻方人：青海民和縣中醫院王玉蘭；推薦人：青海省民和縣中醫院中醫師呂建輝。

配方7 多麗全布（乾海棠果）50克、百美吉古（車前草）5株。（納西族方）

用法 用水500毫升，將2味煮至300毫升，如此連煮服3～5次。

說明 本方為納西族地區應用最廣之驗方，對泌尿道感染所致的尿頻、尿急、尿痛，服後多能在短時間內緩解。對小兒消化不良所致的乳糜尿，效果也頗佳。海棠果為本地盛產水果之一，甘酸可口，經常服用本方，對慢性泌尿道感染有很好的預防作用。二藥曬乾研成沖劑服用也可。

來源 獻方人：雲南省麗江地區人民醫院和建清；推薦人：雲南省麗江地區人民醫院陳洪緒。

急 性 腎 炎

配方1 蠶豆200克、大蒜10克、白糖50克。（白族方）

用法 加水適量將蠶豆煮熟，再放入大蒜，待大蒜熟後放白糖拌勻，吃蠶豆和大蒜，5天為1療程，一般1～2個療程見效。

說明 此方曾用50餘例，療效可靠。

來源 祖傳驗方；推薦人：雲南大理市康復醫院楊中梁。

配方2 雞蛋2個、鮮馬鞭草50克。（彝族方）

用法 把馬鞭草洗淨切碎，放入瓦罐內，與雞蛋同煮，煮沸20分鐘，去渣喝湯，每日1劑，連服3日。

說明 效果確切；還可將鮮馬鞭草搗爛，敷臍眼及百會穴，療效同前，無副作用。

來源 獻方人：楊誠；推薦人：雲南大理市康復醫院楊中梁。

一、內科病症配方

273

配方 3 夾者（薏苡）50 克、我茇（白菜）250 克、食鹽少許。（哈尼族方）

用法 取白菜鮮品，薏苡放入鍋裏加水適量燉，然後放入洗淨切碎的白菜，煮沸，待白菜熟透後加入少許食鹽，湯渣同食用。每日 2 次，5～7 天為 1 療程。

說明 本方中的薏苡性微寒，味甘淡，具有清熱，健脾，利濕的作用；配伍白菜治療急性腎炎浮腫症，5～7 天可見效。

來源 獻方人：中國醫學科學院藥用植物資源開發研究所雲南分所里二；推薦人：郭紹榮。

配方 4 鮮車前草 200 克、玉米鬚 200 克、花椒 5 克。（蒙古族方）

用法 將車前草、玉米鬚和花椒置水中浸泡 2 小時後文火煎，服湯，日 3～4 次，每次 10 毫升。

說明 本方主治急性腎炎。在民間流傳甚廣，有療效可靠，簡便易行等特點，無不良反應。

來源 獻方人：內蒙古紮旗道老杜蘇木奇良；推薦人：內蒙古紮旗蒙醫院醫師朝克圖。

配方 5 五花豬肉 60 克、商陸 4 克。（苗族方）

用法 共煎煮，吃肉喝湯，每日 1 劑，日服 3 次。

說明 本方主治腎炎。在苗族地區應用歷史悠久，屢用屢驗。是苗醫的一個較獨特的秘方。

來源 獻方人貴州省興仁縣屯腳區苗族楊凱；推薦人：貴州省鎮寧縣民委劉起貴。

配方 6 豬蹄 1 隻、小茴香 16 克、金錢草 100 克。（布

依族方）

用法 將豬蹄洗乾淨，共燉，每日1劑，日服3次。

說明 此方具有壯陽益腎、清熱解毒、利尿等作用。適用於急性腎炎、慢性膀胱炎等。

來源 獻方人：貴州省望模縣打易鄉黃佰林；推薦人：貴州省鎮寧縣民委劉起貴。

配方7 豬脊骨250克、土茯苓60克。（苗族方）

用法 加水適量燉食，吃肉喝湯，1劑食2天，不拘次數。

說明 本方具有壯阿益腎、健脾利水之功。適用於急性腎炎、顏面浮腫等病症。

來源 獻方人：貴州省望模縣打易鄉黃柏林；推薦人：貴州省鎮寧縣民委劉起貴。

配方8 西瓜1000克、獨頭蒜9枚。（錫伯族方）

用法 將西瓜洗淨，連皮帶瓤剜去一個三角塊，將去皮蒜頭裝入瓜內，再把剜掉的瓜皮蓋好，口朝上放入籠中隔水蒸熟。吃時除瓜皮及籽外，瓜瓤、汁及蒜瓣全部吃掉，最好一次吃完，也可分次在1日內吃完。

說明 本方主治急性腎炎。一般連續食用5～7個西瓜即收效。

來源 獻方人：新疆察布查爾錫伯自治縣關應榮；推薦人：王學良。

配方9 羊腰子1個、杜仲粉2克、青蒿枝100克。（回族方）

用法 將羊腰子洗淨，切成兩半但不要切斷，將杜仲粉撒在羊腰子中間，合攏羊腰子，用蒿枝包好，再用鐵絲捆

棨，放入栗炭火上燒熟食用。

說明 此方有壯腰補腎、強筋作用。禁忌食鹽。適用於腎盂腎炎。

來源 獻方人：雲南尋甸縣飲服公司陳崇安；推薦人：雲南曲靖地區飲服公司竇德懷。

慢性腎炎

配方1 鯉魚或鯽魚1隻、茶葉25克、紅皮蒜2頭。（朝鮮族方）

用法 將3味用水清燉，吃肉喝湯。

說明 本方對慢性腎炎引起的腹水、浮腫有較好的療效。燉時不准放鹽。

來源 吉林省延邊朝鮮族自治州民族醫藥研究所；推薦人：崔松男。

配方2 千斤撥100克、玉米鬚20克、苡仁50克、黃精100克、豬尾巴5根。（壯苗族方）

用法 將上藥煎成湯，加豬尾巴入內再煮至爛，食肉喝湯，1日3次，連服數日。

說明 本方係雲南馬關莢廠鄉瑤人寨瑤族驗方，廣泛流傳於文山與紅河河口瑤山之間，經臨床反覆驗證，療效顯著，故一時風行全州全省。本方有健脾益腎、溫陽利水之功。適用於脾腎陽虛之畏寒肢冷，面色㿠白，腰膝酸冷，納少便溏，五更泄瀉，面浮肢腫，水臌脹滿等症。典型病例：李××，女，49歲，雲南馬關莢廠鄉瑤人寨人，全身水腫反覆發作已有3年，1963年8月因水腫而住××醫院，診斷為慢性腎炎（脾腎陽虛），腫退而出院。1964年初因水腫時輕時重來我院門診

治療。入院前一月起水腫嚴重伴有氣急，頭暈目糊，形寒，腹大如鼓。1965 年 10 月 29 日入院檢查：面色蒼黃無華，全身凹陷性水腫，體重 64 公斤，腹部移動性濁音明顯，腹圍平臍 92 公分。腎區有叩擊痛。心界向左上移位，心尖搏動在鎖骨中線外側 3 公分。血壓 240／134 毫米汞柱（32～18 kPa）。眼底檢查視網膜動脈硬化，乳頭水腫。紅細胞 269 萬（2.69～×10^{12}／L），血色素 7.5 克％，白細胞 4900（4.9×10^9／L），中性 59％，淋巴球 35％，嗜酸性 6％，血沉 112 毫米／小時，非蛋白氮 38 毫克％，肌酐 1.5 毫克％，CO_2 結合力 33.6％毫升，血漿總蛋白 4.4 克 96％，白球比例 0.76：l，日尿量（一天總量）600 毫升，尿檢蛋白（+++），紅細胞 0–l，白細胞少，透明管型少，顆粒管型（+）。診斷：慢性腎炎（脾腎陽虛型）。其面目浮腫，腹大如鼓，四肢浮腫，按之如泥；形寒氣促，難於平臥。投於上方，健脾益腎，溫陽利水共 11 劑，面目浮腫減輕，腹圍縮小 5 公分，繼服十劑而住院 50 天，出院時全身水腫消退盡，納食增加、體重 44 公斤，腹圍平臍 71 公分，叩無移動性濁音而告。

來源 雲南馬關縣防疫站楊文仁、姚尹潮；推薦人：雲南文山衛校任懷祥、楊學況。

配方 3 鮮野煙葉、鮮野棉花葉、鮮臭牡丹葉各 5 克，瘦豬肉 50 克。（土家族方）

用法 將豬肉切成片放入洗淨的上述藥物中，在鍋內蒸熟或用水煮熟後，喝湯吃豬肉。1 日 1 劑，1 日 2 次分服。

說明 本方具有解毒祛瘀，利水消腫之功效。經獻方人治療多例慢性腎炎，臨床上取得較好療效。

來源 獻方人：湖南湘西州民族醫藥研究所潘永華；推薦人：湖南湘西州民族醫藥研究所田華詠。

配方4 細黑頭草尖 50 克、豬腰 2 個、油鹽適量。（哈尼族方）

用法 將細黑頭草尖、豬腰切細，加入油鹽，放點水同燉。

說明 本方係民間方，適宜治療慢性腎炎，屢驗屢效。

來源 獻方人：雲南省江城縣飲服公司羅澤琨；推薦人：雲南省思茅行署商業局張炳剛。

配方5 豬腰子 1 個、茴香籽 30 克、鹽少許。（彝族方）

用法 茴香籽研細，豬腰切成兩半，除去內膜，把茴香籽粉包在中間，放鹽，燉熟吃，1 日 2 次。5～10 天為 1 個療程。

說明 豬腰燉茴香籽治療腎炎有很好的效果，繼續服用，至痊癒停止食用。

來源 獻方人：雲南峨山縣塔甸張淑仙；推薦人：雲南峨山縣飲服公司柏聯生。

配方6 豬腰子 2 個、檳榔 10 克、砂仁 10 克、茯苓 15 克。（伯族方）

用法 豬腰剖成 2 半去筋膜、檳榔、砂仁、茯苓研細末，放入豬腰內用線紮緊，用清水煮熟連湯帶肉吃盡，連服數日。

說明 此方治療腎炎經臨床應用，療效理想。

來源 獻方人：昆鋼醫院中醫師周朴；推薦人：雲南峨山縣飲服公司柏聯生。

配方7 茯苓 60 克、薏苡仁 100 克。（土家族方）

用法 水煎服，每日 1 劑，每日服 3 次。

說明 功能健脾利水，溫中散寒。適用於腎小球腎炎、脾虛濕困，不思飲食等疾病。

來源 獻方人：青海民和縣誌辦公室朱曄平。

配方 8 烏拉干格都蘇莫勒赫（紅肚蛤蟆）1 個、砂仁 5 克。（蒙古族方）

用法 蛤蟆內臟去除洗淨後把砂仁裝滿肚內，用線縫好，放在瓦片上用文火焙焦後研成細末，早晚各服 1 次，每次 3 克，黃酒送服。

說明 21 天為 1 個療程，一般 2～3 個療程見效。病例；馬××，女，32 歲，患慢性腎炎 3 年餘，曾服用上方 2 個療程治癒，隨訪 3 年無復發。

來源 獻方人：內蒙古阿拉善盟蒙醫藥研究所趙雙倦；推薦人：內蒙古阿拉善盟蒙醫藥研究所賀巴依爾。

配方 9 大鯉魚 160 克、大蒜適量。（苗族方）

用法 將魚剖開去內臟，不去鱗，將大蒜裝入魚肚內，用白紙把魚包好，外面用黃泥封裹，放灰火中烤熟，除去紙、泥，淡食，1 日 2 次。

說明 此方在苗族地區應用歷史悠久，具有滋補益腎、利尿等作用，適用於慢性腎炎。

來源 獻方人：貴州省貞豐縣鎮艾鄉苗族楊福州；推薦人：貴州省鎮寧縣民委劉起貴。

配方 10 鯽魚 100 克，冬瓜 160 克，赤石 50 克，薑、蔥、酒各適量。（苗族方）

用法 將魚剖開去內臟，不去鱗。把冬瓜開一孔，將魚放入瓜內，再放其他，蓋好洞口，放鍋中煎煮，吃魚、吃

一、內科病症配方

279

瓜、喝湯，不放鹽。1劑食2天。

說明 此方具有滋補益腎、通調水道、活血化瘀等作用。適用於慢性腎炎。

來源 獻方人：貴州省貞豐縣鎮艾鄉苗族楊福州；推薦人：貴州省鎮寧縣民委劉起貴。

配方 11 新鮮燈芯全草 60 克、豆腐 300 克。（畬族方）

用法 水煎後，連湯帶豆腐同服，每日 1 劑，連服 30 劑為 1 療程，重症者可以在第 2 療程結束後，間隔 1 週時間再進行第 1 個療程。

說明 用上方治療慢性腎炎患者 30 例，痊癒 16 例，顯效 8 例，好轉 2 例，無效 4 例。

來源 獻方人：福建省福嫻公費醫療第二門診部趙光輝；推薦人：廣西合浦縣廉州鎮下街 34 號沈潤明。

配方 12 鯉魚 500 克、赤小豆 50 克。（瑤族方）

用法 鯉魚洗淨去腸雜，與赤小豆共燉，吃肉、豆喝湯，經常服用。上方為 1 日量。

說明 上方食用不能加鹽，加鹽會加量水腫，對治療不利。對腎炎水腫的治療，一般用 2～3 劑即見效，小便增加，水腫逐漸消退。且不引起低鉀等電解質平衡失調的副作用。

來源 民間驗方；推薦人：廣西民族醫藥研究所瑤醫研究室莫連英。

配方 13 羊腎 1 隻、製附片 16 克。（塔塔爾族方）

用法 將羊腎對半切開，去其筋膜，漂洗乾淨。製附片研末，均勻地摻和於羊腎內，濕紙包裹數層，煨熟。每日 1 劑，早晚空腹食用，半個月為 1 療程。

說明 羊腎性味甘溫，能補腎氣，益精髓，主治腎虛腰痛，足膝酸軟，陽痿、遺尿等。製附片為大辛大熱之品，功能溫脾腎、散陰寒，主治腎陽虛弱的四肢浮腫，身寒畏冷，小便不利等。羊腎煨附片，有溫腎暖脾、散寒、祛濕的功效，適用於脾腎陽虛所致的慢性腎炎以及腰痛，腹痛，四肢浮腫，陽痿，久瀉，肢冷膝寒等。

來源 獻方人：雲南省彌勒縣醫院郭維光。

配方 14 燈芯花 5～8 紮，鯽魚 1 尾，米 60 克，鹽、味精各適量。（土家族方）

用法 將鯽魚去鱗去內臟，洗淨，燈芯花洗淨，米淘淨，共入鍋加溫，文火熬粥，1 劑服 2～3 天。

說明 適用於慢性腎炎、兒童身體虛腫、神經衰弱、失眠等病症。

來源 獻方人：青海民和縣誌辦公室朱曄平。

配方 15 豬腎1個、千斤墜2分、食鹽少許。（普米族方）

用法 將千斤墜舂細成粉，豬腎洗淨，將豬腎劃成兩瓣，放入千斤墜粉於豬腎中間，腎入碗，加水 25 毫升，於蒸飯時放入飯甑中蒸熟，撒上鹽即可。連服 3 個豬腎。

說明 此方治慢性腎盂腎炎頗效。

來源 流行於普米族民間；推薦人：雲南省麗江縣飲服公司蕭文錦。

腎 性 水 腫

配方 1 仙茅 15 克、當歸頭 15 克、豬腰子 1 對、食鹽少許。（白族方）

用法 豬腰子和藥物放入土鍋內煮 30 分鐘後即可喝湯，待豬腰子和藥煮熟之後，可連藥豬腰子吃下，每天服豬腰子 1 對，連服 5～7 日。

說明 此方對急慢性腎炎引起的浮腫、水腫有很好的治療作用，同時又補腎補氣血，在腎炎發病期和恢復期可作滋補品食用。

來源 獻方人：雲南省鶴慶縣白族醫生朱文彪家傳方。

配方2 黃芪 60 克、包穀鬚 30 克～60 克、連皮冬瓜 300 克、蘇葉 10 克、白茅根 25 克、牛肉 1 公斤。（回族方）

用法 將牛肉燉熟後，再加入其他藥物燉 40～60 分鐘即可食肉喝湯，1 日 3 次，1 劑可服 2～3 天。

說明 本方具有健脾益氣、補虛利尿之功，適用於腎性水腫、慢性腎炎水腫，蛋白尿。症見食少神倦、四肢無力、舌淡白、脈沉細（屬虛寒證）

來源 獻方人：雲南中醫學院明懷英。

配方3 綠頭雄鴨 1 隻。（朝鮮族方）

用法 將綠頭雄鴨剎毛去內臟，煮湯喝或與米同煮成粥，喝粥吃肉。蓋被發汗。

說明 本方用於腎性水腫，對上身浮腫效果很好。

來源 吉林省延邊朝鮮族自治州民族醫藥研究所；推薦人：朴蓮荀。

配方4 雞刺根 50 克、補東根 100 克、牛幫子根 100 克、豬心肺 1 個。（哈尼族方）

用法 將雞刺根，補東根、牛幫子根洗淨，切為 10 公分長和豬心肺一起放入鍋內同煮而食。

說明 本方係民間方，具有消腫補腎之功效。經雲南省江城飲服公司羅××等人食用後效果較佳。

來源 獻方人：雲南省江城縣飲服公司羅承涕；推薦人：雲南省思茅行署商業局張炳剛。

配方5 牽牛子 10 克、花椒 7 粒、烏魚 30 克。

用法 烏魚不去鱗，剖腹去腸雜，不下水，納牽牛子、花椒於魚腹中紮好。另用黃泥濕和，包裹全魚，待少乾，放炭火上隔瓦煅至泥乾燥裂隙即成，撥開食魚肉，每日 1 次，連服 2～4 次。

說明 本方是武進丁氏兒科家傳經驗方，有利水行氣消腫之功，數十年的臨床應用表明，用此方治小兒腎炎身浮腫反覆發作，二便澀，腹脹，得矢氣乃寬，舌苔薄白之證效果顯著，丁氏認為小兒身腫不退是水氣停滯之故，以水生之物，入水病之鄉，導水下行，則腫可自消。

來源 獻方人：南京中醫學院教授丁光迪；推薦人：湖北省蘄春縣李時珍中醫藥研究所梅全喜。

配方6 亞贊（狗肝菜、又名紅飯菜）200 克、糯米 150 克。（壯族方）

用法 先將狗肝菜洗淨，按常規與糯米煮成粥，每日服 3 次，連服 3 日。

說明 本方有健脾祛濕，利尿消腫之功，適用於腎性水腫及營養不良性水腫。

來源 獻方人：雲南省文山縣馬塘鄉兔瓦村李安風；推薦人：雲南省文山衛生學校李世昌。

配方7 血滿草根 20 克、火麻根 20 克、茴香根 15 克、

豆漿 1500 克、白糖 100 克。（白族方）

用法 將上藥切片、搗爛、豆漿煮漲，再將藥物投入煮 5～8 分鐘，服時加白糖，每日服 3 次，連服 7 日。

說明 服藥後小便明顯增多，經臨床運用此方對腎炎水腫、肝、脾虛弱、營養不良水腫都有一定療效。

來源 獻方人：雲南省大理白族自治州白族農民揚花英；推薦人：雲南大理州汽車運輸公司鄧德昆。

配方 8 山蘿蔔 100 克（鮮用）、血滿草 100 克、紅火麻 100 克、小母雞 1 隻（去肚雜）、食鹽適量。（白族方）

用法 小母雞切塊，先煮 30 分鐘，加入藥物煮熟，放入食鹽服，每日服 3 次，每次服 1 小碗。1 隻雞服 2 日服完，注意腫病患者隻宜服淡鹽。

說明 此方服後小便增多，對腎炎、肝炎、心臟病、肺心病所致的浮腫病均有治療作用。

來源 獻方人：雲南鶴慶縣白族醫生朱文彪經驗方。

配方 9 巴克（西瓜魚）500 克。（傣族方）

用法 將面魚煮爛，濾湯待溫外洗水腫處，每日 1 處。

說明 傣醫認為用此法治療水腫，是以水制水，但不作內服，因為外洗可脫，內服可滯，故不內服。本品主要用於治腎性小腫有良好效果。

病例：岩××，男，58 歲，患腎炎半年，兩下肢水腫明顯，西醫用過速尿，但反覆較大，1989 年 2 月就診時令用本法，外洗 5 次後水腫消退，配合內服草藥告癒。

來源 獻方人：雲南西雙版納州民族醫藥研究所康朗臘；推薦人：雲南西雙版納州民族醫藥研究所李朝斌。

配方 10 底巴（鮮魚）100 克、毛糊（玉米鬚）10 克、番斑梅（樹蘿蔔）50 克。（壯族方）

用法 將上藥水煎服，每日服 2 次，連服 3 日。

說明 本方具有清熱利尿、消腫之功效，適用於下焦濕熱引起的小便不利、水腫等症。

來源 獻方人：雲南省文山州衛生防疫站沈金章、王正先；推薦人：雲南省文山衛生學校任懷祥、李世昌。

配方 11 黃豆 500 克，鯽魚 500 克，蔥白 1 根，生薑 5 克，花椒粉、鹽適量。（朝鮮族方）

用法 將黃豆浸泡 1 夜，磨成豆漿，有布袋壓榨濾取豆漿水約 1500 克，放入鍋，加入已剖腹洗淨的鯽魚，再放蔥白、生薑片和花椒粉，煮成魚湯，放鹽調味，分 2 次吃魚喝湯。

說明 本方中鯽魚具有健脾利濕的功效，對腎炎水腫效果佳，對全身性水腫也有較好的療效。

來源 獻方人：吉林省延吉市中醫院全炳烈；推薦人：吉林延邊民族醫藥研究所金應變。

配方 12 花生 120 克、生蠶豆 240 克、紅糖適量。（彝族方）

用法 將花生仁、蠶豆放於瓷瓦罐中（不宜用金屬）加開水 1500 毫升，放爐上微火煮之，待蠶豆爆出破裂，水呈棕紅色加糖食用，連服多日。

說明 此方連服，服後排尿增多，治療腎炎水腫療效最佳。也可用連衣花生、大棗各適量煎湯代茶飲，連服 7 日治腎水腫。還可用陳年蠶豆（數年者佳）120 克、紅糖 90 克一起放入砂鍋中加水 1500 克，慢火煮至稠濃服下，連服，治腎

285

小球腎炎（急性腎炎）。

來源 獻方人：昆鋼醫院中醫師周朴；推薦人：雲南峨山縣飲服公司柏聯生。

配方13 西瓜1個、大蒜100克。（北族方）

用法 洗淨西瓜，挖一個三角型洞，將大蒜切片放入，再以挖下瓜蓋蓋好，盛盤中，隔水蒸熟，趁熱飲汁，每日1劑。

說明 本方利水消腫解毒，治療急慢性腎炎、肝硬化腹水等引起的水腫症，有較好的輔助治療作用，經臨床觀察，效果可靠。

來源 獻方人：雲南省文山州藥檢所李東河；推薦人：雲南南省文山州藥所王永發、張福榮。

前列腺增生

配方1 穿山甲240克、肉桂150克。（苗族方）

用法 共研細末，混勻。每日2次，每次5克，蜂蜜水沖服。

說明 20天為一個療程，一般1至2個療程可痊癒。

來源 《雲南民族醫藥見聞錄》；推薦人：張力群。

配方2 美脂金（牛角七）40克、得普（豬膀胱）1個。（白族方）

用法 將豬膀胱內尿液擠盡，不用水洗與藥用煮4小時，放鹽藥肉湯同時服用。

說明 牛角七在民間有「內消」之稱，牛角七對國性中成年前列腺炎治療有效。經35例臨床觀察療效較好，全部治

癒。病例：熊潤元，男，56 歲，1976 年患前列腺炎，小便不利，服此方 3 劑治癒。

來源 獻方人：雲南省蘭坪縣牧局王祖興。

配方3 尼南荷（紫茉莉）60 克、得普（豬膀胱）1 個。（白族方）

用法 將豬膀胱內水液擠淨，不用水洗與藥煮在砂罐內 3 至 4 小時，放鹽藥湯肉全部服用。

說明 上方對中成年人前列腺患者有根治效果，本人臨床醫治 28 例，治癒 28 例。病例：張文譽，男，40 歲，1987 年患病，尿頻，小便後有膿樣混濁液流出，尿道有燒灼感，服此方 5 劑治癒。病重患者連續服用 5 至 7 劑即可治癒。

來源 獻方人：雲南省蘭坪縣畜牧局王祖興。

遺　　精

配方1 大棗 6 枚（去核）、泥鰍 400 克、生薑 3 片。（水族方）

用法 將泥鰍開膛洗淨，放入鍋內加適量水，與大棗，生薑片同煮熟食之，日兩次服完。

說明 10 天為 1 個療程，一般 3 個月療程取效。

來源 《民族醫藥集》；推薦人：劉紅梅。

配方2 諾壯（麻雀）3 隻、炒翻敎（炒韭子）9 克、蔓兒（核桃肉）12 克、青皮 6 克。（壯族方）

用法 將上藥水煎取湯燉麻雀肉服，1 日 3 次，連服數日。

說明 本方係壯族民間驗方，經臨床驗證，療效可靠，

具有疏肝解鬱、益腎之功，適用於夢遺、胸悶脅痛、腹脹脅痛、噯氣、頭暈口苦等症。

來源　獻方人：雲南省文山衛生學校李世昌、李光員；推薦人：雲南省西疇縣新街骨科醫院鄭玉華、陸光星。

配方3　采（三七）15克、卡（乾薑）6克、桑螵蛸20克、豬腰子2個。（苗族方）

用法　將豬腰子切開雲膜，把三七、乾薑、桑螵蛸粉末裝入，然後用濕麻紙裹煨熟，空腹食之，白酒為引，1日1劑，連服7劑。

說明　本方有補益益腎，止遺之功效，適用於久遺不止精神萎靡，心悸頭暈等症。

來源　獻方人：雲南省文山衛生學校熊書良、李世昌；推薦人：雲南省文山衛生學校任懷祥、楊學況。

配方4　桑螵蛸30克、蓮子50克、桂圓肉30克、冰糖適量。（瑤族方）

用法　先將蓮子碾成粉，水調至糊狀，與桂圓肉同入沸水中煮成粥，加入冰糖、桑螵蛸粉，睡前食用，每日1次，連服數日。

說明　本膳具有補心守神，滋腎固精作用，適用於心腎不足，水火失濟而致心悸失眠，多夢，男子遺精遺尿夢交等症。

來源　獻方人：雲南馬關縣中草藥門診部徐運洪；推薦人：雲南省文山衛校任懷祥、楊學況。

配方5　抖給（雞內金）30克、五味子30克、曼呵（金櫻子）10克。（壯族方）

用法　共水煎，喝湯，每日服3次，每次20～30毫升。

說明 本方具有固精縮尿，收斂固澀之功。用於治療滑脫不脫的證候：遺尿、遺精、體虛自汗、盜汗、久瀉不止等，也可用於肺癆久咳、失眠健忘等症。臨床應用後，療效頗佳。

來源 獻方人：雲南省西疇縣興街中心衛生院李光員；推薦人：雲南省文山州藥檢所張福榮。

配方6 嫩母雞 1000 克、山藥 500 克。（回族方）

用法 將雞宰後，開膛，去毛淨，切成塊，裝入砂鍋內，上大火煮五成熟，山藥去皮切成塊，放入砂鍋內同煮至炰爛即可食用。

說明 雞鮮嫩，山藥軟糯，補脾胃，滋肺，補腎固精。

來源 推薦人：雲南昆明市回族特級廚師馬允勤。

配方7 熟地黃 250 克、飴糖 250 克、烏骨雞 1 隻（約 800 克）。（傣族、苗族方）

用法 熟地洗淨切條，與飴糖拌勻，裝入宰殺整理好的烏雞腹內後上籠蒸熟服用。

說明 熟地味甘、苦、微寒，歸心、肝、腎經，能補精益髓，養陰生津，主治遺精盜汗，血虛萎黃，月經不調，鬚髮早白，腰膝酸軟等症，還能興奮衰弱的心臟。烏雞味甘性平，歸五臟，含多種營養物質，能補益強身，滋補肝腎，治遺精，白濁，帶下，月經不調，潮熱，消瘦和腹瀉等。

本方主治遺精，腰痛膝軟，消瘦虛弱等。還對血虛證，發白有一定療效，並能強心，利尿。病例：王××，宣威人，1985 年體虛無力，消瘦，遺精頻繁，使用本方 5 次後，主病痊癒。

來源 獻方人：雲南路南石林賓館代鋒坤；推薦人：雲

南省飲食服務學校任惠康。

配方 8 綿羊肉 30 克、鎖陽 30 克。（蒙古族方）

用法 鎖陽切成片，加羊肉和適量水同煎 40 分鐘左右，取出喝湯吃肉，每天晚 1 劑。

說明 本方主治夢遺。對於失眠，腎虛，腰腿疼痛，尿頻尿急，血尿等均有較好療效。7 天 1 療程。

來源 獻方人：內蒙古阿盟蒙醫藥研究所賀巴依拉；推薦人：內蒙古蒙藥製藥廠明根。

配方 9 桑螵蛸（炙）5 克、龍骨 16 克、粳米 100 克。（水族方）

用法 煮粥食，每日 1 劑，日服 3 次。

說明 此方在水族地區應用廣泛，有壯腰健腎、澀精安神等作用，適用於腎虛遺精。

來源 獻方人：貴州省安順縣雞場鄉水族潘定文；推薦人：貴州省鎮定縣民委劉起貴。

配方 10 雞內金粉 3 克、糯米 300 克、白果 3 克、白糖 150 克。（回族方）

用法 將糯米淘洗乾淨，白果去殼，與糯米入鍋，加水熬成粥，熟時下雞內金、白糖即可食用。

說明 此方主治健胃消食止遺、食積不消、嘔吐瀉痢、小兒疳積、遺尿、遺精症頗效。

來源 獻方人：雲南尋甸縣飲服公司陳崇安；推薦人：雲南省曲靖地區飲服公司竇德懷。

配方 11 羊腰 1 枚，杜仲 15～30 克，鹽、味精各適

量。（回族方）

用法 將羊腰洗淨切片，與杜仲同放入鍋內，先武火煮沸，後文火燉煮，食用時加佐料，吃肉喝湯。

說明 有補腎壯腰、強筋的功效。適用於遺精、陽痿、盜汗、耳聾、小便頻數、腰背痛、足膝酸軟等症。

來源 獻方人：青海民和縣誌辦公室朱曄平；推薦人：雲南省彌勒縣醫院郭維光。

配方 12 胡桃仁 60 克，韭菜 100～500 克，鹽、味精各適量。（鄂倫春族方）

用法 將韭菜洗淨，切成小段，與胡桃仁同放入碟內，待香油鍋燒熱後，將韭菜和胡桃仁一起倒入，炒至韭菜熟後，加鹽調味而成，可作佐膳，每日 1 劑。

說明 適用於腎虛陽痿，腰膝冷痛，遺精夢泄，夜多小便等病。此方主要功能補腎、壯陽、固精、暖腰膝的功效。

來源 獻方人：青海民和縣誌辦公室朱曄平。

配方 13 芡實 200 克，老鴨 1 隻，蔥、薑、鹽、料酒、味精各適量。（土家族方）

用法 將芡實洗淨，老鴨宰殺後去毛和內臟，洗淨血水後，將芡實放入鴨腹內，將鴨放入瓦鍋內，加水武火燒沸，再改用文火燉煮，肉熟即可加入佐料，吃肉喝湯，1 劑可分幾天吃完。

說明 此方具有補腎強腰，益脾養胃，健脾利水，固腎澀精等功效。適用於腎虛耳鳴、遺精、脾胃虛弱、口渴等疾病。

來源 獻方人：青海民和縣誌辦公室朱曄平。

配方 14 龍骨 15 克、韭菜籽 15 克。（蒙古族方）

一、內科病症配方

用法 上二味共研細，混勻，每晚服 1 次，每次 10 克用開水沖服。

說明 本方功能潛心安神，定志固澀，對精神委頓，失眠多夢之體虛滑精者適宜。

來源 摘自《遼寧省蒙醫驗方》；推薦人：內蒙古蒙藥製藥廠蒙明根。

配方 15 核桃仁 36 克，韭菜 60～120 克，白果仁 1 枚，芝麻、油、鹽、味精各適量。（土家族方）

用法 將適量芝麻油炒核桃仁，至微黃，後放韭菜、白果仁放佐料，做菜吃，次數不限。

說明 功能溫腎壯陽，補虛散寒。適用於腎陽虛衰，遺精、陽痿，腰膝酸軟等症。宜長期食用。

來源 獻方人：青海民和縣誌辦公室朱曄華。

配方 16 海參 30～60 克、羊肉 250 克。（回族方）

用法 將 2 料洗淨，加水文火煨燉，肉熟後加調味品即可食用，次數不限。

說明 功能補虛益精、養血補腎。主治夢遺滑精、精血耗損、小便頻數等症。

來源 獻方人：青海民和縣誌辦公室朱曄平。

配方 17 蓮子 30 克、生牡蠣 20 克、蘆根 40 克、白糖 40 克、白糖適量。（布朗族方）

用法 共煎服，每日 1 劑，日服 3 次。

說明 生牡蠣性味鹹、澀，微寒。能益陰潛陽，鎮驚安神，收斂固脫。蘆根性味甘、寒。能清熱除煩，生津止嘔。蓮子與之同用，功專健脾安神，潛陽固精。主治遺精心煩失

眠、自汗盜汗。

來源 獻方人：雲南省彌勒縣醫院郭維光；推薦人：雲南省藥物研究所張力群。

配方 18 雞腰子 4 枚，沉香、絳香各 30 克，石決明 25 克，白檀香、訶子、棟子、梔子、石膏、海金沙、人參、白豆蔻、丁香各 20 克，肉豆蔻、青木香、蓽茇、肉桂、廣木香、甘草、白苣勝、黑苣勝、方海、香墨、天麻、草果仁、地錦草、黑雲香、決明子、製草烏各 50 克，檳榔 10 克，鹿茸、羚羊角、珍珠（製）、人工牛黃、磁石（製）、禹糧土朱砂、珊瑚各 5 克，西紅花 1 克，麝香少許。（蒙古族方）

用法 共研細為末（除雞腰子外），每天取 50 克藥粉，燉雞腰子 4 枚食用，連服 20～40 天，即見效。

說明 遺精是男科中常見的病症，病情較複雜，醫科院臨床觀察 26 例，有較率達 72.6 %，20 天為 1 療程。

來源 獻方人：雲南省彌勒縣醫院郭維光；推薦人：雲南省藥物研究所張力群。

配方 19 蓮子 150 克、芡實 100 克、豬胃 1 隻。（阿昌族方）

用法 上述 2 味藥共入豬胃，以線縫合，燉熟分次食用。

說明 祖國醫學認為，蓮子性味甘、澀、平。能益腎澀精，適用於腎虛遺精、尿頻、心失所養，虛煩不眠等症之輔助治療。

來源 獻方人：雲南省藥物研究所張力群。

配方 20 荷葉 30 克、米湯 500 毫升。（傣族方）

用法 用荷葉研末，每天早晨服 1 次，每次 3 克，米湯

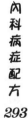

送服。

說明 治夢遺泄精效果不錯。

來源 獻方人：雲南省瑞麗市藥檢所譚麗萍；推薦人：雲南省瑞麗市衛生局陶建兵。

配方21 雞腰子3枚、黨參30克、黃芪26克、當歸16克、熟地30克、黃精15克、枸杞15克、巴戟20克、鹿茸6克、杜仲20克、鎖陽20克、首烏30克、遠志20克、黑豆200克（微炒）。（壯族方）

用法 泡酒3000毫升，每次飲30～50毫升，1日2次。

說明 此方為溫補腎陽藥酒。具有溫腎壯陽，增強體質，提高性機能和生殖力等功效。適用於腎虛遺精、遺尿、不育等病症。

來源 獻方人：廣西壯族自治區北流縣隆盛鎮政府衛生室劉優華。

配方22 酥油適量、訶子16克、茅膏菜15克、手掌參20克、寒水石12克、五靈脂15克、蜂蜜適量。（藏族方）

用法 先把以上藥品用冷水沖洗乾淨，煎於酥油內即可。每日1劑，喝油湯。

說明 此藥膳為滋補強壯劑，除此之外還有補腎壯陽、活血化瘀等療效，主要適用於遺精、陽痿、風濕性關節炎等病症。

來源 獻方人：西藏自治區畜牧獸醫研究所單茹西繞；推薦人：雲南省彌勒縣醫院郭維光。

配方23 豬排骨160克、金櫻子根300克。（壯族方）

用法 排骨切段，金櫻子根切片，加鹽同煮，食肉喝

湯，每日 1 劑，日服 3 次。

　　說明　此方具有溫補腎陽。適用於腎陽不足，腎精虧損，腰膝無力，遺精，陽痿等，療程宜長。

　　來源　獻方人：廣西壯族自治區北流縣隆盛鎮衛生室劉優華。

　　配方 24　奶子適量、種公羊睪丸 2 枚、寒水石 16 克、手掌參 10 克、蟲草 10 克、黃精 15 克、甘草 5 克。（藏族方）

　　用法　水煎服，每日 1 劑，每日服 3 次，吃湯。

　　說明　此方在西藏地區應用歷史悠久，有滋補壯陽、補腎強筋的功效。主要用於遺精、陽痿等症。

　　來源　獻方人：西藏自治區畜牧獸醫研究所單茹西繞；推薦人：雲南省陳彌勒縣醫院郭維光。

　　配方 25　黃牛生殖器、白狗生殖器各適量。（藏族方）

　　用法　兩種肉與牛奶合煮，食肉喝湯，每日 1 劑。

　　說明　此方在西藏地區流傳應用很廣，有滋補壯陽、補腎強筋的功效，主要用於遺精、陽痿等症並有提高性慾作用。

　　來源　獻方人：西藏自治區畜牧獸醫研究所單茹西繞；推薦人：雲南省彌勒縣醫院郭維光。

　　配方 26　鬧海馬哈（狗肉）150 克，良薑 10 克，乾薑 10 克，花椒 5 克，大蒜、鹽、蔥適量。（蒙古族方）

　　用法　鬧海馬哈切成小塊放入砂鍋內加 1 公斤水文火燉 1 小時左右，吃肉喝湯。

　　說明　治療脾胃虛弱，下寒引起的遺精、陽痿、風濕和類風濕病等。①脾胃虛弱、虛寒者加砂仁 10 克、白豆蔻 1 克。②氣血不足者加黨參 12 克，當歸 12 克。③腰酸腿痛加

雞血藤 10 克、桂圓 10 克。④婦女下寒者加益母草 10 克、胡椒 6 克。

來源 獻方人：內蒙古自治區阿拉善盟蒙醫藥研究所賀巴依爾。

配方 27 白果、蓮米、糯米各 15 克，胡椒 3 克，烏骨雞 1 隻。

用法 先淨雞宰殺去內臟洗淨，再將白果、蓮米、糯米、胡椒研末裝入雞腹中，加調料慢火燉熟，空腹食用。

說明 本方經多年臨床應用表明對男子遺精、婦女白濁等症有較好療效。病例：汪××，男，25 歲，湖北黃岡人，於 1987 年患遺精症，經多方中西醫治療效果不佳，經人推薦用此方內服，每 2 天服 1 次，連服 4 次即癒。

來源 摘自《李時珍瀕湖集簡方》；推薦人：湖北省蘄春縣李時珍中醫藥研究所梅全喜。

性慾減退症

配方 1 麻雀2隻、菟絲子16克、枸杞15克。（水族方）

用法 燉食，每日 1 劑，每日服 3 次。

說明 羊腎能壯陽益腎、通利膀胱等作用。適用於男女性慾低下，小便清長等病症。

來源 獻方人：貴州省永紅廠水族王佑成；推薦人：貴州省鎮寧縣民委劉起貴、雲南省彌勒縣醫院郭維光。

配方 2 羊腎 1 隻、肉蓯蓉（酒浸）16 克、枸杞 15 克。（水族方）

用法 開水燉，熟後加蔥、生薑、鹽調味，喝湯吃肉。

說明 羊腎能壯陽益腎、通利膀胱等作用。適用於男女性慾低下，小便清長等病症。

來源 獻方人：貴州省永紅廠水族王佑成；推薦人：貴州省鎮寧縣民委劉起貴、雲南省彌勒縣醫院郭維光。

配方3 牛生殖器 1 具、枸杞 36 克、淫羊藿 10 克。（水族方）

用法 水煎服，加薑、蔥、鹽調味，吃肉喝湯。

說明 此方有壯陽益腎、滋補鎮靜等作用。適用於性慾低下、小便頻數等症。

來源 獻方人：貴州省永紅廠水族五佑成；推薦人：貴州省鎮寧縣民委劉起貴。

配方4 格勒送（狗鞭）100 克、洋申默安叭吾（他公雞肉）300 克、審格勞（胡椒）5 粒、給木（鹽）少許。（佤族方）

用法 取格勒送 100 克（鮮品或乾品均可），雞去毛和內臟，洗淨，切成小塊，同放入鍋裏，加入胡椒（搗細）食鹽少許，加水適量燉煮至雞肉、格勒送熟爛即可食用，吃肉喝湯，當日分 2～3 次吃完。

說明 本方有補腎增強性功能的作用，對性功能低下患者，使用本方 3～4 會可獲得較滿意的效果。

來源 獻方人：雲南民族學院統戰部郭大昌。

配方5 鹿肉 120 克、杜仲 16 克。（藏族方）

用法 將鹿肉洗淨切塊，用杜仲加水煎煮至肉熟，加入佐料即成，食用次數不拘。

說明 功能益氣養血、補腎益精。適用於性慾減退、腎虛陽衰、腎精不足等症。

一、內科病症配方

297

來源 獻方人：青海民和縣誌辦公室朱曄平；推薦人：雲南省彌勒縣醫院郭維光。

配方6 雌鴿1隻。（苗族方）
用法 將鴿宰後去毛和內臟，清燉，次數不拘。
說明 雌鴿的性荷爾蒙分泌特別旺盛，可刺激人體性腺分泌性激素，長期服用，對於腎氣衰弱、房事無能、陽痿等疾病有良好療效。
來源 獻方人：貴州省冊享縣巧馬區苗族王樹林；推薦人：貴州省鎮寧縣民委劉起貴。

早　　泄

配方1 鹿血100毫升、白酒1000毫升。（藏族方）
用法 用注射器抽取鹿的靜脈血，立即放入酒中混勻，每日服1次，每次50～100毫升。
說明 功效補虛壯陽，益腎強身，養精活血。適用於腎虛早洩、陽痿、關節不利、腰脊酸痛等疾患。
來源 獻方人：青海民和縣誌辦公室朱曄平。

配方2 蜜甕根150克、老母雞1隻、黃酒500克。（畬族方）
用法 將鮮蜜甕根洗淨切碎，老母雞去毛、剖腹去腸雜，不見水，將切碎蜜甕根納入雞腹，用線捆住、加黃酒，隔水燉爛，供2～3次食雞肉及汁。服1劑隔3天再服，連服3次。
說明 蜜甕根為薔薇科金櫻子。蜜甕根要選用老樹根，幼樹根效差。服藥期間禁房事。

來源 獻方人：福建省福安省市阪中畲鄉和安村蘭玉妹；推薦人：福建省寧德地區醫藥研究所陳澤遠。

配方 3 鮮還陽草 100 克、羊油 50 克、食鹽適量。（白族方）

用法 秋季採集還陽草洗乾淨、切細。用羊油炒熟，吃時加入食鹽。每日 3 次，連服 3 月。

說明 性感強烈，但性交時陰莖反而不能勃起，白族醫將此病稱之為見花敗，又稱為無水澆花病，服藥期間嚴禁夫妻同床。

來源 獻方人：雲南省大理白族自治州劍川縣李定一；推薦人：雲南在理市康復醫院許服疇。

陽　痿

配方 1 狗肉 500 克，八角、小茴香、陳皮、桂皮、生薑和調料適量。（傈僳族方）

用法 狗肉洗淨切塊，入開水鍋中焯水後撈出，洗去血污，連同八角、小茴香、陳皮、桂皮、生薑和調料，放入砂鍋內同燉 5 小時左右，肉粑即可。

說明 本方是冬令進補佳品，主治陽痿，並具有色澤金黃，味醇噴香的特點。

來源 獻方人：雲南省思茅地區防疫站周曉冬；推薦人：雲南省思茅地區商業張炳剛、張祖仁。

配方 2 淫羊藿根莖 100 克、仔公雞 1 隻。（土家族方）

用法 將淫羊藿杯莖洗淨切成小段，放入剖開的公雞肚內（不放食鹽）蒸熟後，去藥渣，吃肉喝湯。1 日 2 次。

說明 淫羊藿辛、甘、溫，有壯陽補腎，祛風除濕之功效。雞性味甘、溫。有溫中，益氣，補精，添髓作用。配淫羊藿臨床應用，有壯陽補腎精，治療陽痿不舉之症。

來源 摘自《鄂西州民族藥誌》；推薦人：湖南湘西州民族醫藥研究所田華詠。

配方3 麻雀3隻、冰糖30克。（苗族方）

用法 麻雀宰殺，去毛、內臟後洗淨，連同冰糖一起放入瓦鍋內加適量清水隔水燉熟，食肉喝湯或佐餐。

說明 應用本方於陽痿初發（即陰莖勃起但不堅）時較有效，可補不足之精氣和驚恐所傷的腎氣。還可治慢性支氣管炎、咳喘等，有滋陰壯陽之用。病例：貴州威寧縣王××，常頭暈，腰腿酸軟無力，驚恐房事，苔白，陰莖痿軟，診斷為陽痿。後用本方一試，不到1月即痊癒。麻雀味甘、鹹而性溫，入腎、脾經，能壯陽益精，暖腰膝，縮小便，主治陽痿，陽虛消瘦，腰膝酸痛或冷痛，崩漏，眩暈，百日咳，哮喘等，是滋補佳品。忌李子、醬、白朮。

來源 獻方人：雲南石林賓館代鋒坤據《大眾四季飲膳》整理；推薦人：雲南省飲食服務學校任惠康。

配方4 淫羊藿30克、菟絲子15克、烏龜1隻（土家族方）

用法 將烏龜去殼取肉，與上藥燉熟去藥渣，吃龜肉喝湯。3天服用1次。

說明 此方又是冬令時節的滋補藥膳，能溫補心腎，強陽壯精。對陽痿，面色㿠白，頭暈眼花，精神萎靡，腰腿酸軟等症有一定療效。注意：在服藥過程中，一定要忌生冷和避風寒，禁房事。

來源 獻方人：湖南省慈利縣民間醫生李松盛；推薦人：湖南省常德市第一人民醫院姜淑華。

配方5 菱角500克、三白（牛奶、乳酪、黃油）各50克、三甜（白糖、紅糖、蜂蜜）各50克。（蒙古族方）

用法 將菱角仁研細後與牛奶，乳酪，黃油，白糖，紅糖拌勻，用蜂蜜製成10克大小蜜丸即可。每次1丸，用溫開水送服。

說明 每日1～2次。效果最佳。

來源 獻方人：內蒙古蒙藥製藥廠包金堯；推薦人：內蒙古哲盟蒙醫研究所包玉蓮。

配方6 波稍（豬肉）250克、狼毒草根（白沙房）50克。（蒙古族方）

用法 用瘦豬肉250克 狼毒草根50克，合燉爛熟後，分2～3次服食。

說明 本方有滋補壯陽、生精活血、祛風定驚、安神益智等功效（狼毒草根是一種對人體無毒的1年生草本植物）。實屬陽痿良方。

來源 獻方人：四川涼山蒙古族毛志銀、王文藝；推薦人：四川涼山州民研所阿子阿越。

配方7 肺筋草80克、豬肉適量。（彝族方）

用法 藥肉一起燉熟服用。

說明 肺筋草又名百味參，藥用全草，洗淨曬乾備用。主治陽痿。

來源 獻方人：雲南省個舊市雞街機務段向為禮；推薦人：雲南省個舊市飲服公司李廷柱。

配方8 牛鞭子、調料。（回族方）

用法 牛鞭子洗淨清燉，至扒加入調料，用量可根據食量多少而定，每日早晚各吃 1 次，15 天 1 療程。

說明 本方還可加入枸杞每次 10 克，食前放入枸杞稍燉，即可服用。此方主治陽痿。

來源 獻方人：雲南省個舊市飲服公司退休職工楊源；推薦人：雲南省個舊市飲服公司賽麗仙。

配方9 狗腎 1 具、生薑 20 克。（哈尼族方）

用法 將狗腎洗淨，用開水煮，5 分鐘取出，用刀劃開尿道刮洗乾淨後切塊與生薑用文火燉至炘爛，加入調料服用。

說明 此方經常服用有補腎壯陽功能，食用後禁食蘿蔔。

來源 元陽縣哈尼族地區流傳；推薦人：雲南個舊市飲服公司李廷柱。

配方10 日亮申快（仙茅根）100 克、泥牙墊（野雞肉）500 克、省格勞（木薑子）7 粒、鹽少許。（佤族方）

用法 採挖佩茅根鮮品，除去莖葉，洗淨，切斷，野雞肉切成小塊，放入鍋裏，加水適量，木薑子、食鹽少許，燉煮至雞肉熟爛食用，喝湯吃肉，當日分 3 次吃完。

說明 本方有補腎壯陽之功效，陽痿、滑精患煮服用 1 劑可獲得較好療效。

來源 獻方人：雲南民族學院統戰部郭大昌。

配方11 格勒利章（鹿鞭）50 克、泥送（狗肉）200 克、生硬（生薑片）少許、審格勞（胡椒）7 粒、給木（鹽）少許。（佤族方）

用法 取馬鹿鞭（乾品或鮮品均可），文火焙黃，研成

粉，與狗瘦肉混合剁成肉泥，放入生薑片、胡椒（搗細）、食鹽少許，冷水少許調勻，放進碗裏隔水燉煮至熟透食用。當日分 2 次吃完。

說明　本方主治陽痿病，經臨床使用，患者服用 3 劑能獲得較好的療效。

來源　獻方人：雲南民族學院統戰部郭大昌。

配方 12　麻雀 10 隻、大雲 250 克、菟絲子 250 克、鹿角霜 100 克。（彝族方）

用法　麻雀去毛爪、內臟，搗爛如泥。後 3 味藥研細末，與雀肉泥和勻為丸。每天 3 次，每次 12～15 克。空腹時服。

說明　本方適用於房事太過，腎精耗損所致的性功能低下症。

來源　獻方人：貴州省大方縣醫院丁詩國。

配方 13　生薑片 50 克，熟附片 5 克，狗肉 100 克，黃精 50 克，食鹽、味精、芫荽適量。（苗族方）

用法　用開水煎上藥肉，先以武火後以文火燜至肉爛即成狗附壯陽湯。食肉喝湯，1 日 3 次，每星期服 2 劑，連服 3 個星期。

說明　本方係文山中醫驗方，經臨床驗證療效確實。本方有溫腎散寒，益精壯陽之功。適用於陽痿，夜尿頻數，畏寒，四肢發冷等症。對虛寒性的慢性氣管炎，慢性腎炎也有良好的療效。有陰虛，感冒發熱者忌服。

來源　雲南省文山州衛校鄭卜中；推薦人：雲南文山衛校任懷祥、楊學況。

配方 14　三七 30 克、人參 15 克、鹿茸 150 克、白朮

（麩炒）90克、茯苓（蒸）60克、五味子（蒸）90克、枸杞子60克、肉蓯蓉90克、補骨脂（鹽製）90克、麥冬90克、巴戟天（鹽製）60克、淮牛膝（酒製）30克、白酒1000毫升、蔗糖45克。（瑤、苗、杜族方）

用法 將上列諸藥加入白酒中，裝入大瓶內密封15天後取出服用，每日3次，每次30毫升。

說明 有益氣補血，養心安神之功。適用於虛弱、陽痿遺精、失眠健忘。經常飲用，療效顯著。

來源 獻方人：雲南省文山衛校任懷祥；推薦人：雲南省西疇縣興街骨科醫院鄭玉華、陸光星。

配方15 狗肉250克、黑豆50克、桑螵蛸10克。（苗族方）

用法 將上藥加水煮爛，加入調味品即可服食。每日3次，連服7日。

說明 本方有補腎壯陽，益脾補胃之功，適用於陽痿、腎虛耳聾、遺尿等症。病例：梁××，男，46歲，中年結婚，行房陽痿，陰莖不能勃起，連服本方15日後，性生活恢復正常，且面色紅潤，精神飽滿。

來源 獻方人：雲南省麻栗坡縣衛生防疫站劉承傑；推薦人：雲南省文山衛校任懷祥、西疇縣興街骨科醫院鄭玉華、陸光星。

配方16 夯蓋郎（黑雞腎）3個、蒿光地（馬鹿乾角）6克、批因（胡椒）7粒。（傣族方）

用法 將馬鹿乾角沖碎，胡椒研粉，泡入500毫升的酒中，48小時後即可飲用，1天2～3次。

說明 本方對舉陽不起，腰酸腿軟，形寒肢冷，性功能

減退有明顯療效，中年以後長服用此方具有溫補腎陽、壯火的作用。病例：岩光，男，39歲，氣弱神疲，腰酸腿軟，陽痿遺精，服此方1月，各症消失如常。

來源 獻方人：雲南省西雙版納州民族醫藥研究所康朗臘；推薦人：雲南省西雙版納州民族醫藥研究所李朝斌。

配方17 公雞肉100克、杜仲36克。（仡佬族方）

用法 共煎煮，每日1劑，日食3次；宜長期服用。

說明 本藥膳補腎、振奮中陽等作用，適用於腎虛所致的陽痿症。病例：姜少明，男，42歲，患陽痿1年多，久治不效，連服上方42天後，陽痿漸癒，次年就有了小孩。

來源 獻方人：貴州普定縣馬關鎮仡佬族彭少福。推薦人：貴州省鎮寧縣民委劉起貴。

配方18 勒媽寧（生狗血）500毫升、批因（胡椒）7料、辛將（小薑）3片。（傣族方）

用法 殺狗時取鮮血500毫升裝瓶，將胡椒研粉與小薑同時裝入瓶中浸泡30分鐘後即可內服，每日3～4次，每次20毫升。

說明 本方具有祛風除濕、補腎壯陽、調補氣血之功（傣醫認為是火塔——陽氣不足）。男性40歲以後多發生此病症，服此方可收到滿意效果。據49例可訪患者追蹤調查，有效率達100%。

來源 獻方人：雲南省西雙版納州民族醫藥研究所康朗臘；推薦人：雲南省西雙版納州民族醫藥研究所李朝斌。

配方19 夏古納（五穀雞）、翁布拉巴（手掌參）。（藏族方）

用法　宰一隻五穀雞取掉內臟合手掌參 15 克入土罐清燉 4 個小時，加少量精鹽後，早晚空腹服用。

說明　五穀雞肉性溫補元，能升陽，增強體力；手掌參性溫，有生精壯陽，增生體力之效。

來源　獻方人：西藏民間醫多吉次仁；推薦人：迪訂藏族自治州藏醫院迪慶晉美。

配方 20　美人蕉根 20 克、地石榴根 20 克、青陽參 20 克、豬或牛生殖器 1 具。（白族方）

用法　將豬或牛生殖器切片、煮熟。上藥再放入湯中煮 60 分鐘，先喝湯後吃肉，每日服 3 次，每次兩小碗，連服 3 月。

說明　服藥後陰莖勃漲，性慾感較強，患者要注意克制，3 月之內嚴禁性生活，此方不僅能治陽痿，還對遺精、腎虛腰痛有很好的治療作用。

來源　獻方人：雲南省大理市白族民間醫生劉福漢；推薦人：雲南大理市康復醫院許服疇。

配方 21　麻雀 3 隻、枸杞子 16 克、菟絲子 20 克。（仡佬族方）

用法　將麻雀殺死後去毛、內臟，洗淨，加黃酒、醬油等調料煨熟，1 劑服 2 天，不拘次數食用。

說明　本藥膳具有補腎，振奮中陽等功效。病例：吳教丙，男，36 歲，患陽痿 2 年餘，久治不效，服用上方 2 月後，陽痿漸癒。

來源　獻方人：貴州貞豐縣牛場鄉辣子坡楊錫武；推薦人：貴州省鎮寧縣民委劉起貴。

配方 22 麻雀肉 50 克、狗肉 50 克、韭菜 30 克、小米 300 克。（瑤族方）

用法 將肉切成小塊，與小米、韭菜共燉熟加入蔥、薑、鹽、味精調味，粥熟肉爛後食用。每日 2 次，連服 15 日為 1 療程，直至治癒為止。

說明 此方有溫陽補腎之功用，適用於腎陽虛所致的陽痿、腰痛等症，療效頗佳。

來源 獻方人：雲南省麻栗坡縣醫院瑤族醫生李雲榮；推薦人：雲南省文山衛校任懷祥、雲南省西疇縣興街醫院李光員。

配方 23 生薑片 50 克，熟附片 15 克，挪麻（狗肉）100 克，黃精 50 克，食鹽、味精、芫荽適量。（壯族方）

用法 水煎服，先以武火後以文火燜至內爛即成狗附壯陽湯。食肉喝湯，1 日 3 次，每星期服 2 劑，連服 3 個星期。

說明 本方係文山中醫驗方，適用於陽痿，夜尿頻數，畏寒，四肢發冷等症。對虛寒性的慢性氣管炎，慢性腎炎也有良好的療效。有陰虛，感冒發熱者忌服。

來源 雲南省文山州衛校鄭卜中，推薦人：雲南文山衛校任懷祥、楊學況。

配方 24 秀仁溫吉拉嘎（枸杞）30 克、全當歸 20 克、山萸肉 20 克。（蒙古族方）

用法 以上藥物研成細末，每次 3 克，每日 2～3 次。

說明 治療肝腎不足、血虛精虧、腰痛陽痿、消化不良、神經衰弱、慢性肝炎引起的腹部疼痛等症。

（1）肝腎不足者用紅花 6 克，山萸肉 20 克煎的湯沖服。

（2）腰痛陽痿者用鎖陽 20 克，巴戟天 10 克水煎湯沖

服。

（3）脾胃虛弱者用砂仁 10 克，雞內金 12 克煎湯沖服。

（4）神經衰退者用炒棗仁 20 克水、遠志 12 克水煎沖服。

（5）痛經者用益母草 30 克，紅糖 10 克水煎沖服。

（6）風濕性疼痛者用人參 3 克，枸杞 20 克，鹿茸 3 克泡酒數日，用酒沖服。

（7）頭暈眼花者用菊花 10 克、龍膽草 10 克水煎沖服。

（8）要延年益壽者，用大棗 7 克、枸杞 10 克、白糖 10 克常泡茶飲。

來源 獻方人：內蒙古自治區阿拉善盟蒙醫藥研究所賀巴依爾。

配方25 得占子得多（豬腰子、豬鞭子）1 套、雙參 40 克、淫羊藿 60 克。（白族方）

用法 將 2 藥洗淨同肉煮在砂罐內 3～4 小時，加放食鹽生薑，食肉、雙參喝湯。忌花椒、酸冷食物。

說明 雙參有滋陰補腎作用，淫羊藿有補腎壯陽功能，上方對腎虛陽痿患者有療效，本人臨床醫治 6 例均治癒。病例：楊明花，男，40 歲，1977 年患病，經服此方 2 劑治癒。

來源 獻方人：雲南省蘭坪縣畜牧局王祖興。

配方26 框多（狗腎）1 套（包括睪丸陰莖）、淫羊藿 60 克。（白族方）

用法 先將淫羊藿洗淨與狗腎同燉於砂罐內 4 小時，加放食鹽、生薑，吸取其湯肉。忌花椒、酸冷食物。

說明 狗腎有滋補溫腎作用，淫羊藿有補腎壯陽之功能，本人臨床醫治 5 例，治癒 5 例，病例：和文生，男，38 歲，1986 年結婚兩年患病夫妻不和睦，經服此方治癒，夫妻和

睦，已有兩個小孩。

來源 獻方人：雲南省蘭坪縣畜牧局和兆龍；推薦人：雲南省蘭坪縣畜牧局王祖興。

配方 27 鬧海馬哈（狗肉）120 克、良薑 10 克、乾薑 10 克 花椒 1 克，大蒜、鹽、蔥各適量。（蒙古族方）

用法 燉熟，吃肉喝湯，1 天服 2 劑。

說明 狗肉味甘、鹹，性熱。功能補陽虛，強筋骨。主要用於脾胃虛弱、遺精、陽痿、風濕病等。

來源 獻方人：內蒙古自治區阿拉善盟蒙醫藥研究所賀巴依爾；推薦人：雲南省藥物研究所張力群。

配方 28 韭菜 200 克、鹽少許。

用法 韭菜切為寸許，入沸水中一涮，撈出加食鹽拌之。

說明 韭菜又名起陽草，能滋補人身陽氣。李時珍說：「韭葉熱根溫，功用相同，生則辛而散血，熟則甘而補中，入足厥陰經，乃肝之菜也。」韭菜溫補而用於治療腎陽不足之陽痿，民間流傳多年。

來源 獻方人：新疆烏魯木齊中醫院李文富；推薦人：新疆烏魯木齊市中醫院王輝。

配方 29 鼠肉 60 克、豆豉 30 克、枸杞子 20 克、五味子 10 克。（水族方）

用法 加水燉煮，吃肉喝湯，1 劑服 2 天。

說明 此藥膳在水族地區應用歷史悠久，有補腎強筋的功效，一般病例服用 1 月左右，病情即漸好轉。

來源 獻方人：三都縣水族潘紹英；推薦：貴州鎮寧

縣民委劉起貴。

配方30 牛鞭1隻、附片10克、肉桂10克。（土家族方）

用法 牛鞭烤熟與附片、肉桂共煮、佐少許生薑、辣椒、食鹽等調味品即可，吃肉喝湯，可分兩三次吃完。輕症一般1隻牛鞭即可見效，中、重症如法連續吃幾隻定能收效。

說明 適用於腰膝酸軟，四肢無力，精神困倦陽痿不舉，舉而不堅，小便清長，怕冷夜尿多的腎虛陽痿症。對於陰虛火旺者不宜用。牛鞭配附片，肉桂具有溫腎壯陽之功效，生薑、辣椒調味亦助陽。牛鞭是指公牛生殖器。病例：陳××，男，50歲，陽痿不舉，伴腰膝酸軟，乏力，精神困倦，小便清長，夜尿多，怕冷。如法服一隻牛鞭後上症盡除。

來源 獻方人：湖南省慈利縣景龍橋鄉東方紅村陳友賢；推薦人：湖南省常德市第一人民醫院滿世成。

配方31 松花粉5～10克、雞蛋1個、白砂糖適量。（景頗族方）

用法 將雞蛋去殼，加水1碗，煮熟後加白糖和松花粉拌勻、每晚睡前食。

說明 松花粉，為馬尾松雄花的黃色花粉。乾燥花粉體質輕飄，易飛揚，手撚有潤滑感，氣微香，味有油膩感。以色黃，細膩，無雜質，流動性較強者為佳。主治陽痿。

來源 獻方人：雲南省瑞麗市民族醫院謝金昆；推薦人：雲南省瑞麗市衛生局陶建兵。

配方32 牛鞭（陰莖）1條、枸杞16克、菟絲子10克。（水族方）

用法 將牛鞭加水發脹，去淨表皮，切成小塊，武火煮

沸，文火煨燉，待熟後加枸杞、菟絲子、醬油、鹽、黃酒、薑等再煮 30 分鐘，吃肉喝湯。

說明　此藥膳在水族地區應用歷史悠久，屢用屢效，曾治癒陽痿 20 餘人。

來源　獻方人：三都水族自治縣打魚鄉潘華國；推薦人：貴州省鎮寧縣民委劉起貴。

配方 33　山羊睪丸 2 枚、鹿茸 3 克、白酒 500 毫升。（土家族方）

用法　將睪丸與鹿茸一同放入酒中浸泡，半月後飲用。每日 2 次，每次服 20～50 克，或隔日 1 次，忌食蔥、薑、椒等佐料。

說明　功效溫補腎陽，填精益髓。適用於陽痿、腎陽虛、不育、遺精等。

來源　獻方人：青海民和縣誌辦公室牛曄平。

配方 34　羊腎1對、鹿茸6克、龜板100克。（門巴族方）

用法　泡酒 1000 毫升，浸泡 1 月即可飲用，日 3 次，每次 30～50 毫升。

說明　羊腎能溫補腎氣，益髓填精，為腎虛勞損的常用動物臟器。鹿茸功善補腎陽，生精髓，益氣血，強筋骨，有促進生長發育，興奮機體功能的作用。龜板滋陰潛陽，益腎健胃，對於遺精滑泄有效。此方適用於腎陽不足所致的陽痿、遺精、早洩及腰脊冷痛，四肢不溫，腳膝無力，小便自遺等。

來源　獻方人：雲南省彌勒縣醫院郭維光；推薦人：雲南省藥物研究所張力群。

配方 35　額溫多（黃牛尾巴）1 尾、青歸（當歸）100

克。（白族方）

用法 先用開水褪去牛尾粗毛，然後再燒黃刮洗乾淨同燉至牛尾爛，加放食鹽、生薑，候溫服用。忌花椒、酸冷食物。

說明 牛尾有滋陰補腎、強筋壯骨作用，當歸有補血活血功能，本人用上方醫治 12 例，治癒 10 例，病例：縣糧局職工李盛華，46 歲，1974 年下鄉食用老茴香根引起陽痿近 1 年，經服此方 1 劑即治癒，隨訪近 19 年沒有復發。

來源 獻方人：雲南省蘭坪縣畜牧局王祖興。

配方 36 馬蘭羔要（鎖陽）30 克、砂仁 20 克、雞內金 10 克、焦三仙各 20 克。（蒙古族方）

用法 以上均研成細末，每日 2～3 次，每次 3～5 克。

說明 本方治療腎陽不足所致的陽痿，遺精，腰酸疼痛，消化不良，腰脹滿，反胃嘔吐，腹瀉等。（1）腎虛遺精者：用山萸肉 10 克，焦杜仲 10 克水煎沖服。（2）腰酸腿痛者：雞血 20 克，當歸 10 克水煎沖服。（3）消化不良者：砂仁 2 克，焦三仙各 6 克水煎湯內服。（4）嘔吐腹瀉者：半夏 6 克、甘草 6 克水煎沖服。（5）夜尿症：用破故紙 20 克，海螵蛸 10 克水煎沖服。

來源 獻方人：內蒙古自治區阿拉善盟蒙醫藥研究所趙雙德；推薦人：內蒙古自治區阿拉善盟蒙醫藥研究所賀巴依爾。

配方 37 綿羊蹄 1 對。（維吾爾族方）

用法 綿羊蹄適量水中，文火燉至爛熟，撈出後蘸鹽吃，每天早晨空腹服食。

說明 本方為維吾爾族民間驗方，長期服用有效，主要用於無器質性病變之陽痿。本方長期服用無副作用，無一般

壯陽藥之「上火」之作用。

來源 獻方人：新疆烏魯木齊市中醫院遲美玉；推薦人：新疆烏魯木齊市中醫院李文富。

配方38 波日來克（羊腎）1隻，孜然（安息茴香）少許，食鹽、辣椒適量。（維吾爾族方）

用法 羊腎洗淨，中間剖開，鐵絲貫穿置於炭火上烤熟，孜然粉、食鹽和辣椒面撒於其上食用。

說明 本方長期服用對腎虛之陽痿有壯陽補腎之功效。

來源 獻方人：新疆烏魯木齊中醫院李文富；推薦人：新疆烏魯木齊市中醫院王輝。

配方39 暑木夏（香豆子）9克。（維吾爾族方）

用法 研末沖服，每日2次。

說明 本品溫腎壯陽，用於腎氣不足陽痿，二便不利。本品實為中藥之葫蘆巴，新疆民間多將葉和全草曬乾研作為調味劑，與薑黃紅麴等合用放入麵食中。

來源 摘自《維吾爾藥誌》；推薦人：新疆烏魯木齊市中醫院李文富。

配方40 布嘎馬哈（鹿肉）100克、黨參10克、黃芪16克、當歸16克、桂圓6克。（蒙古族方）

用法 燉服，1劑服2天，吃肉喝湯。

說明 鹿肉味甘、鹹、性熱。功能補腎虛、益精血、強筋骨。主要用於腎不足、陽痿、遺精、全身無力、四肢痿軟，風寒引起的腰酸腿痛，風濕病等。

來源 獻方人：內蒙古自治區阿拉善盟醫藥研究所賀巴依爾；推薦人：雲南省藥物研究所張力群。

一、內科病症配方

313

配方41 蝦米60克、枸杞15克、杜仲20克。（水族方）

用法 蝦米與粳米共煮半小時，再放枸杞、杜仲成粥食。

說明 本主具有補腎壯腰筋骨等功效，亦可用於腎小球腎炎。泰明洪老醫生（水族）用上方治癒陽痿20餘例。

來源 獻方人：貴州省三都水族自治縣豐牛鄉泰明洪；推薦人：貴州省鎮寧縣劉起貴。

男性不育

配方1 嫩瘦羊肉 300 克、當歸 150 克、公雞腰子 50 克、食鹽少許。（塔吉克族方）

用法 將羊肉、當歸、公雞腰子燉熟，放鹽，食肉喝湯，連服 7 天。

說明 此方主治男性不育（精子稀少，活力低）連服 7 天，可連服幾個療程，效果很好，服藥期忌房事。

來源 獻方人：雲南省昆鋼醫院中醫師周朴；推薦人：雲南峨山縣飲服公司柏聯生。

配方2 魚鰾150克、狗腎1具、海馬15克。（赫哲族方）

用法 將魚鰾烘軟，切段，和蛤粉同炒，過篩，研為細末，狗腎及海馬烘乾，和魚鰾粉共為末，每日服 3 次，每次 5～8 克空腹米湯送服。1 個月為一療程。

說明 魚鰾主治腎虛不育，滑精，陽痿，有益腎填精的功用。狗腎含有雄性激素，功能暖腎壯陽，益精補髓，適用腎陽虛弱的畏寒、腰酸、陽痿、不育等。海馬為補腎助陽的佳品，多用於治療腎陽不足的腰酸、陽痿、遺精、不育、帶下、不便失禁等，此方主治男子不育以及陽痿、早洩、遺精。有填精益髓，補腎助陽功效。

民和縣文聯竹野。

配方3 羊睾丸2枚、鹿茸3克、白酒500毫升。（珞巴族方）

用法 殺羊時取睾丸（小山羊為佳），洗淨血液，懸掛於通風處晾乾，和鹿茸一同放入白酒中，浸泡半個月，密閉貯存。日1次，每次1盅（15～24毫升），隔日1次。

說明 羊睾丸能補腎、助陽。《隨息居飲食譜》用其治療下部虛寒、陽痿陰寒等症。鹿茸亦為血肉有情之品，能大補精髓以壯元陽。羊睾丸鹿茸酒適用於腎陽虛的不育、陽痿、遺精等，有溫補腎陽，填精益髓的功效。

忌食蔥、薑、椒、蒜。

來源 獻方人：雲南省彌勒縣醫院郭維光；推薦人：雲南省藥物研究所張力群。

房勞尿血

配方1 鮮大蘿蔔1個，人參、黃芪各50克。（鄂倫春族方）

用法 大蘿蔔切片（蜜炙），人參、黃芪研細末備用。食用時用大蘿蔔片蘸人參、黃芪末隨意吃。或人參、黃芪末與粳米30克煮粥食用。

說明 本方治療房勞尿血，為民間常用方，療效顯著。

來源 《民間方》；推薦人：新疆伊寧市解放軍十一醫院王學良。

配方2 林薊（土名刺菜）30克、酒10毫升。（鄂溫

克族方）

用法 將鮮大薊榨汁，加酒10毫升，燉熱溫服，1日2次。

說明 如無鮮大薊，可用乾大薊研末，用酒調服亦可，是治療房勞尿血有效方劑。

來源 《民間方》；推薦人：新疆伊寧市解放軍十一醫院王學良。

出　　血

配方1 瑪爾（酥油）5克、麥意紮學（血餘炭）2克。（藏族方）

用法 將血餘炭研為細粉，過篩。直接撒敷於出血處，然後，再塗酥油，用布包紮。

說明 此方有止血，潤膚的功效。適用於外傷出血。

來源 四川省甘孜藏族自治州科學技術委員會羅松巴登獻方；推薦人：曹陽。

配方2 陳棕包（裝種子的棕皮做的包）1個、瑞給（雞蛋）1個、滅麻（升麻，也叫野高粱）50克。（壯族方）

用法 將陳棕包、升麻燒成炭，搗細備用；調雞蛋成糊狀沖沸開水待溫後沖上藥粉服，1次30克，1日3次，連服3日。

說明 本方係民間壯族驗方，經臨床驗證療效可靠。本方有清熱涼血、止血益氣之功，適用於因血熱引進的各種出血症。

來源 獻方人：雲南省馬關蔗廠岩頭寨楊逢華、任保兵；推薦人：雲南省西疇縣新街鄭玉華、陸光星。

配方3 嘎爪（母雞）1隻、（三七）10克、益母草25克、月月紅20克、蘇木15克。（瑤族方）

用法 用水煎上藥為湯，再把雞入湯內，熟後食肉喝湯，1日3次，連服3劑，1劑服2天。

說明 本方有活血祛瘀，攝氣止血之功效，適用於產後因腹內有硬塊（瘀血）所致的流血不止等症。此方係雲南省馬關縣大吉廠七家灣村瑤族陳富之驗方，經治259例，有效率為99.2％。病例：賀××，女，39歲，教師，於1962年產後出現月經（流血）過多，淋漓不斷。近月餘，每天用紙半九，曾服中藥、睾丸素、女性內分泌素治療，效果欠佳，且有副作用。改用上方後，流出塊狀的瘀血後，瘀血祛，新血生，而流血止而告癒。

來源 獻方人：雲南省文山州馬關縣大吉廠七家灣瑤人寨陳富、馬關縣計生委任保麗；推薦人：雲南省文山衛校任懷祥、楊學況。

配方4 三七粉3克、雞蛋1～2個、藕汁1小杯、陝西省甜酒半日小杯。

用法 將上述諸藥與雞蛋調勻，置鍋內隔火燉熟食之。可每日服食2～3次，連食數日。

說明 有止血、滋補之功，用於吐血、鼻衄、便血等各種出血及久病體虛。

來源 獻方人：雲南省文山衛校任懷祥、楊學況；推薦人：雲南省西疇縣興街骨科醫院鄭玉華、陸光興。

貧　血

配方1 鮮鯽魚300克。（京族方）

用法　將鮮鯽魚剖腹洗淨後加水 1000 毫升，文火煮至 600 毫升後，加入紅糖 80 克煮沸。待溫熱時分 3 次服用。每日 1 劑，連用 15～20 天即可痊癒。

說明　臨床曾用此方治療老年性貧血 18 例，療效滿意，無副作用。

來源　《民族醫藥采風集》；推薦人：張力群。

配方 2　當歸 40 克、小茜草 20 克、豬肉 100 克。（白族方）

用法　先用冷水將肉煮漲後放藥同煮 3 小時，放鹽藥肉湯同時服用。

說明　當歸有補血活血、調經潤腸功能，小茜草有補腎養血、活血止痛功能。此方對婦女貧血有效，3～5 天服 1 劑，每日煎服 3 次，連服用 1～2 週即可治癒。筆者用上方治療貧血病 15 例，治癒率 100 %。病例：和金祥，女，55 歲，1971 年患病，經服此方 1 週痊癒，至今沒有復發。

來源　獻方人：雲南省蘭坪縣畜牧局王祖興。

配方 3　羊血 100 克，粉絲 50 克，鹽、薑、辣椒適量。（回族方）

用法　羊血做成血豆腐，切薄片，沸水鍋中將羊血、粉絲略煮，放入調料即成。

說明　本方是陝西回族補血之食品，用於缺鐵性貧血尤佳。

來源　獻方人：陝西乾縣醫院李文虎；推薦人：新疆烏魯木齊市中醫院李文富。

配方 4　羊肉 100 克，當歸、黃芪、黨參各 25 克。（蒙

古族方）

用法 羊肉洗淨，切成小塊。與上藥共包在紗布裏，用線捆紮好，入鍋，以小火煨煮至羊肉將爛時，放入生薑、食鹽少許，待羊肉熟爛即可。

說明 此方具有補氣補血、活血養血，滋補壯陽等功效。主治各種原因所致的貧血，尤其是對血小板減少引進的貧血極佳。

來源 獻方人：內蒙古哲里木盟蒙醫研究所包光華。

配方5 洋辣子（番茄）60克，蝦米100克，菜油、鹽味精各適量。（苗族方）

用法 炒食，佐餐用，每日1劑，次數不拘。

說明 本方具有滋補強壯作用，含維生素豐富，對理血養血有獨到之處，主要用於各種貧血輔助治療。

來源 獻方人：湖南省鳳凰縣衛生局歐志安。

配方6 豬肝100克，蛋殼粉、菜油、鹽、醬油、味精各適量。（苗族方）

用法 炒食，每日1劑，佐餐食用。

說明 本方具有滋補強壯作用，對養血理血有獨到之處，主要用於貧血、婦科保健等。

來源 獻方人：湖南省鳳凰縣衛生局歐志安。

配方7 紫米150克、雞肉150克、紅辣蒜100克、古嗩根100克、胡椒7粒（樁成麵）、草果籽3粒（研成麵）、鹽巴適量。（布朗族方）

用法 將紫米洗淨與雞肉、紅辣椒、古嗩根一起同時下鍋煮粥，食和時放胡椒粉、草果麵、鹽巴。

說明　本方係民間單方，中老年及兒童均可食用，具有補血、補氣、提神、健胃、止瀉之功效。

來源　獻方人：雲南省瀾滄縣賓館白榮恩、王小里；推薦人：雲南省思茅地區商業局張炳剛、張祖仁。

配方 8　阿那爾水依（石榴汁）100 克。（維吾爾族方）

用法　分 2 次內服，每日 2 次。

說明　本方治療各種原因引起的貧血，連續服用，無毒副作用，如有消化不良，胃寒時，可加 1 小勺蜂蜜。

來源　獻方人：新疆伊寧市維吾爾醫院蕭開提；推薦人：王學良。

配方 9　大米 1000 克、羊肉 500 克、紅蘿蔔 500 克、洋蔥皮（芽子）5 克、鹽 6 克。（維吾爾族方）

用法　將清油（羊油更好）燒熱，放入羊肉炒熟，再加洋蔥末、花椒少許，然後再放入紅（黃）蘿蔔和鹽，炒片刻即加入淘好的大米，加水至淹沒大米為好，文火燒開 5 分鐘，小火燜乾，然後將大米翻下，羊肉紅蘿蔔翻上再燜 3 分鐘攪勻即可食用，每日 1 次，每次 200 克。

說明　該方為哈薩克族、維吾爾族的傳統食品，對貧血、病後體虛，虛寒胃痛皆有療效，且味道鮮美，食後應飲少量淡茶。

來源　獻方人：他也；推薦人：新疆伊寧市解放軍十一醫院王學良。

配方 10　小牛肉 200 克、比沃（啤酒）1 杯（約 100 毫升）、鹽適量。（俄羅斯族方）

用法　水適量、牛肉、啤酒及鹽置水中文火煮至肉爛，

中國各民族民間藥食全書

飲湯食肉。每日1次。

說明 本方對營養不良性貧血效果好，長期服用無毒副作用。

來源 獻方人：新疆巴音郭楞蒙古自治州王福明；推薦人：新疆烏魯木齊市中醫院王輝、李文富。

配方11 羊腎2對、熟地300克、紅糖1000克。（東鄉族方）

用法 將新鮮羊腎對半切開，去掉筋膜，洗淨，切成丁狀，和熟地一同加水適量，文火燉煮1小時後，取出濾液；餘渣加水燉煮取汁；同法再取汁1次。合併3次濾液，文火濃縮成膠狀，如紅糖收膏。置陰涼處貯存。每次2食匙，日3次，開水沖服，半個月為1療程。

說明 羊腎，補腎益精，主治腎虛勞損諸症；熟地，養肝補血，主治精虧血乏。熬膏為用，取肝腎同源，精血互生，以補益肝腎的不足，其中羊腎、紅糖富含鐵質，對於缺鐵性貧血尤為需要。本方適用於肝腎弱所致的頭暈、目眩、面色萎黃、腰脊酸痛等。

來源 獻方人：青海省民和縣誌辦公室朱曄平。

配方12 羊髓250克、白蜜250克、生甘草50克。（回族方）

用法 取出鮮骨髓（以1000毫升水煮甘草，取汁500毫升）和白蜜、甘草汁同煎煮半小時，然後過濾取汁，文火熬成飴糖狀，放入砂罐中存放服用。1日3次，每次2食匙，開水沖服。上方為1療程量。

說明 羊髓有潤五臟、充液、補諸虛、滑利滋潤。羊髓蜜膏主治血虛面白，消渴口乾，老年久咳，大便乾結等症，

有補益腎肺的功效。

來源 獻方人：青海民和石煤公司鄒花梅；推薦人：青海民和縣誌編委會辦公室朱曄平。

配方 13 當歸 150 克、鴨 1 隻。（高山族方）

用法 先把鴨塊與當歸合燉，加鹽，猛火燉成，出鍋後，湯褐黃，鴨軟爛，味道甜美濃郁。

說明 此藥膳係臺灣民間風行藥膳小吃。其製法簡單易學。其巧妙之處是烹製時加上適量的川芎，使其味更美，補血更強，主要用於貧血病人，長期服用，效果更佳。

來源 獻方人：雲南省藥物研究所張力群。

配方 14 五氣朝陽草 30 克、藍花小紅參 40 克、小烏骨母雞 1 隻、紅糖 250 克。（白族方）

用法 小烏骨雞殺死，去腸肚，留心肝肺。不要用水洗，以免雞血流失。雞放入土鍋內煮熟撈出，再將藥物投入雞湯內煮 40～60 分鐘，喝湯加紅糖，次日再按上法煮，第 3 日雞藥一起煮，吃雞肉喝湯藥，每月吃 3 次，連服 3 月。

說明 此方對營養不良盆血，產後失血過多及子宮出血，淌鼻血所致貧血都有明顯療效。病例：×××，女，11 歲，學生。淌鼻血 15 日，血色素 8 克，經服此方 12 天，血色素增至 11 克。

來源 獻方人：雲南省洱源縣白族農民劉龍；推薦人：雲南大理市康復醫院許服疇。

配方 15 小雞 1 隻（男用公雞、女用母雞），大棗 10 枚，桂圓 10 枚，冰糖 36 克，黨參、黃芪、當歸各 15 克。（回族方）

用法 將雞除去內臟，洗淨，在雞腹內放入大、桂圓、冰糖，另外，用紗布包好黨參、黃芪、當歸同放入雞腹，放水半碗，關腹縫好，燉2小時左右，熟後即可食用，吃肉喝湯，1劑可服數天，次數不限。

說明 此方具有補血、補氣、舒筋活血，扶正祛邪等功效。適用於各種原因所致的貧血、面黃肌瘦、頭暈乏力、虛汗、營養不良、肺結核、神經衰弱、慢性肝病以及婦女體弱而引起的月經不調等患者。

來源 獻方人：青海民和縣誌辦公室朱曄平。

配方16 黑木耳50克、紅棗30個、糯米250克。（壯族方）

用法 三者同煮熟，加紅糖適量調味服食，每日1次晨起空腹食，連服7天。

說明 本方潤肺補腦，輕身益智，和血養榮，現代藥理研究證明有抗凝血，防止動脈硬化作用，壯族民間常用作補血佳品。

來源 雲南省文山州藥檢所李東河；推薦人：雲南省文山州藥檢所王永發、張福榮。

配方17 熟三七粉5克、血鴿1隻（未長羽毛之雛鴿）、鹽適量。（壯族方）

用法 將血鴿放入水中悶死，不要放血，殺淨後，將三七粉、大棗及調味品塞入血鴿肚內，置碗內隔水蒸熟，即可食用。

說明 活氣血，補肝腎，溫脾胃，強筋骨，促進入體新陳代謝，助長發育。老幼皆宜，經常食用，療效甚著。

來源 獻方人：雲南省文山衛生學校任懷祥、楊學況；

一、內科病症配方

配方 18 卓羅沙增（人參果）150 克、瑪爾（酥油）5 克、斜瑪嘎爾（白糖）5 克。（藏族方）

用法 把人參果洗淨煮熟，煆化酥油澆在人參果上，加白糖服。

說明 人參果又稱延壽果，為薔薇科植物鵝絨委陵菜的塊根，並非神話中的「人參」。主產青藏高原，為牧民招待貴賓的佳餚。能治貧血、延年益壽、收斂止血、止咳、利痰、止瀉、補虛、補氣血、健脾胃、生津止渴、治風濕痹痛等。

來源 獻方人：四川甘孜州藥品檢驗所扎西攀超。

配方 19 再勞（仔雞）1 隻、番阿（水楊梅）15 克、地骨皮 15 克、臭牡丹根 15 克。（壯族方）

用法 將上述配方藥同蒸服，連服 10 劑。

說明 本方為壯鄉民間常用，有益氣補血之功，適用於老年人貧血所致的目眩頭暈等症。

來源 獻方人：雲南省麻栗坡縣衛生聯疫站王正先；推薦人：雲南省文山衛生學校任懷祥、李世昌。

配方 20 勒燕（黃鱔血）10 毫升、考糯乾（紫糯米）200 克、哥（鹽巴）少許。（傣族方）

用法 先將紫糯米熬成粥，然後倒提黃鱔尾部剪去頭，讓血流入碗中，放入適量食鹽，倒入紫米粥中混合均勻服用。每日 1 次。

說明 黃鱔血與紫米粥合用具有補氣、補血、健脾和胃、增進飲食的作用。傣族民間普遍當作保健食品，認為是

治療和預防貧血的良藥。對面色蒼白，頭暈眼花、疲乏無力者，只需服用 10～20 天即可見效。病例：玉×，女，31 歲，哺乳半年，經常頭暈乏力，化驗檢查血色素 6.7 克，服用此方 17 天後復診，血色素升至 10 克。

來源 獻方人：雲南省西雙版納州民族醫藥研究康朗臘；推薦人：雲南省西雙版納州民族醫藥研究所李朝斌、玉帥。

配方 21 黑木耳 20 克、鮮豬血 100 克、鹽適量。（傈僳族方）

用法 將黑木耳洗淨放入罐內，與鮮豬血混合，加入水 100 毫升，以鹽調味，用微火燉到豬血變色為度，每日與早餐晚餐共食。

說明 黑木耳燉豬血治療缺鐵性貧血、外傷、產後失血等，是傈僳族民間傳統藥食補血劑，根據食物成分測定，黑木耳及豬血含鐵元素較高，適合於腸內吸收和機體轉化。

來源 摘自《普米族單方治療雜病手冊》；推薦人：雲南省蘭坪白族普米族自治區衛生局和勝。

配方 22 鴨肉 50 至 100 克、當歸頭 10 克。（高山族方）

用法 加入適量水在罐中，用文武火先煮鴨肉，肉熟時加入當歸頭，用文火再煮 40 分鐘，得肉及汁約 1 小碗，食肉喝汁。1 日 1 次，頓服，連服 10～15 日。

說明 本方係臺灣省民間常用方，配方合理，療效確實。禁用金屬器皿煮藥。

來源 獻方人：雲南昆明 62 號信箱醫院孫良生（台籍）；推薦人：雲南昆明 62 號信箱醫院張德英。

配方 23 紅糖 100 克、茜草 15 克、刺黃連（十大功

勞）、嫩尖 20 克。（彝族方）

用法 紅糖，茜草（鮮者佳）洗淨，刺黃連嫩尖，共煮
每日服 2 次。

說明 此方連服15天對患貧血症者連服此方有顯著療效。

來源 獻方人：雲南省峨山縣小街鎮永昌辦事處醫生楊天
德；推薦人：雲南峨山縣飲服公司柏聯生。

配方24 黃鱔 160 克，薑汁 10~20 克，米香油、味精
各適量。（回族方）

用法 將活黃鱔洗淨，米淘洗後放瓦鍋內，加水置文火
上煮，煮片刻後將黃鱔（去尾去頭、內臟）放入瓦鍋中蓋
好，待飯熟後加薑汁、香油、鹽、味精等調味食用。1 劑服
1~2 天，次數不限。

說明 常用於補血健胃，病後貧血，消瘦，疲乏無力
等。

來源 獻方人：青海民和縣誌辦公室朱曄平。

配方25 黃芪30 克、紅棗 100 克。（畲族方）

用法 水煎服，每日 1 劑，每日服 3 次。

說明 此方具有補氣補血，健脾等功效。適用於各種原
因所致的貧血，有一定的健胃作用。兼有發熱者禁用。

來源 獻方人：青海民和縣誌辦公室朱曄平。

配方26 豬肝200 克、大蔥 50 克、沙薑 10 克、精鹽 2
克、味精 1 克、豬油 60 克、澱粉 2 克、乾辣椒 1 克、醬油 2
克、白糖1克。（拉祜族方）

用法 豬肝切成片，加入調味品稍醃，沙薑洗淨切成
絲，蔥切成寸段。鍋上旺火，注入豬油，下豬肝滑至 8 成熟

中國各民族民間藥食全書

326

出鍋。鍋上火，放入少許油，下辣椒、薑絲拌炒後放豬肝、蔥段同炒，即可食用。另外，還可用豬肝煮吃或燉吃，效果一樣。

說明 此方是拉祜族食療良方，久病之人和缺血的病人，採用此法治療，效果較佳。

來源 獻方人：雲南省瀾滄縣飲服務公司徐文；推薦人：雲南省思茅行署商業局張炳剛。

配方 27 生榮敲（猴竭）25 克、冬木呀（雞蛋）1 個、布來階（糯米酒）適量、農木為（紅糖）適量。（佤族方）

用法 取猴竭乾品，研細開水浸泡 30 分鐘，糯米酒放進鍋裏，加適量水放入紅糖煮開，再放入已調好的雞蛋，每天 1 次，連湯連渣 1 次性服完。

說明 本方主治失血過多而引起的貧血病，療效很好，經多人臨床使用，患者食用 2～3 付可獲得明顯的效果。

來源 獻方人：雲南民族學院統戰部郭大昌。

配方 28 雞肉 500 克、鹿茸 10 克、鹿尾 25 克、三七 5 克、人參 5 克、天麻 5 克、草果 2 克、八角香蘭種 1 粒、食鹽少許。（基諾族方）

用法 雞去毛取出內臟，洗淨，切成小塊，放入鍋裏，加水適量，鹿茸、鹿尾、三七烤黃研細，與其他五味一起放入雞肉裏共燉煮至熟爛食用。連湯渣分 1～2 次食完。

說明 本方為民間經驗方，滋補、強身、健體，婦女產後體弱、貧血、面黃肌瘦，使用此方 1～2 次，半年 1 次有顯著效果。注意：產婦產後 20 天內不宜使用。忌酸冷，不易冷水澡。

來源 獻方人：雲南省景洪縣基諾鄉布魯傑；推薦人：中

國醫學科學院藥用植物資源開發研究所雲南分所郭紹榮、里二。

配方29 古圓果根（野丹生根）250克、野白薯根（下奶藤根）100克、獨蕨萁根50克、花七參根25克、黑肉雞500克、大米25克。（佤族方）

用法 以上各味藥多用鮮品，亦可用乾品，洗淨切段，雞去毛，洗淨，取出內臟切成小塊放入鍋內共燉熟至藥和雞肉熟爛，取出趁溫熱喝湯吃肉即可。食藥期間忌酸冷2～3天。

說明 本方實用於病後身體虛弱，四肢無力，產後虛弱貧血。此方具有滋補，強身的功效，患者食用3～5次可獲較快的康復效果。

來源 雲南省瀾滄縣東朗鄉大林窩村名六金；推薦人：中國醫學科學院藥用植物資源開發研究所雲南分所郭紹榮。

配方30 大血藤50克、仔母雞肉250克、草果3克。（佤族方）

用法 取大血藤切片，仔母雞肉切成小塊放入鍋中，加入適量水燉煮。一般每週燉食2～3次，1個月為1療程。

說明 本方有補血，強身健體的功效，對久病貧血，體弱無力患者，使用此方1個月可獲得顯著的療效。

來源 雲南省瀾滄縣東何鄉下南代村魏羅大；推薦人：中國醫學科學院藥用植物資源開發研究所雲南分所郭紹榮。

配方31 大棗20枚、桂圓肉50克、豬骨髓50克、梗米50克。（朝鮮族方）

用法 將上述4味藥熬成膏，每次吃3～4匙，1日2次。

說明 本方是補血、生血的良藥益膳，長期吃有補血益身之功。

來源 吉林省延邊朝鮮族自治州民族醫藥研究所；推薦人：朴蓮荀。

配方32 豬肚1具、冰糖25克、黃芪100克。（朝鮮族方）

用法 將豬肚洗淨，放入黃芪和冰糖，紮緊肚口，放置鍋裏蒸熟，取出藥渣，分2次內服。

說明 本方適用於維生素 B_{12}、葉酸等營養不良乏性貧血症有效。如慢性胃病、胃切除、肝硬變或妊娠期營養不良引起的貧血症。

來源 吉林省延邊朝鮮族自治州民族醫藥研究所；推薦人：崔松男。

配方33 雞（男用雌雞，女用雄雞）、糯米500克、黃芪50克。（朝鮮族方）

用法 將雞除去內臟，在腹腔內放入用水洗淨泡好的糯米，另浸濕的黃芪片用紗布包好的也放入雞腹內，將腹關閉，用線縫好，置於盆內隔水蒸2小時左右。取出黃芪，雞肉、糯米作主食食用。

說明 本方以朝鮮族家喻戶曉的藥膳，《本草綱目》曰：「雞生朝鮮平澤」；「入藥取朝鮮者良爾」。雞有益氣、養血、止虛汗，也能治多種婦女虛證。本方適用於男女貧血，體虛引起的泄瀉、下痢、病後虛弱、婦女月經不調、白帶增多等。

來源 獻方人：吉林省延吉市參花街朴永信；推薦人：吉林省延邊朝鮮族自治州民族醫藥研究所附屬朝醫醫院楊昌傑。

一、內科病症配方

329

配方 34 南帝草（黃瓜香）100 克、豬腳 1 隻。（土家族方）

用法 用新鮮黃瓜香洗淨和豬腳一同煮熟，去藥渣，藥液豬腳內服。1 日 1 劑，分 3 次服。

說明 本方除對貧血有良效外，還對婦女的白帶過多病症也有較好療效。

來源 獻方人：湖南龍山縣里耶區醫院田仁孝；推薦人：湖南湘西州民族醫藥研究所田華詠。

配方 35 獨腳雞（陰地廠）15 克、仔雞 1 隻。（土家族方）

用法 將鮮藥洗淨放入雞肚內燉熟，去藥渣吃雞喝藥液。1 日 1 劑，3 次分服。

說明 陰地廠有滋陰健脾功用，配伍子雞燉服，對治療體虛貧血是獻方人多年的經驗方，療效好。

來源 獻方人：湖南省永順縣青坪鄉衛生院王吉勝；推薦人：湖南湘西州民族醫藥研究所田華詠。

配方 36 當歸 50 克、黃芪 100 克、羊肉 250 克、生薑 20 克。（彝族方）

用法 先將當歸、黃芪用水淘洗乾淨，羊肉洗淨後切片，生薑洗淨切片放鍋內同煮至羊炮爛，吃肉喝湯，每日服 2 次，隔 3 日服 1 劑。

說明 此方對產後或久病體虛貧血，頭暈乏力，自汗，婦女月經不調，經量少色淡者有療效。可根據各人情況亦可多服幾次或少服，對體虛長期或經常感冒者亦有效果，但凡感冒發熱或鼻塞身痛者忌服。

來源 獻方人：雲南省峨山縣醫院中醫師楊開泰；推薦人：雲南峨山縣飲服公司柏聯生。

配方 37 紫米 100 克、人參 10 克、大棗 3 個、桂圓肉 15 克、糖 50 克、豬油適量。（哈尼族方）

用法 紫米、人參、大棗、桂圓肉洗淨，連同冰糖煮粥，食時放豬油。

說明 本方為溫和補品，明清流傳至今，除適用中青年外，對產後婦女及老年人效果更佳，連用數日貧血明顯好轉。如雲南省墨江縣新安鄉炳牛村李××等年老貧血，用此方治療後病情明顯好轉。

來源 獻方人：雲南省墨江縣飲服公司李世榮；推薦人：雲南省思茅地區商業的張炳剛。

配方 38 老茴香根 500 克、豬腳 1 隻、鹽巴適量。（傣族方）

用法 老茴香根洗淨剝皮切段，加洗淨豬腳、鹽巴放入鍋中煮爛食用。

說明 此方連服數次，貧血明顯好轉，同時對體弱的老年人耳鳴也有療效。

來源 獻方人：雲南省景穀縣飲服公司陳開榮；推薦人：雲南省思茅行署商業局張炳剛。

營養不良性貧血

配方 花生米 50 克、大棗 50 克、紅參或參鬚 10 克、冰糖適量。（景頗族方）

用法 花生米、大棗、紅參加水適量燉至熟透，加入冰糖溶化便可食用，每日 1 次。

說明 花生米含蛋白和油脂。大棗補血健脾。紅參補血、補元氣，冰糖健脾益氣。本方能治面色萎黃、浮腫的營養不

良性貧血。

來源 獻方人：雲南省瑞麗市民族醫院謝金昆；推薦人：雲南省瑞麗市衛生局陶建兵。

失血性貧血

配方 雞肉 200 克，黃芪 50 克，當歸 30 克，鹽、草果粉適量。（傣族方）

用法 加水適量，隔水燉 1 小時，取出當歸、黃芪，加鹽和草果仁粉適量調味，食雞肉喝湯，每日 1～2 次。

說明 當歸補血調經；黃芪補氣；雞肉補血補氣。本方能治大出血後引進的貧血，證見面色萎黃，神疲乏力。

來源 獻方人：雲南省瑞麗市民族中醫科主治醫師謝金昆；推薦人：雲南省瑞麗市衛生局陶建兵。

壞 血 病

配方 哲仍其蘇（黃羊血）適量。（蒙古族方）

用法 將新鮮血直接飲用。劑量視病情而定。

說明 此方在蒙古族地區流傳應用廣泛。有滋補、溫經散寒、活血補血等作用。主要適用於壞血病等。

來源 獻方人：內蒙巴盟蒙醫院莫・其其格；推薦人：內蒙古自治區阿拉善盟蒙醫藥研究所賀巴依爾。

再生障礙性貧血

配方1 鹿茸 1～2 克、雞肉湯 300 毫升。（景頗族方）

用法 將鹿茸研粉放入雞湯內，1 次服完。

說明 民間治療良方，本主治再生障礙性貧血有較好的療效。

來源 《德宏景頗族驗方》；推薦人：雲南省德宏州藥栓所段國民。

配方2 海參若干個。（朝鮮族方）

用法 將海參煮食，每日服1個。

說明 海參又叫刺海參，有滋補強壯、壯陽的功效。長期食用對再生障礙性貧血具有一定的療效。本方對神經衰弱、陽痿等也有一定的療效。

來源 吉林省延邊朝鮮族自治州民族醫藥研究所；推薦人：金應變。

配方3 羊肝 1 具、黑芝麻 100 克。（朝鮮族方）

用法 將羊肝微蒸切片曬乾研末；將黑芝麻炒黃研末，把兩味混合均勻內服。每日早晚兩次，用熱水送服，1 次 1 匙。每 30 日為 1 療程。

說明 本方治再生障礙性貧血，只要堅持服用必有療效。

來源 吉林省延邊朝鮮族自治州民族醫藥研究所；推薦人：崔松男。

配方4 大棗 20 個、桂圓肉 50 克、豬骨髓 50 克。（朝鮮族方）

用法 將3味加水熬成膏狀，每日服2次，1次3～4匙。

說明 長期服用有一定療效。用藥期間配合服用效果更佳。

來源 吉林省延邊朝鮮族自治州民族醫藥研究所；推薦人：崔松男。

血小板減少症

配方 1 貓肉 500 克、大蒜 50 克。（苗族方）

用法 加水適量，微火燉熟，吃肉喝湯。

說明 1 月服 1 次，5～7 次，血小板減少即能恢復正常。近期療效系統觀察 10 餘例效果滿意，遠期療效未追蹤。

來源 獻方人：學惠芳；推薦人：雲南大理市康復醫院楊中梁。

配方 2 貓肉 500 克、紅棗 10 枚。（彝族方）

用法 貓肉洗淨放鍋內燉熟，調味後食肉喝湯，不拘次數。

說明 本方是貴州彝族民間用來治療血小板減少的經驗方。

來源 獻方人：貴州省大方縣醫院丁詩國。

配方 3 紅皮花生 150 克、大棗 200 克、紅糖適量。（彝族方）

用法 先將大棗洗淨撈出，放鍋內，再放入花生仁、紅糖煮至棗爛，待溫服用，每日服 2 次。

說明 此方連服 1 週後，抽驗血小板的上升情況，若效果佳，再連服 1 週，若效果差者應間斷服用。經臨床驗證多人，服用後有效率達 80％以上。

來源 獻方人：雲南峨山縣醫院中醫師楊開泰；推薦人：雲南峨山縣飲服公司柏聯生。

配方 4 吶周（豬肘肉）250 克、大棗30 克。（壯族方）

用法 共燉吃。

說明 本方甘、平，歸脾、胃經，有補脾益胃，滋陰養血之功，用於治脾胃虛弱，陰虛血虛（血小板減少）等症。常食用本方，還可治療血小板減少性紫癜及過敏性紫癜（大劑量服用）本方係壯族民間常用方，經臨床治療驗症，效果頗佳。

來源 獻方人：西疇縣興街中心衛生院李光員；推薦人：雲南省文山州藥檢所王永發、張福榮。

紫　癜

配方 1 羊脛骨炭 30 克、伏龍肝 20 克、血餘炭 15 克。（彝族方）

用法 上藥共研細末，每服 6～9 克，每天 3 次，冷水或小薊汁調下。

說明 血從皮膚毛孔中溢擊謂之肌衄。筆者曾用此方治療一位患者，其血從前額部（無傷痕）溢出，每天午後溢血 1 次，約半碗之多，血止後皮膚無異狀。服藥 1 天而血減，第 2 天則血止，第 3 天痊癒。

來源 獻方人：貴州省大方縣醫院丁詩國。

配方 2 掃龍一吉木斯（連翹）15 克。（蒙古族方）

用法 加水用文火煎至 120 毫升，分 3 次飯前服。用藥期間忌辛辣物。

說明 據《醫學衷中參西錄》載：連翹，具升浮宣散之力，疏通氣血，治十二經脈血凝氣滯，為瘡家要藥。又為發表疹癮要藥。紫癜多是瘀血阻滯經絡而成，故連翹可治之。

來源 獻方人：內蒙古哲盟科左中旗大伙房衛生院；推薦人：內蒙古蒙藥製藥廠明根。

一、內科病症配方

配方3 紫草根 15 克、大棗 100 克、花生外皮 20 克。（回族方）

用法 水煎服。1 日 3 次，1 日 1 劑，10 天為 1 個療程。

說明 本方具有清熱涼血、健脾、止血之功。適用於血小板減少性紫癜或過敏性紫癜。

來源 摘自《民族民間藥物治療內科病症》；推薦人：雲南中醫學院明懷英。

配方4 豬腳 1 隻、三七 15 克、藕節 250 克、紅棗 20 個。（瑤族方）

用法 先將上藥煎成湯，再煮豬肺，食肉喝湯，每日 3 次，連服數劑。

說明 本方係雲南文山老山地區民間驗方，廣泛流傳，有活氣血、潤肌膚之功。用治紫癜、血友病、鼻衄、齒衄等症。

來源 雲南文山州衛校任懷祥、楊學況。

配方5 三七 10 克、紫丹參 15 克、大棗 20 克。（壯族方）

用法 水煎湯當茶飲，連服 1 週。

說明 本方係雲南開化民間驗方，經臨床驗證，效果可靠，無毒副作用。有養陰生津，活血祛瘀之功，用治過敏性紫癜，血小板減少性紫癜等症。

來源 獻方人：雲南省馬關縣防疫站施文友；推薦人：雲南山州醫院鄭卜中。

甲狀腺腫大

配方1 公雞喉管 1 條、野蕎麥 30 克。（瑤族方）

用法 公雞喉管洗淨切段，與野蕎麥共水煎，吃肉喝湯，

每日 1 劑。

說明 公雞喉管即氣管。本方為祖傳秘方，對良性甲狀腺瘤，甲狀腺囊腫的治療有效，對甲狀腺機能亢進的治療亦有一定效果。公雞喉管起藥引的作用。

來源 獻方人：廣西金秀縣金秀村蘇義英；推薦人：廣西民族醫藥研究所瑤醫研究室莫蓮英。

配方 2 豬脖子肉（殺口處取）500 克、藕 500 克。（白族方）

用法 將肉剁細，裝入空心藕內，蒸熟當菜食之，連食 15～20 日，每日 3 餐。

說明 本方為流傳於文山縣底泥鄉之民間驗方，療效可靠。病例：施××之妻，40 歲，患大脖子病數年，經本方治癒。筆者用此方治療 50 餘均有效。

來源 獻方人：雲南省文山衛校任懷祥；推薦人：雲南省西疇縣興街衛生院李光員。

配方 3 海帶 30 克、豬肉 100 克。（普米族方）

用法 將乾海帶切碎（不能洗），混入豬肉後加水，共煮二小時，可與飯共食，5 日 1 次，連服 3 月以上。

說明 海帶含含碘量高，是預防守治療地方性甲狀腺腫的良藥，此食法在普米族地區廣為流行。

來源 摘自《普米族單方治療雜病手冊》；推薦人：雲南省蘭坪白族普米族自治縣衛生局和勝。

糖　尿　病

配方 1 采（生三七）6 克、梨 500 克、果上葉（石斛

類）15 克、蜂蜜 50 克。（苗族方）

用法 將梨與石斛共煎取湯中蜜兌三七粉服，1 日 3 次，連服數日。

說明 本方係苗族民間驗方，有活血祛瘀，清肺潤燥、止渴之功、適用於糖尿病，煩渴多飲，口乾舌燥，大便如常，小便頻多，飲食無異等症。

來源 獻方人：雲南省文山州皮膚病研究所苗族醫師楊榮德、熊書良；推薦人：雲南省文山衛生學校任懷祥、楊學況。

配方 2 采（生三七）6 克，鮮藕、鮮梨、鮮葦根各 500 克。（苗族方）

用法 將鮮藕、梨、葦根搗爛取汁沖三七粉服，1 日 1 劑，每日服 3 次，連服數日。

說明 本方係馬關地區苗族民間驗方，經臨床驗證，療效可靠，具有活血化瘀，養胃生津、止渴之功；適用於消穀善饑，形體消瘦，大便秘結等症。

來源 獻方人：雲南省馬關縣人民醫院羅紹恩、施文友；推薦人：雲南省西疇縣新街骨科醫院鄭玉華、陸光星。

配方 3 采（生三七）15 克、差包穀（玉米鬚）30 克、告（鮮山藥）100 克、豬胰 2 個。（苗族方）

用法 先煎上藥取湯燉豬胰至熟，食肉喝湯，1 日 3 次，連服數劑。

說明 本方具有活血祛瘀，滋腎養肝之功，適用於小便頻數、量多，尿如脂膏，或尿甜，口乾舌紅等症。

來源 獻方人：雲南省馬關縣人民醫院苗族主治醫師羅紹恩、施文友；推薦人：雲南省文山衛生學校任懷祥、楊學況。

配方4 毛驢腎 1 對、茯苓 100 克、熟地黃 100 克、天花粉 50 克。（白族方）

用法 微火焙乾驢腎碾細末，3 藥加水煎，每次驢腎粉 15 克，用煎藥水 1 杯口服，每日服 3～6 次，連服月餘顯效。

說明 驢腎組織有較多的內分泌調節化學因子，天花粉主治消渴煩熱，熟葉黃含澱粉酵素、糖化力極強，又能收澀，遏止人體向外滲透之糖質，茯苓有消炎利尿之功，合用治療糖尿病，療效可靠。

來源 獻方人：雲南省大理市康復醫院楊中梁。

配方5 南瓜 200 克、大米 40 克、黑芝麻 2 克、食鹽適量。（布依族方）

用法 將南瓜去皮切碎，先將大米煮七成熟，投入南瓜，煮至爛熟，撒入黑芝麻、鹽，作早餐食之。

說明 堅持食用一段時間對糖尿病有好處。

來源 《民族醫藥集》；推薦人：劉紅梅。

配方6 奇異果 250 克、熟白芝麻 100 克。（彝族方）

用法 奇異果去皮，與熟白芝麻共搗爛如泥，收瓷瓶中，置冰箱內保存，常服為宜。

說明 奇異果味甘性寒，有去煩熱，止消渴的功能，常服時糖尿病有較好的治療作用。

來源 獻方人：貴州省大方縣醫院丁詩國。

配方7 石斛 30 克、玉米鬚 30 克、大棗 30 克、大麥或大米 200 克。（土家族方）

用法 將石斛、玉米鬚、大棗 3 藥用紗布包煎 10 分鐘後，加入大麥煮為稀粥，去藥，加適量的鹽，即可食用，每

日堅持兩餐，連服 1 月以上，病癒。

說明　石斛強筋骨、補腎、強精、健骨、強化五臟，延年益壽的功用；玉米鬚有甘平，利尿消腫，降血壓等功能；大棗甘溫，補脾胃，潤心肺，調和諸藥。以粥食用，共奏滋陰清熱之功。糖尿病的主要機理是氣陰兩傷，陰虛燥熱。治療中，忌服用糖和燥烈乾溫藥品。

來源　土家族驗方；推薦人：鄂西自治州花坪區衛生院向宏憲。

配方 8　日讓敲比生暴（刺春樹根）50 克、努亮比榮（地石榴根）50 克、格勒章（馬鹿鞭）50 克、比木棗（大紅棗）7 粒。（佤族方）

用法　取鹿鞭乾品，焙黃，研細，日讓敲比生暴和努亮比榮根剁細，再與研細的鹿鞭粉混勻；大紅棗加適量開水煮片刻，再混合燉煮 30 分鐘至熟透食用，每日分 3 次吃完。

說明　本方主治糖尿病，經臨床應用，用 3 劑病情有較明顯的改善。

來源　獻方人：雲南民族學院統戰部郭大昌。

配方 9　枸杞子 20 克、糯米 80 克、鹽適量、清水 800 克。（土家族方）

用法　枸杞子和糯米一起入砂鍋，加水用文火煮至把爛時調味即可食用。

說明　本方能滋補肝腎，益精明目，潤肺止咳，主治糖尿病，陽痿遺精，腰膝酸軟，視力減退，頭暈目眩及陰虛癆咳等，民間多次試用均見效。而且在糖尿病的各個階段治療或預防都有佳效。如雲南磷肥廠一職工，因血糖過多，體虛自汗，尿甜，口渴不止，後診斷為糖尿病，便用枸杞子配藥

並多次食用本方，幾月後即基本康復。

　　來源　獻方人：雲南省路南石林賓館代鋒坤；推薦人：雲南省飲食服務學校任惠康。

　　配方 10　山藥 300 克，豬胰 1 個，鹽少許、味精、胡椒各 1 克。（彝族方）

　　用法　山藥洗淨切塊，豬胰切塊一起入鍋，加水燉熟後調味分 2 天用完。

　　說明　本方於糖尿加劇或血糖增高時應用更有療效，且其味芳香回甜，歸脾、肺經，不熱不燥，最宜老年和體弱者，還能滋陰潤燥，助消化，益氣力，止咳，主治食慾不振，腰膝酸軟，遺精、咳嗽、消渴等，對糖尿病有特效，久服更佳。病例：孫×，因患糖尿病而苦惱甚多，1989 年回老家雲南富民後，便常服本方，在家約半年，血糖降低，糖尿病竟奇跡般的好了。

　　豬胰甘而平，入脾、肺經，能滋陰潤燥，益肺止咳，主治消渴咳嗽等，同山藥同用還是滋補佳品。

　　來源　獻方人：雲南路南石林賓館代鋒坤；推薦人：雲南省飲食服務學校任惠康。

　　配方 11　苦瓜 200 克、雞蛋 3 個、鹽適量、植物油 70 克。（苗、白等族方）

　　用法　苦瓜去瓤切片，雞蛋攪散炒熟後倒出，再炒苦瓜至八成熟時加調料合炒至熟即可。

　　說明　本方可作為糖尿病患者的長期食品。其味苦而寒，能明目清暑、解渴、養血滋肝，降血糖、解毒等，主治消渴、發熱中暑、流感、瘡癤、嘔吐，對糖尿病、高血壓有特殊療效。經多位醫生試用證明：其降血糖效果比甲磺丁脲

還強，是值得推廣的降壓、降血糖佳品。又苦瓜苦而寒，能明目解毒，清暑熱，潤脾補腎，治胃氣痛，發熱、痢疾、蛇蟲咬傷，糖尿病，高血壓等，是夏季的清涼佳品。

來源 獻方人：雲南省路南石林賓館代鋒坤；推薦人：雲南省飲食服務學校任惠康。

配方 12 兔肝若干具。（朝鮮族方）

用法 生兔肝煮熟，1 天內服 1 具，早飯前服用。山兔肝、家兔肝均可，同服兔肉。

說明 本方治糖尿病。

來源 推薦人：吉林延邊朝鮮族自治州民族醫藥研究所崔松男。

配方 13 苦瓜乾片 50 克。（土家族方）

用法 用清水 1000 毫升煮藥，文水煎至 500 毫升，過濾，藥渣再加水 500 毫升煮沸 10 分鐘，過濾，合併兩次濾液濃縮至 400 毫升。中、晚飯前 20 分鐘各服 200 毫升，1 日 1 劑，7 天為 1 療程。一般要求 3～4 個療程。

說明 苦瓜味苦、性寒，無毒。具有除邪熱，解勞、乏清心明目之功。現代研究提示有降低動物血糖功用。獻方人用苦瓜煎劑治療 10 例糖尿病，均獲良效。

來源 獻方人：湖南常德軍分區衛生科毛安之；推薦人：湖南湘西州民族醫藥研究所田華詠。

配方 14 地瓜藤適量。（畬族方）

用法 將地瓜藤曬乾、磨粉，煎湯當茶飲。

說明 地瓜藤即番薯的藤，北方也叫山藥，用於治糖尿病有效。

來源 獻方人：福建省羅泥縣霍口畲鄉雷福年；推薦人：福建省藥品檢驗所周繼斌。

配方 15 仙人掌 30 克、麥冬 20 克、生地 20 克、豬胰腺 1 具。（怒族方）

用法 取仙人掌去皮去刺，與麥冬、生地、豬胰腺共煎，先喝藥湯，後食肉，每 2～3 日 1 劑。

說明 怒族民間醫用此法治療糖尿病、肺癆、久病體弱及慢性消耗性疾病。

來源 雲南省蘭坪白族普米族自治縣衛生局和勝收集整理；推薦人：關祥祖。

配方 16 生南瓜、蜂蜜。（普米族方）

用法 取南瓜數個，去皮去子，切塊曬乾，磨粉，加入蜂蜜攪拌均勻，密封在砂罐內，每日早晚開水沖服 1 次，每次 10～20 克。

說明 普米族民間流傳著用生南瓜粉治療消渴之習俗。

來源 雲南省蘭坪白族普米族自治縣衛生局和勝收集整理；推薦人：關祥祖。

配方 17 西瓜子 50 克、粳米 30 克、石蚌 15 克、天花粉 12 克。（壯族方）

用法 先將西瓜籽搗爛後與石豐、天花粉煎水去渣再煮糯米成粥，任意食用。

說明 本方係民間驗方，有清熱養胃，生津止渴之功，用治消渴症。

來源 獻方人：雲南省文山州西疇新街衛生院李光員，雲南文山州藥檢所李東河。

配方 18 松樹二層皮（乾）100 克、豬骨 500 克。

用法 松樹二層皮以老大松樹為佳，與豬骨加水共燉，食肉喝湯，每天 1 劑，連續服食之。

說明 本方治糖尿病。經文東省龍川縣人民醫院治療觀察 4 例，近期痊癒 3 例。

來源 摘自《全國中草藥新醫療法展覽會資料選編》推薦人：雲南省文山衛校任懷祥、楊學況。

配方 19 黃鱔、白芍、當歸各 50 克。（黎族方）

用法 黃鱔剖開去肚雜，共煎，吃肉喝湯，每日 1 劑。連食 1～3 週。

說明 糖尿病又叫消渴症，原是同遺傳基因決定的、全身性慢性代謝疾病。是因為胰臟 B 細胞分泌的激素——胰島素絕對或相對不足以及胰升血糖素不適當地分泌過多而引起的。食療專家認為，黃鱔（長魚）性溫，入腎和肺經，有補五臟、療虛損的功效，尤其適用於糖尿病，且無副作用。經現代藥理研究發現，黃鱔所以能治糖尿病，在於它的細胞中存有一種類似胰島素功能的物質，叫「黃魚素」。「黃魚素」被糖尿病患者體內吸收後，其中互為補充，有機結合的作用。即：如果血糖高時，素 A 的作用可使其降下來，血糖低時，素 B 的作用可使其升高一些。使血糖始終平衡在一定正常的範圍內。這就是黃鱔所以能治糖尿病的機理。黃鱔肉嫩味美，營養豐富，為食療上品。糖尿病患者，不妨根據自己的實際情況，適當地多吃本方一段時間，以便緩解病情。

來源 獻方人：雲南省彌勒縣醫院郭維光；推薦人：雲南省藥物研究所張力群。

配方 20 豬橫肝 1 付、土茯苓 100 克、野山藥 200 克。

（瑤族方）

用法 豬橫肝洗淨切塊，與上收藥共燉，吃肉、藥喝湯，每劑分 3 次吃，每日 1 劑，連用 30 天為 1 療程。

說明 本方主治糖尿病，為祖傳秘方，臨床對輕症病人確有良效。

來源 獻方人：廣西南丹縣黎敬林；推薦人：廣西民族醫藥研究所瑤醫研究室莫蓮英。

配方 21 玉米鬚 100 克、苡仁 60 克、綠豆 50 克。（蒙古族方）

用法 水煎內服，每日 1 劑，每日服 3 次。

說明 本方具有涼血降壓、溫腎澀尿的功效。適用於糖尿病、高血壓。

來源 獻方人：青海省民和縣誌編委會朱曄平；推薦人：雲南省藥物研究所張力群。

治甲亢突眼症

配方 1 蒲公英 100 克。（獨龍族方）

用法 水煎成 2 碗，溫服 1 碗，另一碗先薰後洗眼部，30 天為 1 個療程。

說明 涼血解毒，治甲狀腺功能亢進症。手術後突眼加重，眼瞼及結膜水腫等，可改善臨床症狀。

來源 《雲南民族醫藥見聞錄》；推薦人：張力群。

治 頭 痛

配方 1 望江南葉 30 克（鮮品加倍）。（仡佬族方）

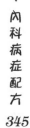

一、內科病症配方

用法 與 250 克瘦肉同煮服,每日 1 次,早晚服。

說明 此方適用於各類偏頭痛。經治療效果不佳者,應較長時期服用。

來源 《民族醫藥采風集》;推薦人:張力群。

配方2 桂圓肉(帶殼)50 克、雙鉤藤 10 克、雞肉 150 克。(京族方)

用法 用桂圓肉,雙鉤藤與雞肉共燉湯,飲湯吃肉,連服 10 天。

說明 主治頭痛連綿,頭暈眼花,夜眠不安者。

來源 《民族醫藥見聞錄》;推薦人:張力群。

配方3 鮮槐花或紅舟丹花 50 克、雞蛋 2 個、油鹽適量。(哈尼族方)

用法 將雞蛋調勻,放入槐花或紅舟丹花、油鹽一起燉食。1 天 2 次,一般吃 7 天痊癒。

說明 本方主治頭痛、頭昏。經雲南省江城縣服裝廠王××等多人食用後效果很好。

來源 獻方人:雲南省江城縣服裝廠王雪華;推薦人:雲南省思茅行署商業局張炳剛,雲南省江城縣飲服公司羅承洋。

配方4 綿羊顱骨 50 克、蔥白根 50 克。(蒙古族方)

用法 將綿羊顱骨、蔥白根置水中浸泡 2 小時後煎服。1 療程見效,7 天為 1 療程。

說明 對各種原因引起的慢性頭痛有良效,特別是對鼻竇炎、額竇炎引起的頭痛療效更佳,無不良反應。

來源 獻方人:內蒙古哲盟紮旗蒙醫院醫師朝克圖;推薦人:內蒙古哲盟紮旗蒙醫院醫師朝克圖。

配方5 乾天麻 100 克，淨雞肉 800 克，鹽 10 克，薑末、胡椒各 20 克。（納西族方）

用法 天麻舂細入碗，雞肉切塊放於其上，入調料後上籠蒸 40 分鐘翻入湯盤即可佐餐。

說明 天麻主產於雲南，有雲天麻之稱，味甘性平，歸肝經，能息火鎮痙、祛風止痛、通血脈開竅，主治中風、頭痛、高血壓、神經衰弱、頭暈目眩、耳鳴及痹證的肢體麻木、手足未遂、癲癇強痙、語言不順、對腦震盪後遺症、神志昏迷等有顯著療效。雞肉有補益脾胃、補血、補腎填精等功效，故體弱者皆可食用。本方經百餘例患者試用，對頭痛、頭昏等有較好的治療作用，特別是頭痛初起或頭暈時應用更具療效，還能補益腑髒。

來源 獻方人：雲南省護國飯店王大力；推薦人：雲南省飲服學校特級廚師任惠康。

配方6 呢（蚯蚓）6條、加井（泥鰍）6條。（壯族方）

用法 將泥鰍和蚯蚓共加水煮爛，1次食之。

說明 本方對慢性頭痛療效甚佳，可經常服用。

來源 獻方人：雲南省文山衛生防疫站黃玉雲（壯族）；推薦人：雲南省文州山衛校楊學況、任懷祥。

配方7 帕松梯（豬蹄）1隻（約 500 克）、凍棒（天麻）50 克。（藏族方）

用法 將豬蹄與天麻同燉，至肉爛為止。每天 1 隻豬蹄，分 2 次服，湯藥同時服下。

說明 豬蹄燉爛後，有滋陰熄風的功效，天麻有鎮靜祛風的功效，二者合用祛風止痛作用增強。適用於頭風頭痛，陽明頭痛及偏頭痛等。

來源 康定民間方；推薦人：四川省甘孜藏族自治州藥品檢驗所曹陽。

配方8 山皇後根 250 克、冰糖 20 克。（畬族方）

用法 山皇後根（生者最佳）外包綿紙，以水浸濕，放炭上烤至微焦，去紙及外皮，切片，加水 500 毫升，文火煎取 200 毫升藥液，投入冰糖，隔火燉入冰糖溶後服用。

說明 山皇後為馬鞭性植物大青之根，俗又稱土地骨，有紅白兩種，入藥用白色者；紅色者無效。其味微苦性涼，對神經性頭痛而偏熱性者，最為有效。

來源 獻方人：福建省霞浦縣城關衛生院鍾阿銀；推薦人：福建省霞浦縣衛生局孔慶洛。

配方9 紅花 30 克、枸杞 20 克、白酒 1000 毫升。（白族方）

用法 藥物放入酒中密封浸泡 7～10 天，即可飲用，每日早晚各服 1 次，每日 30 克，連續服 5～7 天可達到治療目的。

說明 本方主治雷鳴頭痛症況：頭痛時頭部有膨脹感，並有嗡嗡作響的聲音，白族認為此病由於腎虛，腦血管血流不暢所致。孕婦忌服。

來源 獻方人：雲南大理市白族民間醫生王福槐；推薦人：雲南大理市康復醫院許服疇。

配方10 雄黃 0.5 克（水飛）、生茶葉 5 克、楊梅漿 10 克。（白族方）

用法 開水浸泡茶葉 10 分鐘，倒入楊梅漿中，再加入雄黃調勻，每日服 2 次，3 日為 1 個療程，服 3 個療程，每個

療程間隔 2 天。

說明　主治神經性頭痛。此方性偏寒，脾胃虛寒者忌服。頭痛患者服藥期間忌服辛、燥熱食物。

來源　獻方人：雲南大理市白族民間醫生蘇七妹；推薦人：雲南大理市康復醫院許服疇。

配方 11　嘎該（雞蛋）1 個、川芎末 10 克。（苗族方）

用法　將川芎末與雞蛋調勻蒸服，早晚各服 1 次，連服 5～7 日。

說明　本方具有疏肝理氣、止痛之功，用於肝陽上亢所致的神經性頭痛。

來源　獻方人：雲南省文山縣壩心鄉衛生院陶自全；推薦人：雲南省文山衛生學校任懷祥、李世昌。

配方 12　白埔薑 50 克、鵝頭 1 個、頭糖 15 克。（畲族方）

用法　白埔薑同鵝頭加入水適量，燉熟後去藥渣再兌入冰糖，服湯液及鵝頭。

說明　白埔薑係馬鞭草科植物黃荊的根莖。土村鐘某偏頭痛多年，多方治療不癒，經服此藥 2 次痛止，3 年來未見復發。

來源　獻方人：福建省霞浦縣柏洋鄉鐘細俤；推薦人：福建省霞浦縣醫藥公司劉熾榮。

配方 13　荊芥 20 克、黑豆 15 克、生薑 1 片。（朝鮮族方）

用法　將上述 3 味藥用水煎煮，去渣取汁，當茶飲，頻服。

說明　本方對感冒引進的頭痛有效，尤其對偏頭痛效果奇佳。

來源　延邊民族醫藥研究所；推薦人：朴蓮荀。

配方 14 活鱔魚 3 條，紫丹參 50 克，鹽、油適量。（彝族方）

用法 活鱔魚，紫丹參洗淨一同切細加鹽、豬油燉熟服食。每日服 2 次，連服數日。

說明 此方對於神經性頭痛有很好的治療作用，連服數日效果較佳。

來源 獻方人：雲南峨山縣飲服公司柏聯生。

配方 15 豬腦 60 克、黃柏 50 克。（苗族方）

用法 黃柏研末，共燉，每天 1 劑，每日服 2 次。

說明 本方在苗族地區應用廣泛。具有補腦、滋陰涼血、鎮靜安神等作用，適用於偏頭痛。

來源 獻方人：貴州省安順縣林哨苗族龔少良；推薦人：貴州省鎮寧縣民委劉起貴。

配方 16 山藥 20 克、枸杞 20 克、小棗 20 枚、鴿子 1 隻。（苗族）

用法 將鴿子用水淹死，去毛及內臟，將上藥先用清酒浸泡 2 小時，放入鴿子腹腔內縫合，不放鹽、隔水蒸熟，喝湯吃肉。

說明 本方是苗族方，主治肝陰虛之頭痛眩暈、腰酸腿軟、遺精帶下、舌紅少津、脈沉細無力等症。

來源 獻方人：雲南文山州人民醫院陳起龍。

配方 17 葉下紅 10 克、生薑 15 克、大棗 6 枚、陳皮 10 克、海參 50 克、蜜 10 克。（苗族方）

用法 水煎後兌蜜服，1 日 3 次，每日 1 劑，連服數日。

說明 本方係雲南文山苗族驗方，臨床檢驗證明本方有

溫中散寒、止痛之功，適用於乾嘔、吐涎沫、巔頂頭額俱痛、渴喜熱飲等症的胃寒頭痛。

來源 獻方人：雲南文山衛校熊書良、黃正德；推薦人：雲南文山衛校任懷祥、楊學況。

配方 18 梭至（青蒿）15 克、都知魯（陳皮）10 克、菊花 15 克、麼日（蜂蜜）100 克、茶葉 10 克。（苗族方）

用法 先將 4 味水煎，加蜜服，1 日 3 次，連服數日。

說明 本方係文山苗族驗方，以臨床驗證本方有清肝利膽之功，適用於兩側頭痛、心煩喜嘔、喜怒不第、口苦口渴、咽乾目眩等症引起的膽熱頭痛。

來源 獻方人：雲南文山衛校熊書良、李世昌；推薦人：雲南文山藥材公司梁應光、王度禮。

配方 19 采（三七）30 克、嘎（雞）1 隻、豆若（黃豆）30 克、馬桑（桑椹子）10 克、山藥 10 克、勾屯 10 克。（苗族方）

用法 將藥久煎成湯，入砂鍋內，與雞再燉熟，食肉喝湯，1 日 3 次，一般 2～3 劑有效。

說明 本文係雲南馬關英寒箐苗族驗方，經臨床驗證，治療氣血兩虛頭痛，療效可靠。本方有益氣補血，祛風止痛之功。適用於頭痛綿綿，面色無華，心煩不安，懶言少氣，飲食無味，大便失常等症。

來源 獻方人：雲南文山州廣播電臺陶永華；推薦人：雲南文山衛校失常等症。

配方 20 采（三七）30 克、蘇播（豬腦）1 具、菊方 10 克、無花果 3 個、紅糖 15 克。（苗族方）

用法 用沸水燙豬腦，使其變硬，挑淨其中的筋血，放砂鍋內，與藥共燉，食腦喝湯，每日服1劑，連服數劑。

說明 本方係雲南文山開化鎮西山苗族驗方，經臨床驗證，本方有調肝養血，滋陰熄風之功，主治血虛頭痛。適用於頭部掣痛，以左側為甚，靜則痛減，動則痛增，頭中陣陣發熱、心煩口渴、自汗、頭目眩暈等症。

來源 獻方人：雲南文山衛校熊書良、李世昌；推薦人：雲南文山衛校楊學況、任懷祥。

配方 21 梭至（青蒿）15克、荷葉頂15克、芹菜20克 嫩絲瓜15克、柿餅霜15克、蜜50克。（苗族方）

用法 將上五味水煎取汁，沖蜜服，1日3次，連服數日。

說明 此方係文山苗族地區驗方，以臨床驗證，本方有清化熱痰之功，主治痰水頭痛。適用於頭額劇痛、噯氣頻、甚則嘔吐痰涎、口渴、心煩不眠、大便燥結、小便黃赤等症。

來源 獻方人：雲南文山衛校熊書良、李世昌；推薦人：雲南文山衛校任懷祥、楊學況。

配方 22 臭靈丹15克、荷葉15克、赤小豆15克、竹葉10克、絲瓜花10克、綠豆60克。（壯族方）

用法 水煎上藥取汁，再煮至熟，食豆喝湯，1日3次，連服數日。

說明 本方有清熱解暑、鎮痛之功、主治者傷頭痛。適用於頭暈頭痛、自覺頭中發熱、口渴心煩、自汗、小便黃等症。

來源 獻方人：雲南文山衛校李世昌、熊書良；推薦人：雲南文山衛校楊學況、任懷祥。

配方 23 采（三七）30 克、胎盤 500 克、大棗 10 個、陳皮 10 克、木瓜 500 克、鉤藤 15 克。（苗族方）

用法 將藥入煎 3 次取汁合併再燉胎盤，食肉喝湯，服 1 劑隔 3 日，1 日服 3 次，連服數日。

說明 本方係雲南硯山縣平遠於鄉苗族驗方，經臨床反覆驗證，療效頗佳。本方有補中益氣、活血止痛之功，主治氣虛頭痛。適用於中氣不足之頭部疼痛，以右側為甚。少氣懶言、畏寒惡風、身倦神疲、食少消化不良、便溏自汗、睡不安眠、面色無華等症。

來源 獻方人：雲南文山衛校熊書良、李世昌；推薦人：雲南文山衛校任懷祥、楊學況。

配方 24 沙恥（洋肝）500 克、生薑 60 克、絲瓜絡 10 克、菊花 15 克、荷葉頂 30 克、薄荷 10 克。（苗族方）

用法 將上藥水煎取汁，再煮肝熟，食肝喝湯，1 日 1 劑，1 日 3 次，連服數劑。

說明 本方係雲南文山苗族驗方，經臨床驗證，療效可靠。本方有疏肝理氣，柔肝鎮痛之功，主治氣鬱頭痛。適用於怒傷肝之頭跳痛、情志不舒、胸脇脹悶、噯氣等症。病例：忻××，女，25 歲，衛校護士。素有頭痛史，1987 年就診時，因談戀愛發生爭執而心情不暢，次日又將錢遺失，暴怒上逆於頭，心煩不樂，頭痛發作，診為氣鬱頭痛（神經性頭痛），曾用腦寧、腦清、安定、谷維生素等藥，效果不顯。用上方服 7 天後病減，隨後半年未復發。

來源 獻方人：雲南文山衛校熊書良、李世昌；推薦人：雲南文山衛校任懷祥、楊學況。

配方 25 荷葉頂 3～5 個、雞蛋 1～2 個、冰糖適量。

一、內科病症配方

353

（傣族方）

用法　將荷葉頂加水適量煮至1碗，除去荷頂，加入冰糖，待冰糖溶化後，將雞蛋去殼煮至半熟，吃蛋喝湯，每日1次。

說明　荷頂有清熱解暑，散瘀止血，直接擴張血管之效。雞蛋，冰糖能補虛健脾。本方對氣虛引進的頭痛有較好的療效。

來源　獻方人：雲南省瑞麗市民族醫院中醫科謝金昆；推薦人：雲南省瑞麗市衛生局陶建兵。

配方26　鮮馬鬃魚250克、香柏芝20克、川芎15克、豬油食鹽適量。（景頗族方）

用法　將香柏芝、川芎洗淨切片放入鍋中煮30分鐘後，去掉藥渣，將馬鬃魚、豬油、食鹽加入，再煮20分鐘後，即以食用。

說明　此方有補中益氣、理氣、止痛的藥理作用，對治頭昏、頭痛效果優佳。

來源　獻方人：雲南瑞麗市民族醫院梅普都；推薦人：雲南瑞麗市衛生局陶建兵。

頭　　昏

配方1　吐剛（猴腦）50克、吐咪（羊腦）50克、吐麻（狗腦）50克、調味品適量。（壯族方）

用法　將三腦混合蒸熟，加入調味品，1天內分3次食之，可經常服食。

說明　本方對長期頭昏者療效顯著。如猴腦難找到，亦可以豬腦代之。如加入少量天麻，療效更佳。

來源 獻方人：雲南省文山州衛生防疫站黃玉雲（壯族）；推薦人：雲南省文山衛校楊學況、任懷祥。

配方2 小黑藥 30 克、豬肉 200 克。（彝族方）
用法 將洗淨曬乾的小黑藥同豬肉剁成肉餅，蒸熟食用。
說明 此方除治頭昏外，還可兼治肺結核病，經常服用無副作用。
來源 獻方人：雲南省個舊市老廠李石卿；推薦人：雲南省個舊市飲服公司李廷柱。

配方3 山牡丹 100 克、豬肉 200 克。（彝族方）
用法 山牡丹同豬肉一起燉食。
說明 藥用根皮，洗淨曬乾備用。主治貧血性頭昏。
來源 獻方人：雲南省個舊市羊角寨李光福；推薦人：雲南省個舊市飲服公司李廷柱。

配方4 金芥 100 克，雞蛋 3 個，食鹽、胡椒適量。（水族方）
用法 將金芥切成細末，用沸水煮片刻。再將雞蛋 3 個磕開調勻，下入藥汁中，煮成蛋花湯服用。連服數次，即可見效。
說明 此方主治頭昏，忌酸冷，無毒副作用。
來源 獻方人：雲南富源縣飲食服務公司王德富；推薦人：曲靖地區飲食服務公司竇德懷。

配方5 益母草 5000 克。（土家族方）
用法 可在每年的農曆五月中旬採收，摘下嫩葉，洗淨曬乾，研粉，約有 500 克。等冬至以後，用炒糯米粉 3000 克

和匀；密封保存。每取 1 小碗，加白糖調味，開水沖成糊服用，服完一料為止。

說明 主治婦人頭暈、月經不調。

來源 《民族醫藥采風集》；推薦人：張力群。

配方6 天麻 15 克。（彝族方）

用法 入砂鍋加水 600 至 800 毫升，大火煮沸後改小火慢燉 40 分鐘，濾出藥葉後加水煎第二遍，最後將 2 次藥液混匀，煮沸，沖生雞蛋 1 個，攪匀飲用。

說明 每日 1 次，分 2 次飲，連用 5 至 7 日為 1 個療程。

來源 《雲南民族醫藥見聞錄》；推薦人：張力群。

眩　暈

配方1 蔓荊子果 5 克、豬腦 1 個。（瑤族方）

用法 將蔓荊子果搗爛，與豬腦拌匀，燉吃。日 1 劑，5 天為一個療程。無蔓荊子果時也可用枝葉替代，用量增加至 30 克，煎湯與豬腦共燉吃或蒸熟吃。

說明 祛風健腦，養血安神，治療頭暈症療效較好。

來源 《民族醫藥集》；推薦人：劉紅梅。

配方2 生大黃 50 克、雞蛋 2 個。（撒拉族方）

用法 將大黃炒至焦黃色，入白酒浸煮，再炒焦，再浸。如此 3 次後，烘乾，研為細末。每次用 5 克大黃末，與雞蛋 2 個拌匀後蒸熟食之

說明 補益氣血，化痰通竅，主治各種原因引起的眩暈症。

來源 《民族醫藥集》；推薦人：劉紅梅。

配方 3 千針萬線草 30 克、紫丹參 30 克、紅糖適量。
（回族方）

用法 水煎服，每日 1 劑。

說明 千針萬線草味甘、性微溫補肝、脾腎。治陰血虛弱、頭暈耳鳴、心悸，具有調養精神、補養肝腎清頭目之功。

來源 獻方人：雲南會澤者海衛生院馬應乖；推薦人：雲南中醫學院明懷英。

配方 4 紅參鬚 15 克、炙白附子 8 克、冰糖 50 克。
（土家族方）

用法 將上述 3 味藥物用水 500 毫升煎煮成 300 毫升。分成 2 日用，1 日 3 次，每次 50 毫升。一般連服 2 劑，即見效。

說明 參鬚具有補後天，益五臟，生氣血，固真元，助陽益氣之功效。炙白附子有補命門益先天真火，以暖脾土，散凝寒，溫經通絡。二藥配伍對氣血兩虛，腎陽不足及痰濁中阻所致的眩暈效甚佳。

來源 獻方人：湖南省桑植縣澧源鎮鍾以聖；推薦人：湖南湘西州民族醫藥研究所田華詠。

配方 5 鮮臭紅花（臭牡丹）30 克、淫羊藿根 50 克、雞蛋 2 個。（土家族方）

用法 先將上藥水煎，後放雞蛋煮熟。去渣服藥液及吃去殼雞蛋。1 日 1 劑，2 次分服。

說明 本方有祛風活血、補脾潤肺、平肝明目、清熱利濕之功。主治頭暈，尤以高血壓引起頭暈尤宜。

來源 獻方人：湖南桑植縣岩屋口衛生院陳勝久；推薦人：湖南湘西州民族醫藥研究所田華詠。

一、內科病症配方

357

配方 6　白頭翁 30 克、雞蛋 1 個。（壯族方）

用法　取雞一個，先將白頭翁洗淨切細，用水煮雞蛋，喝湯食蛋均可。

說明　白頭翁清熱解毒、涼血，雞蛋溫補，症見：面色不佳、心悸氣短、飲食減少、盜汗體重減輕、頭昏目眩、物體旋轉、不寐等。

來源　壯族、苗族、漢族民間的用方；推薦人：雲南省文山州人民醫院中醫科陳松嶺。

配方 7　波肯（豬腳）約 300 克、車爾肯盤（青陽參）約 50 克。（納西族方）

用法　將上 2 味共煮，豬腳熱，淡鹽，食肉喝湯。

說明　本方可廣泛用於體虛而又患高血壓神衰綜合徵，癲癇所致的頭暈、頭昏、失眠，並具有很好的鎮靜鎮痙作用。為納西族地區較常用的食療方。

來源　獻方人：雲南省麗江地區人民醫院和建清；推薦人：雲南省麗江地區人民醫院陳洪緒。

配方 8　仙鶴草 30 克、黑芝麻 60 克、核桃仁 10 克、桑葉 60 克、三七 30 克、蜂蜜 30 克。（壯族方）

用法　將仙鶴草，桑葉水煎取汁沖芝麻，核桃味，三七，蜂蜜口服，每日 1 劑，1 日服 3 次。

說明　本方係雲南富寧硐波鄉壯族驗方，經臨床驗證，療效可靠。本方有溫補脾腎、填精補髓之功。適用於脾腎兩虛之頭目眩暈、行動則暈甚腰膝酸軟、面色不華等症。病例：趙××，51 歲，男，有眩暈史 5 年餘，經常發作，甚則暈厥。乍起頭暈又劇發、天旋地轉、立則欲仆地，胸悶嘔惡、脈小滑、苔白滑、口乾不欲飲。

此屬脾虛濕阻、痰聚中焦挾風上泛則眩，擬上方溫陽健脾祛息風，用藥 1 週而告癒。

來源 獻方人：雲南富寧硐皮鄉趙春光；推薦人：雲南文山衛校任懷祥、楊學況。

配方9 黃龍尾（仙鶴草）30 克、生薑 12 克、菊花 6 克、竹瀝 20 毫升、炒蘿籽 15 克、大棗 7 個、瓜蔞 30 克、蜂蜜 30 克。（壯族方）

用法 水煎，蜜為飲代茶服，1 日 1 劑，連服數劑。

說明 本方有溫中降逆、化痰之功，適用於眩暈咳喘、大腸為瀉等症。係文山民間之驗方，以臨床驗證，療效可靠。

來源 獻方人：雲南文山西疇東升鄉陸昌龍；推薦人：雲南西疇新街骨科醫院鄭玉傘、陸光星。

配方10 菁（乾薑）15 克、黃龍草（仙鶴草）30 克、賣就（花椒）3 克、豬腦 1 具。（壯族方）

用法 將上品煎湯、取汁，燉及熟，喝湯食腦，1 日 1 具，連吃 1 星期。

說明 本方係雲南文山老回龍壯族之驗方，以臨床驗證，療效可靠。據本方偏重治陽虛內寒之頭目眩暈、畏寒肢冷口不渴，小便清長等症。

來源 獻方人：雲南文山老回龍鄉壯族醫王發龍；推薦人：雲南文山衛校楊學況、任懷祥。

配方11 雞蛋 1 個、枸杞菜 30 克、百草霜 15 克。（瑤族方）

用法 上方共水煮服，每日 1 劑，可連續服用，直至病癒。

說明 本方為民間流傳方，對耳病引起的眩暈療效明

顯。病例：黃××，女，46歲，常陣發性突然感到自身或周圍景物轉動伴噁心、嘔吐、耳鳴和聽力減退，每次發作持續1～2日，既往多用西醫治癒，此次發作試用上方治療，僅服1劑即癒。

來源 下鄉調查資料；推薦人：廣西民族醫藥研究所何最武。

配方12 日曬木（對坐行耳草根）50克、牙矓省安（烏骨仔母雞肉）500克、申硬（生薑）3片、辣木（大忽）2根、給木（鹽）少許。（佤族方）

用法 取日曬木鮮品，洗淨，切斷，雞去毛，取出內臟，洗淨，切成小塊，放入鍋裏加水適量，雞肉熟透後再加入生薑片、大蔥、食鹽少許，再燉煮至雞肉熟爛食用，喝湯吃肉，每日分3次吃完。

說明 本方主治慢性頭暈疼，療效較好，輕者1付，重者2付可痊癒。

來源 獻方人：雲南民族學院統戰部郭大昌。

配方13 補喜阿保（頭暈藥）根（去絨毛和黑粗皮）20克、以呷補（魚腥草）30克、尼取補（奶漿藤）根30克、瓦齊（雞蛋）2個、沙幾你（紅糖）適量。（彝族方）

用法 先將前三味藥熬好，然後把雞蛋打入已澄清的藥水中煮熟後，放入紅糖吃。

說明 本方主治經常頭暈或突然發黑暈者。具有滋補肝腎、補腦、祛風通絡、止痛等作用。療效很好，且無副作用。

來源 獻方人：四川鹽源縣民間彝醫沙老么；推薦人：四川涼山州民族研究所阿子阿越。

配方 14 岩莧菜6克、雞蛋2個、豬油適量。（土家族方）

用法 將岩莧菜焙乾研末，與雞蛋清調勻用豬油炒熟後內服。1日1劑，1～2次分服。7日為1療程。

說明 本方主治頭暈療效尚佳。

來源 獻方人：湖南大庸市沙堤鄉衛生院；推薦人：湖南湘西州民族醫藥研究所田華詠。

配方 15 四塊瓦全草15克、雞蛋2個。（土家族方）

用法 將四塊瓦焙乾研末與去殼雞蛋調勻用開水沖服。1日1劑，2次分服，7日為1療程。

說明 本方主治頭暈有效。

來源 獻方人：湖南大庸市楓香崗鄉土家族民間方；推薦人：湘西州民族醫藥研究所田華詠。

配方 16 日銳農木（萬丈深）50克、泥利（豬肉）300克、給木（鹽）少許。（佤族方）

用法 取日銳農木鮮品，洗淨，切斷，豬肉切成小塊一同放入鍋裏，加開水適量，鹽少許燉煮至熟爛方可食用。每日1次當日食完。

說明 本方民間常用來治療頭暈、四肢無力症，一般患者服用2～3付，症狀可癒。

來源 獻方人：雲南民族學院統戰部郭大昌。

配方 17 孵化雞蛋16個。（土家族方）

用法 將新鮮雞蛋以母雞孵化12～14天時停止孵化。每次取2個經孵化的雞蛋煮熟後內服。1日2次，每次2個。

說明 經卵孚但尚未成熟的雞蛋煮熟後內服，具有補益氣血之功效，特別是久病頭暈的患者有良效。

來源 獻方人：湖南省龍山縣台市醫院陳大樾；推薦人：湖南湘西州民族醫藥研究所田華詠。

配方18 黑雞婆1隻、荔枝100克、桂圓100克。（土家族方）

用法 黑雞婆去除內臟，不去毛用清水洗淨，將去皮核荔枝、桂圓填入雞腹內，加少許生、食鹽，用線縫好雞腹，再用黃泥包裹，泥厚約1公分，放入火中煨烤，待黃泥乾固定後取去，稍冷卻打破泥殼，雞呈紅黃色，吃雞、藥。可分次或1次服食均可。3天1隻雞，3～5隻雞為1療程。

說明 適用於氣血虧虛、腎精不足引起頭痛頭暈。無禁忌症。雞補氣血，黑雞婆尚能被腎養腦，得荔枝、桂圓補益肝腎，填精強腦作用更佳。得黃泥包裹在火中煨烤後，具有入脾之功效。對於肝腎虧虛，脾腎虧損所致氣血氣虛，腦海不充引起頭痛頭暈有獨到療效。

來源 獻方人：湖南省慈利縣景龍橋鄉東方紅村盧菊香；推薦人：湖南省常德市第一人民醫院滿世成。

配方19 海松子30克、冰糖適量、豬腦髓1付。

用法 將海松子（松科植物紅松 Pinus koraiensis Sieb. et Zucc. 的種子）去殼用仁，同冰糖蒸豬腦髓，蒸至爛熟食之。

說明 海松子性味甘溫無毒，有養液熄風作用，豬腦亦有治頭風眩暈作用，二者合用治眩暈效果較好。病例：朱××，男，70歲。臥床不起，舉頭即吐，1年要發4～5次，曾用中藥治療多年，收效甚微，用此方治療1次，症狀減輕。再服1次，未再發病。

來源 獻方人：湖北省蘄春縣赤東蘇圩診所老中醫甘渭均；推薦人：湖北省蘄春縣李時珍中醫藥研究所梅全喜。

中　風

配方 1　豬骨頭適量、伸筋藤 10 克、千斤拔 15 克、毛杜仲 10 克、羅夫木 5 克。

用法　上藥共加水燉，吃肉喝湯，每 1～2 天 1 劑。

說明　本方是實踐驗方，對促進中風後癱瘓的恢復有較好療效。病例：劉××，女，61 歲，因高血壓腦溢血右半身偏癱，在應用中西藥內服 3 個月餘，病情好轉遲緩，加用上方後 1 個月餘，癱瘓基本消失，能給學生上課。

來源　摘自瑤醫調查採訪錄；推薦人：廣西民族醫藥研究所何最武。

配方 2　松葉 500 克、酒 1000 毫升。（朝鮮族方）

用法　將松葉水煎去渣取汁，再與酒混合均勻，放置 2日，1 次喝 2 盅熱飲，繼續飲用，直到頭上、臉上汗出為止再停藥。

說明　本方能治中風引起口眼喎斜，舌不可轉。用時量要逐漸增加。

來源　吉林省延邊界朝鮮族自治州民族醫藥研究所；推薦人：朴蓮荀。

配方 3　達爾齊尼（桂皮）6 克、站吉比勒（乾薑）6克、艾塞勒（蜂蜜）500 克、火靈江（高良薑）6 克、買思提克（洋乳香）6 克、拉青打奈（歐白蔻）6 克、就優降（肉豆蔻）6 克、白思巴塞（肉豆蔻衣）6 克、在派（西紅花）6克。（維吾爾族方）

用法　上藥除蜂蜜及西紅花外，用適量水煎服，將西紅

花研成細末，同蜂蜜一起攪於煎出的藥液中，每次20毫升內服，每日3次。

說明 該方具有活血祛瘀、通絡開竅之功效，治療各類癱瘓症均有明顯療效。

來源 獻方人：新疆伊寧市維吾爾醫院蕭開提；推薦人：王學良。

配方4 咱德（肉德）50克、說麥（白蔻）45克、嘎果拉（草果）36克、足貢（爐甘石）30克、角貢（紅花）30克、 勒西（丁果）36克、眞登嘎波（白檀香）50克、眞登馬波（紅檀香）45克、拉孜（麝香）0.5毫克、阿嘎（沉香）45克、格旺（牛黃）1克、色肉（犀角）5克、木的（珍珠）0.5克、阿肉（訶子）50克、西肉（山楂）100克、嘎馬（乾薑）40克、柏柏林（蓽撥）46克、四然嘎波（茴香）50克、四然那波（韭子）40克、的生（螃蟹）5隻、新昂（甘草）30克、新查（肉桂）50克、肉打（木香）50克、江比竹古（冬葵子）50克、乾牛肉末1000克。（藏族方）

用法 共研為末，每日服3次，每次30～50克，兌酒飲。

說明 此方藏語叫桑批羅布，意為如意珍寶。主治四肢拘攣、癱瘓、口眼喎斜、渾身疼痛等症。經臨床觀察，對於輕型四肢拘攣、癱瘓、口眼喎斜、渾身疼痛，服藥3～5週，病情即開始見效。

來源 獻方人：雲南省藥物研究所張力群。

配方5 牛蹄筋、當歸各60克。（珞巴族方）

用法 取牛蹄筋剔除雜肉，和當歸加水適量，文火煎煮，至極爛後去掉當歸。每日1劑，食筋喝湯，兌酒飲。15

天為 1 療程。

說明 據《本草從新》載，牛筋有補肝強筋的作用；當歸有良好的活血作用，主要用於跌打勞傷，風濕痹痛及經絡不利等症。牛筋當歸藥膳主治中風後遺症、風濕性關節炎而見關節屈伸不利者，有養血活血通絡的功效。

來源 獻方人：雲南省藥物研究所張力群。

配方 6 松葉 2500 克、獨活 260 克、麻黃 250 克、雞腰子 6 枚。（苗族方）

用法 用糧食酒 3500 毫升浸泡 49 天，即可飲用，每日 2 次，每次 30〜60 毫升。

說明 此方是胡門秘傳，今公佈於世。本方配方奇特，屢用有神效。具有較強的芳香開竅、活血化瘀、擴張血管、增加血流量，且還有益腎壯陽等作用。適用於中風半身不遂、風濕麻木、頭風痛、哮喘等病症。

來源 獻方人：湖南省會同縣醫院胡承善。

配方 7 豬蹄 1 隻、酒 100 毫升、豨薟草根 60 克。（布依族方）

用法 文火燉至豬蹄熟爛，每日 1 劑口服，次數不拘。

說明 豬蹄有滋補、壯骨強筋、活血祛瘀等功效。主要治療高血壓並中風半身不遂等症，對失眠、降壓有作用。主要用於半身不遂等症，對四肢麻木等病症。

來源 獻方人：貴州省普定縣榮關鄉楊少奎；推薦人：貴州省鎮寧縣民很劉起貴。

配方 8 桂葉岩托（凹葉瑞香）葉（根、花均可）5000 克、糯米酒 2000 毫升、牛膝 3000 克、茴香 3000 克、苡仁粉

7000克、三七3000克、甘草1000克。（白族、納西族方）

用法 取其葉、花、莖皮陰子裝入瓶內，每料藥用糯米酒覆蓋其面，浸泡七晝夜，以葉浸黑為度，即取曬乾、研末，拌上已蒸熟的苡仁粉，再用米湯糊製成丸，每次用開水吞服1克，體虛者減半，禁忌魚、蜂蜜。

說明 本方係雲南鶴慶縣之驗方，廣泛用於民間，本方有祛風濕、補肝腎、強筋骨、舒筋活血之功，適用於癱瘓、半身不遂等。病例：寸××，男，26歲，1969年8月24日送糧途中頭暈發麻即昏倒。醒來後，嘴歪斜，左上下肢失去痛感、大小便失禁、不能行走。衛生診斷為「半身不遂」，經用西藥治療不顯。9月6日改服此藥，服後6分名患者左下肢有發熱感。9月8日全身有疼痛感，手足指能動，9月14日左下肢能伸屈20度，疼痛加劇，繼續服用後，11月下肢已能走，左上肢功能開始恢復。

來源 摘自《雲南省中草藥展覽會編》；推薦人：雲南文山衛校副主任醫師楊學況、中醫講師任懷祥。

配方9 采（三七）15克、馬桑枝100克、木瓜15克、菊花30克、狗骨50克、白酒2000毫升。（苗族方）

用法 將上藥裝入罐內用酒浸泡密封10天後，將酒濾出飲用，每次飲25毫升，日服2次，連服3個月。

說明 本方有扶正祛風、補虛息風之功，適用於突然口眼喎斜，不省人事，突然昏倒，半身不遂，語言蹇澀，頭痛頸強等症。

來源 獻方人：雲南省文山衛生學校任懷祥、楊學況；推薦人：雲南省文山州藥材公司梁應光。

癲　癇

配方1　布那巴別斯（鹿肉、骨）1000 克。（羌族方）

用法　將鷹捕殺後，除去毛、頭以及內臟、肉和骨燉服，每天早、晚各服 1 次，每次 100 克，15 天為 1 個療程。

說明　羌族地區鷹多，民間使用流傳歷史悠久，主要用於「羊兒風」、「母豬風」等症，在癲癇發作前服則效果更佳。

來源　羌族民間單、驗方座談會；推薦人：四川阿壩藏族羌族自治州醫藥公司陳保生。

配方2　小黑狗 1 隻，當歸（酒製）12 克，川芎、白芍（酒製）各 10 克，炙黃芪20 克，白朮（土炒）12 克。（白族方）

用法　小黑狗去毛和內臟，骨肉與藥同煎，3 天 1 劑，每天復渣煎服，一般 3～5 劑即癒。

說明　此方按上法服用後，應繼服西藥片普魚苯辛 15 毫克／次，每日服 3 次，連服 30 天，根除癲癇病效果更佳。忌用商陸、大蒜、杏仁。由於狗肉味酸、鹹、溫而微燥，多數病人第 1 劑服後，發作次數頻繁，不必驚慌，一定按時服完 3～5 劑。

來源　祖傳方；推薦人：雲南省大理市康復醫院楊中梁。

配方3　羅地木（豬胎）30 克，胡椒 5 克，地楞（蚯蚓）、羅產（大豆）各 500 克。（壯族方）

用法　將豬胎新瓦片微火焙乾研粉備用。再將其餘 3 味入砂鍋加水 2500 毫升，煮至水乾為止，去渣。取豬胎粉，每次 10 克，大豆 6 粒，每日 3 次連服 2 週。

說明 本方係雲南馬關地區驗方，經臨床驗證，有祛痰開竅，息風止痛之功效。適用於突然仆倒於地，昏不知人，口吐白沫，兩眼上視，四肢抽搐等症。病例：王××，男，45歲，患癇症病長達 15 年之久，每月發作 1～5 次，每次發作約持續 15～30 分鐘，發作時多突然跌倒，不省人事，全身肌肉強直，口吐白沫，兩目上吊，有時尖叫一聲，四肢抽動，牙齒摔掉一半，面部傷痕累累，曾多方求治，但病情不見好轉，後用上藥 9 劑，使其病減半，再進 9 劑，基本告癒。

來源 獻方人：雲南馬關縣計生委楊麗、任保麗；推薦人：雲南文山衛校楊學況、楊文達。

配方4 豬心 1 個，川貝母、朱砂各 10 克。（白族方）

用法 用黃泥包好豬心，微火焙乾肉熟，去掉黃泥研成細末，川貝和朱砂均研成未，三藥調勻備用，每次 3 克，每日服 2 次，白開水送服。

說明 本方經多年臨床應用，療效可靠。

來源 祖傳秘方：推薦人：雲南省大理市康復醫院楊中梁。

配方5 胎羊羔 1 個、琥珀 5 克、朱砂 5 克。（白族方）

用法 山羊受胎後 1 個月，羊毛未長時，取出用微火置瓦上焙乾，研細如粉，與上二藥調勻，裝瓶中備用。發病前 1 天服用（算準發作時間及規律），每天服 1 次，1 次 0.5 克，連服 7 天，停 1 週後再服之。

來源 獻方人：雲南省大理市一院護士楊莉麗；推薦人：大理市康復醫院楊中梁。

配方6 牛虱若干個。（白族方）

用法 年齡在 30 歲以下，每歲用 1 個；年齡在 30 歲以上，在 30 個牛虱基礎上，每增加 1 歲，增加 1 個牛虱，置於碗中研汁，用高濃度酒沖服。

說明 牛虱指黑水牛身上的虱（黃水牛虱不能用），外觀似人虱，但比人虱稍大些。夏季虱多在牛尾巴上，冬季則在牛耳朵上。凡屬色白或紅的牛虱，有毒不可食也。

來源 祖傳驗方；推薦人：雲南省大理市康復醫院楊中梁。

配方7 枸杞 36 克，羊腦 1 具，鹽、味精各適量。（藏族方）

用法 將枸杞、羊腦洗淨，放入瓦盅內，加水，放入蒸鍋，武火燜，食用時加鹽、味精，1 劑服 2～3 天。

說明 適用於癲癇，血虛頭痛，眩暈等，有補肝腎、補腦安神的功效。

來源 獻方人：青海省民和縣誌辦公室朱曄平。

配方8 羊心臟 1 具、月石 5～10 克。（朝鮮族方）

用法 將月石放入羊心臟內，用清水煮熟，1 日內服 1 具，連服 10 具。

說明 本方屬民間常用方，堅持用有一定療效。

來源 吉林省延邊朝鮮族自治州民族醫藥研究所；推薦人：崔松男。

配方9 紅蓖麻根（紅莖紅葉者）100 克、雞蛋 2 個、黑醋適量。

用法 將紅蓖麻根剁細，再調入雞蛋和黑醋共煎服，每日 1 次，連服數日。

說明 經廣州市第十人民醫院治療 72 例，能總結的 38 例，近期有效 19 例。病例：張××，女，17 歲，每日癲癇發作 1～2 次，按上方治療，每日 1 劑，連服 3 劑停止發作。

來源 摘自《全國中草藥新醫療法展覽會資料選編》；推薦人：雲南省文山衛校楊學況、任懷祥。

配方 10 鮮雞蛋 5 個、大蔥白（家蔥）5 根、芝麻油 200 克、鉛粉 15 克。（土家族方）

用法 用香油將雞蛋、大蔥白炸枯去渣，熬至滴油成珠狀，再加入鉛粉調成膏狀備用。用時將藥膏塗在紗布上貼在心口（即劍突下），待藥力退後再貼新藥。

說明 本方是土家族民間治療羊癲瘋的土方。據獻方人臨床應用多例均奏奇效，其特點是內病外治，最後達到治療目的。

來源 獻方人：湖南省龍山縣茨岩鎮醫院吳坤明；推薦人：湖南湘西州民族醫藥研究所田華詠。

配方 11 陰豬（母豬腹內未出生的小豬崽）1 隻、天麻 20 克、法半夏 10 克、香附 25 克。（彝族方）

用法 將陰豬烘乾研成末，後幾味水煎口服陰豬末，每天 3 次，連服 21 天。永不再發。

說明 本方係筆者四代祖傳秘方，曾試治過癲癇病人 3 例，均獲痊癒。

來源 獻方人：貴州省大方縣長石鎮李應輝；推薦人：貴州省大方縣醫院丁詩國。

配方 12 魚鰾膠 500 克（哈粉炒成珠狀）、荸薺（馬蹄）粉 500 克。（阿昌族、景頗族方）

用法 共研細末，製成小丸，每服 10 克，溫開水送服。

說明 魚鰾膠來自緬甸伊洛瓦底江。

來源 《雲南民族醫藥見聞錄》；推薦人：張力群。

配方 13 荊芥 200 克、梔子 100 克、朱砂 40 克（為衣）、白礬 150 克。（滿族方）

用法 共研末，建麴 50 克泡水為丸，每次服 10 克，日 3 次，溫開水送服。

說明 本方採自滿清皇族御用方。

來源 《民族醫藥采風集》；推薦人：張力群。

配方 14 鮮青果 1000 克、川鬱金 50 克、白礬 50 克。（黎族方）

用法 將青果打破，放鍋內熬數十沸，去核入石臼內搗爛，再加川鬱金放回原湯內，熬至青果無味，過濾去渣，再加白礬末入內，大約熬成 500 毫升，入麵粉製成小丸。早晚各服 1 次，每次 10 克，溫開水送服。

說明 《民族醫藥采風集》；推薦人：張力群。

配方 15 貓頭鷹（鬼東哥）1 隻。（苗族方）

用法 將捕獲貓頭鷹刺死，去毛及內臟，燉食，1 隻吃 2～3 天。

說明 此方在苗族地區應用歷史悠久，一般癲癇，連吃 3 隻，一般病例即痊癒。貓頭鷹治癲癇，其治病機理有待研究。

來源 獻方人：貴州省六枝特區木崗煤礦江學武；推薦人：貴州省鎮寧縣民委劉起貴。

配方 16 烏蘭一其馬嘎（大紅棗）1 個、阿拉騰一查阿

蘇（金箔）1張、麵粉30克、朱砂0.3克。（蒙古族方）

用法 金箔、朱砂先分別焙黃研末。大棗除去棗核將金箔、朱砂放入大棗內封口，將和好的麵粉擀片，大棗為「餡」，捏成包子蒸熟食之。每日1次，3～7天為1療程。

說明 此乃蒙古族食療方，具有鎮靜、安神、抗「癲癇」作用。

來源 獻方人：內蒙古阿拉善盟蒙醫藥研究所段·關布紮布；推薦人：內蒙古自治區阿拉善盟蒙醫藥研究所賀巴依爾。

配方 17 吾孜木思爾開（生葡萄汁）1500克、阿的熱思曼（路駝蓬子）500克。（維吾爾族方）

用法 將上藥水煎至1/4後，內服，每日1次，每次60克，連服1個月。

說明 本方治療癲癇、偏頭痛有較好效果。

來源 獻方人：新疆伊寧市維吾爾醫院蕭開提。

配方 18 珍珠1克、馬齒2隻。（京族方）

用法 將馬齒置火上煅燒，趁熱投入醋中，冷卻後取出，和珍珠共研細末，小兒驚風，每次1～3克。癲癇每次3～6克，每日3次，空腹服用。

說明 珍珠主治驚悸、癲癇、驚風、抽搐諸病，有鎮心安神，清熱祛痰，養陰祛風的功效。馬齒能治驚風、癲癇等症。本方治療癲癇、小兒驚風、抽搐等，有鎮驚、安神之效。

來源 獻方人：雲南省彌勒縣醫院郭維光；推薦人：雲南省藥物研究所張力群。

配方 19 鰾膠100克、膽礬6克、朱砂5克。（阿昌族方）

用法 將鰾膠烘軟，切段，晾乾，與膽礬共研細末，最

後加入朱砂拌勻。每次6克，日2次，黃酒送服。

說明 鰾膠為民間治療癲癇常用之品；膽礬功能催吐、化痰，適用於癲癇、食物中毒等症；朱砂能鎮定心神，凡心悸、失眠、驚厥、癲狂等症均可使用。

來源 獻方人：雲南省彌勒縣醫院郭維光；推薦人：雲南省藥物研究所張力群。

多發性神經炎

配方1 豬腳1隻（1000克）、砂仁30克、羊耳朵花根100克、黑果根100克、食鹽少許。（彝族方）

用法 豬腳刮洗乾淨，放入砂鍋內加砂仁、羊耳朵根、黑果根、加水一起煮至炮，放鹽調味佐餐食用。

說明 此方對坐骨神經痛有療效，長期服用，效果更佳。

來源 獻方人：雲南峨山縣錦屏鄉三家村民間草醫劉家才；推薦人：雲南峨山縣飲服公司柏聯生。

肋間神經痛

配方1 藕節、海帶、蘇子各100克，生薑、蔥、鹽各適量，豬排骨5000克。（苗族方）

用法 以上各味同燉服，2天用完。

說明 本方於兩肋疼痛而有定處，痛如刺錐時應用，效果更佳。其味甘而鹹，入肺、脾、胃經，能舒經活絡，潤肺健脾胃、止血等，主治脇痛、腸結、咯血、便血等。而且營養豐富、療效顯著、食味亦佳，是較好的民間經驗中藥配膳奇效方。病例：崔×，40歲，宣威磷肥廠工作，1985年來診，言兩肋疼痛難忍，胸部亦痛，如針刺，兼患腸結，經多

次服用本方後得到根本的緩解。

來源 獻方人：雲南宣威倘塘鎮東沖竹園村王慶林、路南石林賓館代鋒坤整理；推薦人：雲南省飲食服務學校任惠康。

面神經麻痹

配方1 羚羊角粉5克，僵蠶、全蠍各60克。（門巴族方）

用法 將僵蠶、全蠍焙乾，研末，和羚羊粉混合均勻即可。每次服5克，每日3次，飯後服用，兌酒飲。

說明 羚羊角粉為平肝息風要藥，治口眼喎斜和面肌痙攣有佳效；僵蠶功能祛風解痙。此方主治面神經麻痹、面部肌肉痙攣以及中風後遺症，有祛風、通絡的功效。

來源 獻方人：雲南省彌勒縣醫院郭維光；推薦人：雲南省藥物研究所張力群。

配方2 蜈蚣用6條、米砂3克、防風10克。（達翰爾族方）

用法 蜈蚣用烤箱焙研末，防風研成粉末，過120目篩。二味與米砂末混勻，分為9包。每日3次，每次1包，溫水送服。

說明 祛風通絡，止痛復癱，主治風癱症，即面神經麻痹症。對初病者效果較好，對久病者效果欠佳。

來源 《民族醫藥采風集》；推薦人：張力群。

配方3 小紅參、女金蘆、澤蘭各150克，白酒2500毫升。（仫佬族方）

用法 先浸泡半日後使用。每次20至40毫升，每日服1次。

說明 本主對顏面神經麻痹症有一定療效。

來源 《民族醫藥采風集》；推薦人：張力群。

配方4 巴虎（生鱔魚）500 克、嚷（冬筍）50 克、食油 50 克、瑞給（雞蛋清）15 克、醬油 10 克、味精 2 克。（壯族方）

用法 先用食油炸鱔魚，後放入冬筍、雞蛋、味精、醬油，再加食鹽、蒜、薑等為佐料，就成為一種菜譜。

說明 本方係壯醫民間常用驗方。臨床上用於面神經炎及面神經麻痹，效果顯著。

來源 獻方人：雲南省西疇縣興街中心衛生院李光員；推薦人：雲南省文山州衛校任懷祥、楊學況。

骨質增生

配方 山羊血 500 毫升、過路黃根 300 克、白酒 1500 毫升。（彝族方）

用法 新鮮山羊血凝固後切片曬乾，與過路黃根共泡於白酒中，每天 3 次，每次 30～50 毫升。

說明 本方係筆者四代祖傳秘方，治療骨質增生有顯著療效。山羊血以黑山羊為佳。

來源 獻方人：貴州省大方縣長石鎮李應輝；推薦人：貴州省大方縣醫院丁詩國。

類風濕性關節炎

配方1 青羊參 15 克、生薑 30 克、狗肉 100 克。（普米族方）

用法　水開後放入狗肉、青羊參、生薑、食鹽合燉 2 小時，睡前食用，蓋被發汗。

說明　青羊參為蘿藦科牛皮消屬植物 Gynanchum Otophyllum Schneid，甘、辛、溫，本方具有袪風除濕、解毒鎮痙之作用，主治風濕熱、類風濕性關節炎、跌打損傷。與生薑、狗肉合用，能增強青羊參的藥效，減少副作用。每日或 2 日 1 劑，連服數月。此藥有小毒，禁食藥渣。

來源　獻方人：雲南省蘭坪白族普米族自治縣衛生局和勝。

配方2　臘狗肉。（怒族方）

用法　宰狗後，將肉放鹽陰乾，放置 2 年以上之臘狗肉更佳。

說明　怒族民間用臘狗為藥引，治療各種疾病，如加附片、乾薑燉服，治療風濕、類風濕性關節炎、胃寒、慢性腹瀉、虛脫；加盤龍參、當歸、黃花燉服，治療病後體弱、結核病、失血性貧血、血小板減少性紫癜、婦女月經不調、白帶、子宮下垂、缺乳；加白木瓜、雷公藤燉服，治療類風濕性關節炎、腎炎；加雞血藤燉服，治療白細胞減少症；加三七燉服，補血、止血、止痛。

來源　獻方人：雲南省蘭坪白族普米族自治縣衛生局和勝。

配方3　鮮黃螞蟻蛋600克、番茄100克、蒜10克、白糖8克、醋60克、醬油 20 克、鹽30克、味精3克。（傣族方）

用法　將螞蟻蛋洗淨，用沸水燙後，1／3 入碗，加蒜和烤熟去皮剁細的番匣拌食（酸甜味）；1／3 蒸食（鹹鮮味）；其餘的燒湯（鹹鮮味）同食。

說明　黃螞蟻生長於亞熱帶樹上，長 2 公分，腹大腰小，嘴長有兩顆大牙，蛋可食。螞蟻富含蛋白蛋，有 27 種氨

基酸、多種維生素和對人體有益的礦物元素以及三磷酸腺苷，經專家驗證：對幾千種病例有不同效果，是滋補良藥，有扶正固本之功，主治類風濕性關節炎，慢性肝炎，陽痿，病後脫髮，肺結核等，還可強筋骨、延緩衰老。番茄富含維生素 C 和多種微量元素、味微酸，有開胃強身之功效。醋能開胃生津，消毒殺菌等。本方用在類風濕關節炎疼痛時更有效，各種不同的食用方法會有不同的效果，是傣家人常用以待客的食療佳餚。

來源 獻方人：路南石林賓館代鋒坤摘自《雲南烹飪薈萃》並整理；推薦人：雲南省飲食服務學校任惠康。

肩 周 炎

配方 1 采（三七）30 克、桑枝 30 克、苡仁 15 克、夜黑蜂老娘 10 個、蜂蜜 20 克。（苗族方）

用法 水煎前 4 味藥取汁沖蜂蜜服，每日 3 次，1 日 1 劑，連服數劑。

說明 本方係雲南省西疇縣苗族民間治肩周炎驗方，具有舒筋活絡、活血祛瘀之功，適用於肩臂疼痛，手不能上舉，痛在筋間等症。

來源 獻方人：雲南省西疇縣新街醫院李光員；推薦人：雲南省文山衛生學校任懷祥、楊學況。

配方 2 采（三七）15 克、松枝 2500 克、黃精 100 克、何首烏 50 克、白酒 5000 毫升。（苗族方）

用法 共入瓷罐，密封 1 週後可飲用，每日服 3 次，每次服 30～50 毫升。

說明 本方係雲南省富寧地區苗族民間驗方，有溫經散

寒之功，適用於肩臂筋骨冷痛，手腳厥寒，抬舉無力。病例：陶××，男，45歲，肩關節周圍疼痛3個月，手不能拿，臂不能舉，尤以夜間為重。曾服用地塞米松、阿司匹林，似有緩解，但未除根。給予此方1劑，疼痛減半，再服1劑，基本痊癒。

來源　獻方人：雲南省富寧縣人民醫院任光華；推薦人：雲南省富寧縣藥檢所杜信茹。

配方3　馬鞭草16～30克、酒適量。（壯族方）

用法　開水煎服，每日1劑，每日服3次，藥渣外敷患處。

說明　本方有消炎止痛，舒筋活絡作用。用於肩周炎，一般病例，服藥5～10天，病情漸好轉。

來源　獻方人：廣西壯族自治區梧州市第二製藥廠鍾祖仁。

配方4　豬蹄50克、黃山蒼樹根20克。（瑤族方）

用法　豬蹄洗淨，與上藥共燉服，每日1劑，分2～3次服。

說明　本方用於肩周炎患者，均服2～5劑獲癒。病例：李××，男，51歲，右肩關節疼痛，活動受限10天，經用西藥無效，用本方3劑而癒，至今已5年未見復發。

來源　獻方人：廣西金秀縣金瑞柏；推薦人：廣西民族醫藥研究所瑤醫研究室莫蓮英。

腰　　痛

配方1　豬尾巴1條、薟菜適量。（壯族方）

用法　燉服，每日1次，連服10天顯效。

說明　本方歸肝經，有祛風濕，利筋骨之功效，用於治療腰痛、風濕性關節炎等病。病例：徐盛良，男，38歲，西疇

縣新馬街鄉馬街村竹箐,於 1988 年患腰痛,服本配方後治癒。

來源 獻方人:雲南西疇縣興街中心衛生院李光員;推薦人:雲南省文山州衛校任懷祥、楊學況。

配方 2 雞樅蛋 50~100 克。(彝族方)

用法 雞樅蛋切碎,加雞蛋 1~2 枚,調勻,油煎熟,單獨服用或做菜食用,1~2 日服 1 次,連服 15 劑。

說明 本方為貴州水城一帶彝族常用方,對治療虛損腰痛,一般服 3 次後疼痛明顯減輕。雞樅蛋為雞樅菌地下圓形孢子。

來源 獻方人:雲南昆明 62 號信箱吳世紅;椎薦人:雲南金馬柴油機總廠醫院張德英。

配方 3 牛腰子1具、豬腰子1具、羊腰子1具、茴香子粉10克、黑故子粉10克、杜仲粉10克、食鹽適量。(白族方)

用法 牛腰子內裝入豬腰子,豬腰子內裝入羊腰子,最後再將藥粉、食鹽裝入,用白棉紙,白菜葉包住牛腰子,紅土調為稀泥裹住腰子,投入灶火中燒 2~5 小時。3 天吃 1 次,連續吃 1 月。

說明 此方不僅治療腎虛腰痛,還可以治療腰扭傷,老年人腰腿無力,常服令人腎氣旺盛,經臨床運用有良好的壯腰補腎作用。

來源 獻方人:雲龍縣白族教師王政;推薦人:雲南省大理市康復醫院許服疇。

配方 4 核桃仁 30 克、生薑 30 克、黃精 30 克、蔥頭 5 克。(苗族方)

用法 將核桃炒香研末,煨生薑、黃精、蔥頭,取湯沖

核桃末服，1日1劑，連服數日。

說明 此方係硯山縣苗族驗方，經臨床驗證，有溫陽散寒、袪濕止痛之功，適用於腰酸冷痛，口乾等症。

來源 獻方人：雲南硯山縣中醫院田國才；推薦人：雲南文山衛校任懷祥、楊學況。

配方5 沙另果（山楂）肉30克、雞近子（雞內金）20克、（炒）蘿蔔籽10克、青皮10克、拐棗30克、鮮絲瓜30克、蜂蜜15克。

用法 水煎後沖蜜服，1日1劑，連服數日。

說明 此係雲南硯山苗族驗方，經臨床驗證，此方有理氣解鬱，疏肝止痛之功，適用於腰此脹痛，噫氣腹滿，胸脇脹悶，不饑食少，矢氣肛墜等症。

來源 獻方人：雲南硯山縣中醫院田國才；推薦人：雲南文山衛校任懷祥、楊學況。

配方6 采（三七）10克、桃仁10克、黑豆300克、紅糖30克。（彝族方）

用法 水煮黑豆、桃仁到熟，加入紅糖，連湯帶豆食，並每次沖三七粉3克服，每日3次。連服數劑。

說明 本方係雲南文山地區驗方，經臨床反覆驗證，療效顯著，本方有活血袪瘀，消腫止痛之功，適用於腰痛如錐如刺，日輕夜重，轉側痛甚，近之則痛，二便不利，唇、舌有瘀點，脈澀等症。

來源 獻方人：雲南開化鎮王桂華；推薦人：雲南文山州醫院鄭卜中、李光員。

配方7 千斤拔30克、行薑30克、蔥籽250克、羅累（苡

仁）30克、牛尾2根、箐秀（三七）根15克。（壯族方）

用法 把加工洗淨的牛尾切成小節入砂鍋內，與上藥共燉，至牛尾熟爛即成，食肉喝湯，1日3次，每日1劑，連服數劑。

說明 該方係雲南馬關都龜鄉波龜村壯族民間廣泛流傳驗方，經臨床驗證，療效可靠，此方有祛風散寒，續筋接骨，補腎止痛的功效。適用於風濕腰痛、惡風寒，頭痛身痛等症。病例：來××，男，45歲，馬關古村箐教師，1973年初診，腰痛四年餘，某醫院診斷為腎虛腰痛，曾用中西醫綜合治療，其痛如故，彎腰行走，頭痛身痛，服用上方7劑，痛緩，繼服務5劑。痊癒，3未復發。

來源 獻方人：雲南馬關廣播站陸宗嬋、馬關縣防疫站施文友；推薦人：雲南文山衛校任懷祥、楊學況。

配方8 采（三七）12克、壩菇都（豬尾巴）3根、苡仁30克、玉米鬚10克、菊花10克、架豆10克、陳皮10克。（苗族方）

用法 將三七、苡仁、玉米鬚、菊花、架豆陳皮，水煎取其湯燉豬尾巴，食肉喝湯，1日3次，隔日服1次，連服數劑。

說明 本方係苗族民間驗方，具有活血祛瘀、清熱利濕之功，適用於濕熱型腰痛重症午後尤甚者，也可用於頭暈，手足心熱，食少肢倦，口渴不欲飲，便溏溲黃等症。

來源 獻方人：雲南省文山縣壩心鄉衛生院陶自全；推薦人：雲南省文山衛生學校任懷祥、熊書良。

配方9 雪雞1隻、天麻16克、蟲草15克。（藏族方）

用法 雪雞殺死後去毛、腸子，洗淨，血和腸子、天

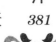

麻、蟲草放回雞肚內，用線縫好，燉食。1劑服2天。

說明 本方有祛風活絡作用，適用於風寒引起的腰腿痛、老年人體虛、頭昏眼花、小兒驚風等症。

來源 獻方人：西藏自治區畜牧獸醫研究所單茹西繞；推薦人：雲南省彌勒縣醫院郭維光。

配方10 脫腰藥500克、豬腳1隻、草果籽10克、鹽巴15克。（哈尼族方）

用法 脫腰藥去外面紅薄皮洗淨，切片或切段，連同豬腳、草果籽用小火慢煮，湯乾加開水，酥爛後起鍋加鹽食之。

說明 每天1次，睡覺前吃，連吃2～3次，則腰疼好轉。本方治療多人。如雲南省墨口縣飲服分司劉××，腰痛甚劇，經本方治療痊癒。禁忌酸辣生冷食物。

來源 獻方人：雲南省墨江縣飲服分司胡春堂；推薦人：雲南省思茅行署商業局張炳剛。

配方11 扣子七、枸杞各50克，獨活15克。（土家族方）

用法 用上藥泡白酒500克，七天後取酒服用，每日早晚各1次，每次服10～30毫升。

說明 扣子七性味甘平，功效養陰潤燥，活絡止痛；枸杞滋補肝腎；獨活祛風除濕。病例：張××，45歲，風濕腰腿痛，遷延10年，久治未癒，服上方1月，病情明為好轉，服藥3個月病癒。

來源 獻方人：湖北恩施醫學專科學校越敬華。

配方12 狗肉200～500克，黑豆120克，生薑、花椒鹽各適量。（東鄉族方）

用法 將狗肉洗淨切塊，連同淘淨的黑豆放入砂鍋內，

加水文火燉熟，服用進加入佐料，吃肉、豆，喝湯，1 劑服 1～2 天。

　　說明　此方具有補腎壯陽、溫補脾胃等作用。適用於腎虛腰痛、五更列瀉、體質虛弱、畏寒等疾病。

　　來源　獻方人：青海民和縣誌辦公室朱曄平。

　　配方 13　當歸 30 克，牛尾 1 條，鹽、香菜、味精各適量。（回族方）

　　用法　將當歸洗淨，牛尾巴去毛，切成數段，同放於鍋內，加水明火煮熟，服用時加入香菜、鹽、味精調味，吃肉喝湯，1 劑服 2～3 天。

　　說明　此方具有補血，活血等功效。適用於腎虛腰痛、腰腿痛、貧血，亦可用於陽痿。宜長期服用。

　　來源　獻方人：青海民和縣誌公室朱曄平。

　　配方 14　羊肉 160 克，大蒜 50 克，鹽、味精各適量。（撒拉族方）

　　用法　將羊肉塊與去皮大蒜同放於鍋中，加水文火燜煮至羊肉熟即成，服用時加鹽、味精調味。

　　說明　有滋補溫腎作用。適用於腎虛腰痛、陽痿、腰膝冷痛等疾病。宜長期服用。

　　來源　獻方人：青海民和縣誌辦公室朱曄平。

　　配方 15　狗腎 1 個、滑石粉 2 克。（蒙古族方）

　　用法　先炒滑石粉，後加炒切成塊的腎，然後將 2 味搗成泥作肉丸，每丸 15 克，每日早晚各 1 丸，溫開水送下。

　　說明　本方治腎虛腰酸腿軟療效良好。

　　來源　獻方人：內蒙古科左後旗阿古拉蘇木衛生院丹達；

推薦人：內蒙古哲里木盟蒙醫研究所那木吉拉。

配方 16 金腰帶 20 克、土杜仲 20 克、枸杞子 20 克、豬腰子 1 對。（畬族方）

用法 上述 3 藥與洗淨的豬腰子共燉。食腰子飲汁。

說明 金腰帶為瑞香科植物南嶺蕘花；土杜仲為莢竹桃科植物仲藤。此方在當地畬族民間廣為流傳。

來源 獻方人：福建省羅源縣霍口畬鄉佘醫雷賢祥；推薦人：福建省藥品檢驗所周繼斌。

配方 17 豬腰子 1 個、杜仲粉 9 克、菟絲子 10 克。

用法 將豬腰子切片，放入備好的食鹽花椒粉末（按八成鹽，二成花椒粉末的比例配）內醃製 2 小時，然後用水洗去食鹽花椒末，拌杜仲粉蒸食，7 天為 1 療程。

說明 豬腎有補腎，理氣，生津的功效。但須用鮮品。本方民間常用於婦女腎虛腰痛及老人耳聾等症。病例：伍某，產後腰痛，初尚可忍耐，漸至疼痛如折，伴身面浮腫，用本方兩週，痛減腫消，後間斷服用，痛未再發。

來源 獻方人：湖北恩施醫學專科學校趙敬華。

配方 18 羊腎 1 付、黑豆 60 克、生薑 9 克。

用法 先煮黑豆到水沸，再將羊腎洗淨切片，合生薑片同下於黑豆中煎煮，待熟後，飲湯，食羊腎和黑豆。

說明 本方中羊腎溫補腎氣，黑豆滋陰益精，生薑調味且能溫裏，故合用有補腎強腰之效。病例：向×，素體欠佳，但無明顯疾病，40 歲後患腰痛並伴頭昏，全身酸軟無力，經中西醫多方治療，症狀改變不明顯。服上方 3 個月病癒。

來源 獻方人：鄂西自治州制藥廠湯巧雲；推薦人：湖

北恩施醫專趙敬華。

配方19 雞1隻、蜈蚣10隻。（朝鮮族方）

用法 將雞去毛內臟洗淨，把蜈蚣掐頭去足，放入雞內，燉熟，分2～3次服用。

說明 本方對腰痛，病後調理，腎虛均有較好療效。

來源 吉林省延邊朝鮮族自治州民族醫藥研究所；推薦人：崔松男。

配方20 螞蟻堆蛇1000克、雞蛋3個、鹽10克、胡椒5克、草果麵3克、蔥段20克、薑片10克、高湯500克、豬油1000克（耗100克）。（哈尼族方）

用法 蛇宰殺後去皮和內臟（勿洗），剔骨取肉捶成泥，入碗中加雞蛋、鹽4克、胡椒1克，草果麵攪打到滑潤時擠成圓子炸黃撈出。用剩餘的料燒成鮮湯，倒入圓子燒沸即可。

說明 螞蟻堆蛇生長於向陽的半山坡有螞蟻的地方。尾短而粗，味鮮質嫩，有毒，主治腰痛，有祛風除濕，滋補健身之功效，民間哈尼醫生證明，對毒瘡、潰爛、破傷風、驚風等具有療效。草果除疾除寒，止痛止吐，消化積食、補胃等，是較好的香料藥物。本品對腎虛腰痛時食用效果更佳。

注：方中螞蟻堆蛇有毒慎用。

來源 獻方人：路南石林賓館代鋒坤據《雲南烹飪薈萃》整理；推薦人：雲南省飲食服務學校任惠康。

配方21 枸杞葉500克、羊腎3個、粳米1000克。（彝族方）

用法 各味均切末，同米煮粥調味後服用。

說明　本方可長期食用，可滋陰補腎、防病。其歸腎經，能除風補氣、利脾胃、填精髓等，主治腎虛腰痛、精損、背酸軟、腿腳無力和氣滯血瘀、脾胃虛弱等症。又經幾十位患者食用證明，對腎虛所致的腰痛、腿軟無力奇效，特別於腎虧腰痛和精損時食之，更見奇效。枸杞葉味甘性平，入肺腎經，能溫腎潤肺、補肝明目、降壓、滋補強身等，主治身體虛弱、飲食不下、腿腳無力、腰痛、夜盲症，還能抗癌。羊腎入腎經，味甘而溫，能補腎氣和精髓，治遺尿、耳聾、消渴、盜汗、腰痛等。

來源　獻方人：雲南省護國飯店王大力；推薦人：雲南省飲服學校特級廚師任惠康。

配方22　杜仲 20 克、豬腎 1 個、鹽適量。（彝族方）

用法　取杜仲切細，研成粉，豬腎切細同放入鍋裏，加水適量，食鹽少許，燉煮至熟透服用。每日 1 次，10～15 次即可。

說明　本方為民間經驗方，有補肝腎之功能。彝族民間常用於腎虛，腰部疼痛，腎虛尿頻等病。

來源　獻方人：中國醫學科學院藥用植物資源開發研究所雲南分所彭朝忠；推薦人：郭紹榮。

配方23　海床種子（千張紙）15 克、豬腰子 1 個。（佤族方）

用法　取豬腰子（豬腎）1 個洗淨，切小與海床種子同放入鍋內，加水適量燉煮至熟爛，取出喝湯吃肉。每日 1 次，3～5 次為 1 療程。

說明　此方多用於因受傷（扭傷）引起的腎臟區疼痛，無任何毒副作用，大人小孩均可服用。

配方24 雞腎4枚、沙參16克、茯苓15克、川芎16克、當歸15克、白芍36克、熟地30克、羌活6克、獨活6克、防風10克、秦艽9克、杜仲19克、續繼9克、牛膝12克、枸杞15克、肉桂5克、棗仁15克、木瓜15克、八角3克、威靈仙19克、陳皮12克、大棗100克、白糖1000克、酒3500毫升。（壯族方）

用法 泡酒隨量飲，次數不拘。

說明 本方具有益腎壯陽、強筋活絡、祛風除濕、活血化瘀、止痛、鎮靜息風等功效。適用於慢性風濕性腰腿痛、風濕性關節炎。

來源 獻方人：廣西壯族自治區北流縣隆盛鎮政府衛生室劉優華。

配方25 小白蒿 1500 克，麻黃 200 克，水柏枝 1000克，刺柏葉 500 克，杜鵑葉 500 克，玉竹、黃精、天冬、紫茉莉、蒺藜、肉豆蔻、紫檀香、草決明、白雲香各 200 克。（蒙古族方）

用法 共研末，每次取 250 克在水裏熬 30 分鐘，然後兌入熱水洗浴，水溫以能忍受為度。

說明 此方是蒙古族藥浴方，是民間廣泛應用的一種獨特的治療方法。該法具有祛風散寒、舒筋活血的作手，用於風濕性腰痛。

來源 獻方人：雲南省彌勒縣醫院郭維光。

一、內科病症配方

配方 26 九重皮根 20 克、雞（或兔）1 隻。（畲族方）

用法 雞去毛及內臟，洗淨，將藥切碎裝入雞內，用線縫好，加酒 250 毫升、水 1000 毫升，大火燉爛，食雞肉喝湯。孕婦及外感風寒者禁風。

說明 本方用於腰肌勞損腰痛。

來源 獻方人：福建省寧德地區藥研究所陳澤遠；推薦人：福建省藥品檢驗所周繼斌。

配方 27 當歸 100 克，牛尾巴 1 條，鹽、香菜、味精各適量。（回族方）

用法 牛尾巴去毛洗淨、切段、共放入鍋內煮。

說明 本方具有補血、益腎、強筋骨等功效，適用於慢性腰肌勞損、腎虛陽痿、下肢酸痛等症。

來源 獻方人：青海民和縣誌編委會朱曄平。推薦人：雲南省藥物研究所張力群。

風濕癱瘓

配方 1 燈盞花 20 克、雞蛋 1 個。

用法 燈盞花研末，放入碗內打入雞蛋調勻，蒸熟熱服，日服 2 次，隔日 1 次。

說明 此方對於風濕癱瘓有治療效果，隔日 1 次至病癒。外用綿羊油擦患處。

來源 獻方人：雲南省峨山縣飲服公司柏聯生。

配方 2 岩蘭花 40 克，豬肉或雞肉適量、調味品適量。（彝族方）

用法 藥同肉一起燉熟服用。

說明　岩蘭花又名雞肉參，藥用根部，洗淨切片曬乾備用。善治風濕癱瘓病有效。

來源　獻方人：雲南省個舊市雞街機務段向為禮；推薦人：雲南省個舊市飲服公司李延柱。

配方3　得樸你（紅活麻）根鮮品30克、補喜丸（牛膝）根鮮品30克、無古補（筋骨草）全草鮮品30克、阿妞倮古（伸筋草）全草鮮品30克、豬蹄2隻或4隻。（彝族方）

用法　手癱者，用豬前蹄，腳癱者用後蹄，手腳都癱則前後蹄者用，共燉服。

說明　本方主治由於風濕引起的四肢麻木癱瘓。具有祛風除濕、活絡、舒筋、滋補肝腎、濡養筋脈等作用。無毒副反應。

來源　四川涼山鹽源縣民間彝醫沙老么；推薦人：四川涼山州民族研究所阿子阿越。

配方5　母雞1隻、八楓鬚根5克、三七15克。

用法　水煎上藥成湯、燉雞熟爛後，食肉喝湯，1日3次，連用數劑。

說明　本方係民間廣泛流傳，經臨床驗證療效可靠。本方有祛風濕，止痹痛、療癱瘓之功。適用風濕、類風濕性關節炎等症。病例：王××，男53歲。患風濕性雙膝關節炎多年，於1965年1月發作嚴重，不能行動。經服上方3料，開始下床活動，1週後，疼痛消失，追訪8年未發作。

來源　摘自《全國中草藥民覽會彙編》、《貴州省中醫研究所》；推薦人：雲南文山州醫院鄭蔔中、少光員。

配方7　大澤蘭500克、香菜子100克、蜂蜜1000克。

（白族方）

用法 先將大澤蘭、香葉子煮後濃縮為膏。然後加入蜂蜜調勻，裝入瓶內。每日早晚各服 1 次，每次 50 克。

說明 ×××，男，29 歲，風濕癱瘓，不能行走，只能爬行服本方後，站立自行，10 年後隨訪，舊病未發。

來源 獻方人：鶴慶縣白族醫生朱文彪；推薦人：雲南省大理衛校馬東科。

手足麻木

配方 1 帕安俄（水芹菜）100 克、牢（酒）少許。（傣族方）

用法 將水芹菜搗爛，放少許酒加熱外包患處，每日 1 次。

說明 水芹菜含蛋白質、纖維素、鈣、磷、鐵等物質，有祛風降壓，清熱除濕之功。治療手腳麻木療效滿意，一般外包 3～4 天即治癒。病例：王××，女，31 歲，產後 47 天，雙足麻木 10 天，用本方外包 5 次即告癒，隨訪 3 年未復發。

來源 獻方人：雲南省西雙版納州民族醫藥研究所康朗臘；推薦人：雲南省西雙版納州民族醫藥研究所李朝斌。

配方 2 雞血藤 20 克、小藥參 25 克、花椒寄生 15 克、豬蹄 200 克、食鹽適量。（仫佬族方）

用法 豬蹄煮 3～4 小時後去豬蹄留湯，將藥物投入肉湯中煮 1～2 小時，藥湯呈鮮紅色即可，服時加入食鹽，每日服 3 次，連服 21 天。

說明 婦女產後手足麻木是由於氣血虧損，外感風寒所致。故此，投以雞血藤、小紅參培補氣血，花椒寄生除風散

寒。

來源 獻方人：雲南省雲龍縣劉義；推薦人：雲南省大理白族自治州汽車運輸公司鄧德縣。

配方3 樹木寄生 50 克（不論什麼樹的寄生均可）。（獨龍族方）

用法 水煎代茶，連服 1 個月，即告痊癒。

說明 後曾用上方數人，大腿麻木消失，走路不跛。癒後多年，未見復發。

來源 《雲南民族醫藥見聞錄》；推薦人：張力群。

風濕麻木

配方1 威靈仙的根 50 克、陳豬腳 2 隻（約 800 克）。（苗族方）

用法 陳豬腳在火上燒刮乾淨，入鍋和洗淨的威靈仙根一起加水煮熟後服用。

說明 威靈仙民間又叫小黑藥，乃是一種常見中藥，主治風濕，其根味辛、鹹，性溫，歸膀胱經，本方有祛風除濕，通絡止痛，消腫解毒，常治風濕偏盛，關節游走不定的抽攣掣痛，魚鰾喉，咽喉炎，扁桃腺炎和小兒龜頭炎等。威靈仙根與豬腳同燉，既可滋補強身，又能治療多種疾病，對麻木風濕、頭暈等更有奇效。但因方中威靈仙根性急善走竄，能耗散氣血，固氣虛血弱者忌用。病例：宣威一壯年男子胡×，常出現四肢麻木，關節疼痛，並伴有頭暈眼花，後一民間苗醫用本方治約 1 月便收到良好的效果。

來源 獻方人：雲南宣威縣東沖竹園村朱勇楨；推薦人：雲南省飲食服務學校任惠康。

配方 2 敲格蘿木（攀枝花樹皮）50 克、爬地龍草（師子草全草）50 克、敲迪木（桑寄生）50 克、敲中比（鵝掌樹皮）50 克、日木松（魚子蘭根）30 克、日農亮（滇柴草根）30 克、布來（包穀酒）250 毫升。（佤族方）

用法 均為鮮品，洗淨、切斷、混勻，泡酒 8 小時，內服。每次服 15～25 毫升，每天睡前服 1 次。

說明 本方對風濕性四肢麻木，經數人臨床應用都有比較好療效。

來源 獻方人：雲南民族學院統戰部郭大昌。

配方 3 射為迪燈（螞蟻堆蛇）1 條、泥送龍（黑狗肉）250 克、呀申伮讓（小仔雞）1 隻、敲迪木（桑樹根皮）100 克、敲申給木（花椒樹根皮）100 克、給木（鹽）少許。（佤族方）

用法 均為鮮品，洗淨，切斷、混勻、泡酒 8 小時，內服。每次服 15～25 毫升，每天睡前服 1 次。

說明 本方對內濕性四肢麻木，經數人臨床應用都有較好療效。

來源 獻方人：雲南民族學院統戰帝郭大昌。

配方 4 竹節草 100 克、老南瓜根 100 克、磨盤花根 15 克、紅火麻 50 克、豬蹄 250 克、食鹽適量。（白族方）

用法 豬蹄先煮 20 分鐘，然後加入藥物煮 40 分鐘，即可喝湯，每日 3 次，每次 1 小碗湯，上藥量可連服 3 天，6 天為 1 個療程，連服 1～3 個療程。

說明 服藥後忌酸冷，豆類。風濕麻木嚴重者，可連服 1～2 月，長期服無副作用。

來源 獻方人：雲南省鶴慶縣白族醫生朱文彪經驗方。

推薦人：雲南省大理衛校馬東科。

風濕骨痛

配方 1　金嘎嘎 750 克，三七根 50 克，鹽 10 克，薑片 30 克，蒜米、白胡椒各 2 克。（壯、瑤、苗族方）

用法　三七根洗淨和薑片、蒜米一起填入宰殺整理過的金嘎嘎腹中，用竹籤把腹部縫合，膝關節處切一刀，放入小砂鍋內加入清水；加蓋用木棉紙密封，隔水蒸 2～3 小時至熟，開蓋下胡椒、鹽即可佐食。

說明　金嘎嘎是一種候鳥，毛色灰褐，從春播叫到夏完，民間又稱包穀雀，味甘性涼，能提神補血，是風濕性骨痛的佳藥之一，還可壯身健體，用於老年溫補等。三七根即三七的根鬚，味甘微苦、性溫，入肝、胃經，化痰出血能消腫定神，治跌打損傷、疼痛、冠心病，各種出血，心絞痛等，還有鎮靜作用。本品對內濕骨痛有奇效，祛風散熱、補血、止血、健康滋補。

來源　獻方人：雲南路南石林賓館代鋒坤據《雲南烹飪薈萃》整理；推薦人：雲南省飲食服務學校任惠康。

配方 2　金錢草 50 克、八角楓 50 克、白酒 500 毫升。（土家族方）

用法　將藥洗淨切碎，加白酒浸泡 7 日，過濾藥渣，取藥酒內服。1 日 3 次，每次 20 毫升。

說明　本方有散血活血、祛風止痛、行氣等功效，治療風濕性骨痛，臨床反覆應用，療效確切。

來源　獻方人：湖南吉首市土家族民間方；推薦人：湖南湘西州民族醫藥研究所田華詠。

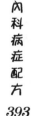

配方3 三七 30 克、莪朮 40 克、全蠍 10 克、土鱉蟲 30 克、補骨脂 50 克、淫羊藿 50 克、川烏（製）20 克、乳香 30 克、回塊瓦 60 克、葉下花 80 克、當歸 60 克、牛膝 50 克、血竭 10 克、紅花 20 克、沒藥 30 克、元胡 40 克、香附 40 克、白酒 1400 毫升。

用法 將上藥入於瓶內，加酒浸泡密封 15 天後取後服用。每次 20 毫升，每日 3 次，連服數日。

說明 本方係硯山縣民間廣泛流傳，經臨床反覆驗證，療效可靠，且無副作用。本方有舒筋活絡，散瘀鎮痛，祛風除濕，強筋壯骨之功。適用於跌打損傷，風濕骨痛，四肢麻木等症。

來源 獻方人：雲南省文山州硯山縣阿猛醫院熊明；推薦人：雲南省文山州衛校任懷祥、楊學況。

風濕性關節炎

配方1 豬蹄 160 克、當歸 30 克、牛膝 15 克、走馬胎 30 克。（壯族方）

用法 開水煎，每日 1 劑，日服 3 次，兌酒飲。

說明 本方具有滋補、養血、生血、活血化瘀、強筋壯骨、止痛等作用。適用於腳冷痛、關節麻木腫痛等病症。

來源 獻方人：廣西壯族自治區北流縣隆盛鎮政治衛生室劉優華。

配方3 中省為丁（鹿骨）25 克、泥利（豬肉）100 克、審格勞（胡椒）7 粒、給木（鹽）少許。（佤族方）

用法 取鹿骨和胡椒研成細粉，豬肉洗淨，剁成肉泥盛入碗裏，加入少許水，攪拌均勻，隔水燉煮至熟透，取出食

用。每日 1 劑，當日分 2 次食完，3～5 天為 1 療程。

　　說明　本方能祛風除濕，有消炎止痛的作用，佤族民間常用此治療風濕性關節痛，使用 3～5 劑可獲得較好的效果。

　　來源　獻方人：雲南民族學院統戰部郭大昌。

　　配方 4　野兔 1 隻、木瓜 15 克、胡椒 10 克、食鹽適量。（白族方）

　　用法　野兔去毛、肚雜切塊和木瓜、胡椒放入土鍋內，用文火燉至兔肉熟，即可食用，每日服 3 次，分 3 日服完。

　　說明　本人用此方治癒慢性風濕性關節炎患者 15 例，少則吃 1～3 隻野兔，多則吃 5～10 隻，臨床觀察；效果明顯。

　　來源　獻方人：雲南省鶴慶縣白族醫生朱文彪經驗方；推薦人：雲南大理衛校馬東科。

　　配方 5　柴茉莉根 150 克。（怒族方）

　　用法　水煎服，如體熱加豆腐，一起煎服吃；如體寒加豬蹄 500 克，熬湯吃豬蹄喝湯，去柴茉莉末渣。

　　說明　柴茉莉又名胭脂花，粉頭花。性微寒，味甘，有小毒，補脾養血，清熱解毒，根有利濕、活血調經、消腫之功。種子內其粉可去面上粉刺。

　　來源　《雲南民族醫藥見聞錄》；推薦人：張力群。

　　配方 6　老母雞 1 隻、石榴皮 150 克。（毛南族方）

　　用法　母雞除毛開膛去內臟，洗淨切大塊同石榴皮共煮，煮爛後吃肉飲湯。每日 2 次。

　　說明　治風濕性關節炎。

　　來源　《民族醫藥集》；推薦人：劉紅梅。

配方7 帕泵門鰻（大芫荽）100 克、帕磨聾（大蔥）200 克、喃滿母（豬板油）適量、喃莫（淘米水）100 毫升。（傣族方）

用法 將大芫荽、大蔥混合沖成糊狀，取豬板油、淘米水攪拌均勻加熱外包患處，1 日 1 次，3 天為 1 療程。

說明 本方係傣醫臨床常用方，經臨床反覆驗證，療效可靠。病例：王×，女，39 歲，1989 年 6 月患關節炎，經西藥治療，半年無明顯好轉，1990 年 5 月來院就診，治療 6 天後即癒。隨訪一年無復發。

來源 獻方人：雲南西雙版納州民族醫藥研究所康朗臘；推薦人：雲南西雙版納州民族醫藥研究所李朝斌。

配方8 帕嘎叭（青菜）2000 克、帆帕嘎（青菜籽）500 克。（傣族方）

用法 先淨青菜搗爛醃酸，取水 1000 毫升煎熬濃縮至 300 毫升，取新鮮青菜 1000 克搗爛取汁，然後把青菜籽研末與濃縮液及鮮汁調拌製成 1 克重的丸，每次服 1 丸，1 天 3 次，同時用 3～5 丸研細調酒外擦患處。

說明 本方為傣醫常用方，對風濕關節疼痛，高熱抽搐有較好療效，一般 5 天為 1 療程。服藥 1 個療程即可見效。病例：王×，女，47 歲，患風濕病一年餘，連服 3 個療程告癒。

來源 獻方人：雲南西雙版州民族醫藥研究所康朗臘；推薦人：雲南西雙版納州民族醫藥研究所李朝斌、王帥。

配方9 螞蚱 20 大、白酒 500 毫升。（彝族方）

用法 鮮活螞蚱放入白酒中浸泡即成。每日飲酒 20 毫升。

說明 民間常用此方治老年風濕性關節痛,效果良好。

來源 雲南民間;推薦人:雲南省飲食服務學校蘇衛華。

配方10 露水草50克、鱔魚50克、麵粉200克。

用法 露水草洗淨同鱔魚一起搗細為餡,用麵粉做包子,蒸熟服用,每次1劑,連服數劑。

說明 此方對於慢性風濕性關節炎有很好的治療作用,連吃數劑效果較佳。冬天的鱔魚不能用。

來源 獻方人:雲南峨山縣飲服公司柏聯生。

配方11 狗肉100克、脫骨藥(青陽參)50克、土人參(蒲公英)50克。(彝族方)

用法 將狗肉洗淨切塊和各藥放入砂鍋內煮,煮至狗肉熟時放入鹽、薑適量,喝湯、吃肉,每日服3次。續用3～5方。

說明 此方對腰腿痛,特別是老年人的風濕、腎虛頭暈耳鳴、筋骨疼痛有明顯療效。在缺醫少藥奕族山寨應用較為廣泛。病例:周小妹,女,53,四肢關節疼痛5年,氣候晴轉陰時加重,給抗風濕、消炎等藥物治療無效,經用此方3次,症狀明顯減輕,續服此藥治癒。狗肉,生津補益,壯陽散風邪,祛寒濕,通經絡。青陽參:補肝腎、強筋骨、治風濕、腰膝酸痛。土人參:健脾除濕、活血散結、清熱毒。

來源 獻方人:雲南大理市太乙彝族鄉草醫茶政;推薦人:雲南大理市第一中醫院李兆龍。

配方12 夜黑蜂50～100克、好玉米酒500～1000毫升。(壯族方)

用法 將夜黑蜂裝入一空瓶,再倒玉米酒泡1～2月可用,早、晚或睡前各服1次,每次1湯匙。

說明 本方有舒筋活絡、祛風除濕之功，適用於風濕或類風濕引的各種疼痛、酸軟走行不便等症，流行於文山各地，療效奇特。

來源 獻方人：雲南省文山縣平壩石洞門下卡陳顯鵬；推薦人：雲南省文山州衛生學校陳達旺。

配方 13 蛤蚧1對、木瓜30克、白酒1000克。（苗族方）

用法 蛤蚧刺破眼球，放入酒中浸泡後飲酒。

說明 蛤蚧為壁虎科動物，味甘、鹹，性平。能補肺氣、平喘咳、益精血、助陽道，泡酒能治風濕。

來源 雲南民間；推薦人：雲南省飲食服務學校蘇衛華。

配方 14 芋頭 5000 克、河麻 2000 克、鹽 30 克。（獨龍族方）

用法 芋頭（不去皮）、河麻洗淨，先把芋頭入鍋，加水（不淹過芋頭），上鋪河麻，用中火煮熟，取出芋頭，撕去皮復下鍋，加鹽燒沸裝盤撒椒鹽或兌汁水蘸食。

說明 河麻又名蕁麻，長於潮濕處，色深綠，葉呈齒狀，佈滿絨刺入，主菜必煮過，性溫，富含澱粉，主治風濕和驚風等。芋頭味甘性平，入腸、胃經，能補益脾胃，調中氣，化痰和胃、添精等，主治消化不良，脾虛虛弱，中氣不足等。兩者合用，可治療風濕性關節炎和驚風、麻木等症。病例：李××，女，長年關節疼痛，多位醫生醫治無效，後一民間草醫用本方食療，約 2 個月即痊癒了。

來源 獻方人：雲南路石林賓館代鋒坤摘自《雲南烹飪薈萃》並整理；推薦人：雲南省飲食服務學校任惠康。

配方 15 帶骨雞 1000 克，鮮木瓜（即萬壽果、麻桑

朴）100 克，花生油 100 克，蔥、薑、料酒各適量，白糖 10 克，咖喱粉 4 克，鹽適量。（傣族方）

用法　雞肉切塊後碼味，木瓜切絲。鍋上火注入花生油煸雞和木瓜絲，約 30 分鐘後下其他調料一起炒，最後注入少許高湯加蓋燜熟供佐餐食用。

說明　木瓜味酸性溫，歸肝、脾經，功能疏經活絡，和胃化濕，主治風濕痹證的關節腫痛、筋脈拘攣及腳氣、吐瀉、飲食不調、胸腹脹悶等。實驗證明：木瓜對動物蛋白性關節炎有消腫作用。蔥、薑可發汗解表，溫胃止嘔，解魚蟹之毒。雞內溫補。本方用於風濕性關節炎發作疼痛時更有療效，食慾減退時食之變佳。以上各味合用，能祛風散濕、發汗解表、止嘔等，主治風濕性關節炎或其他風濕病及嘔吐、食慾不振等。

來源　獻方人：石林賓館代鋒坤摘自《雲南烹飪薈萃》並整理；推薦人：雲南省飲食服務學校任惠康。

配方 16　可使（鮮狗肉）500 克、使不（火腿肉）100 克。（納西族方）

用法　取鮮狗肉和火腿肉燉食。

說明　本方對急慢性風濕都有顯著療效。納西族習慣養狗，民間長用此法治療風濕病，有舒筋活血功能。對慢性胃炎，食慾不振，老年體弱等病也療效。主治風濕性關節痛，有祛風除濕的作用。此方每月服食 2 次，服 3 個月，一般均可痊癒，嚴重的可服用 6 個月。

來源　獻方人：雲南麗江縣飲食服務公司蕭文錦。

配方 17　螞蟻堆蛇 1 條、雞蛋 3 個、鹽 10 克、豬油 100 克、蔥 20 克、薑 10 克。（哈尼族方）

用法 蛇宰殺後取肉剁成泥，加入蛋、鹽、薑、蔥水拌勻；擠成圓子下入湯鍋中煮熟即成。

說明 螞蟻堆蛇多生長在半山坡有螞蟻的地方尾短而粗壯，味鮮而嫩，有祛風除濕，滋補食療之效。

來源 雲南紅河民間；推薦人：雲南省飲食服務學校蘇衛華。

配方18 烏骨雞1隻、鮮木瓜100克、鹽10克、料酒20克。（傣族方）

用法 雞肉切成塊，木瓜去皮、瓤切成絲；雞與木瓜加上調料燜熟即可。

說明 木瓜，又名番木瓜、萬壽果，甜蜜多汁，清香四溢。此方骨酥肉嫩，味道鮮美，吃後有祛風散濕之效。

來源 雲南西雙版納民間；推薦人：雲南省飲食服務學校蘇衛華。

配方19 補戈此（露水草）塊根30克。（彝族方）

用法 泡酒，1次服10毫升左右，早晚各服1次。

說明 本方主治風濕引起全身肌肉、骨骼、骨節疼痛。具有祛風除濕，通絡止痛等作用。

來源 獻方人：四川涼山甘洛縣民間彝醫沙光明；推薦人：四川涼山州民族研究所阿子阿越。

配方20 雪魚1000克、蛋清1個、水粉100克、白糖50克、蒜片10克、薑絲5克、醋20毫升、鹽6克、醬油10克、菜油1000克。（藏族方）

用法 魚宰殺後洗淨，碼味醃20分鐘再掛糊，用菜油炸至深黃時裝盤，炒糖醋汁澆上。

說明　本方主治風濕性關節炎疼痛、胃病效佳。據藏醫介紹，雪魚是一種熱性動物，曾用於治癒過多例風濕性疾病及胃病，經加工處理後還對瀉吐有極好的療效。雪魚屬兩棲動物，分佈於雲南的迪慶藏族自治州和麗江海拔 3900～4300 公尺的雪地溪塘中，生活似娃娃魚，食昆蟲和水生小動物，冬春時餓數月不食亦可，肉質細嫩鮮美。

　　來源　獻方人：雲南路南石林賓館代鋒坤據《雲南烹飪薈萃》整理；推薦人：雲南省飲食服務學校任惠康。

　　配方 21　母雞 2000 克，漆油（即土漆油）500 克，鹽 30 克，白酒 800 毫升，蔥、薑各 100 克。（怒族方）

　　用法　雞宰殺整理後切成塊，用漆油煸炒至黃時倒入砂鍋內加調料密封，小火燜熟服食。

　　說明　本方怒語叫斜拉，即砂鍋雞，對風濕病有較好的療效。還能治婦科諸病，身體羸瘦，體虛乏力等，宜滋補強體。漆油主產於怒江，係漆樹榨得，乃怒族、傈僳族特有食用油。味辛淡而溫，富含不飽和脂肪酸，是理想的植物食用油，可治風濕和婦科雜病，並滋補強身，是藥膳油。如 1988 年怒江怒族××，因住處潮濕等原因患了風濕性關節炎，常年未治，變為慢性。後用本方食療方，半年病情緩解。

　　來源　獻方人：雲南路南石林賓館代鋒坤據《雲南烹飪薈萃》整理；推薦人：雲南省飲食服務學校任惠康。

　　配方 22　烏骨母雞 1 隻、密通花 50 克、四塊瓦 20 克、倒竹散 50 克、小青龍（小龍骨）15 克、嗅黃精 25 克、三七 15 克、苡仁米 100 克、玉簪花 20 克。（苗族方）

　　用法　將上藥水煎成湯後，把雞入湯內再燉熟、食肉喝湯，1 日數次，連服數日。

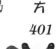

說明 該方係雲南文山灑卡大管村苗族驗方，曾經臨床驗證，療效可靠。本方有祛風濕，補氣血，益肝腎，止痹痛之功。適用於骨節呈遊走性疼痛、關節麻木、屈伸不利等症。病例：楊永青，男，45歲，苗族雲南文山柳井鄉人，主訴：踝關節紅伴熱痛三月，伴低熱。1975年9月，發一低熱，踝關節紅腫熱痛，行動不便，繼則游走於肩、肘關節，並出現紅斑及風濕小節。血沉：63毫米／小時。投以上方12劑而恢復健康。本方共治200餘例，療效顯著。

來源 獻方人：雲南文山灑卡李正國、任懷恩；推薦人：雲南南文山西疇新街骨科醫院鄭玉華、陸光星。

配方23 大血滕80克、豬肉200克。（彝族方）

用法 將鮮大血滕洗淨切片同肉一起煮透，棄渣吃肉喝湯。

說明 本方主治風濕性關節炎。若用乾的大血滕，每次用量只需50克。

來源 獻方人：雲南省個舊市水塘李景春；推薦人：雲南省個舊市飲服公司李延柱。

配方24 駝脂油10克、白酒15毫升。（藏族方）

用法 駝脂熬煉成油，濾渣冷卻。每次用駝油1食匙、白酒1盅，溫化熱飲，每日1次。

說明 本方有溫經散寒，祛風活血的作用，用於風濕性關節炎。

來源 獻方人：青海民和縣石煤公司鄒花梅；推薦人：青海省民和縣誌編委會辦公室朱曄平。

配方25 鮮桑椹1000克、糯米500克。（壯族方）

用法 桑椹洗淨、搗汁，與糯米共煮成乾飯，待冷，加酒麴適量，拌均勻，發酵成酒釀。每日佐餐食用。

說明 本方有補血益腎、祛風除濕等作用，主要用於風濕性關節炎。

來源 獻方人：廣西壯族自治區梧州市第二製藥廠鍾祖仁。

配方 26 薏米 60 克、桑寄生 150 克。（壯族方）

用法 上藥加水適量，煮爛成羹，加白糖調味，佐餐食用。1 月為 1 療程。

說明 本方具有溫補脾胃、祛風除濕、活血化瘀等功效，適用於風濕性關節炎。

來源 獻方人：廣西壯族自治區梧州市第二製藥廠鍾祖仁。

配方 27 五加皮 60 克、糯米 500 克。（壯族方）

用法 五加皮洗淨，加水適量浸泡至透後，煎煮 2 次，每次 30 分鐘；合併藥汁，與糯米煮成乾飯、放冷，加酒麴適量拌勻，發酵成酒釀，每日隨量佐餐食用。

說明 本方有強健筋骨、祛風除濕、活血散瘀等功效。適用於風濕性關節炎、跌打損傷。

來源 獻方人：廣西壯族自治區梧州市第二製藥廠鍾祖仁。

配方 28 指甲花全草 26 克、木芙蓉葉 15 克、桑樹根 50 克、紅花 5 克。（土家族方）

用法 開水煎，每日 1 劑，日服 3 次，兌酒飲。

說明 此方在土家族中應用廣泛，它具有祛風除濕、活

血化瘀、止痛等功交。用於風濕性關節炎。一般輕型病例，連服 7 天，病情即緩解，臨床應用屢用屢效。

來源 獻方人：貴州省岑鞏縣羊橋土家族鄉楊柳小學袁治乾。

配方 29 母雞 1 隻、老桑枝 60 克。（苗族方）

用法 取小母雞殺死，去毛及內臟，洗淨切塊，與桑枝同煮，1 劑服 2～3 天，不拘次數，吃肉喝湯。

說明 本方具有祛風活絡，滋補、止痛等功效，適用於風濕性關節炎、腰腿痛等病症。

來源 獻方人：貴州省鎮寧縣打易鄉吳國棟；推薦人：貴州省鎮寧縣民委劉起貴。

配方 30 雞腳 5 對、老蔥頭 60 克、生薑 100 克。（苗族方）

用法 共燉，吃肉喝湯。每日 3 次，1 劑服 2 天。

說明 本方具有祛風除濕、溫經散寒、止痛等功效。適用於風濕性關節炎、腰腿痛等病症。

來源 獻方人：貴州省鎮寧縣打易鄉吳國棟；推薦人：貴州省鎮寧縣民委劉起貴。

配方 31 豬腳適量、千斤拔 60 克。（布依族方）

用法 共燉，加鹽少許食。每日 1 劑，次數不限，吃肉喝湯。

說明 本方具有強筋骨、舒筋活絡、消腫止痛等功效。適用於風濕性關節炎、腰腿痛等。

來源 獻方人：貴州省鎮寧縣許妹鄉楊中華；推薦人：貴州省鎮寧縣民委劉起貴。

配方 32 豬尾巴 1 條、千斤拔 36 克、狗脊 30 克。（苗族方）

用法 將豬尾巴洗淨，共燉食，每日 1 劑，3 次分服，吃肉喝湯。

說明 本方具有強筋骨、舒筋活絡、消腫止痛等功效。適用於風濕性關節炎、慢性腰腿痛等病症。

來源 獻方人：貴州省鎮寧縣江龍區江少明；推薦人：貴州省鎮寧縣民委劉起貴。

配方 33 螃蟹 3 隻、胡椒 3 粒、包穀酒 500 毫升。（佤族方）

用法 捉拿 3 隻螃蟹，洗淨，活放於大口玻璃瓶內，胡椒搗爛同放，加入包穀酒 500 毫升，浸泡 7 天才後服用。每日早、中、晚各服 1 次，每次 5～15 毫升。

說明 本方有消炎、止痛作用，佤族民間老草醫生常用來治療關節疼痛症，無毒副作用，常年服用亦可取到治病、防病作用。

來源 雲南省瀾滄縣東何張下南代村魏羅大；推薦人：中國醫學科學院藥用植物資源開發研究所雲南分所郭紹榮。

配方 34 杜仲 40 克、厚朴 60 克、麻黃 5 克、白母雞 200 克。（藏族方）

用法 燉食，1 劑服 2 天。

說明 本方具有壯腰健腎、祛風除濕、健胃燥濕等功效。適用於風濕性關節炎、食慾減退及腰痛等病。

來源 獻方人：青海民和縣誌編委會朱曄平。

一、內科病症配方

405

配方 35　竹花 100 克、青稞酒 1000 毫升。（藏族方）

用法　泡酒至成玫瑰色即成。每日服 1 次，每次飲酒 30～60 毫升。

說明　本方具有祛風除濕、活血化瘀等功效。用於風濕性關節炎。在藏族地區應用歷史悠久，屢用屢驗。

來源　獻方人：青海民和縣誌編委會朱曄平。

配方 36　大號牛奶仔（天仙果）根 100 克、豬蹄 1 個。（畲族方）

用法　上藥洗淨，豬蹄切成 2 公分碎塊，放在鍋內，上蓋草藥，加黃酒 500 毫升（不會飲酒煮水酒 250 毫升），文火燉至豬蹄熟爛，分 2 次（臨睡前與翌晨）食豬蹄喝湯。感冒發燒禁用。

說明　本方能補氣化濕，壯筋強骨，用於關節風濕痛。

來源　獻方人：福建省寧德市飛鸞鎮黃土壘鐘柴重穗；推薦人：福建省寧德地區醫藥研究所陳澤遠。

配方 37　龍船花（臭牡丹）根花 100 克、豬蹄 1 個。（畲族方）

用法　上藥洗淨，根切片，豬蹄切碎，加黃酒 250 毫升，文火燉熟，食豬蹄喝湯。

說明　本方用於風濕關節痛。過多服用會引起頭暈，體虛及孕婦禁用。

來源　獻方人：福建省福鼎縣秦嶼鎮方家山蘭大妹；推薦人：福建省寧德地區醫藥研究所陳澤遠。

配方 38　榛樹寄生 300 克（或乾品 150 克）、豬蹄 1 個。（畲族方）

用法 將榛樹寄生洗淨、切碎，豬蹄切 1～1.5 公分厚的塊，裝在罐內，加開水適量燉至豬蹄爛熟，睡前食豬蹄喝湯。1 週 1 次。直至痊癒。

說明 本方有通絡止痛之功，用於風濕痹痛。

來源 獻方人：福建省福安市穆陽衛生院鍾清明；推薦人：福建省寧德地區醫藥研究所陳澤遠。

配方 39 蜂兒（胡蜂的白蛹）400 克。（哈尼族方）

用法 將蜂兒在開水鍋中氽燙使其蛋白質凝固，取出晾乾水分，放入油鍋中用小火慢炸至酥脆，隨椒鹽可為菜餚，酒飯皆宜。

說明 蜂毒有治關節炎的療效，雲南民族地區向有吃蜂兒的習俗，中醫認為其肉味甘、性平、有祛風、解毒之功效。

來源 推薦人：昆明市烹飪協會蔣彪。

配方 40 狗骨全架、生薑 100 克、桂皮 30 克。

用法 將全架生骨剁成小塊，煮至八成熟，加入生薑、桂皮、食鹽，再煮至熟，吃肉喝湯。

說明 本方用於風寒濕痹。取骨不能用水煮脫骨後的有，必須用生骨才有效。

來源 獻方人：湖南省桑植縣人潮柒鄉衛生院陳振岩。

配方 41 雪蓮 3～6 棵、白酒 500 毫長。（藏族方）

用法 將雪蓮泡入酒中，7 天後取出雪蓮。每日飲酒 2 次，每次 20 毫升。

說明 此方具有祛風除濕、活血止痛等功效。適用於風濕性關節炎、腰肌勞損等。

來源 獻方人：青海民和縣誌辦公室朱曄平。

配方42 烏骨雞1隻、骨碎補30克、八角風10克、石缸豆50克、黃精50克、首烏30克、三七15克。（壯族方）

用法 將上藥共煮成湯，加入雞入藥湯內煮熟，食肉喝湯，經一道湯服完，再煎三道，三道湯入雞肉裏再煮再服。1日服3次，連服數日。

說明 本方係雲南富寧壯族之驗方，經臨床驗證，療效可靠。本方有祛風除濕、補肝腎，強筋骨之功。適用於風寒濕痹等症。

來源 獻方人：雲南富寧縣城關衛生所趙子光；推薦人：雲南南文山州衛校楊文達、任懷祥。

配方43 蛇肉250克、胡椒樹根50克。（苗族方）

用法 將二者加水煮熟、調味服食，每日1次，連服數次。

說明 本方祛風濕、止痹痛，在苗族山區多蛇的地區較有條件，臨床用於風濕關節痹痛，效果很好，常服可強筋健骨，風濕不侵，民間運用此方，經久不衰。

來源 獻方人：雲南省文山州藥檢所李東問；推薦人：雲南省文山州藥檢所乾永發、張福榮。

配方44 三七60克、丹參120克、當歸尾100克、紅花20克、白芷20克、川烏（製）20克、沒藥30克、乳香30克、大黃30克、白芷（炒）30克、白花蛇30克、骨碎補（鹽炒）30克、青皮20克、川斷40克、三棱40克、莪朮40克、生地160克、土鱉蟲120克、牛膝60克、自然銅（煅）40克、茜草160克、白酒4400毫升。（壯族方）

用法 將上藥入瓶內，把酒入瓶內浸泡15天後取了服用，每次20毫升，每天3次，連服數日。

說明 本方係雲南省文山開化大力藥酒之三七配製的古方，廣泛流傳於民間。本方有祛風濕、消腫定痛之功。適用於跌打損傷、風寒濕痹之骨節疼痛等症。經臨床反覆驗證，效果顯著。

來源 獻方人：雲南省文山州文山縣開化鎮任懷祥、楊學況；推薦人：雲南省西疇縣新街有科醫院鄭玉華、陸光星。

配方45 鮮拐棗適量。（苗族方）

用法 取鮮拐棗 1000 克，加高度糧酒 1500 毫升，浸泡 1 月。每次服用 10～20 毫升，日服 3 次。

說明 拐棗甘溫無毒，具有疏肝、活血、祛風除濕之功。味濃持久，十分可口。製成果酒則別有風味，且藥效倍增，對風濕痹痛有較好的鎮痛作用，少量長期內服還可健胃輕身。病例：王某，男，40 歲，患風濕病數年，余囑服上藥疼痛大減。

來源 獻方人：雲南省昭通市衛生防疫站陳興德。

配方46 柴木通 30 克、馬龍通 30 克、魚子蘭 30 克、肉桂 20 克、通氣香 25 克、大力王 30 克、胡椒 7 粒（搗細）。（佤族方）

用法 以上各味藥切片按量配伍，放入玻璃瓶或陶壺裏，然後倒入備好的包穀酒 250～500 毫升，浸泡 3～5 天後可飲用，每日早晚各 1 次，每次 5～15 毫升。

說明 該方屬溫熱性藥，民間常用來治療因受寒而引起的全身怕冷，周身酸痛症。冬天常飲用此方藥可增加體內熱量，增強體內抗寒能力。

來源 獻方人：雲南省瀾滄縣東朗鄉大林窩村鐘六金；推薦人：中國醫學科學院藥用植物資源開發研究所雲南分所

郭紹榮。

配方 47　吹風散 50 克、七葉蓮 50 克、紫皮黃豆 100 克、白酒 1000 毫升、三七 15 克。（彝族方）

用法　先將黑豆（柴皮黃豆）炒欲炸為度，立即倒入事先浸泡上藥酒內加蓋密封，5 天後即可服用，早晚各服 5～10 毫升。連服數日。

說明　本方係雲南文山廣南縣里支里鄉彝族治療風濕關節炎及風濕癱瘓經驗方，曾經臨床反覆驗證，療效顯著。此方有祛風除濕、活血祛瘀、消腫止痛、舒筋活絡之功。適用於風寒濕痹、關節腫痛、麻木不仁、癱瘓等症。病例：雲南廣南縣北極公社，張××，男，40 歲，患風濕關節炎，四肢癱瘓 3 月餘，經服此藥膳一月後，恢復健康。

來源　獻方人：雲南文山廣黑支果衛生院婁世忠；推薦人：雲南文山州衛生學校任懷祥。

配方 48　帕夢整（空心菜）100 克、帕蚌板（平臥土三七）50 克、帕夢宋（酸蕎菜）100 克。（傣族方）

用法　取魚品搗爛，加熱外包患處，每日 1 次。

說明　空心菜是溫熱帶地區民間最常食用的蔬菜之一。臨床上傣醫使用本品和平臥土三七、酸蕎菜混合搗爛外包患處，5 天為 1 療程。經臨床 30 例治療觀察療效滿意。病例：李××，男，42 歲，每逢天氣變化雙膝關節即疼痛，已有 1 年餘，用本方治療 3 個療程，疼痛消失，半年後又有輕微疼痛，又投此方治療三個療程告癒，隨訪 2 年未復發。

來源　獻方人：雲南西雙版納州民族醫藥研究所康郎臘；推薦人：雲南西雙版納州民族醫藥研究所李朝斌、玉帥。

配方 49 三爪龍根皮 50 克、胡椒粉 10 克、老母豬肉 100 克。（白族方）

用法 老母豬肉先燉熟，然後再將三爪龍加入肉湯中煮 30 分鐘，即可食用，吃時加胡椒粉，每日 3 碗，7 天為 1 療程，連續服 3 個療程。

說明 楊××，男，53 歲，農民。患游走風濕病 3 年，全身呈游走性疼痛，多方求醫治療，病情未控制。經服本方 1 月，症狀明顯減輕，再用三爪龍、胡椒泡酒服 15 天，病癒。服藥期間禁食魚、蝦、牛、羊肉。

來源 獻方人：賓州縣夏如春；推薦人：雲南省大理市康復醫院許服疇。

配方 50 桑樹支根、山雞。（高山族方）

用法 山雞開膛去內臟，桑樹支根切段，塞滿雞膛，縫合，用稀泥巴裹一層，置火中燒至肉熟，去泥巴、毛及藥渣，食肉。

說明 此方適用於治療風濕性關節炎，可連續服用，效果顯著。

來源 獻方人：福建省臺灣同胞聯誼會金遠金；推薦人：福建省藥品檢驗所周繼斌。

配方 51 牛肉 200 克、門青 15 克。（藏族方）

用法 門青為末，燉牛肉，每日 1 劑，每日服 3 次。

說明 門青為毛茛科烏頭屬植物鐵棒錘的全草。根、莖、葉均可入藥。主治風濕性關節炎、風節痛、跌打損傷等。門青有毒，劑量不宜過大，若中毒，最好的辦法是用馬糞熬湯解救，其次用優酪乳子兌青稞酒也可以解救。

來源 獻方人：彌勒縣醫院郭維光；推薦人：雲南省藥

物研究所張力群。

配方52 小黃散 30 克、糧食白酒 500 毫升。（彝族方）

用法 將曬乾的小黃散根部泡酒，3 天後開始服用，每日早晚各 1 次，每次飲 30～50 毫升。

說明 小黃散又名三賞葉，治風濕性關節炎。

來源 獻方人：雲南省個舊市老廠李石卿；推薦人：雲南省個舊市飲服公司李延柱。

配方53 波稍（豬肉）500 克、辮型川烏 50 克。（蒙古族方）

用法 將豬肉排骨或豬腳肉 500 克，髮辮型川烏 50 克，合燉爛熟後服用，連用 2～3 次即癒。

說明 此方有祛風除濕，鎮痛、舒筋活血等功效，是治風濕關節炎之特效方。辮型川烏是一種與川烏、草烏不同的一種髮辮型草藥根，在鹽源廣大山區人民長期使用，治癒率為 100%。

來源 獻方人：四川涼山蒙古族毛志銀、王文藝；推薦人：四川涼山州民族研究所阿子阿越。

配方54 桂枝250克或500克、老母雞1隻。（畬族方）

用法 先將桂枝加適量水煎煮，再將其藥液燉老母雞，熟後再兌入適量的老酒，食湯及雞肉。

說明 本方適用於風寒痹痛患者；濕熱痹痛患者忌用。

來源 獻方人：福建省霞浦縣佘醫蘭李花；推薦人：福建省霞浦縣醫藥公司劉熾榮。

配方55 田桑根 1000 克或 2000 克、老母雞 1 隻、老酒

250 毫升。（畬族方）

用法 先將田桑根加適量水煎出藥液，再將其藥液燉老母雞，熟後再兌入適量的老酒，食湯及雞肉。

說明 本方適用濕熱痹痛患者；風寒痹痛患者忌用。田桑根即為桑樹根。

來源 獻方人：福建省霞浦縣畬醫蘭李花；推薦人：福建省霞浦縣醫藥公司劉熾榮。

配方 56 鮮地楊梅 200 克、豬蹄 1 個、老酒 250 毫升。（畬族方）

用法 先將地楊梅煎湯去渣燉豬蹄，熟後再兌入老酒，食湯及豬蹄。

說明 地楊梅係薔薇科植物蛇莓。此方還能治坐骨神經痛。病例：水門畬鄉蘭某腳關節炎腫痛 10 多天不能下地，服此藥後，病情即減，連服 2 次痊癒，5 年未復發。

來源 獻方人：福建省霞浦縣水門鄉下坑里蘭奶生；推薦人：福建省霞浦縣醫藥公司劉熾榮。

配方 57 萆薢 200 克、雞蛋 6 個。（水族方）

用法 將萆薢同洗淨雞蛋，連皮用清水煮沸 1 個小時，即可食用，隻吃雞蛋，不吃萆薢。1 天服 1 個雞蛋，6 天 1 療程。

說明 此方對關節風濕疼痛有較好的療效。忌酸冷。

來源 獻方人：雲南富源縣飲食服務公司廚師；推薦人：曲靖地區飲食服務公司竇德懷。

配方 58 長白葱根 1000 克，酵母、麥芽、神麴各適量。（朝鮮族方）

用法 將春季採挖的長白楤木根，洗淨切片後放入缸內，放水約1萬毫升，加適量酵母和麥芽、神麴發酵5～6天，用紗布過濾棄去藥渣取濾液即得米酒，每日喝3次，每次喝1小碗。

說明 本方中長白楤木也叫延邊獨活，味辛性溫，具有祛風鎮痛的作用。本方長期服用，對風濕性關節炎、關節痛具有很好的效果。

來源 吉林省延邊朝鮮族自治州民族醫藥研究所；推薦人：金應變。

配方59 五加皮50克、白酒500毫升。（朝鮮族方）

用法 將五加皮放入容器內，用50°C白酒浸泡10～15日即成，每日喝3次，1次喝30毫升。

說明 本方對關節炎有較好的療效。

來源 吉林省延邊朝鮮族自州民族醫藥研究所；推薦人：金應變。

配方60 白酒500毫升、骨爾膽草（金雀根）100克。（朝鮮族方）

用法 將金雀根洗淨泥沙，根皮切成片，裝入盛酒的容器內封存，泡約10～15天即可飲用。

說明 金雀根為豆科植物錦雞兒的根，具有祛風濕、利尿、滋養的功效。此方為朝鮮族常用藥酒，療效比較確切。

來源 民間驗方；推薦人：吉林生活上延邊朝鮮族自治州民族醫藥研究所附屬朝醫醫院楊暢傑。

配方61 威靈仙、獨活、防風各50克，酒1000毫升。（朝鮮族方）

用法 將上述 3 味藥用酒泡 1 週之後，每次喝 1 盅，1日 2 次。

說明 本方採用祛風濕，止痹痛，再借行血、行氣、活血的酒浸泡，增強本方的祛風濕之功，所以本方對治療風濕性關節炎有理想的治療作用。

來源 吉林省延邊朝鮮族自治州民族醫藥研究所；推薦人：朴蓮荀。

配方62 野生雞刺根 500 克、豬腳 1 隻（重 1000 克）、鹽巴適量。（布朗族方）

用法 雞刺根切成 3 公分長，豬腳用火燒焦，刮去黑層、洗淨，砍成十多節，與雞刺根放在土鍋或銅鍋中加清水煮 2 小時，取出雞刺根，下鹽吃豬腳喝湯。

說明 本方祛風除濕，消炎止痛，舒筋活血，1 星期可煮吃 2 次，晚飯吃為佳。禁忌生、冷、酸食物。

來源 雲南省瀾滄縣布朗族老草醫札西；推薦人：雲南省思茅地區商業局張炳剛、張祖仁。

配方63 大麻芋根 500 克、豬腳 1 隻。（哈尼族方）

用法 將大麻芋根去皮切片，豬腳用火燒焦，刮洗後砍伐塊，與芋根一起入在土鍋或銅鍋內用冷水煮，煮時不要翻攪，兩小時後取了大麻芋根片，吃肉喝湯。

說明 本方除風祛濕，消炎鎮疼，舒筋活血，治腰酸腿疼和全身疼痛等，晚飯後吃更佳。禁忌生、冷、酸食物。

來源 獻方人：雲南省瀾滄縣竹塘鄉愛尼大　老草醫阿克；推薦人：雲南省思茅地區商業局張炳剛、張祖仁。

一、內科病症配方

失　眠

配方 1　酸棗仁（熟）50 克、熟地黃 25 克、粳米 50 克。（朝鮮族方）

用法　將前 2 味粳米水泡後，水煎服，去渣取汁，晚上睡覺之前飲用。

說明　本方經常飲用對神經衰弱的失眠有效。

來源　吉林省延邊朝鮮族自治州民醫藥研究所；推薦人：朴蓮荀。

配方 2　豬心 1 個、柏子仁 20 克（食鹽少許）。（彝族方）

用法　取側柏種仁研細，放入豬心內，入鍋里加水適量，文火燉煮，熟透服湯食肉。隔日 1 次，3～5 次為 1 療程。

說明　本方有鎮靜、養心作用。民間驗證對失眠心悸，失眠引起的心慌、心悸，使用該方 2～3 次可獲得顯著效果。

來源　獻方人：中國醫學科學院藥用植物資源開發研究所雲南分所彭朝忠；推薦人：郭紹榮。

配方 3　黑豆 30 克、合歡花 30 克、小麥（去殼）30 克、蜂蜜適量。（赫哲族方）

用法　把煎 3 味藥洗淨，放入鍋中，加水適量，水煎，調入蜂蜜，晚睡前，次服下，每日 1 劑。

說明　本方對失眠有一定療效。

來源　《民族醫藥采風集》；推薦人：張力群。

配方 4　花生莖葉 250 克。（壯族方）

用法　水煮當茶飲用，常飲有效。治頑固性失眠症。或

用糯稻根、芹菜根各 100 克，洗淨水煎當茶飲用。治失眠、煩躁、目赤、尿黃諸症。

說明 壯醫認為，失眠或因外邪侵入，或因情志過度傷耗氣血，或因久病失養，臟氣虧虛，導致天地人三氣不能同步，從而引起年鬧諾（即失眠）。治療以平衡陰陽、調理氣機為主。

來源 《民族醫藥集》；推薦人：劉紅梅。

配方 5 五爪龍、絞股藍。（土家族方）

用法 將五爪龍用開水泡服（亦可加入少量茶葉）以此代茶常服。

說明 民間將五爪龍於夏秋之季採收曬乾備用，用鮮品亦可。本品苦寒清香，據臨床觀察，有較強的鎮靜作用。病例：周×，50 歲，身體健壯，患失眠症，睡時難以入眠，心悶煩躁。囑其服此方 3 天即見效果，後長期堅持服用，失眠症痊癒。

來源 獻方人：湖北恩施醫學專科學校趙敬華。

配方 6 新鮮玫瑰花 50 克（或乾品 15 克）、羊心 100 克、精鹽適量。（回族方）

用法 將羊心洗淨切成片，玫瑰花捶細，加鹽與羊心醃漬片刻，穿在烤籤子上，在明火上炙烤，邊烤邊吃。

說明 玫瑰烤羊心，補心安神。適用於心血虧虛所致驚悸失眠以及鬱悶不樂等症。

來源 推薦人：雲南省昆明市回族特級廚師馬允勤。

配方 7 豬腦 2 具、銀耳 10 克、黑木耳 6 克、香菇 6 克、鵪鶉蛋 5 隻、馬蹄香 30 克、首烏 20 克、枸杞 15 克、

調料適量。（苗族方）

用法 豬腦洗淨後蒸熟剁細；首烏切片加水煮汁後去渣；銀耳、黑木耳、香菇用水泡後切細；鵪鶉蛋煮熟後去殼。將上述各品放入鍋內共煮。佐餐食之。

說明 本品有良好的補腦強心、通脈活絡、寧心安神之功，尤其適用於心煩失眠，健忘等症，腦力勞動者常食甚有助益。

來源 獻方人：雲南省文山衛校任懷祥、楊學況；推薦人：雲南省文山州醫院鄭卜中。

配方8 達給開（野芹菜）200克、東利（豬肝）150克、給木（鹽）少許。（佤族方）

用法 取野芹菜鮮品，洗淨，切細，豬肝火烤熟，切細，與野芹菜拌勻食用，每日食用1次。

說明 本方有養心、養血、定心安神作用。對心神不安，失眠患者有作用，食用3～5劑可獲效。

來源 獻方人：雲南民族學院統戰部郭大昌。

配方9 茯神15克、生雞子黃1枚。（土家族方）

用法 水2杯半煎茯神至1杯，入雞子黃調勻，睡前服；服前用熱水洗腳。

說明 茯神具有健脾、安神作用，雞子黃入心肺、寧神定魄。睡前用熱水洗腳，促進血液循環，刺激腳部穴位，起著促進睡眠作用。

來源 獻方人：四川省秀山縣羅英松；推薦人：湖南湘西自治州民族醫藥研究所瞿顯友。

配方10 豬心1個、浮小麥100克。（布依族方）

用法 水煎服，食肉喝湯，1劑服2～3天。

說明 此方在布依族中應用廣泛，具有養氣、安心神、助眠等作用。適用於失眠、神經衰弱等病症。

來源 獻方人：貴州省望模縣者相區魯明達；推薦人：貴州省鎮寧縣民委劉起貴。

配方11 冰糖60克、馬蹄果100克。（壯族方）

用法 馬蹄果係桂林所產，去皮切片，開水煎，每日1劑，臨睡前服。

說明 此方在壯鄉應用較廣，具有鎮靜安神作用。主要用於失眠、神經衰弱。

來源 獻方人：廣西壯族自治區北流縣隆盛鎮壓政府衛生室齊優華。

配方12 白鴿肉100克、黨參36克、龍眼肉20克。（布依族方）

用法 將鴿殺死，去毛及內臟，切塊，共燉，吃肉喝湯，次數不拘。

說明 此方具有益腎壯、補氣補血、鎮靜安神等作用。適用於失眠、神經衰弱、遺尿等症。

來源 獻方人：貴州省望模縣光明區魯明達；推薦人：貴州省鎮寧縣民委苗族劉起貴。

配方13 巴布那兒（洋甘菊）15克。（維吾爾族方）

用法 水煎服。

說明 本品有鎮靜安神，補腦強腎之功效，用於易驚失眠，精神不振。服用時劑量不可達大，否則會引起嘔吐。

來源 摘自《維吾爾藥誌》；推薦人：新疆烏魯木齊市

中醫師李文富。

配方 14 茉莉花根 5～10 克。（壯族方）

用法 開水煎服，每晚 1 次。

說明 此方有鎮靜安神、滋陰功效。主治失眠，在壯族民間廣泛應用，證明有效。

來源 獻方人：廣西壯族自治區梧州市第二製藥廠鍾祖仁、鍾波。

神經衰弱

配方 1 鮮土人參 200 克、母雞 1 隻。（土家族方）

用法 將土人參洗淨切片，母雞除去及內臟，切塊後兩味同煮，熟後吃肉喝湯，每週服本方 1 劑，早晚各服 1 次，連服 4 週。

說明 土洋參，為馬齒莧科植物，土人參 Talinum Paniculatum（Jecp.）Gaertn 的根，性味甘平，能補中益氣，潤肺健脾；母雞性味甘溫，健脾益胃，補腎填精。故本方對慢性疾病或重病的恢復期有明顯的治療作用。病例：劉×，患四肢無力，遷延半年，邪氣已去，正氣難復，證見納少乏力，頭昏耳鳴，睡眠不實，多夢，記憶力減退等，1 週服本方 1 劑，連服 4 週，病癒。

來源 獻方人：湖北恩施醫學專科學校趙敬華。

配方 2 豬心 1 個、黨參 16 克、當歸 20 克。（德昂族方）

用法 豬心洗淨，帶德剖開，和黨參、當歸，文火煮熟，去掉藥渣。每 2 日 1 劑，食心飲湯，5 天為 1 療程。

說明 全方補而不膩，對神經衰弱的自汗、不寐而兼見

氣短，乏力，心悸者，有良好的效果。

來源 獻方人：雲南省彌勒縣醫院郭維光；推薦人：雲南省藥物研究所張力群。

配方 3 黨參 16 克、大棗 20 克、糯米 260 克、白糖 6 0 克。（布依族方）

用法 ①將黨參、大棗，放在瓷鍋內，加水泡發，然後水煎者 30 分鐘左右，撈出黨參、大棗藥液備用。②先將糯米淘洗乾淨，放在大瓷碗中，加水適量，經蒸熟後，扣在盤中，然後把黨參、大棗擺在糯米飯上。③將藥液加白糖，煎成濃汁倒在棗飯上即成參棗米飯。

說明 此藥膳功在健脾益氣。適用於神經衰弱，體虛氣弱，氣力倦怠，心悸失眠，食慾不振，便溏浮腫等症。

來源 獻方人：雲南省藥物研究所張力九群。

配方 4 臭牡丹根 500 克、豬腳或豬排骨 1000 克、食鹽適量。（水族方）

用法 將臭牡丹根洗淨，除去根木質，取皮待用。豬腳洗淨切成小段，與牡丹根入鍋，加水煮 1～2 小時至熟，下入鹽食用。

說明 此方治神經衰弱、病後體虛。藥湯服用，服後嘴感發熱，可連服 1～3 天，每日 1～2 次，如有條件可連服數天療效顯著。

來源 獻方人：雲南省富源縣古敢鄉補掌村水族朗萬祥；推薦人：富源縣飲服公司王德明、曲靖地區飲服公司竇德懷。

配方 5 大紅棗 20 枚、蔥白 7 段。（裕固族方）

用法 將用水泡發的紅棗放入鍋中，加適量水，武火燒

沸煮 20 分鐘後，加入蔥白（連鬚），文火熬 10 分鐘即成，吃棗喝湯，每日 2 次。

說明 本方治「心氣虛型」神經衰弱有一定效果。

來源 《民族醫藥采風集》；推薦人：張力群。

配方6 其布格（大紅棗）30 克、白朮 20 克、焦三仙各 20 克、黨參 15 克、焦棗仁 20 克、朱砂 1 克。（蒙古族方）

用法 以上藥研成細末，每日服 2～3 次，每次 3 克。

說明 本方有補中益氣、養脾和胃、安神之功。對神經衰弱引起的頭暈、頭痛、失眠、心悸、健忘、多夢等症有效。

來源 獻方人：內蒙古自治區阿拉善盟蒙醫藥研究所賀巴依爾。

配方7 農習（黑芝麻）100 克、白糖 50 克。（哈尼族方）

用法 黑芝麻炒熟，研粉，與白糖拌勻，入瓶密封留用。每日 2 次，每次 20 克，用開水送服。

說明 本方養血益陰，哈尼族常用於治療神經衰弱症，療效較好。

來源 獻方人：中國醫學科學院藥用植物資源開發研究所雲南南分所里二；推薦人：郭紹榮。

配方8 牛鞭 1 條，枸杞 16 克，料酒、粉麵、味精、薑蔥、清湯（煮肉或雞鴨的清湯）、香油各適量。（回族方）（保安族方）

用法 ①將牛鞭用清水刮洗乾淨，撕去筋膜，切段，切成梳子花刀，用開水燙成牛花。②將枸杞泡在高湯內，加上適量麵粉兌成。③將鍋加油燒熱，放佐料，肉熟即。吃肉喝湯，1 劑服數天（放冰箱儲存）。

說明 此方具有壯陽補腎，強筋健骨等功效。適用於神經衰弱、陽痿、遺精、腰膝無力、頭目不清、失眠健忘等症。

來源 獻方人：青海民和縣誌辦公室朱曄平。

配方9 雞冠油 500 克，柏籽仁 30 克，大棗 10 個，芝麻 50 克，花生仁、核桃仁各 100 克，冰糖 200 克。（毛南族方）

用法 雞冠油洗淨切細，柏籽仁舂碎，連同大棗、花生仁、芝麻、核桃仁、冰糖裝入碗內蒸熟後食之。

說明 本方主治神經衰弱，具有良好效果。睡前或飯前服，連服 5 天病情可明顯好轉。

來源 獻方人：雲南省思茅縣百貨大樓羅華芝；推薦人：雲南省思茅地區商業局張炳剛。

配方10 靈芝 100 克、白酒 1000 毫升。（朝鮮族方）

用法 將靈芝放容器中，加 50° 白酒浸泡 10 日後，每日早晚喝 2 次，每次喝 10 毫升。

說明 本方長期服用，對體弱神經衰弱，具有很好的效果。

來源 吉林省延邊朝鮮族自治州民族醫藥研究所；推薦人：金應燮。

配方11 臭牡丹根及皮 10 克、雞蛋 2 個。（土家族方）

用法 將鮮臭牡丹皮、根洗淨同雞蛋同煮熟，去藥渣，食蛋喝藥 1 日 1 劑，分 2 次服。

說明 臭牡丹具有活血散瘀，解毒消腫功能。雞蛋有滋陰潤燥，養血息風功用。獻方人用本方治心煩不得眠，虛勞，神經衰弱之上眩暈失眠有效。

來源 獻方人：湖北省鶴峰縣向家里；推薦人：湖南湘西州民族醫藥研究所田華詠。

配方 12 餓爾木（奶皮子）36克，紅糖炒麵、茶各適量。（蒙古族方）

用法 水煎服，每日早晚各服1碗。

說明 奶皮子味甘、鹹、性溫。有補腎陽、益精血、強筋骨功能。主治神經衰弱、精血兩虧症。

來源 獻方人：內蒙古自治區阿拉善盟蒙醫藥研究所賀巴依爾。

配方 13 五味子500克、玉米酒適量。（瑤族方）

用法 將五味子裝入瓶中，加入60度的玉米酒浸泡，15日後可以服用，每日服3次，每次3～5毫升，飲用時先搖動酒瓶。

說明 本方具有安神催眠的作用，用於治療神經衰弱症。

來源 獻方人：雲南省麻要粟坡縣衛生防疫站王正先；推薦人：雲南省文山衛生學校任懷祥、李世昌。

配方 14 日補迪回（飛來草根）100克、泥申安利（豬排骨）200克、給木（鹽）少許。（佤族方）

用法 取飛來草根，鮮品、乾品均可，除去鬚根和地上莖，洗淨，切斷，豬排骨洗淨，砍成小塊，放入鍋裏加少許食鹽，再加開水適量，燉煮至熟爛食用，吃肉喝湯，當日分3次服完。

說明 本方主治神經衰弱症，有養心，安神作用，對神經衰弱，夜間不能入睡者，使用3劑即可見效。

來源 獻方人：雲南民族學院統戰部郭大昌。

配方 15 羊肉 60～100 克、手掌參 10 克、黨參 10 克、黃精 12 克。（蒙古族方）

用法 水煎服，熟後吃肉喝湯，1 劑服 1～2 天。

說明 此方具有補氣補血、鎮靜安神等功效。適用於神經蓑弱、頭昏、貧血、身體虛弱等疾病。

來源 獻方人：青海省民和縣誌辦公室朱曄平。

配方 16 水牛角片 16 克、蓮心 10 克。（傣族方）

用法 水牛角片和蓮心加水煎半小時即可。以湯代茶，每晚飲用 1 劑。

說明 水牛角能清熱瀉火，寧心安神，現代藥理證實，水牛角有一定的鎮靜作用；蓮心可清心安神。本方有安神鎮靜的功效。可治神經衰弱伴有口乾舌苦、口舌生瘡等症。

來源 獻方人：雲南省彌勒縣醫院郭維光；推薦人：雲南省藥物研究所張力群。

配方 17 陶米音吉如和（兔心）1 個。（蒙古族方）

用法 燉食，每日 1 個，次數不限。

說明 此方在蒙古族地區流傳應用很廣泛，主治神經衰弱及心神不安、失眠、全身肌肉不自主跳動、氣喘、心前區刺痛、胸悶等病症。一般服食 3～5 天後，病情漸可好轉。

來源 獻方人：內蒙巴盟醫院敖門；推薦人：內蒙古自區治區阿拉善盟蒙醫藥研所賀巴依爾。

配方 18 優稍（羊肉）500 克、刺參100 克。（蒙古族方）

用法 用羊胎兒肉或腿肉 500 克，刺參 100 克，合燉爛熟後服用 4～5 次後即可。

說明 本方有安神補氣、生精壯陽、強化神經、增強細

胞生命力、記憶力和造血功能。適用於體弱多病、失眠、神經衰弱症。

來源 獻方人：四川涼山州蒙古族毛志銀；推薦人：四川涼山州民研所阿子阿越。

配方 19 羊格嘎（胡桃仁）60 克、白芝麻 30 克、蜂蜜 30 克、紅糖 50 克、牛黃油 20 克。（蒙古族方）

用法 全方藥共研成泥，放入瓷缸子加 250 毫升水，小火煮成粥後，每日早晚服 1 小匙，加開水沖服。

說明 本主有溫腎補氣、養血安神。主要對神經衰弱之頭暈、心悸、多夢有效。

來源 獻方人：內蒙古自治區阿拉善盟醫藥研究所賀巴依爾。推薦人：雲南省藥物研究所張力群。

配方 20 核桃仁 50 克、五味子 26 克、蜂蜜適量。（裕固族方）

用法 將核桃仁、五味子共搗成泥，兌蜂蜜即成，1 劑服 3 天。

說明 本方具有補腎固精、安神健腦等功效。適用於神經衰弱、腎虛耳鳴、自汗、遺精等症，效佳。

來源 獻方人：青海民和縣誌編委會朱曄平。

配方 21 核桃仁、黑芝麻、桑葉各 36 克。（苗族方）

用法 共搗為泥，每次服 3 克，每日 2 次，連服 15～25 天。

說明 此方具有補腎益智，滋陰潛陽、鎮靜寧心等作用。適用於神經衰弱、失眠等疾病。

來源 獻方人：貴州省貞豐縣牛坊苗族李福壽；推薦人：

貴州省鎮壓寧縣民委劉起貴。

配方22 女貞子260克、青稞酒500毫升。（土家族方）

用法 泡酒，1個月即可飲用，每天服2次，每次30～50毫升。

說明 本方適和於神經衰弱、鬚髮早白、慢性腰腿痛等症。

來源 獻方人：青海民和縣誌編委會朱曄平。

配方23 臭牡丹根500克、豬腳或豬排骨1000克、食鹽適量。（水族方）

用法 將臭牡丹根洗淨，除去根木質，取皮待用。豬腳洗淨切成小段，與牡丹根入鍋，加水煮1～2上時至熟，下入鹽食用。

說明 此方治神經衰弱、病後體虛。藥湯服用，服後嘴感發熱，可連服1～3天，每日1～3天，每日1～2次，如有條件可連服數天療效顯著。

來源 獻方人：雲南省富源縣古敢鄉補掌村水族朗萬祥；推薦人：富源縣飲服公司王德明、曲靖地區飲服公司寶德懷。

配方24 天麻25克、川芎10克、茯苓10克、鮮鯉魚1250克（每條重500克以上）。（回族方）

用法 本方輔助調料，醬油25克，紹酒45毫升，食鹽25大多，白糖5克，味精1克，芝麻油25克，胡椒粉3克，水豆粉50克，生薑10克，蔥10克。製作法：

（1）將鮮鯉魚除去鱗，剖腹除去內臟後，沖洗乾淨，從魚背宰開，每一半砍成3塊，每一塊上剖3刀（但不要刮透），分別盛放在8個蒸碗內，鯉魚頭也分切成8份，分別

放入蒸碗內。（2）將川芎、茯苓切成大片，用泔水泡上；將天麻放入二泔水中，浸泡 4～6 小時，撈出天麻，放在蒸籠上蒸透，趁熱切成薄片待用。（3）將天麻薄片分成 8 份，每份約 3 克、分別夾入各份魚塊中，然後放入紹酒、薑塊、蔥，兌上適量的清湯，上籠蒸 30 分鐘。將鯉魚蒸好，揀去蔥、薑塊，把魚肉和天麻一起扣入碗中；原倒入勺裏，調入白糖、食鹽、味精、胡椒粉、芝麻油、水豆粉、清酒、醬油燒沸打去浮沫，澆在各份魚肉的面上即成。

說明　本方具有平肝息風，定驚止痛，行氣活血。適用於虛風頭痛，眼黑肢麻，神經衰弱，高血壓頭昏等症。

來源　成者同仁堂滋餐廳；推薦人：雲南中醫學院明懷英。

配方 25　桂圓肉（即龍眼肉）15 克、黨參 30 克、貓肉 150～250 克。（壯族、彝族方）

用法　將桂圓肉、黨參及貓肉切成同樣大小的塊，同鍋隔水蒸熟即可。

說明　本方能健脾益心，補氣血，安神益智，主治病後體虛、神經衰弱、頭暈目眩、陽痿、浮腫等。病例：劉×，曲靖人，長期神經衰弱，身體微腫，用本方治約 5 個月後痊癒。

來源　獻方人：雲南省路南石林賓館代鋒坤據《蔬菜的食療》整理；推薦人：雲南省飲食服務學校任惠康。

腦震盪後遺症

配方 1　苧麻根 200 克、雞肉 1000 克、調味料適量。（回族方）

用法　將苧麻根洗淨，與雞肉切塊同煮，食時放調味

料，佐餐而食。

說明　民間單方，2次見效。

來源　獻方人：雲南省思茅縣科學技術委員會蘇寬信；推薦人：雲南省思茅地區商業局張炳剛。

配方2　豬腦髓有1個、天麻15克、枸杞15克。

用法　上3味藥，隔水燉熟服用，隔日服1次，連續服用。

說明　本方補腎健腦，治虛勞，神昏、頭風頭痛，壯、漢民間運用廣泛，病例：王永璋，男，35歲，廣南縣西街人，患者1988年不慎從高處跌下而致腦震盪，經常規處理後，囑其連續服用上方3個月，經隨訪，身體健康復如初，思維清楚，未留下後遺症。

來源　雲南省文山州藥檢所李東河；推薦人：雲南省文山州藥檢所王永發。

癭　病

配方1　采（三七）葉恙20克、仔諾（犁）汁200毫升、藕汁150毫升、韭菜葉200克、生薑汁90毫升、乳汁300克、蜂蜜100克。（苗族方）

用法　將上方共水煎沸後沖蜂蜜服，1日3次，連服數日。

說明　本方具有開鬱潤燥，利膈散結之功，適用於梅核氣之吞嚥困難，胸脘脹滿痞悶而痛、噯氣、口乾咽燥，大便艱澀，形體日瘦等症。

來源　獻方人：雲南省文山衛生學校熊書良、李世昌；推薦人：雲南省文山衛生學校任懷舉、楊學況。

精神分裂症

配方1 鮮豬心 2 個、朱砂 1 克。（蒙族方）

用法 將豬心洗淨，切個小口，加入朱砂在土罐裏用文火煮熟即可食用。每日服 1 劑，連服 20～30 劑。

說明 本方具有安神的功效，用於精神分裂症，神經官能症，心悸健忘，失眠多夢等症有效。

來源 獻方人：內蒙哲里木盟紮魯特旗烏蘭哈達醫院烏仁花；推薦人：內蒙古哲里木盟蒙醫研究所陳福雲。

配方2 青陽參 40 克、豬腦 1 個。（白族方）

用法 將青陽參用溫水洗後，煮於砂罐內 2 小時，放入豬腦同煮 1 小時放鹽服用。每日 1 劑，連服 15 劑。

說明 青陽參有清熱鎮驚、祛風安神作用，上方對精神分裂症之時哭時笑，自言自語，坐立不安，爬房頭、亂跑，連續服用 2～3 週有效。本人用此方醫治 8 例，治癒 5 例。病例：楊玉喘，女，22 歲，1989 年患病 1 年餘，經多方醫治無效，服此方 14 劑治癒。注意煮藥切忌用銅鍋和煙子落入，無豬腦時可用豬或雞肉也可。

來源 獻方人：雲南省蘭坪縣畜牧局無祖興。

配方3 紅糖 100 克、明雄黃 9 克、明礬 60 克。

用法 上方 3 藥研粉、混合，每次服 10 克，日服 3 次。

說明 本方有鎮靜安眠，祛除痰涎之功。適用於憂鬱日久，狂言亂語、晝夜不眠之神經分裂症，經治 600 餘例，效果良好。病例：××，男，21 歲，住安徽省無為縣民鄉黃柏村，思憂日久，又因爭吵誘發打人，狂言亂語，晝夜不眠，

經某醫院診斷為「神經分裂症」，用電療及冬眠藥物未取效。後用上方1劑，又用上方加礞石滾痰丸4例，配合心理治療，6天後，夜能入睡，神志清楚，一切恢復正常。

來源 獻方人：安徽小閃安縣木廠鄉醫院；推薦人：雲南省文山衛校任懷祥、楊學況。

配方4 公雞心1個、膽南星9克。（烏孜別克族方）

用法 取公雞心切開，將膽南星放入，用白線紮好，入籠蒸熟時，連湯帶心1次溫服。

說明 該方治療精神失常有較好的效果。

來源 獻方人：阿不都熱希提；推薦人：新疆伊寧市解放軍第11醫院王學良。

配方5 豬腦60克、苦竹葉100克、六月雪26克。（苗族方）

用法 開水煎，去渣，取汁與大米煮粥吃。每日3次，1劑服2天。

說明 此方是苗族祖傳秘方。用於精神失常、神經衰弱等病症，屢用屢驗。

來源 獻方人：湖南省會同縣醫胡承善。

配方6 百靈草30克、紫丹參15克、豬肉100克。（白族方）

用法 將藥洗淨與肉同入砂罐內煮沸3小時後、放鹽喝湯食肉及丹參。每日1劑，連服15天。

說明 上方有舒筋活絡，補虛平喘，調經活血，祛瘀生新，鎮靜安神功能。對受刺激後神經錯亂患者有效，本人曾用此方醫治13例，治癒8例。

來源 獻方人：雲南省蘭坪縣畜牧局王祖興。

配方7 黃精 50 克、青麥苗 50 克、白糖 100 克、大棗 10 個、陳皮 10 克、蜜 50 克。（壯族方）

用法 水煎上藥，加蜜及白糖服，1 日 1 劑，1 日 3 次，連服數劑。

說明 本方有鎮心滌痰，清肝瀉火之功，適用於狂亂不靜，兇狂毀物，胡言亂語，登高而歌，棄衣奔走等症。

來源 獻方人：雲南富寧縣城關任光華、李林全；推薦人：雲南文山衛校任懷舉、楊文達。

配方8 六畜蹄殼各 10 克、陳皮 10 克、生薑 10 克、大棗 10 個、乾薑 3 克、陳小麥 10 克、酸棗仁 10 克、龍眼肉 10 克、蜂蜜 100 克。（瑤族方）

用法 將六畜蹄殼火炮研成細粉備用，再將上 8 味水煎取汁取六畜蹄粉 10 克用藥液沖服。每日 1 劑，日服 3 次，連服數劑。

說明 本方有補養心脾之功，適用於神志不清、神情癡呆、語無倫次、安常靜臥、飲食不振。少氣便溏、心悸不寐等症。

來源 獻方人：雲南西疇縣蓮花塘鄉中心學校代倫山、蔣元山；推薦人：雲南文山西疇新街鄉骨科醫院鄭玉華、陸光星。

配方9 三七 9 克、百合 30 克、酸棗仁（炒）15 克、蓮子心 30 克、陳皮 6 克。（苗族方）

用法 將三七碾粉，用上藥水煎取湯沖三七粉服，每日服 3 次，1 日 1 劑，連服數劑。

說明 本方係雲南西疇縣發抖地區苗族民間單方，經臨床驗證，療效顯著。具有疏肝安神之功，適用於性情焦躁，心神不安、憂慮呆板等症。病例：孫××，女，43歲，平素性情急躁，心神不寧，坐臥不安，有時沉默癡呆，有時喧擾不安。曾多次服用中西藥物，均不奏效，投以本方15劑，病告痊癒。

來源 獻方人：雲南文山皮膚病研究所楊仁德；推薦人：雲南省西疇縣新街骨科醫院鄭玉華。

二、外科病症配方

疝　氣

配方1　大茴香10克、紅鹽5克。（蒙古族方）

用法　將大茴香，紅鹽共研為細麵，製成豆粒大丸藥，用開水沖服。每日服2次，每次3～5粒。連服30天。

說明　本方用於治療小兒疝氣效果可靠。病例：包×，4歲，住剳魯特旗嘎亥吐鎮，於1975年9月間患疝氣，多方求醫，不見好轉，應用本方1個月治癒。

來源　獻方人：內蒙古哲里木盟蒙醫研究所楚古拉；推薦人：內蒙古哲里木盟蒙醫研究所楚古拉。

配方2　豬腰，小茴香籽各100克，鹽、豬油少量。（彝族方）

用法　豬腰剖開去筋膜剁細，茴香籽舂細放入豬腰，油鹽拌勻燉熟服用。每日3次。

說明　本方治療小兒疝氣。連服5天療效顯著，是彝族地區普遍用於治療小兒疝氣的良方。

來源　獻方人：雲南省峨山縣小街鎮永昌毛醫柏天德；推薦人：雲南峨山縣飲服公司柏聯生。

配方3　八角茴香5克、升麻4克、豬腳1支。（傣族方）

用法　將豬腳煎熟後，八角茴香、升麻研細加入湯內煎20分鐘，吃肉喝湯。

說明　本方主治疝氣，具有可靠療效。

來源　獻方人：雲南德宏傣族民間的用方；推薦人：雲南德宏州藥體所段國民。

配方4　氣死桃子6個、紅糖90克。（白族方）

用法　水煎桃子3次，每次40分鐘，飲服。每日1劑，3次分服，每次加糖30克。

說明　氣死桃子，為食用桃未成熟時乾死在枝枝上的青桃子，已經腐爛變質的不能入藥。本方適用於小兒由外傷或各種原因引起的睾丸腫脹、疝氣初期，服1～2劑治癒。

來源　獻方人：雲南省劍川縣趙福元；推薦人：雲南省蘭坪縣畜牧局王祖興。

配方5　小茴香18克。（普米族方）

用法　取小茴香稍研碎，每次用6克，放入陶瓷茶杯內，倒入沸水100毫升，蓋上蓋兒10分鐘，待微溫1次服完。15分鐘後，每用沸水100毫升沖服第二次。

說明　本方治老年疝氣，服後即仰臥，雙下肢併攏，膝關節半屈曲，靜臥40分鐘，若疝塊不回復，次日再服1次，一般服用1至3天見效。

來源　《雲南民族醫藥見聞錄》；推薦人：張力群。

配方6　哩木嫩（瘦豬肉）100克、丁絲格橫葛啡葵（田雞黃）乾品30克、妻可山（米酒）5滴、胡椒末3克。（壯族方）

用法　諸藥燉服，每日1劑，分3次服完（小孩不用米酒）。連服3日。

說明　本方甘溫、微苦、性平和，具有理氣升陽之功，

對於小腸氣，偏寒者尤為適宜。

來源 獻方人：鄭卜中；推薦人：雲南文山州藥檢所王永發、李朝凡。

配方7 朝天松蛋5個、荔枝7個。（高山族方）

用法 朝天松蛋與荔枝（去殼）共燉，食荔枝肉飲汁。

說明 朝天松蛋為松科植物松的朝天長的松果。

來源 獻方人：福建省羅源縣醫藥公司瘳炳良；推薦人：福建藥品檢驗所周繼斌。

配方8 絲瓜葉5張、雞蛋殼2個。（土家族方）

用法 將2藥燒存性，兌陰陽水（天水、冷水各半）服，1日3次。

說明 本方適用於疝氣。

來源 獻方人：四川省秀山土家族功族自治縣楊秀全；推薦人：湖南湘西自治州民族醫藥研究所瞿顯友。

配方9 柳丁殼1個、瘦豬肉200克。（土家族方）

用法 柳丁殼（去青皮），豬肉炒後放柳丁殼內蒸熟吃肉，連服3～5日。

說明 本方具有行氣散結，補中益氣功效。

來源 四川省秀山土家族苗族自治縣民間方；推薦人：湖南湘自治州民族醫藥研究所瞿顯友。

腸　　痛

配方1 白花蛇舌草50克、蜂蜜適量。（高山族方）

用法 將白花蛇舌草洗淨，搗爛絞汁拌蜂蜜適量，早晚

各服 1 劑。

說明 本方用於急慢性、腸炎。早期 1 日見效，連服 3 天痊癒；中期 7 天見效；如晚期化膿穿孔，無效。

來源 獻方人：福建省華安縣中醫院高山族醫生陳龍福；推薦人：福建省藥品檢驗所周繼斌。

配方 2 嘎秀鬧羔（敗醬草）30 克、地丁 20 克、黃連 10 克。（鄂溫克族方）

用法 以上藥物研成細末，溫開水送服。每次 3 克，每日 3 次。

說明 本方用於急性闌尾炎，腹膜炎，疔瘡腫毒，急慢性胸膜炎，痢疾，腹痛等症，有較好的療效。

來源 推薦人：內蒙古自治區阿拉善盟蒙醫藥研究所賀巴依爾。

不完全性 腸梗阻

配方 1 油菜籽 200 克。（土家族方）

用法 將油菜籽炒黃研末，1 日 1 劑，分 4 次用溫開水送服。

說明 本方能行血，破氣，消腫散結，主要用於腸梗阻，燙火灼傷、濕疹等。

來源 獻方人：湖北鶴峰縣陳家聲；推薦人：湖南湘西州民族醫藥研究所田華詠。

配方 2 生薑 50 克、蜂蜜 125 克、鮮野棉花根 50 克。（土家族方）

用法 生薑洗淨搗爛用絞布包裹紗汁，加蜂蜜調勻，1

次口服。再將野棉花根煎水內服，1日1劑，2次分服。

說明 本方用於治療不完全蛔蟲性腸梗阻92例，其中治癒91例。治癒時間一般為3～5天，最短3天。

來源 獻方人：湖南桑植縣陳家問區醫院；推薦人：湖南湘西州民族醫藥研究所田華詠。

腎 結 石

配方1 低瓣（地股牛）60個、毛胡（玉米鬚）30克、白茅根30克、蜂蜜30克、蘆筍30克。（壯族方）

用法 先用新瓦片放在炭上火烤熱，微火焙乾地股牛碾粉備用。將上藥水煎取汁沖服蜂蜜及地股牛粉。1日1劑，3次分服，連服數劑。

說明 本方係雲南省文山地區壯族民間驗方，經臨床反覆驗證，療效可靠。本方有清熱利濕，化石通淋之功效。適用於腎結石，小便混濁，刺痛不利，時挾沙石，時有尿流中斷，或腰脇少腹拘急疼痛等症。病例：聞××，男，40歲，馬關縣手管局幹部，0.7×0.9公分大之結石。因病人體質瘦弱而要求保守治療。經服地股牛化石湯7劑後，病人自覺症狀及血尿消失，要求出院。出院後再服14劑，來醫院攝片復查，左腎區結石陰影完全消失。隨訪至今無疼痛發作。

來源 獻方人：雲南省文山衛生學校任懷祥、楊學況；推薦人：雲南省文山衛生學校李世昌。

配方2 胡桃仁100克、碎米250克、奇異果汁50毫升。（彝族方）

用法 先將胡桃仁細切，與碎米共煮成粥，然後再加入奇異果汁。每天1劑，分2次服。

說明 本方具有化排石之功效，用治腎結石。

來源 獻方人：貴州省大方縣醫院丁詩國。

配方3 色穀瓢（脫粒後剩下的玉米芯）3個、車前子30克。（傈僳族方）

用法 用溫水洗淨，碾成碎塊。車前子用沸水400毫升水煎約20～30分鐘，剩的250毫升，待溫後，空腹1次服完。

說明 每天早晚各服1次，4至5天能有排石效果。

來源 《雲南民族醫藥見聞錄》；推薦人：張力群。

配方4 綠豆芽、芹菜各30克。（德昂族方）

用法 將芹菜切碎與綠豆芽一起用開水燙2分鐘，每天午飯和晚飯前食服。

說明 堅持一段時間，可除去泌尿系統小結石。

來源 《雲南民族醫藥見聞錄》；推薦人：張力群。

睾丸外傷

配方1 百當米（狗舌草）60克、花椒寄生20克、介布的（小公雞）1隻。（白族方）

用法 將雞殺後去毛及肚雜，將藥與小雞同煮2小時，放鹽湯肉狗舌草1次服下。

說明 狗舌草有滋陰降火，除熱解毒，排膿生肌，消炎止痛作用，花椒寄生有消炎止痛、消腫功能，雞肉有滋補功能，此方勞動過度或外傷引起的陰囊腫脹患者服1劑即可治癒，本人用上方醫治6例，服藥後休息5～7天痊癒，病例：楊炳章，男，72歲，1954年患病服藥1劑治癒，至今38年沒有復發。

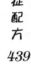

來源 獻方人：雲南省蘭坪縣畜牧局王祖興。

配方2 鳳仙花60克、黃酒250毫升。（畲族方）

用法 同煎內服。

說明 本方用於睪丸被踢入腹之挫傷。

來源 摘自《福建省民族醫藥資料彙編》；推薦人：福建省藥品檢驗所周繼斌。

跌傷損傷

配方1 山羊血100毫升、三七20克、血竭10克。（彝族方）

用法 取山羊新鮮血置盆內，凝結後切薄片，曬乾，與諸藥共研細末，童便送服。每天3次，每次5～10克。

說明 本方有活血化瘀、消腫止痛的作用，是治療跌打損傷的有效驗方。

來源 獻方人：貴州省大方縣醫院丁詩國。

配方2 珠子參20克、土細辛10克、酒（50度）500毫升。（普米族方）

用法 將珠子參、土細辛混合後搗碎，加入酒浸泡2～3日，每日早晚服1次，每次10毫升。損傷部位塗上藥酒按摩，療效更佳。

說明 珠子參，苦、溫、祛瘀生新，土細辛甘、辛、溫，通經活絡、止痛，二藥泡酒合用，用於治療風濕性關節炎、跌打損傷等症。

來源 獻方人：雲南省蘭坪白族普米族自治縣衛生局和勝；推薦人：關祥祖。

配方3 小松樹根、和尚頭根各 15 克、花椒樹根 10 克、草果 2 個、童便 250 毫升、白酒 10 毫升。（白族方）

用法 草果取 1 個火中烤黃，1 個生用，和前 3 味藥共煮 30 分鐘後，倒入童便再煮 5～10 分鐘，服藥時加入白酒。每日服 3 次。

說明 此方不僅能治療因跌打所致的骨折，軟組織損傷的腫痛，而且對於腰扭傷，肋間神經痛有較好的止痛作用。

來源 雲南大理州汽車運輸公司鄧德昆家傳方。

配方4 狗肚1具、白酒（50～60度）適量。（朝鮮族方）

用法 將狗肚洗淨，灌入白酒，紮緊兩頭（不漏酒不散味），放24小時後用手擠出白酒，即成狗吐酒。喝適量發汗。

說明 本方能消散瘀血，用於跌打損傷。

來源 獻方人：延邊朝鮮族自治州民族醫藥研研究所；推薦人：崔松男。

配方5 白杜鵑花乾品 50 克（或鮮品 70 克）、包穀酒 500 毫升。（佤族方）

用法 取白杜鵑花放入玻璃瓶內，加入包穀酒浸泡 5～7 天可服用，每日早、中、晚各服 1 次，每次 5～15 毫升。

說明 本方有活血、止血、散瘀止痛功能，主治外傷，跌打疼痛症。亦可用白杜鵑花 25 克，豬腳爪 500 克燉煮，吃肉喝湯治婦女白帶。杜鵑花有白、紅、紫、黃色，白、紅、紫色味酸無毒均可用，黃色對有毒勿用。

來源 獻方人：雲南瀾滄縣東何鄉下南代村魏羅大；推薦人：中國醫科學院藥用植物資源開發研究所雲南分所郭紹榮。

配方6 三七 30 克、白酒 500 毫升。（壯族方）

用法 將生三七切片，在白酒中浸泡 7 天以上（時間越長越好），每次飲酒 5～10 毫升，每日 3 次。

說明 本方治跌打損傷之瘀腫疼痛，在壯族民間應用已久。

來源 獻方人：雲南省西疇縣興街骨科醫院鄭玉華；推薦人：雲南省文山州衛校任懷祥、楊學況。

配方 7 積雪草 30 克、商陸根 10 克、豬肺及心 1 具。（畬族方）

用法 先取前兩藥文煎取藥液 1000 毫升左右，再放入豬肺心，文火煮至熟透後服用，可分數次服。

說明 本方能治外傷、止咳，對胸部撞傷、咳嗽劇烈有效。

來源 獻方人：福建省霞浦縣城關嶺頭醫療站鍾馬貢；推薦人：福建省霞浦縣衛生局孔慶洛。

配方 8 伸筋草 100 克、酒 100 毫升。（普米族方）

用法 伸筋草加水 300 毫升煎取 100 毫升，加入 100 毫升酒，煮沸後 3 次服完。

說明 本方有祛風除濕，通經絡功能。用於結締軟組織損傷患者。連續服用 3～5 劑治癒，本人用此方醫治 37 例，治癒 36 例。

來源 獻方人：雲南省蘭坪縣拉井鎮桃樹辦事處石板社熊貴寶；推薦人：雲南省蘭坪縣畜牧局王祖興。

配方 9 鹿角 100 克、血竭 50 克。（藏族方）

用法 將鹿角銼成細屑，和血竭共研成細末。每日 2 次，每次 5 克，溫黃酒送服，半個月為 1 療程。

說明 本方有消腫止痛的功效。

來源 獻方人：青海民和石煤公司鄒花梅；推薦人：青海民和縣誌編委會辦公室朱曄平。

配方10 鷹骨適量、黃酒適量。（藏族方）
用法 將鷹骨炙酥，燒薦性，研為細末，黃酒沖服。1日3次，每次5克。
說明 本方有舒筋續骨，消腫治傷的作用。
來源 獻方人：青海民和縣石煤公司鄒花梅；推薦人：青海民和縣誌編委會辦公室朱曄平。

配方11 沃得克（白酒）50毫升、野雞1隻。（俄羅斯族方）
用法 野雞於水中煮熟，加入白酒，飲湯食肉。
說明 本方有活血化瘀之效，用於跌打損傷效果良好。
來源 獻方人：新疆烏魯木齊市中醫院李文富；推薦人：新疆烏魯木齊市中醫院王輝。

配方12 土鱉蟲3克、牛肉100～200克。（藏族方）
用法 共煎煮，肉熟後取出土鱉蟲，吃肉喝湯，1劑服1～2天。
說明 本方具有舒經活絡，消腫止痛等功效。適用於跌打勞傷、神經性頭痛等。
來源 獻方人：青海民和縣誌辦公室朱曄平。

配方13 骨碎補260克、青稞酒1000毫升。（撒拉族方）
用法 泡酒1月飲用。每日2次，每次飲30～60毫升。
說明 本方具有活血化瘀、接骨等功效。適用於跌打損傷、骨折等。

來源 獻方人：青海民和縣誌編委會朱曄平。

配方 14 綠五加 40 克、三角楓 20 克、黃酒 300 毫升。
（普米族方）

用法 前 2 味加開水 300 毫升煮取 100 毫升，倒入黃酒
煮沸後再加油炸雞蛋 3 枚，喝湯吃雞蛋。1 天 1 劑分 3 次
服，服後臥床休息。

說明 本方用於跌打內傷患者。

來源 獻方人：雲南省蘭坪縣拉井鎮桃樹辦事處石板社
熊貴寶；推薦人：雲南省蘭坪縣畜牧局王祖興。

配方 15 滇白前 10 克、捲柏 20 克、白酒 100 毫升。
（白族方）

用法 前 2 味加開水 200 毫升煮取 100 毫升，倒入酒中
加溫服用。1 日 1 劑，分 3 次服完。

說明 本方用於對跌打內傷嚴重，不省人事患煮，療效
顯著。滇白前有消炎止痛、清熱止咳功能；黃柏有活血祛
瘀，催產止血作用，本人臨床醫治 4 例，治癒 4 例，病例和
長松被打內傷，呼吸困難，胸部疼痛難忍，服此方 1 劑，3
天後疼痛消失。

來源 獻方人：雲南省蘭坪縣畜牧局王祖興。

配方 16 五葉草 20 克、白酒 50 毫升。（白族方）

用法 五葉草用 200 毫升開水煮取 50 毫升，倒入 50 毫
升酒在藥水中，候溫 2 次服完。

說明 本方有消炎止血、行氣止痛、活血化瘀、散風
寒、接骨功能。用於胸肋部位內傷 1～2 劑即可斷根。

來源 獻方人：雲南省蘭坪縣畜牧局王祖興。

中國各民族民間藥食全書

444

配方 17 茜草 100 克、白酒 100 毫升。（白族方）

用法 茜草用 300 毫升開水煮取 100 毫升，加放酒 100 毫升，加溫分 3 次服完。

說明 本方有活血通經、利濕止血功能。用於胸肋背部內傷，療效很好。

來源 獻方人：雲南省蘭坪縣畜牧局王祖興。

配方 18 豬腳適量、軟筋藤 15～30 克。（瑤族方）

用法 豬腳洗淨切塊與軟筋藤共燉，吃肉喝湯，每天或隔天 1 劑。另可用軟筋藤煎水外洗。

說明 本方用於外傷或骨折後恢復期筋骨攣縮、關節功能活動障礙。應用本方常獲良效。也可以同時應用軟筋藤 200～500 克煎水外洗患處。療程中，應同時加強被動或主動功能鍛鍊。

來源 獻方人：廣西金秀縣三角鄉陳有漢；推薦人：廣西民族醫藥研究所何最武。

配方 19 白牆爬套 50 克、豬合心肉（前胸肌）100 克、紅酒適量。（畲族方）

用法 將白牆爬套加水煎，取湯燉合心肉，熟後再兌入適量的紅酒，食肉喝湯。

說明 白牆爬套係茜草科植物白花不動；合心肉係豬前胸肌即豬前腿兩交界處的瘦肉。本方係佘鄉流傳，本方用於治療胸腰扭傷。

來源 獻方人：福建省霞浦縣醫藥公司劉熾榮；推薦人：福建省藥品檢驗所周繼斌。

脫　肛

配方 1　炙黃芪 30 克、升麻 15 克、水魚頭 5 個。（土家族主）

用法　將黃芪、升麻和水魚頭加水文火燉煮，至水魚頭熟，吃水魚頭飲湯，每日 1 次，10 天為 1 療程。

說明　本方能補中益氣，升陽舉陷。適用於中氣下陷的脫肛伴有氣短、乏力等症。

來源　獻方人：湖南省常德市第二人民醫院周郁英；推薦人：湖南省常德市第一人民醫字姜淑華。

配方 2　紅參 50 克、升麻 15 克、黑豆 500 克。（土家族方）

用法　黑豆炒熟與紅參、升麻共研粉。每次 30 克，加適量紅糖沖服，早晚各 1 次，半有為 1 療程。

說明　本方能補中益氣，升陽舉陷，適用於脾腎兩虧，氣血不足，中氣陷所致脫肛、內臟下垂、子宮下垂等症。

來源　獻方人：湖南省慈利縣龍壇河鎮卓成萬；推薦人：湖南省常德市第一人民醫院滿世成。

配方 3　豬頭骨 1500 克、五味子 30 克、黃芪 100 克。（阿昌族方）

用法　共燉湯，服湯吃肉。連用 5 天為 1 個療程。

說明　補氣升陽，收斂回納，主治各種原因引起的脫肛症。

來源　《雲南民族醫藥見聞錄》；推薦人：張力群。

配方 4　豬大腸 100 克、杜仲 30 克。（瑤族方）

用法 豬大腸洗淨切段，與杜仲共燉，吃肉喝湯。每1～2天1劑。

說明 本方是祖傳驗方，用於治療脫肛。一般服用5～10劑即見效。

來源 獻方人：廣西金秀縣趙成甫；推薦人：廣西民族醫藥研究所瑤醫研究室莫蓮英。

配方5 豬大腸100克、六月雪15克、杜仲20克、夜關門10克、鑽骨風15克。（壯族方）

用法 豬大腸洗淨切段，與上藥共燉，吃肉喝湯，每1～2天1劑。15劑為1療程。

說明 本方用於治脫肛。獻方者臨床應用10餘例，均有效。

來源 獻方人：廣西金秀縣李秀清；推薦人：廣西民族醫藥研究所何最武。

配方6 豬大腸100克、胡椒36克。（布依族方）

用法 將大腸洗淨，把胡椒放入腸內，兩頭紮緊，放調味品燉食。1劑服2天，次數不拘。

說明 本方具有滋補、收斂、回納等功效，用於脫肛、子宮脫垂等病症。

來源 獻方人：貴州真豐縣白成鎮吳雲國；推薦人：貴州省鎮寧縣民委劉起貴。

配方7 鮮黨參50克、升麻15克、前豬腳1支。（傣族方）

用法 水煎1小時，先吃肉後喝湯。

說明 本方用治脫肛。

來源 摘自《德宏州傣族驗方》；推薦人：雲南德宏州藥檢所段國民。

配方8 洋鴨脖子適量、紅雞冠花 16 克、馬齒莧 20 克。（壯族方）

用法 水煮服，吃肉喝湯，1 劑服 2 天。

說明 本方具有消炎、滋補、等作用。適用於脫肛，小兒尤效，子宮脫垂等。

來源 獻方人：廣西壯族自治區北流縣隆盛鎮衛生室劉優華。

配方9 野紅稗果 15 克、豬大腸 300 克、調料適量（彝族方）

用法 將野稗果同洗淨大腸同煮熟後加入調料服用。

說明 本方主治脫肛。野紅稗根 100 克加紅糖胡椒適量水煎還可治月經過多。

來源 獻方人：雲南省個舊市飲服公司李延柱。

配方10 喊日（烏龜殼）50 克、硬為丁利（豬大腸）150 克、針木瀾（綠豆）50 克、高白龍（紫糯米）50 克、給木（鹽）少許。（佤族方）

用法 取龜殼乾品用文火焙黃，研細，大米和綠豆混勻用冷水浸泡 1 小時，豬大腸洗淨，將其浸泡的各品塞入豬大腸內，用棉線紮緊大腸兩頭，用開水燉煮 1 小時，熟透後取出切片食用，每日食 3 次即可。

說明 本方主治脫肛病，經臨床應用，食用 3 劑可獲效。

來源 獻方人：雲南民族學院統戰部郭大昌。

配方 11　水螺螄肉 500 克。（土家族方）

用法　活水螺螄肉燉熟，放少量鹽，分早晚食用。

說明　水螺絲肉，性味淡平；主治脫肛腹痛，具有升提功效。脫肛症多見於兒童和久病氣虛患者，直腸脫出肛門外。治療先用冷開水洗淨，然後用明礬水清洗 1 次後，以手墊紗布將在腸送進肛門內。再食用水螺螄肉。如此能根治直腸滑脫。經長期應用證明本方治癒率達 100%。

來源　獻方人：鄂西自治州花坪區衛生院向宏憲。

配方 12　九里光 15 克、羊不食草 15 克、石頭花 15 克、梅片 5 克、白酒 250 毫升。（白族方）

用法　4 藥放入酒內，密封浸泡 7 天後即可服。每日 2 次，每次 20 毫升。連服 7～10 天。

說明　此方治療脫肛，療效明顯，常服無副作用。

來源　獻方人：雲南省鶴慶縣白族醫生朱文彪。

痔　瘡

配方 1　龍眼枝二層皮 100 克。（毛南族方）

用法　取龍眼樹二層皮，加水 250 毫升，煎至 150 毫升時停火，晾冷，內服。每日服 3 次，每次半飯碗，連服 3～4 次即癒。

說明　廣西×縣××鎮××村周某，患內寺多年，大通時，先出血，後排便，用藥不少，無濟於事。後用上方，4 天告癒。癒後數年，未見復發。

來源　《民族醫藥采風集》；推薦人：張力群。

配方 2　黑木耳 5 克、柿餅 30 克。（錫伯族方）

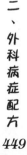

二、外科病症配方

449

用法　將黑木耳泡發，柿餅切塊，同加水煮爛，每日1～2次。

說明　有益氣滋陰、祛瘀上血功效。適用於痔瘡出血。

來源　《民族醫藥采風集》；推薦人：張力群。

配方3　鮮荸薺 500 克、紅糖 90 克。（哈尼族方）

用法　加水適量，煮沸 1 小時，飲湯吃荸薺，每日 1 次。

說明　有清熱養陽的功效，適用於內痔。

來源　《雲南民族醫藥見聞錄》；推薦人：張力群。

配方4　黃鱔 100 克。（水族方）

用法　去內臟洗淨，加調料水煮，食肉飲湯。

說明　有補中益氣，清熱解毒，祛風除濕之功效，適用於腸風下血。

來源　《雲南民族醫藥見聞錄》；推薦人：張力群。

配方5　算盤樹根 15 克、仙鶴草 10 克、水冬瓜根 15 克、狗肉 200 克。（土家族方）

用法　將前三種鮮藥洗淨，同狗肉一同燉熟後去藥渣，吃肉喝湯。1 日 1 劑，分 3 次內服。

來源　獻方人：湘西龍山縣興隆街鄉衛生院張勝富；推薦人：湖南湘西州民族醫藥研究所田華詠。

配方6　鮮槐樹根皮 30 克、豬肉 30 克。（土家族方）

用法　將槐樹根皮洗淨與豬肉同煮，熟後去藥渣，吃肉喝湯。1 日 1 劑，3 次分服。

說明　槐樹根皮性味苦、寒、無毒。具有清熱涼血、止血功能。用於痔瘡、殺蟲、喉痹等症。配伍豬肉水煮內服治

療痔瘡，有清熱解毒、涼血止血、補益滋陰、潤燥、通利大便的作用。

來源　獻方人：湖北省鶴峰縣湯習如；推薦人：湖南湘西州民族醫藥研究所田華詠。

配方7　三百棒籽 100 克、豬大腸 1 節。（土家族方）

用法　將三百棒籽放入豬大腸內蒸熟，2 日 1 劑，1 日 2 次分服。

說明　本方具有涼血、清熱、消腫功效。

來源　獻方人：湖南保諸縣龍醫鄉草醫孫科龍；推薦人：湖南湘西州民族醫藥研究田華詠。

配方8　牛蒡子根 15 克、瘦豬肉 200 克。（土家族方）

用法　將牛蒡子根洗淨切斷，放入切成片狀的瘦豬肉中煮熟，待肉熟後，去藥渣吃肉喝湯。1 日 1 劑，3 次分服。

說明　牛蒡子根苦、寒、有祛風熱、消腫毒之功效。

來源　摘自湖南省龍山縣民族藥資料；推薦人：湖南湘西州民族醫藥研究所田華詠。

配方9　蒼耳子 15 克、糯米 100 克。（苗族方）

用法　先煎蒼耳子，去渣，後入煮粥，空腹服用。

說明　有祛風消腫功效，適用於痔瘡下血，老人視物不明等症。

來源　《雲南民族醫藥見聞錄》；推薦人：張力群。

配方10　無花果（乾品）100 克、豬瘦肉 200 克。（侗族方）

用法　加水適量，放入砂鍋內隔水燉熟，調味即可，每

日服 2 次。

說明 可養胃理腸，清熱清熱解毒，適用於痔瘡以及慢性腸炎。

來源 《民族醫藥采風集》；推薦人：張力群。

配方 11 絲瓜 250 克、瘦豬肉 200 克。（德昂族方）

用法 將絲瓜切塊，瘦豬肉切片，加水適量煲湯，每日 2 至 3 次，用食鹽調味，佐膳。

說明 有清熱利腸，解暑除煩之功效。適用於內痔便血初期。

來源 《雲南民族醫藥見聞錄》；推薦人：張力群。

配方 12 金針菜 100 克、紅糖適量。（毛南族方）

用法 同加水煮熟，去渣，每日早晚空腹服，連服數日。

說明 適用於痔瘡疼痛出血，有清熱，利尿，養血平肝之功效。

來源 《民族醫藥采風集》；推薦人：張力群。

配方 13 白芎（竹花）20 克、豬肉 250 克。（苗族方）

用法 將白芎同豬肉置鍋內，用文武火燉熟，吃肉飲汁。1 日 1 劑，分 2～3 次服完。

說明 本方對肉痔外痔均有效。

來源 獻方人：昆明 62 號信箱楊全發（苗族）；推薦人：南金馬柴油機總廠醫院張德英。

配方 14 豬後蹄甲 50 克、核桃殼 50 克。（彝族方）

用法 上藥燒存性為末，用時以米湯空腹送服。每天 3 次，每次 6～9 克。若痔瘡出血者加地榆 50 克。

說明 本方治療痔瘡效果甚好。

來源 獻方人：貴州省大方縣醫院丁詩國。

配方 15 苦參 60 克、雞蛋 2 個、紅糖 60 克。（土家族方）

用法 先將苦參煎濃汁去渣，再放入雞蛋紅糖，待雞蛋煮熟後去殼，連湯 1 次服。1 日 1 劑，4 日為 1 個療程。

說明 苦參有清熱解毒、涼血、止血作用。配伍雞蛋滋陰潤燥，養血息風，達到治療痔瘡目的。

來源 獻方人：摘自湖北省長陽縣單驗方集；推薦人：湖南湘西州民族醫藥研究所田華詠。

配方 16 日特落（地豇豆根）50 克、泥利（豬瘦肉）150 克、給木（鹽）少許。（佤族方）

用法 取日特落鮮品，除去鬚根和地上莖洗淨、切斷，豬肉洗淨，切成小塊，放入砂鍋裏加水適量、食鹽少許，文火燉煮至熟爛，喝湯吃肉。1 日 1 劑，分 2 次服完。

說明 本方有消炎解毒作用，主治痔瘡。療效較好，患者服用 3 劑可治癒。

來源 獻方人：雲南民族學院統戰部郭大昌。

配方 17 旱蓮草 30 克、豬直腸 20 公分、糯米 50 克。（白族方）

用法 將糯米放入豬腸內，放少量水兩頭線紮好，和藥同煮 3 小時放鹽，吃腸喝湯。

說明 本方有滋陰補腎、涼血止血功能，用於痔瘡或腸風下血患者療效顯著。

來源 獻方人：雲南省蘭坪縣畜牧局王祖興。

配方 18 魚肚 25 至 50 克、白砂糖 50 克。（京族方）

用法 加水少量，同族砂鍋內隔水燉熟，每日服 1 次，連服服用。

說明 適用痔瘡，有補腎益精、止血清腫功效。

來源 《民族醫藥采風集》；推薦人：張力群。

配方 19 魚腥草 60 克、豬直腸 20 公分、糯米 50 克。（白族方）

用法 豬腸洗淨後放入糯米，加少量水，兩頭用線紮好，和藥同煮 3 小時放鹽，食腸喝湯。

說明 本方有清熱利濕、消炎排膿功能。用於中老年人痔瘡患者，均有療效，本人用此方醫治 44 例，治癒 42 例，如我本人 58 歲，患病 20 多年，1986 年 9 月痔瘡發作，每次大便流血 50〜100 毫升，經服藥 3 劑治癒，再沒有流血。

來源 獻方人：雲南省蘭坪縣畜牧局王祖興。

配方 20 桑椹 100 克、糯米 150 克。（瑤族方）

用法 將桑椹煎煮取汁，和糯米同煮成粥，每日 1 至 2 次，空腹食用。

說明 有滋補肝腎，養血之功效。適用於痔瘡下血，煩熱消瘦等症。

來源 《雲南民族醫藥見聞錄》；推薦人：張力群。

配方 21 尖檳（檳榔內的核）6 克、側柏炭 10 克、木耳 20 克、豬瘦肉 160 克。（壯族方）

用法 共燉食，吃肉喝湯。1 劑服 2 天，次數不拘。

說明 本方具有清涼消炎、活血止痛、止血收斂，促進肉芽生長，加速創面癒合等作用。適用於痔瘡出血。

來源 獻方人：廣西壯族自治區北流縣隆盛鎮政府衛生室劉優華。

配方22 蜂蜜 100 克、粑粑草 200 克。（布依族方）

用法 粑粑草煎水，加蜂蜜兌飲，次數不拘。

說明 本方具有清熱消腫，促進創面癒合的作用，用於痔瘡。

來源 獻方人：貴州省扁擔山鄉布依族王學英。

配方23 阿克阿拉克（白酒）500 毫升、提裏克卡怕克（活花斑青蛙）1 隻。（維吾爾族方）

用法 將活青蛙放入酒中煮熟，等酒剩下 150 克過濾。每日 1 次，每次 150 毫升飲服。

說明 獻方人：新疆伊寧市維吾爾醫院蕭開提；推薦人：王學良。

配方24 雞肉 100～150 克、芭蕉根 100 克。（壯族方）

用法 雞肉及芭蕉根均洗淨切塊，共炒熟，放油、鹽調味，藥肉均吃。每日 1 劑，連用 2～3 天。

說明 本方用於內痔。雞肉用未產蛋的雌雞入藥為好，芭蕉根應去外皮，取中間部分。服用上方 3 劑以後，繼用椿芽樹葉煎水當茶經常飲用。本方遠期療效顯著。病例：熊××，男，36 歲，患內痔多年，脫出 10 天，無法坐凳，用上方治療癒，至今已 8 年未見再發。

來源 獻方人：廣西金秀縣桐木鎮派出所韋立榮；推薦人：廣西民族醫藥研究所何最武。

坐骨神經痛

配方1　雞蛋10個，童便、米酒各500毫升。（傣族方）

用法　將雞蛋洗淨放入罐中，加童便淹沒雞蛋，密封好罐口，21天後取出蛋放入盆中，加米酒浸漬雞蛋，蓋好，放入鍋裏煮4小時，即可食用。

說明　本方用於坐骨神經痛，四肢關節痛，腰酸痛者效果較好，在瑞麗用此方已有100多人，均有明顯效果。

來源　獻方人：雲南省瑞麗中民族醫院骨傷科醫師張聯和；推薦人：雲南省瑞麗市衛生局陶建兵。

配方2　雞腰子6枚、紅參12克、白朮15克、茯苓20克、甘草6克、川芎30克、當歸25克、熟地35克、防風16克、秦艽15克、獨活9克、川瓜9克、薏苡仁15克、蒼朮19克、防已9克、龜板35克、草薢9克、水浸萬年松9克、白茄根26克、脆蛇6克、續斷9克、杞子20克、大棗150克。（壯族方）

用法　用糧食酒3500毫升浸泡1個月，即可食用，每日2次，每次飲30～60毫升。

說明　本方具有益腎壯陽、舒經活血、祛風除濕、鎮靜止痛、安眠安等作用。適用於坐骨神經痛、三叉神經痛、半身不遂、風濕性關節炎等。

來源　獻方人：廣西壯族自治區北流縣隆盛鎮政府衛生室劑優華。

配方3　豬骨頭適量、青瓦木9克。（瑤族方）

用法　上二味共燉，吃肉喝湯，早晚分服，每日1劑。

說明 本方用於坐骨神經痛。如在內服上藥的同時，另可用青瓦木枝葉煎水外洗，則療效更佳。

來源 獻方人：廣西金秀縣韋鳳鳴；推薦人：廣西民族醫藥研究所瑤醫研究室莫蓮英。

肝 膿 腫

配方 肥豬肉 100 克、刺茨菇 30～60 克（鮮品）。（瑤族方）

用法 豬肉洗淨切塊，刺茨菇洗淨去外皮，共煎，取藥汁空腹服用，每日 1 劑。

說明 本方用於細菌性肝膿瘍，療效明顯。病例：郭××，女，58 歲，發熱、腹痛、嘔吐 2 天入院，醫院診斷為細菌性肝膿瘍，擬作手術切開引流，患者害怕手術而自動出院，用上方治療服 2 劑後瘡狀緩解，服 1 劑後一切正常，再用 7 劑鞏固治療，3 年未見再發。

來源 獻方人：廣西金秀縣羅香鄉李遠明；推薦人：廣西民族醫藥研究所瑤醫研究室莫蓮英。

尿路結石

配方 1 耶比裏（生雞內金）60 克、刺猬皮 100 克、奪日（蜂蜜）500 克。（赫哲族方）

用法 將刺蝟皮和生雞內金共研細末，加入蜂蜜中調和均勻，煮沸後放入防腐劑，裝瓶貯存。1 日 3 次，每次 2～3 食匙，開水沖服，服後多飲水，多活動。

說明 本方具有利尿、定痛、排石的功效。適用於泌尿系結石。

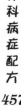

來源 獻方人：雲南省彌勒縣醫院郭維光。

配方2 耶比裹（生雞內金）、魚腦石各 100 克。（赫哲族方）

用法 將魚腦石置鐵鍋中武火煅炒，取出冷卻，和生雞內金共研細末。每日 3 次，每次 6 克，以蜂蜜 1 盅調和，開水沖服。服後多飲水，多活動。

說明 生雞肉金有通淋排石，化積開胃的功用，適用於小便於淋瀝，痛不可忍。魚腦石可以化石、通淋，為治療石淋的要藥。本方有消炎、利竅、通淋、排石的功效，主治泌尿系結石、泌尿系炎症。

來源 獻方人：雲南省彌勒縣醫院郭維光。

配方3 絲瓜嫩苗、蜂蜜各 100 克。（瑤族方）

用法 將絲瓜嫩苗搗爛，加開水過濾取汁加蜂蜜調服。一次服下，如 4 小時後無效，可再按同劑量服。每日服 3 劑為限。

說明 清利下焦，排石治痛，主治尿路佶石。注意：本方為寒性藥品，體質虛寒者慎用或禁服。

來源 《民族醫藥采風集》；推薦人：張力群。

配方4 索嘎哇（薺菜幼苗）250 克、瑪那（清油）50克、察（食鹽）適量。（藏族方）

用法 將芥菜幼苗洗淨，將清油煉至泡沫散盡，加入食鹽，迅速將薺菜傾入、炒熟做菜或單食。

說明 本方有舒筋活血，利尿通淋的功效。適用於慢性淋證、腰痛、尿頻或尿急，或小便點滴不通及腎盂腎炎之尿頻尿急等症。

來源 德格縣憚方；推薦人：四川省甘孜藏族自治州藥

品檢驗所曹陽。

配方5 西瓜或籽 15 克。（柯爾克爾孜族方）

用法 隨意生食，1 日 15 克。

說明 本主用於淋證。夏天可用西瓜代替，1 日 2 個西瓜食用，對淋病有一定的治療效果。

來源 獻方人：新疆昭蘇縣阿不都依力；推薦人：新疆伊寧市解放軍第十一醫院王學良。

配方6 四季青葉 100 克、白糖 50 克。（土家族方）

用法 用鮮四季青葉加白糖水煎內服。1 日 1 劑，3 次分服，7 日為 1 療程。

說明 本方有利濕通淋，清利濕熱作用，治尿淋。

來源 推薦人：湖南湘西州民族醫藥研究所田華詠。

配方7 苦瓜 250 克、鮮紅辣椒 100 克、味精 5 克、薑 3 克、蒜 4 克、精鹽 2 克。（拉祜族方）

用法 ①將苦瓜剖開去籽，清洗乾淨，切成指甲片。紅辣椒洗淨，剁碎；薑切絲，蒜剁成草。②把以上原料放入小盆內，加入各種調料拌勻即可食用。

說明 此方治尿道結石。

來源 獻方人：雲南省瀾滄縣飲服公司徐文；推薦人：雲南省思茅行署商業局張炳剛。

配方8 冰糖 200 克、芝麻油 250 毫升、桃仁 200 克。（朝鮮族方）

用法 先將桃仁用芝麻油炸酥，取出後同冰糖研成末，再用芝麻油攪勻，每 4 小時內服 1 匙。

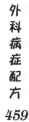

二、外科病症配方

459

說明 本方對膀胱結石、尿道結石症有效。

來源 推薦人：吉林省延邊朝鮮族自治州民族醫族醫藥研究所崔松男。

配方9 竹筍（去皮殼）120 克、車前草 120 克。

用法 水煎服，每次 250 毫升，每 2 小時 1 次，1 日 3～4 次。

說明 本方用於膀胱結石。

來源 推薦人：新疆伊寧市解放軍十一醫院王學良。

燒　燙　傷

配方1 沙棘籽油適量。（東鄉族方）

用法 內服外擦均可，外用直接塗擦患處。

說明 少棘又名醋柳、酸刺、黑刺等。沙棘籽含油 18％。沙棘油含飽和脂肪酸 11.6％、亞油酸 36％、亞麻酸 27.6％、油酸 23.1％。每百克油內還含有維生素 E 120.9 毫克、維生素 A 100 毫克，還富含維生素 K 及多種無機鹽類。據現代醫學研究和臨床應用確認，沙棘油可對抗輻射，抗病毒，增強機體活力。製成的藥物對皮膚燙傷、放射病、刀傷、凍傷、潰瘍等，具有良好的療效還能降低膽固醇，緩解，小絞痛發作，另外，還有祛痰，止咳，平喘的作用。

來源 獻方人：雲南省藥物研究所張力群。

膽　結　石

配方1 地膽 6 克、地射 5 克、蜘蛛香 5 克、隔山消 8 克、豬腳 200 克。（土家族方）

用法 燉豬腳食，食肉喝湯，次數不限。

說明 此方在土家族中應用廣泛，屢用屢驗，它具有較強清熱解毒、疏膽解鬱、活血化瘀、止痛、排石等功效。連服 7 天病情逐漸緩解。

來源 獻方人：貴州省岑鞏縣羊橋土家族鄉楊柳小學袁治乾。

配方 2 南瓜籽 50 克。（布依族方）

用法 將生南瓜籽搗爛，每日 1 劑，日服 2 次。

說明 本主用於膽結石有一定的防治作用。

來源 獻方人：貴州畢節縣楊德明；推薦人：貴州省鎮寧縣民委劉起貴。

骨　折

配方 1 同一隻雞下的蛋適量。（哈薩克族方）

用法 取雞蛋外殼適量，焙乾研極細末，裝入瓶內置陰涼處。每次取一湯勺於奶粉中加開水適量調勻沖服。

說明 本方用於骨折經久不癒，有療效。

來源 獻方人：新疆二道橋市場民族醫劉國榮；推薦人：新疆米泉縣醫院中醫科張玉萍。

配方 2 活螃蟹 20 隻、慶叉（生薑）120 克、醋 50 毫升、白酒 200 毫升。（壯族方）

用法 將蟹、薑搗爛如泥，和醋酒共煎過濾，藥汁分多次服。

說明 在骨折復位並用夾板固定後，使用本方效果更佳。

來源 獻方人：西疇縣興街中心衛生院李光員；推薦人：

雲南省文山州衛校黃正德。

腰肌勞損

配方 1　白花風不動 50 克、豬小蹄 1 支（約 500 克）。（畬族方）

用法　先將白花風不動切碎，放入土罐內，加入 1000 毫升，文火煎取藥液 500～600 毫升，去渣，再投入切成小段的豬小蹄（連同腳趾）共煮，至豬肉爛熟，即可食肉喝湯。每月 1～2 次。

說明　本方能通筋活絡，強壯筋骨，用於腰肌勞損。

來源　獻方人：福建省霞浦城關嶺頭醫療站鐘馬貢；推薦人：福建霞浦縣衛生局孔慶洛。

配方 2　窩裏喇孩（通血香）根和藤 15～20 克、牙吧拿茇（老母豬掛麵）根 15～20 克、欺呢仁（雞血藤）15～30 克、包穀酒 500 毫升。（哈尼族方）

用法　取前 3 味藥洗淨，切片曬乾，放入陶壺或玻璃瓶裏，加包穀酒浸泡 7 天後服用。每日早晚各 1 次，每次 5～15 毫升。

說明　本方能通經活絡、涼血散瘀、行氣止痛、強身健骨的功能，多用於治療腰肌勞損，風濕骨痛，腰腿酸痛等症，哈尼族民間常作為保健藥酒服用。

來源　獻方人：中國醫學科學院藥用植物資源開發研究所雲南分所里二；推薦人：郭紹榮。

配方 3　代要丁（籽籽花根）30 克、糯利（豬腰花）1 個、審格勞（胡椒）7 粒、給木（鹽）少許。（佤族方）

用法 取籽籽花根洗淨，剝掉皮層，與豬腰花一起剁成肉泥，放入碗裏，加入胡椒（搗細）、少許水，再加鹽調勻，隔水燉至熟透食用。每日1劑。

說明 本方主治腰肌勞損，有較好療效，經多人臨床應用，患者用3劑可獲效。

來源 獻方人：雲南民族學院統戰部郭大昌。

配方4 細跌打30克、大跌打25克、胡椒3粒（搗細）、包穀酒250毫升。（佤族方）

用法 取細跌打、大跌打根洗淨，切段或切片，加入胡椒搗爛混均放入玻璃瓶或陶壺裏，加入包穀酒250毫升，浸泡3～5天後可飲用。每日早晚各服1次，每次5～15毫升。服藥後取藥酒少許於手掌心按摩患處。

說明 本方有舒筋活絡、散瘀止痛的功效，常用於勞動過度腰肌勞損酸痛、跌打損傷等症。

來源 獻方人：雲南瀾滄縣東朗鄉大林窩村鐘六金；推薦人：中國醫學科學院藥用植物資源開發研究所雲南分所郭紹榮。

配方5 龍骨刺、穿山龍各15克，黃花子20克，豬腳1個老酒100克。（畲族方）

用法 前3藥與豬腳共燉，服前加入老酒，食豬腳喝藥液。孕婦忌服。

說明 本方對治療腰肌勞損效果甚佳。深受廣大畲鄉群眾歡迎。

來源 獻方人：福建省霞浦縣畲族老名醫藍石蘭；推薦人：福建霞浦縣醫藥公司劉熾榮。

二、外科病症配方

創傷潰瘍不癒

配方 1 鮮金銀花藤60克（乾品減半）、豬大腸500克。

用法 將金銀花藤洗淨切段，加入洗淨的豬大腸同煮至爛，去渣，吃腸喝湯。

說明 金銀花藤即忍冬藤，根據《本草綱目》記載「治一切風濕氣及諸腫毒，痛疽疥癬，楊梅惡瘡，散熱解毒」。用本品配豬大腸燉服治療慢性下肢潰瘍，確有效驗。病例：潘××，男，成人，農民，患者小腿生膿瘡，經青黴素和中藥治療後膿瘡結痂，疤痕呈烏黑色，一經碰傷，潰瘍如初，1969年4月潰瘍又發，服上藥3日潰瘍收口，一星期創口癒合，傷疤呈紅白色，至今未發。

來源 摘自《黃岡地區中草藥彙編》；推薦人：湖北省蘄春縣李時珍中醫藥研究所梅全喜。

配方 2 田雞肉 400克，花椒粉、鹽各6克，豬油1000克。（傣族方）

用法 田雞肉、花椒、鹽醃漬曬乾後，上籠回軟，入油鍋炸黃食用。

說明 本方能滋陰補虛，對肌瘡毒有特效，尤春在初發時療效更佳。

來源 獻方人：雲南路南石林賓館代鋒坤；推薦人：雲南省飲食服務學校任惠康。

配方 3 田雞20隻、鮮三七花16朵，菜心12棵，雞蛋清1個，上湯400克，蔥段、薑絲、料酒各25克，鹽15克，豬油1000克，水粉30克，胡椒粉2克。（壯族方）

用法 田雞取腿去皮和骨折後碼味上漿。先用低溫油把菜心劃過，再用稍高的油溫把田雞腿肉滑過；鍋中留油少許煸香蔥薑注入高湯調成鹹鮮味，倒放田雞腿肉和三七共煸炒，用焯過水的菜心墊底裝盤即可食用。

說明 田雞味甘涼，營養豐富，功能補虛，清熱解毒；主治小兒赤氣肌瘡、癬瘡、熱瘡、虛勞煩熱、胃氣虛弱等。三七花清香，味甘微苦，能止各種出血，鎮痛抗炎等，主治跌打損傷，瘀血疼痛、冠心病及心絞痛等。

來源 獻方人：雲南路南石林賓館代鋒坤；推薦人：雲南小飲食服務學校任惠康。

骨 髓 炎

配方 1 雄牛股骨 1 根、胡椒 20 克、大棗 10 枚。（回族方）

用法 將牛吸骨從中間鋸斷，取出骨髓，再把胡椒，大棗依次裝入，用麵糊封口，用木柴引火，燒成炭，粉碎研末。每劑 180 克，為 1 週用量。每日 3 次，黃酒為引，開水送服。

說明 本方有壯骨、排膿、消瘍的功效。用治慢性骨髓炎、骨結核。

來源 獻方人：青海民和石煤公司鄒花梅；推薦人：青海民和縣誌編委會辦公室朱曄平。

配方 2 豬蹄 5 隻、綠葡萄根 50 克、小青龍（水龍骨）15 克、蜜通花根 100 克、龍骨 50 克、三七 15 克。（彝族方）

用法 水煎上藥去渣後，食肉喝湯，1 日 1 劑，連服數月。

說明 本方係雲南省文山州水電局衛生所任懷通之祖傳秘方，經臨床反覆驗證，效果顯著。本方有固氣回陽，散寒活血，排毒外出之功。適用於風寒濕痹所致筋絡損傷，氣血不通之骨髓炎（附骨疽）等症。病例：易光景，女，42歲，彝族家民，1970年秋，右股脛部疼痛，臥床3、4個月，難轉側，不能行立，漸而股脛部有兩個瘻管流膿液，痛牽連腰部，疼痛尤劇，呻吟不止，今醫診斷為由於局部筋絡兼有損傷，氣血不通，與邪相結，月久不散，陽氣虛弱，邪不得出，診為附骨疽，曾經送往州縣醫院診查治療，中、西、草藥盡皆服用，並經針灸、穴位注射及外科敷藥，毫無效果。後改用止方，連服30劑後，鼓邪（托膿）外出，化險為夷。本方經治130多例，有效率在95%以上。

來源 獻方人：雲南省文山州水電局衛生所任懷剛；推薦人：雲南省文山衛校楊學況、任懷祥。

配方3 豬排骨（帶肉）500克、蜜通花根50克、糯米葉50克、枇杷果根25克、水龍骨（骨碎補）10克。（壯族方）

用法 將4藥水煎濃汁放入豬排骨煮熟，食肉喝湯。1劑服2天，連服數劑。

說明 本方適用於骨髓炎、骨膜炎等症。經臨床驗證，效果可靠。

來源 獻方人：昆明軍區總醫院；推薦人：雲南省西疇縣新街骨科醫院鄭玉華、陸光星。

配方4 海馬1個，阿膠15克，芒硝50克，黃蠟150克，乳香、沒藥、血竭、兒茶各15克，母雞1隻。（黎族方）

用法 母雞去內臟存毛，將上藥裝入雞腹內，封好用黃泥外糊 1 公分厚，晾至半乾，用桑柴燒雞，先用文火後改武火，烤至雞熟，約需 3～4 小時。雞熟後剝去泥土，將藥取出研成細末備用。

說明 早晚各服 1 次，以紅糖水送服，每次 3～5 克。一般連用 1～3 個療程。

來源 《民族醫藥采風集》；推薦人：張力群。

配方5 活甲魚 1 條。（京族方）

用法 將活用魚用刀刺死，用注射器吸甲魚血，往瘻管裏注滿為止，幾天後即癒。

說明 此法治慢性骨髓炎瘻管、寒性膿瘍有特效。

來源 《民族醫藥采風集》；推薦人：張力群。

三、婦產科病症配方

習慣性流產

配方1　雞蛋 1 個、艾葉 30 克。（壯族方）

用法　雞蛋兩頭用針刺通後和艾葉共煮熟後吃雞蛋。每天 1 個，連服 7 天，以後每月服 1 次。

說明　本方歸肝、腎、脾經，有濕經止痛、散寒除濕、止血安胎之功效。主治腹中冷痛、虛寒性月經過多、崩漏、妊娠下血、痛經、宮冷不孕、胎動不安等，經民族民間醫生應用於病人後，確實有效。

來源　獻方人：雲南西疇縣興街中心衛生院李光員；推薦人：雲南文山州衛生學校楊學況、任懷祥。

配方2　白花虎掌草 25 克、雞蛋 3 個、紅糖 30 克。（彝族方）

用法　將白花虎掌草水煎調雞蛋及紅糖服，1 天 3 次，連服 3 日。

說明　本方係雲南省馬關縣八寨馬主彝族驗方。經臨床反覆驗證，療效顯著。本方有清熱涼血止血之功，適用於流血不止，胎動不安，腰腹墜脹隱作刺痛等症。典型病例：馬關縣八寨後街陳××，妊娠 6 個月，1970 年 3 月出現陰道大流血，出血量約 300 毫升，經婦科檢查：陰道有血塊，宮口已開三指，診斷為「妊娠中期不可避免流產」。經中、西醫處理，療效不佳。後請鄉民族醫生會診，用上方治療後，流

血即止。休息兩天後出院。復查，除自覺無力外，胎兒發育正常。後追訪此人，生了一子。本方治 300 多例流產病人，均有 95% 的病人保住胎。

來源 獻方人：雲南省文山衛校任懷祥、楊學況；推薦人：雲南省文山州藥材公司梁應光；西疇縣興街中心衛生院李光員。

配方3 阿膠 10 克、糯米 100 克、益母草 20 克。（壯族方）

用法 先將益母草水煎至沸過濾，放入糯米煮粥，臨熟前入阿膠末 10 克，和勻食之，每日早晚服食，連服 3 日。

說明 本方養血安胎，滋養補益，壯族民間應用很廣，效果可靠，對於婦女氣血兩虛，月經不調以及虛證患者均可運用。

來源 獻方人：雲南省文山州藥檢所李東河；推薦人：雲南省文山州藥檢所王永發、甘平原。

配方4 鯉魚 1 尾、阿膠 30 克、糯米 60 克、加陳皮食鹽少許。（土家族方）

用法 將鯉魚剖開去腮鱗和內臟，糯米用清水泡 4 小時後撈起，合阿膠、陳皮、食鹽一同放入魚腹內蒸熟服用。

說明 鯉魚有開胃健脾，利水消腫的功能。鄂西地區民間常用單味燉湯服食安胎；阿膠補血止血，以防胎動出血；糯米補脾胃，溫中，以助養胎之。

病例：杜某，女，31 歲，農民，孕月，勞動中慎跌倒致胎動下血（量不多），腰酸來診，囑臥床休息，並服用上方 1 劑，諸症悉除。

來源 獻方人：湖北恩施醫專科學校趙敬華。

三、婦產科病症配方

469

配方5 蓮子 40 克、豬肚 160 克。（水族方）

用法 將蓮子用開水浸泡，剝皮去心，入鍋同燉熟，放鹽，每日 1 劑，每日服 3 次，吃肉喝湯。

說明 本方具有溫經益腎、滋補壯骨等功效，在布依族、水族中應用廣泛，很有效，有千金不傳不說，主要用於婦女習慣性流產。

來源 獻方人：貴州省三都縣大河鄉水族陳明德；推薦人：貴州省鎮寧縣民委劉起貴。

配方6 藿香末 10 克、續斷末 10 克、巴巴葉末 10 克、胎盤 1 個（男孩，第一胎）、紅糖 150 克。（白族方）

用法 胎盤剁細，加入藥末和紅糖、調勻，燉服或炒服。

說明 服藥期間嚴禁房事，懷孕後每月服藥 1～2 次，連續服 6 個月。孕期嘔吐嚴重者可加砂仁、生薑 10 克；寒氣重者加胡椒粉 3 克；若無胎盤可用豬肉代替。此方可治療習慣性流產，還可以治療氣血虛弱的痛經、頭痛、產後乏力等症。

來源 獻方人：雲南省大理市康復醫院許服疇家傳方。

配方7 豬肉 100 克、五托蓮 30 克。（瑤族方）

用法 豬肉洗淨切塊，配五托蓮共燉，吃肉喝湯，每日 1 劑，連服 7～10 劑後改為每週服一劑。持續至妊娠 4～5 個月為止。

說明 在治療過程中應注意營養，防止過度勞動，嚴禁性交，注意多休息。如金××，女，32 歲，曾反覆流產 3 次，多於妊娠 20 週內發生，第 4 次妊娠確診後，按上法服用，堅持到妊娠等 6 個月底。最後足月分娩一正常女嬰。

來源 獻方人：廣西金秀縣趙秀英；推薦人：廣西民族醫藥研究所瑤醫研究室莫蓮英。

先兆流產

配方1 荷葉 1 張（大的 1/2 張）、鐵稱陀 1 個。（瑤族方）

用法 荷葉洗淨與鐵稱陀共水煎，取藥水內服。一般整個妊娠期服用 2～3 劑即可。

說明 此方為祖傳秘方，獻方者自幼行醫 30 多年，用此方治好患者無數，均服用 2～3 劑即可。在整個孕期中，若發生腹痛等流產或早產先兆，均可應用此方。

來源 獻方人：廣西金秀縣三江鄉黃秀娥；推薦人：廣西民族醫藥研究所瑤醫研究室莫蓮英。

配方2 擺罵嘿哈麻（白茄子葉）500～1000 克。（傣族方）

用法 將白茄子葉放入鍋中，加水 3000～4000 毫升，煮沸 20 分鐘後撈出茄子外洗，每日 1 次。

說明 本方對神經性水腫，營養不良性水腫，妊娠水腫均有療效。病例：高××，女，26 歲，妊娠 228 天，兩下肢水腫明顯，用本品煎洗浸泡患肢 4 次，水腫明顯消退。

來源 獻方人：雲南西雙版納州民族醫藥研究所康朗臘；推薦人：雲南西雙版納州民族醫藥研究。

配方3 鮮鯉魚 200 克、銀耳 10 克。（壯族方）

用法 上方加油及少許鹽共燉食，每日 1 劑。

說明 本方為壯族民間常用方，對消除水腫療效確切。

來源 獻方人：廣西民族醫藥研究所何最武。

配方4 鮮鯉魚 500 克、赤小豆 200 克、陳皮 10 克、蒜頭 1 個。（瑤族方）

用法 上方加水適量共燉，吃肉喝湯，每 1～2 日 1 劑，每劑分 2～3 次服完。

說明 本方為瑤族民間常用方，對妊娠水腫效果很好，如合併有血壓增高，應配合其他降壓治療。

來源 獻方人：廣西金秀縣黃秀峨；推薦人：廣西民族醫藥研究所瑤研究室莫蓮英。

妊娠惡阻

配方1 女兒紅（瓜子金）50 克、茅根 15 克、雞蛋 2 個。（土家族方）

用法 先將上藥水煎，再將煮熟的雞蛋去殼放入藥汁內再煮沸。蛋可食、湯內服。1 日 1 劑，2 次分服。

說明 女兒紅能通絡活血、益精補氣，白茅根能涼血通經續筋，補益中氣。本地民間用該方治療妊娠嘔吐取得較好療效。以上諸藥並用，具有通經活絡，補益中氣達到解除妊娠嘔吐之功。

來源 獻方人：湖南鳳凰縣新場鄉衛生院；推薦人：湖南湘西州民族醫藥研究所田華詠。

配方2 鯽魚 1 條、砂仁 3 克。（赫哲族方）

用法 鯽魚剖腹洗淨後，塞入砂仁，用豆粉封口，放碗內加蓋，蒸熟，次數不拘。連吃 3～5 劑。

說明 妊娠嘔吐，是某些婦女懷孕初期的一種常見表現。本方有調理胃腸功能的作用，對於妊娠嘔吐療效滿意；一般連服 7～10 天即見效。

來源 獻方人：雲南省彌勒縣醫院郭維光；推薦人：雲南省藥物研究所張力群。

胎動不安

配方1 雞蛋1個、苧麻根3寸。（瑤族方）

用法 取拇指頭大苧麻根3寸，洗淨切片，與雞蛋共水煎服，每日1劑。

說明 此方為臨床驗方，曾治療多例，均用於藥7～10劑能獲效。

來源 獻方人：廣西金秀縣瑤醫門診部金源生；推薦人：廣西民族醫藥研究所瑤醫研究室莫蓮英。

配方2 行讓（元麻）100克、童母雞1隻、糯米50克。（普米族方）

用法 雞去頭足翅膀肚雜，剁成塊與元麻肉於砂罐內煮2小時，放入糯米再煮1小時放鹽肉米湯同時服用。一般1劑見效。

說明 元麻有清熱利水，止血安胎功能。本人用上方醫治8例，治癒7例。

來源 獻方人：雲南省蘭坪縣畜牧局王祖興。

胎盤滯留

配方1 綿羊血100克、食醋適量。（蒙古族方）

用法 用注射器將綿羊耳內靜脈血抽出100克，再把食醋放入攪勻，每日服3次。

說明 本方在牧區民間流傳很久。對胎盤滯留效果顯著。

來源 獻方人：內蒙古東烏旗沙麥蘇木衛生院巴音巴圖；推薦人：內蒙古哲里木盟蒙醫研究所楚古拉。

配方2 蛇蛻1個。（鄂溫克族方）

用法 將蛇蛻燒灰研末，用100克開水沏後溫服。每日服3次。

說明 蛇蛻性味甘鹹平。有催生功效，用其治胎盤滯留。

來源 獻方人：內蒙古鄂溫克旗醫院烏雲花；推薦人：內蒙古哲里木盟醫研究所楚古拉。

配方3 灶心土50克、糧食酒300毫升。（彝族方）

用法 取灶心土50克，放入糧食酒中泡後每次飲15毫升。

說明 過去農村婦女生孩子，胎盤不下用此方治效果很好。如果胎盤不下需連服至胎盤下為止。此方這祖傳秘方。

來源 獻方人：雲南峨山縣小街鎮永昌辦事處醫生柏天德；推薦人：雲南峨山縣飲服公司柏聯生。

產後子宮收縮無力

配方 胡椒20克、乾薑20克、鴿子1隻。（白族方）

用法 胡椒、乾薑研為細粉，宰鴿去內臟腳爪，剁細為泥，加入乾薑麵，用氣蒸熟，食前放入胡椒麵，鹽調味，趁熱即食。

說明 白族拉瑪人用胡椒乾薑蒸鴿肉，治療產後子宮收縮不良，產後體弱，胎衣不下，痛經，各種虛寒性腹痛。

來源 雲南省蘭坪白族普米族自治縣衛生局和勝收集整理；推薦人：關祥祖。

產後瘀血腹痛

配方 1 散血草 15 克、鐵掃把（夜關門）10 克、雞蛋 5 個。（土家族方）

用法 將上藥焙乾研末，雞蛋去殼和藥粉調勻後放入鍋內，與少許植物炒熟即內服。1 日 1 劑，分 3 次服完。

說明 散血草有活血祛瘀作用。

來源 獻方人：湖南湘西龍山縣貓兒鄉姚紹紳；推薦人：湖南湘西州民族醫藥研究所田華詠。

配方 2 雞蛋 3 個、紅糖 30 克、米酒 20 毫升、胡椒 5～7 棵。（拉祜族方）

用法 鍋置旺火上，注入清水 600 毫升，放入米酒、紅糖燒沸，撇去浮沫，蛋液，煮 3～5 分鐘，加入胡椒粉，盛入碗中，趁熱吃。

說明 此方是拉祜族的民間單方，具有除產婦瘀血，催乳汁等功效。

來源 獻方人：雲南省瀾滄縣飲服公司徐文；推薦人：雲南省思茅行署商業局張炳剛。

配方 3 情稍（雞肉）500 克、九子連環草 20 克。（蒙古族方）

用法 用雞肉 500 克，九子連環草 20 克，合燉爛熟後，可分 3 次服食。

說明 本方有鎮痛消炎、化痞除瘀、順氣散寒、解毒等作用，是治產後瘀血腹痛等症有效方。

來源 獻方人：四川涼山州蒙古族毛志銀、王文藝；推

薦人：四川涼山州民研所阿子阿越。

產後宮縮腹痛

配方 1 羊肉 200 克、乾薑 20 克。（蒙古族方）
用法 2 味放鍋裏加適量水煮熟，挑去薑，喝湯吃其肉。
說明 無病成山羊肉為尤，現用現煮，食用瘦肉為好，以免油膩大而產婦腹瀉。
來源 獻方人：內蒙古科左右旗阿古拉蘇木衛生院哈束；推薦人：內蒙古哲里木盟蒙研究所那木吉拉。

配方 2 的吾（草果）6 克、尖瑪（胡椒）6 克、只（酒）50 毫升。（彝族方）
用法 將草果，胡椒研細放入酒中，加溫服用，忌酸冷食物。
說明 上方對產後婦女有活血散瘀，溫中祛寒功能，腹痛患者用藥 1 劑，1～2 小時後疼痛消失，本人臨床醫治 56 例，治癒 56 例。
來源 獻方人：雲南省蘭坪縣拉井鎮掛登辦事處羅中坪社沙文華；推薦人：雲南省蘭坪縣畜牧局王祖興。

配方 3 補育（綠五加）40 克，草果、胡椒各 5 克，燒酒 50 毫升。（彝族方）
用法 先用水 200 毫升煮綠五加至 50 毫升去渣，放入酒、草果、胡椒麵煮沸後飲之。
說明 綠五加有舒筋活絡，祛瘀生新功能，此方對產後婦女確有奇效，其他民族生小孩叫坐月子，要休息 1 個月才能恢復，而彝族婦女只休息 7～8 天就下地勞動，並且身體很

健康。本人臨床醫治 29 例，均無 1 例患產後的腹痛病。

來源 獻方人：雲南省蘭坪縣拉井鎮掛登辦事處羅中坪社沙文才；推薦人：雲南省蘭坪縣畜牧局王祖興。

配方4 雞蛋 1 個、走馬風 15 克、紅絲線 15 克、桂皮 15 克、炮薑 20 克。（瑤族方）

用法 上方共燉，吃蛋喝湯，每劑分 2～3 次服。

說明 本方為經驗方，藥性偏熱，故有熱證者勿用。

來源 獻方人：廣西金秀縣黃元官；推薦人：廣西民族醫藥研究所何最武。

配方5 雞蛋 1 個、黑心薑 15 克。（瑤族方）

用法 將黑心薑洗淨搗溶，與雞蛋共煮服，每日 1～2 次。

說明 黑心薑味苦辛、性溫，有祛風除濕，消腫止痛之功。本方對風濕痛、頭風痛、胸脇亦有效。該方為瑤族民間廣為流傳。

來源 獻方人：廣西金秀縣譚玉芳；推薦人：廣西民族醫藥研研究所瑤醫研究室莫蓮英。

配方6 當歸 30 克，生薑 15 克，羊肉 250 克，鹽、味精各適量。（回族方）

用法 將羊肉和生薑洗淨切成塊，同當歸入鍋內，加水適量共煮熟，吃肉喝湯。

說明 本食療方適用於產後腹痛、血虛頭暈、身體虛寒腹痛、面色蒼白、腰痛、血枯經閉等症。

來源 獻方人：青海省民和縣誌編委會朱曄平。

配方7 苦洛巴（錦葵）60 克、飄史（豬肉）100 克。

（普米族方）

用法　將肉煮漲後放入錦葵，煮 2 小時放鹽、胡椒服用，錦葵為鮮品，現採現用。

說明　上方對婦女產後瘀血或宮縮引起的腹痛、有較好的治療效果，本人此方治 16 例，治癒 16 例，病例李香花，57 歲，1970 年產後腹痛難忍，經服藥 1 劑治癒。

來源　獻方人：雲南省蘭坪縣拉井鎮桃樹辦事處石板社熊貴寶。推薦人：雲南省蘭坪縣畜牧局王祖興。

配方8　雞蛋 1 個、黑心薑 15 克、馬連鞍 10 克。（瑤族方）

用法　先淨黑心薑，馬連鞍煎水，取藥液煮雞蛋服，每日 1～2 劑。

說明　黑心薑味苦辛，性溫，有祛風除濕，消腫止痛之作用。馬連鞍味苦微甘，性涼，具清熱解母之功，民間常用於胃痛等疾病的治療。兩藥合用，溫涼互補而性平，止痛作用加強。馬連鞍有小毒，用量不必太大，一般 10～15 克為宜。

來源　獻方人：廣西金秀縣譚玉芳；推薦人：廣西民族醫藥研究所何最武。

配方9　胡椒粉 6 克、紅糖 30 克、雄雞 1 隻、鹽適量。（土家族方）

用法　宰雄雞 1 隻，取熱雞血加入胡椒粉、紅糖攪勻，趁熱內服；雞肉燉爛放少許食鹽，服食，2～3 天服 1 次。

說明　本方在民間廣泛流傳，經臨床反覆驗正，具有可靠的療效。（服用本方須禁房事百日）。如患者劉××，34 歲，住常德市鼎城區，於 1992 年 5 月間，產後未足月性交後

發生小腹脹痛，面部浮腫，精神疲倦，不欲飲食。用此方兩次治癒。

來源 獻方人：湖南省慈利縣中醫院康小娥；推薦人：湖南省常德市第一民醫院姜淑華。

惡露不淨

配方 1 白米 60 克，芋頭 150 克，香油、鹽、味精各適量。（土家族方）

用法 將白米淘洗乾淨，芋頭去皮洗淨，切成小塊，放入鍋內，加水文火煮成粥，服用時放佐料，1 劑服 1～2 天，次數不限。

說明 適用於婦女產後惡露不淨，大便乾燥難解。具有散結、寬胸、下行的功效。

來源 獻方人：青海省民和縣誌辦公室朱曄平。

配方 2 慶現（薑黃）6 克、寇挪（大米）100 克。（壯族方）

用法 先將薑黃、大米用清水洗淨，然後加水煮成粥，喝粥（隨喝）。

說明 本配方薑黃歸肝、脾經，性味：辛、苦、溫。有破血行氣，通經止痛之功效。用於治療血瘀氣滯的多種證候，對產後惡露不盡有顯著療效。壯族民間用於產後驅風濕。粥，營養豐富，且易消化，除含有大量的澱粉外，還含有蛋白質、脂肪及各種維生素和微量元素。

來源 獻方人：雲南西疇縣興街中心衛生院李光員；推薦人：雲南文山州衛校楊學況。

配方 3 牛蒡膀子 40 克、青陽參 20 克、益母草 40 克、羊肉 250 克。（普米族方）

用法 先淨羊肉煮漲後放藥，同煮 4 小時，放鹽、食肉、喝湯。

說明 上方對婦產流產或刮宮後惡露不盡患者，服此方 1 劑即可治癒，本人臨床醫治 14 例，治癒 14 例，嚴禁在銅器內煮藥。

來源 獻方人：雲南省蘭坪縣醫院和世勳；推薦人：雲南省蘭坪縣畜牧局王祖興。

產後乳少

配方 1 薑雜（青陽薑）塊根 200 克、雞肉 500 克。（基諾族方）

用法 雞去毛，取出內臟，洗淨，砍成小塊，採挖青陽薑根鮮品，洗淨，砍成小節，與雞肉一起放入鍋裏，加水適量，食鹽少許燉煮至熟爛食用。每日 1 次，3～7 次即可。

說明 本方為基諾族民間經驗方，有滋補，催乳的功能。適用於產婦缺乳或乳汁及少者，服用此方 3～7 劑可獲得較好療效忌酸、冷、辣、辛食品。

來源 獻方人：景洪縣基諾鄉傑譯；推薦人：中國醫學科學院藥用植物資源開發研究所雲南分所郭紹榮、里二。

配方 2 灰菜籽 10 克、紅皮雞蛋 1 個。（蒙古族方）

用法 灰菜籽，雞蛋同置於鍋中，加適量水煮沸，雞蛋煮熟停火。趁熱吃雞蛋喝湯，早晚食用。

說明 本方在民間廣泛流傳。對缺乳有顯著效果。

來源 獻方人：內蒙古哲里大盟蒙醫研究所楚古拉；推

薦人：內蒙古哲里木盟蒙醫研究所楚古拉。

配方3 奶漿藤迭打根 100 克、母雞 1 隻（重約 1500 克）、調味料適量。（拉祜族方）

用法 將雞宰殺去毛、去腸肚、洗淨切塊，奶漿藤迭打根洗淨放入鍋內同煮，食時放調味料，佐餐而食。

說明 民間單方，主治產後缺奶，一般第 2 天見效。

來源 獻方人：雲南省思茅縣科學技術委員會蘇寬信；推薦人：雲南省思茅行署商業局張炳剛。

配方4 鮮河蝦 200 克、甜酒汁 250 毫升。（土家族方）

用法 將新鮮河蝦洗淨，用甜油汁煎河蝦，蝦和湯熱服。1 日 1 劑，分 3 次口服，2～3 劑見效。

來源 獻方人：湖南湘西永順縣土家族民間方；推薦人：湖南湘西州民族醫藥研究所田華詠。

配方5 花生米 200 克、牛鼻子 2 個、食鹽適量、蔥適量、薑適量。（回族方）

用法 牛鼻子用 80°熱水燙透，拔去根毛，清洗乾淨，將牛鼻放入鍋中煮 2 小時，起鍋撈出改為大片，回入鍋中，將花生米撿去雜物，淘洗乾淨，與牛鼻同煮 2 小時，加入蔥薑煮。煮至熟即可食用。

說明 養血益陰，產婦通乳，適用於產婦乳少，停乳等症。牛鼻滑潤，而汁鮮美佐飯。

來源 獻方人：雲南省昆明市回族特級廚師馬允勤。

配方6 鯰魚 250 克、雞蛋 2 個。（朝鮮族方）

用法 將鯰魚去內臟洗淨後放進鍋，加雞蛋煮湯，連續

服用。

說明 本方中鯰魚具有下乳、利尿的功效。本方對缺乳具有較好的療效。

來源 推薦人：吉林省延邊朝鮮族自治州民族醫藥研究所金應燮。

配方7 麻蜜（樹鳳梨）幼嫩果50克、蓋咪（母雞）1隻、哥（食鹽）少許。（傣族方）

用法 將樹鳳梨幼果表洗淨切片，加雞肉燉服，隔日1次。

說明 樹鳳梨含脂肪油，表皮含樹脂及異葉菠蘿蜜環黃酮素。雞肉溫中，益氣、補精、添髓。傣族民間常用於產後催乳汁和調補氣血，經臨床49例產婦應用，療效十分可靠，除此以外本方還有消腫解毒等作用，無副作用，很受患者歡迎。

來源 獻方人：雲南省西雙版納州民族醫藥研究所康郎臘；推薦人：雲南省西雙版納州民族醫藥研究所李朝斌。

配方8 鯉魚、爬貢（豬腳）。（藏族方）

用法 取鯉魚1條和豬腳1隻各分別清燉、早上服魚湯，晚上服豬腳湯。

說明 本方治產後乳汁少有效。如產婦余××，於1990年1月1生產第一胎，產後3天無奶，經服用上方1劑，有明顯的奶溢。

來源 獻方人：藏醫院婦產科醫師余紅珍；推薦人：迪龐大晉美。

配方9 卓瑪（人參果）50克、帕松梯（豬蹄）1支。

（藏族方）

用法 分別將人參果，豬蹄洗淨，置砂鍋中，加水適量，食鹽少許，用文火煎熬至豬蹄之骨肉易分離為止。分 2 次服完，早、晚各 1 次。

說明 此方有補虛通乳的功效。適用於產後體弱，奶汁不足的產婦。藏族聚居的農區使用較普遍。

來源 康定地區民間方；推薦人：四川省甘孜藏族自治州藥品檢驗所曹陽。

配方 10 沙參100克、黃花菜50克、豬前腳1支。（侗族方）

用法 沙參洗淨，豬前腳 500 克，燒後洗淨，切成 20 克左右塊，煮熟後加入沙參、黃花菜同煮爛，加入適量的調味品，即可食用。

說明 沙參，甘平微寒。有清熱補虛，降氣定喘；黃花菜，甘寒。清熱消腫、止腫、利水之功效。是侗族民間產後無乳常用的單方，連服 1～2 劑，即有效。

來源 獻方人：湖南黔陽縣群豐鄉東風村向碧英；推薦人：湖南懷化地區精神病醫院王在興。

配方 11 麻豹（椰子）1 個、豬肉 200 克、外亮（紅糖）50 克。（傣族方）

用法 取新鮮成熟果子，削淨外皮層，留中果厚纖維層，用刀砍去 1 頭頂端至內果胚乳處，留汁，將剁細的豬肉及紅糖裝入子房腔，蒸 2～3 小時（蒸時勿將椰汁倒潑），起鍋趁熱服，隔日 1 次。

說明 椰子果肉含油量 60～65 ％，油中含游離脂肪酸，羊油酸，棕櫚酸等多種成分，適用於婦女產後身體瘦弱、無

奶等症。如王××，女，28歲，產後33天，身體消瘦，奶汁少。取本方服1次後，奶汁開始增多，服3次後奶汁充裕，體重增加2公斤。

來源 獻方人：雲南省西雙版納州民族醫藥研究所康朗臘；推薦人：雲南省西雙版納州民族醫藥研究所李朝斌。

配方12 黃花菜50克，瘦豬肉100～200克，醬油、豆粉、鹽、味精各適量。（土家族方）

用法 將黃花菜、瘦豬肉洗淨，一起放在砧板上，用刀剁成肉醬，加入佐料，攪拌均勻，放入碟內攤平，然後放入蒸鍋內，隔水蒸熟即成，可佐膳，1劑服1～2天。

說明 功能補腎強筋、舒經活絡。適用於產婦乳汁減少，腎虛腰痛，耳鳴等疾患。一般病例，服用3～5天，即見效。

來源 獻方人：青海省民和縣誌辦公室朱曄平。

配方13 綿羊肉250克、母豬蹄2支。（蒙古族方）

用法 上方粗切共放入砂鍋內加水適量。用文火燉爛熟後調味服用。每天1次，連服7天為1療程。

說明 《長壽奧秘》謂：「綿羊肉性溫。味甘，具有開胃健力，通乳治帶等功效。」《本草圖經》謂：「豬蹄行婦人乳脈，滑肌膚，雲南寒熱。兩物配食用治產後缺乳有效」。

來源 獻方人：內蒙古蒙藥製廠明根。

配方14 莜（燕麥麵）100克左右、仔雞1隻。（彝族方）

用法 先以冷水或開水將燕麥面調成乾濕適度，再用手將其搓成多個小團，與已剖洗乾淨的仔雞共燉熟後分次服食。若無仔搓成多個小團，與已剖洗乾淨的仔雞共燉熟後分

次服食。若無仔雞，加鹽或糖類也行。

說明 本品是彝族主食糧中高級營養品之一，含有蛋白、糖、維生素等多種物質，營養極為豐富，能使產後乳汁多。故彝族民間對人畜產後乳汁不夠，都以此餵食，有產乳汁，強身壯體作用。

來源 獻方人：四川涼山會理阿衣莫優作；推薦人：四川涼山州民研所阿子阿越。

配方 15 古噸根 100 克、牛肚子果樹尖 100 克、雞肉 150 克、冰糖 50 克、草果籽 4 粒（舂成麵）、鹽巴適量。（布朗族方）

用法 將古噸根、雞肉入鍋煮粑後，再把牛肚子果樹尖、冰糖放入鍋內，煮 5 分鐘後起鍋趁熱吃。

說明 每天 1 次，2 天見效。

來源 獻方人：雲南省瀾滄具賓館白菜恩、王小里；推薦人：雲南省思茅地區商業局張炳剛、張祖仁。

配方 16 芭蕉花 100 克、米酒 40 毫升、紅糖 100 克、雞蛋 4 個、豬油適量。（傣族方）

用法 芭蕉花洗淨切片或切絲，放清水煮沸後去渣（也可不去渣），再放米酒、紅糖，磕入蛋液，豬油熟後食之。

說明 本方是祖傳方，每天 2 次，早晚吃，連吃 3 天見效。

來源 獻方人：雲南省墨江縣飲服公司唐秀英；推薦人：雲南省思茅地區商業局張炳剛。

配方 17 地枇杷根（矮地茶）30 克、奶漿菜 30 克、豬腳爪子 1 隻。（土家族方）

用法 將新鮮矮地茶根，奶漿菜洗淨和豬腳爪同煮，熟

後去藥渣，服豬腳爪和藥湯，1日1劑，分3次口服。

說明 本方有活血、滋陰、補血通乳之功，主治婦人少乳症。

來源 獻方人：鄂西州鶴峰縣陳家聲；推薦人：湖南湘西州民族醫藥研究所田華詠。

配方18 奶漿草（地錦草）30克、豬腳爪1支。（土家族方）

用法 先將豬腳爪燉熟後加奶漿草煮沸10分鐘後，待放溫後內服。1日1劑，3次分服。

說明 地錦草性味甘，溫，無毒。能活血理氣，祛風止痛，主要用於祛瘀，消腫等。本地民間配伍豬爪燉服通乳髮乳，取得較好療效。

來源 獻方人：湖南湘西保靖縣著普戎鄉赴正康；推薦人：湖南湘西州民族醫藥研究所田華詠。

配方19 一點白100克、豬蹄1支。（土家族方）

用法 先將一點白洗淨與豬蹄燉熟，去藥渣，豬蹄及湯同服，1日1劑，3次分服。

說明 本方有補氣益精，行氣活血，通乳功能。

來源 獻方人：湖南吉藥市土家族民間方；推薦人：湖南湘西州民族醫藥研究所田華詠。

配方20 炮甲珠8克、當歸14克、川芎10克、白芍10克、熟地14克、通草8克、豬蹄2支。（土家族方）

用法 將上藥用紗布包緊，同豬蹄煮熬，待豬蹄煮熟後，去藥渣。食豬蹄和喝藥湯。1日1劑，1日3次。

說明 本方有活血通乳之功。

配方21 胡椒 25 克、豬腳 1 支。（土家族方）

用法 先將豬腳洗淨、切成小塊，燉熟，再加胡椒粉燉20 分鐘。吃豬腳喝湯。分 3 次服完。

說明 胡椒選用白胡椒為好。本方普遍應用，效果明顯。常服一付即可見效。

來源 獻方人：湖南花垣縣長東鄉打落，坪村楊秀金。推薦人：湖南湘西自治州民族醫藥研究所瞿顯友。

配方22 板黨 60 克、豬腳 1 支。（土家族方）

用法 先將豬腳洗淨加水煮沸，加入板黨，同煮，待肉爛食肉喝湯，若奶水不旺，可再服。

說明 板黨是鄂西著名的特產藥材，暢銷於東南亞各國及國內藥材市場，較之其他種類的黨參補益氣血的作用更為顯著，本地常用單味泡酒或燉豬肉吃，治療老年體虛，病後，產後的恢復，有十分明顯的作用。

來源 獻方人：鄂西自治州製藥廠湯巧雲；推薦人：湖北恩施醫學專科學校趙敬華。

配方23 羊肉1000克、當歸50克、薑10克。（回族方）

用法 將羊肉洗淨，放入砂鍋內，水濺打去浮沫，放入薑片，當歸，精鹽，大火燒開，轉微火煨煮 4 小時，食肉喝湯。

說明 羊肉、當歸，可補血益氣。健脾胃生乳，通乳等功能。

來源 獻方人：雲南省昆明市回族特級廚師馬允勤。

配方 24 茯苓 15 克、萬丈深 15 克、臭防風 15 克、青陽參 15 克、豬蹄 250 克、鹽適量。（白族方）

用法 豬蹄用土鍋煮 60 分鐘，放入藥再煮 30 分鐘，即可喝湯，每天服 4～5 碗，次日再煮，最後吃下藥渣及豬蹄。

說明 此方服後，乳汁明顯增多，產婦食慾增進。經筆者臨床運用此方加甲珠、犬豪 豬刺還可以治療急慢性乳腺炎。

來源 獻方人：雲南大理市白族民間醫生劉福漢；推薦人：雲南省大理市康復醫院許服疇。

配方 25 棉芪 30 克、當歸 24 克、白芷 15 克、通草 4.5 克、豬蹄 7 個。（水族方）

用法 先將豬蹄煮熟，取湯與它藥同煎，食豬蹄喝湯，每日 1 劑，連食數日。

說明 可治各種缺乳，為民間流傳的良效驗方，治療 200 餘例，均獲良效。

來源 摘自《土單驗方選編》；推薦人：雲南省富寧縣衛生防疫站陳遠瓏。

配方 26 針金菜根 250 克、的母腳（鮮豬腳）1 支。（壯族方）

用法 均用鮮品將藥洗淨以豬腳共煮就分次服，忌酸冷，連服無副作用。

說明 本方治療產婦無奶水效佳，1 劑見效，在民間流傳，百年不衰。

來源 獻方人：雲南文山麻栗坡雷家慶；推薦人：雲南文山州醫院雷翠芳。

配方 27 板栗 50 克、山藥 50 克、豬腳肉 100 克、樹瓜 120 克、調料若干。（壯族方）

用法 把上述藥物全都燉熟，再加調料若干即可食用。

說明 本方有溫中下乳之功，適用於產婦缺乳。

來源 獻方人：雲南省文山縣平壩石洞門下卡陳顯鵬；推薦人：雲南省文山州衛生學校學生陳達旺。

配方 28 豬腳 1 對、土黨參 250 克、小牛肚子果（菠蘿蜜）2 個、鹽適量。（景頗族方）

用法 將豬腳去毛洗淨，土黨參洗淨去心，小牛肚子果去皮切片，然後把豬腳煮 2 小時，爛後把土黨參、小牛肚子果、食鹽加入再煮 30 分鐘，便可食用。

說明 此方有甘平補中益氣、潤肺生津、催乳的作用。用於產後缺乳有效。

來源 獻方人：雲南省瑞麗市民族醫院草醫科醫生梅普都（景頗族）；推薦人：雲南省瑞麗市衛生局陶建兵。

配方 29 萬丈深 60 克、豬腳 300 克。（白族方）

用法 先將豬腳燒洗乾淨，同燉於砂罐內 4 小時，放鹽生薑，食肉藥喝湯。忌花椒。

說明 萬丈深有健脾溫中，調經活血，催乳功能。此方對產後婦女乳汁不足，連續服用 2 至 3 劑治癒，本人臨床醫治 23 例，顯效 18 例。萬丈深鮮用效果大於乾品。

來源 獻方人：雲南省蘭坪縣畜牧局王祖興。

配方 30 魯米白的安（洋茴香）10 克。（維吾爾族方）

用法 水煎服，每日 2 次。

說明 本方民間常用於婦女產後乳汁過少或乳汁不下。

來源 摘自《維吾爾藥誌》；推薦人：新疆烏魯木齊市中醫院李文富。

配方 31 豬腳 1 支（前腳有七孔者佳，無孔者不用）、炮甲珠 16 克。（水族方）

用法 燉食，1 劑食 2 天，次數不限。

說明 此方具有滋補氣血，舒筋活絡，通乳等作用，一般病例，連吃 3 支即見效。

來源 獻方人：貴州省惠水縣高鎮水族楊泉明；推薦人：貴州省鎮寧縣民委苗族劉起貴。

配方 32 花生米 60 克、黃豆 60 克、豬蹄 500 克。

用法 將花生米、黃豆、豬蹄一同燉爛，加少量食鹽及草果仁粉，空腹食，1 日 2 次。

說明 花生米含蛋白和油脂；黃豆主能健脾寬中、潤燥消水；豬蹄味甘鹹平，能補血能乳。三藥同煮，治產後體虛缺乳優佳。

來源 獻方人：雲南省瑞麗市民族醫院中醫科主治醫師謝金昆；推薦人：雲南省瑞麗市衛生局陶建兵。

配方 33 黨參 50 克、豬腳 1 支。（傣族方）

用法 將豬腳煮熟加入黨參再煮半小時後，吃湯又吃肉。可 2 天服用 1 次，連服 5 次。

說明 民間傣族驗方，催乳作用明顯。

來源 摘自《德宏州傣族驗方》；推薦人：雲南省德宏州藥檢所段國民。

配方 34 豬蹄 200～300 克、通草 15 克。（瑤族方）

用法 豬蹄洗淨切段，與通草共燉爛食，每1～2天1劑。

說明 本方為民間廣為流傳方，臨床療效佳，產婦易於接受，對母嬰均無不良影響，母豬蹄尤良。

來源 獻方人：廣西民族醫藥研究所瑤醫研究室莫蓮英。

乳汁不下

配方1 香豆子10克、麵粉100克。（柯爾克孜族方）

用法 麵粉發酵、香豆子研粉揉於面中，火上或烤霜中烤熟即成。每日1個代飯。

說明 香豆子（又名：胡盧巴），有催乳汁不下作用，新疆許多民族用於食物中的調味劑。無毒副作用。

來源 獻方人：新疆克州辦事處瓦生江；推薦人：新疆烏魯木齊市中醫院李文富、王輝。

配方2 全蟲3克、雞蛋1個。（藏族方）

用法 將全蟲研末，雞蛋打一小洞，裝入全蟲粉。用紙糊口，再用麵粉調糊包蛋殼，在文火上煮熟後吃，每日1個，3～5個為度，即見乳汁。

說明 本方具有活血化瘀及滋補作用。主要用於乳汁不通。

來源 獻方人：青海省民和縣誌編委會朱曄平。

配方3 海蜇皮60克，萵筍200克，芝麻醬25克，麻油、鹽香醋、味精、白糖各適量。（京族方）

用法 將海蜇皮切細，用涼水浸泡後撈出擠乾水。萵筍洗淨切成細條，鹽漬15分鐘擠乾水分。二者共入盤中，加入

諸味佐料調勻即成。佐膳常食。

說明 萵筍性味甘、微苦辛。有通乳利尿的作用。《本草綱目》說它「通乳汁，利小便。」海蜇皮在民間也常用以通乳。芝麻醬補血通乳的作用也很強，諸味相合，功專通乳。對產後乳汁不通有一定輔療作用。

來源 獻方人：雲南省藥物研究所張力群。

配方4 豬腳、木瓜、山甲各適量。（壯族方）

用法 共燉服。

說明 本方在壯族人民中廣泛運用，流傳廣。本方有活血下乳、通乳的功效。主治產後乳汁不通，血瘀經閉等。

來源 獻方人：雲南西疇縣興街中心衛生院李光員；推薦人：雲南省文山州衛校黃正德、楊學況。

配方5 拔毒散10克、豬腳1支。（彝族方）

用法 將拔毒散同豬腳一起燉熟食用。

說明 拔毒散又名小黃藥，藥用全株，洗淨曬乾備用，鮮品藥量加倍。用於乳汁不通。

來源 獻方人：雲南省個舊市雞街機務段向為禮；推薦人：雲南省個舊市飲服公司李延柱。

配方6 大號聰耳子草頭50克、米酒水500毫升、青殼鴨蛋1粒、白酒適量。（高山族方）

用法 大號聰耳子草頭加米酒水燉；青殼鴨蛋白加白酒煮。藥汁分早晚2次服，同時用蛋熱敷乳腺腫部，用後立見通乳。

說明 大號聰耳草頭即菊科植物蒼耳的根，米酒水即南方的水酒。用於乳汁不下之症。

來源 獻方人：福建省華安縣中醫院陳龍福；推薦人：福建省藥品檢驗所周繼斌。

乳 腺 炎

配方1 低度酒20毫升、鮮蒲公英汁20毫升。（白族方）

用法 將鮮蒲公英洗淨搗汁取20毫升，加入低度酒，飯後服，每日服3次。連服2～5日即癒。

說明 適用於急性乳腺炎初起、紅腫熱痛未成膿者；同時鮮蒲公英渣還可作外敷。

來源 獻方人：程琦美；推薦人：雲南省大理市康復醫院楊中梁。

配方2 重樓（七葉一枝花）9克、蒲公英根9克、生黃花20克、穿山甲9克、豬乳腺3個。（普米族方）

用法 連根部切下豬乳腺3個，與前4味藥共煎，先服藥湯3～4次，然後食肉。

說明 普米族以重樓為君藥，隨證加減藥味，治療瘡、癤、痛、乳腺炎、腮腺炎，以病變部位選用動物內臟為引，如乳腺炎加乳腺，腮腺炎加腮腺，其他瘡癤燉肉等。

來源 雲南省蘭坪白族普米族自治縣衛生局和勝收集整理；推薦人：關祥祖。

配方3 糝糟（亦稱「米酒」）燈籠草適量。（苗族方）

用法 將燈籠草洗淨切細與糝糟同煮，取汁內服，取渣外敷患處。

說明 燈籠草其性涼味微苦，有清熱解毒，散瘀消腫的作用。糝糟性溫味甘辛，通血脈，行藥勢，兩藥合用對普通

痛癤均有一定的作用，對乳痛的效果尤佳。

　　來源　獻方人：鄂西自治州製藥廠湯巧雲；推薦人：湖北恩施醫學專科校趙敬華。

　　配方4　大蒜 30 克、吻牧（苦藤葉）60 克。（傣族方）

　　用法　搗爛，加酒少許調勻，敷於患處，每日 1 換。

　　說明　傣醫認為，急性乳腺炎是因體內「瓦約塔」（風）、「卓塔」（火）、「阿爹波塔」（水）三者平衡失調所致。上方具有調整風、火、水功能，因而療效較好。

　　來源　獻方人：雲南省彌勒縣醫院郭維光；推薦人：雲南省藥物研究所張力群。

回　　乳

　　配方1　小茴香 100 克、狗血 150 克、狗腸 1 根、鹽少量。（彝族方）

　　用法　小茴香洗淨剁細，與剛殺的狗血拌勻，放鹽裝入狗腸內，用線紮緊，放入鍋內加水煮熟，切成小段分 2～3 次吃完。

　　說明　一般彝族山村婦女生了孩子後奶水過盛，食用此方 3 次見效，有效率達 100%。不能多吃，只能吃 3 次，見效停食。

　　來源　獻方人：雲南峨山縣富良棚鄉何家祿；推薦人：雲南峨山縣飲服公司柏聯生。

　　配方2　麥芽 100 克。

　　用法　將麥芽文火炒至微焦黃色，再加水煎煮，沸後 20 分鐘即可，飲湯。每日服 2 次，連服 3 天。

說明 麥芽性味甘鹹微寒。有消食化積,和中回乳的作用。本方用於婦人斷奶,乳房脹滿不消,有較好的效果。一般連服 3 天乳汁即絕。

來源 獻方人:湖南省常德市北堤居委會謝東美;推薦人:湖南省常德市第一人民醫院劉智壺。

產後出血過多

配方 1 雞肉 50 克、暴牙郎根 15 克、吊杆波根 100 克。(瑤族方)

用法 上方共煎,吃肉喝湯,每日 1 劑~2 劑。

說明 產後出血不止,必須排除胎盤殘留、產道損傷、血液病引起,並作相應處理。本方適用於子宮收縮無力患者。

來源 獻方人:廣西荔浦縣黃進剛;推薦人:廣西民族醫藥研究所瑤醫研究室莫蓮英。

配方 2 雞蛋1個、益母草30克、地榆15克。(瑤族方)

用法 先將益母草、地榆水煎,取藥液煮雞蛋服,每日1~2劑。

說明 應用本方前,首先應查明出血的原因。對產道損傷、胎盤部分殘留宮內,血液病引起的產後流血應作相應處理。該方適用於子宮肌肉鬆弛,收縮不良引起的產後流血。其他原因引起的產後流血應作相應的緊急處理。

來源 獻方人:廣西金秀縣金煥然、韋福生;推薦人:廣西民族醫藥研究所莫蓮英。

配方 3 雞蛋 1 個、三葉青 10 克、紅背娘 15 克、一身

保暖 10 克、韭菜根 10 克、不出林 10 克、老薑少許。（瑤族方）

用法 先將上方藥物共水煎，取藥液煮雞蛋服，每日 1～2 劑。

說明 本方為祖傳方，臨床療效確鑿，曾治療 10 餘例患者，均服 1～2 劑而收效。如林××愛人，女，26 歲，小產後流血不止，昏迷不醒，用本方藥粉 1 克開水沖服，約 20 分鐘後蘇醒，繼用上方藥液煮雞蛋服 1 劑而癒。此方對崩漏的治療亦有好療效。

來源 獻方人：廣西金秀縣李鳳英；推薦人：廣西民族醫藥研究所莫蓮英。

產後關節痛

配方 1 日讓歸南（小紅棗）100 克、泥利省安糯（豬排骨）200 克、審格勞（胡椒）7 粒、草果麵少許、給木（鹽）少許。（佤族方）

用法 按量取以各品，豬排骨和日讓歸南熟爛即可食用，食肉喝湯，當日分 2 次食完。

說明 本方為民間常用方，有消炎、止痛、補血作用，婦女產後遇冷水，關節疼痛，使用該方 3～5 劑亦能獲得一定的療效。

來源 獻方人：雲南民族學院統戰部郭大昌。

配方 2 當歸 15 克、麻黃 12 克、牛膝 12 克、桂枝 12 克、陳皮 12 克、炮甲珠 12 克、小公雞 1 隻。（撒拉族方）

用法 把小公雞去毛及腸雜洗淨。用紗布將上述藥物包好後，放入小公雞腹中，加水適量煮熟，取其藥湯連同公雞

公分 2 次服，每日溫服 1 次即可。

說明 方中當歸補血調經，活血止痛；麻黃發汗解表，利水消腫；桂枝發汗解肌，溫通經脈；牛膝破血通經，通利關節；炮甲珠活血化瘀，催乳下行；陳皮理氣健脾，燥濕化痰。

來源 《民族醫藥采風集》；推薦人：張力群。

產後體虛

配方 1 糯伴（胎盤）3 個、當歸 500 克、黨參 500 克、黃芪 500 克、白朮 500 克、大棗 250 克、川芎 250 克、白芷 250 克。（壯族方）

用法 將健康人的胎盤用清水洗淨，再用 95 ％酒精浸泡 24 小時，然後將以上味藥放入缸內，用 50 度玉米酒浸泡密封 15 天後過濾，即可使用。每次 30〜40 毫升，1 日 3〜4 次。

說明 本配方有大補元氣，養血安神之功效。用於治療氣血兩虛，產後體虛，神經衰弱、失眠、健忘等症療效顯著。

來源 獻方人：雲南省西疇縣新街醫院李光員；推薦人：雲南文山衛生學校任懷祥、黃正德。

配方 2 給口惡（烏雞）500 克、當歸 30 克、熟地 20 克、人參 10 克。（壯族方）

用法 先把烏雞煮熟，後再把幾味藥放入同煮，煮至烏雞肉即將煮爛為止，喝湯吃肉。

說明 先把具有補氣養血，調經止帶之功。適用於產後虛弱、月經不調、行經腹痛、崩漏帶下、小腹冷痛、體虛乏力、腰腿酸軟等症。此方經壯醫反覆驗證，療效佳。

來源 獻方人：雲南省西疇縣興街中心衛生院李光員；

推薦人：雲南文山衛校任懷祥。

配方3 竹蛆 10 個。（漢、傈傈族方）

用法 取未翅化的竹蛆 10 個，用菜油煎黃，加食鹽少許食用。1 日 1 次，每次 10 個，連續服用 1 月左右。常人長期食用，有保健作用。

說明 本品為保山區、德宏州各族喜食之佳餚，對病後體虛和體素虛弱者有明顯補益作用；對小兒疳積有治療之功，用成蟲在灰火中燒熟食，療效更佳。

來源 獻方人：雲南省騰沖縣蔡三妹（傈傈）；推薦人：雲南昆明 62 號信箱醫院張德英。

配方4 朵（岩峰几）50 克。（傣、傈傈、景頗族方）

用法 取頭未發黑、未長足、翅活的岩峰几，用菜油煎黃。食時加食鹽少許，1 日 1 至 2 次，每次 30 至 50 克，視其虛損程度，服 15 日～60 日。

說明 本品為傣、傈傈、景頗族款待貴客的佳餚，對身體虛弱、病後體虛症有明顯補虛作用，歷代醫家亦多用。長期食用亦無副作用，有過敏史者不宜用。

來源 獻方人：雲南省盈江縣王貴榮；推薦人：雲南省昆明 62 號信箱醫院張德英。

配方5 鴿蛋 10 個、桂圓肉 20 克、杞子 10 克、冰糖或蜂蜜 25 克。（壯族方）

用法 上方共燉熟食，經常食用。

說明 本方為民間驗方，對產婦產後虛弱能起到很好的治療及促進康復作用。

來源 獻方人：廣西民族醫藥研究所何最武。

配方 6 豬腳 1 個、紅穿破石 50 克、地葛根 10 克。（瑤族方）

用法 地葛根去外皮取心，與豬腳、穿破石共燉，吃肉喝湯，經常服用。

說明 地葛極外皮有毒，用時必須去掉。同時宜久燉 3 小時以上。本方是祖傳驗方，臨床療效可靠。

來源 獻方人：廣西金秀縣黃元官；推薦人：廣西民族醫藥研究所何最武。

配方 7 烏骨母雞 1 隻、黃芪 120 克、當歸 24 克。（塔吉克族方）

用法 烏雞殺後拔毛洗淨，將黃芪、當歸置於雞腹中，文火燉 1～2 小時至肉爛湯濃，連肉帶湯適量服用。

說明 烏雞歷來是產後體虛之補品，當歸養血活血，黃芪健脾補氣，實乃產後體虛之首選補品。

來源 獻方人：新疆烏魯木齊市中醫院李文富；推薦人：新疆烏魯木齊市中醫院王輝。

配方 8 雞肉 200 克、一身保暖 10 克、紅背菜（鮮用）100 克、十全大補 15 克、韭菜根 10 克、走馬風 10 克。（瑤族方）

用法 上方藥物水煎，取藥液炒雞肉，加入薑酒調味，經常服用。

說明 本方為廣西金秀瑤區產婦產後常用保健方之一。常與產後藥浴、藥茶同時應用，加快產婦的康復。

來源 獻方人：廣西民族醫藥研究所莫蓮英；推薦人：廣西民族醫藥研究所何最武。

配方9 雞肉適量、紅背菜 30 克、十全大補 30 克、馬連鞍 20 克、韭菜根 20 克、一般保暖 30 克、走馬胎 15 克。（瑤族方）

用法 取雞肉適量，上藥均用鮮品，加薑、酒、鹽適量共炒熟，即可食用。肉藥均吃，每日或隔日 1 劑。同時用大鑽、小鑽大發散、小發散、五加皮、杜仲葉、樟樹葉、山蒼樹葉、石菖蒲各適量煎水洗身，每日或隔日 1 次。

說明 本方係瑤族民間廣為流傳的有效產後保健方，可促進產婦康復，7 天左右即可參加勞動。

來源 獻方人：廣西金秀縣瑤醫趙秀英；推薦人：廣西民族醫藥研究所莫蓮英。

配方10 雞肉 200 克、一身保暖 10 克、下山虎 10 克、雞爪參 15 克、生薑少。（瑤族方）

用法 雞肉洗淨切塊與上藥共燉，吃肉喝湯，於產後經常服用。

說明 本方廣泛流傳於廣西金秀瑤族地區，對產婦產後康復作用很大。本方結合藥浴、藥茶的應用，產婦產後 7 天左右即可參加體力勞動。

來源 獻方人：廣西民族醫藥研究所莫蓮英；推薦人：廣西民族醫藥研究所何最武。

配方11 雞肉適量、十八症 20 克、黃花倒水蓮 30 克、走馬胎 15 克。（瑤族方）

用法 取雞肉適量洗淨，切塊，與上藥共燉，加鹽調味，吃肉喝湯，每日或隔日 1 劑，可連續服用。

說明 本方係瑤族民間廣泛流傳的孕婦、產婦常用保健方。瑤族對孕產婦有一套有效的保健措施，產後 5～7 天即能

上山參加勞動。本方是有效措施之一。

來源 獻方人：廣西金秀縣羅香鄉平竹村六竹屯蘇秀華；推薦人：廣西民族醫藥研究所莫蓮英。

配方 12 雞肉 100 克、獨腳風 50 克、白狗腸 20 克。（瑤族方）

用法 雞肉洗淨切片與上藥共燉，吃肉喝湯，每日或隔日 1 劑。

說明 本方為祖傳驗方，臨床應用效果很好。如李××，女，26 歲，足月分娩後 3 天，兩下肢逐漸出現凹陷性胕腫，檢查心肺正常，小便化驗亦無異常，用上方 3 劑即見效，5 劑痊癒，未見復發。

來源 獻方人：廣西金秀縣黃元官；推薦人：廣西民族醫藥研究所何最武。

月經不調

配方 1 當歸首 50 克、黨參 30 克、胡椒 20 克、羊肉 100 克。

用法 將當歸首、黨參、羊肉共煮 2 小時，胡椒研為細粉，食前放入食鹽及胡椒粉，3 日 1 劑，連服數月。

說明 君藥當歸甘、辛、溫，歸肝、心、脾經、補血活血、調經；黨參補中益氣、健脾；胡椒溫中散寒、理氣；羊肉營養成分較全面，與藥共煮，是理想的藥食膳療。普米族民間用於治療月經週期異常、月經量少、崩漏、繼發性閉經、不孕、產後、病後體虛等。

來源 雲南省蘭坪白族普米族自治縣衛生局和勝。

配方2 麻喝影（刺天茄）50 克、麻批（辣椒）適量、哥（鹽巴）少許。（傣族方）

用法 取刺天茄於火中燒熟，後與辣椒、鹽巴混合沖細即服，亦可單獨炒吃，1 日 2 次。

說明 刺天茄果實為傣族民間的菜餚之一，在集市上有售。具有清熱解毒，抗炎、鎮咳袪痰等作用。臨床上用於治療月經不調，對月經超前，淋漓不盡有良效。如魯×，女，27 歲，1991 年 5、6 月因經超前或推後，量時多時少，淋漓不盡，服此方 1 週後，下月月經來潮正常，已無淋漓不盡的現象。隨訪半年月經正常。

來源 獻方人：雲南西雙版納州民族醫藥研究所康朗臘；推薦人：雲南省西雙版納州民族醫藥研究所李朝斌。

配方3 小泡竹根（蘆葦根）50 克、刺芋根莖 50 克、水菖薄根莖 30 克、包穀酒 350 毫升。（佤族方）

用法 取小泡竹根莖，刺芋根莖，水菖薄根莖除去鬚根，洗淨，切成片（鮮品，乾品均可）裝入玻璃瓶裏，加入包穀酒淹沒為止，浸泡 3～5 天可服用。每日早、中、晚各服 1 次，每次服 5～10 毫升。

說明 使用本方時如沒有水菖薄亦可用石菖薄代之。服藥期間忌食用酸冷食物。不用冷水洗澡，洗臉、洗腳手。

來源 獻方人：雲南省瀾滄縣東朗鄉大林窩村鍾六金；推薦人：中國醫學科學院藥用植物資源開發研究所雲南分所郭紹榮。

配方4 蘇木 15 克、白果 7 棵、甘蔗腋芽 40 個、猴竭 5 克、雞肝散 50 克、螃蟹眼蛋樹 50 克、包穀酒 500 毫升。（基諾族方）

用法 取以上各品砍細或搗細混勻，放入玻璃瓶或陶器壺裏，倒入包穀酒密封，浸泡7天可服用。每日2次，每次25毫升。

說明 本方主治婦女月經不調，小腹疼痛，為基諾族民間經驗方，在月經前兩天服用效果較好。

來源 獻方人：雲南省景洪縣基諾鄉張文德；推薦人：中國醫學科院藥用植物資源開發研究所雲南分所郭紹榮、里二。

配方5 川芎30～60克、雞蛋2枚。（回族方）

用法 將川芎和雞蛋放入鍋內，加水武火燒沸，至雞蛋熟後，將蛋取出，再放鍋入內煮片刻，吃蛋喝湯。1劑服2天。

說明 適用於由風邪引起的頭暈眩，亦可治婦女的月經不調、閉經和痛經等症。

來源 獻方人：青海省民和縣誌辦公室朱曄平。

配方6 雞蛋2枚、雞血藤36克、白糖適量。（回族方）

用法 將雞血藤洗淨，切成小段，同雞蛋放入鍋內，加水2碗，明火煮，雞蛋熟後，取出去殼，再放入鍋內煮，至水剩1碗時即成。食用時加白糖，飲汁食蛋，每日1劑。

說明 此方適用於月經不調，經閉，貧血，腰膝酸痛等症。有活血補血，舒筋活絡的功效，一般病例，服用7～14天，病漸癒。

來源 獻方人：青海省民和縣誌辦公室朱曄平。

配方7 桑寄生50克、無根藤30克、野豆根20克、包穀酒300毫升。（佤族方）

用法 取桑寄生，無根藤，野豆根切段（片），按量裝入玻璃瓶裏再加入包穀酒淹沒藥為止，浸泡5～7天可服用，

每日早、中、晚服 1 次，每次 5～10 毫升。

說明 本方有補肝腎，通經活絡，益血，消炎止痛的功效，民間常用來治療婦女月經不調症。月經前服用，服 5～7 天可獲效。

來源 獻方人：雲南省瀾滄縣東朗鄉大林窩村鍾六金；推薦人：中國醫學科學院藥用植物資源開發研究所雲南分所郭紹榮。

配方 8 蘇木 35 克、紅花 25 克、猴竭 5 克、胡椒 7 粒（搗爛）、包穀酒 500 毫升。（佤族方）

用法 取蘇木心材紅色部分切細，猴竭搗碎，胡椒搗爛共裝入玻璃瓶內或陶壺內加入包穀酒浸泡 3～5 天後可服用，每日早、中、晚各服 1 次，每次服 5～10 毫升。

說明 此方具有活血通經，化瘀止痛之功效。佤族民間醫生常用來治療婦女月經不正常患者，對月經過多或過少，經期下腹部疼痛均有一定療效。注意：服藥期間忌食酸冷食物。

來源 獻方人：雲南省瀾滄縣東朗鄉大林窩村鍾六金；推薦人：中國醫學科學院藥用植物資源開發研究所雲南分所郭紹榮。

配方 9 小紅參 20 克、當歸首 20 克、冬葵（土黃芪）50 克、狗胎 1 個。（普米族方）

用法 將 4 種藥物混合共煎，先喝藥湯 3～4 次，最後食肉，每月 1～2 次。

說明 小藥參甘、溫、調養氣血，袪瘀生新；冬葵甘、溫、補中益氣；當歸甘、辛、溫、補血調經；狗胎大補氣血；4 藥合用主治崩漏。月經先期、後期、閉經，經期延長，月經過少，休弱不孕病後體虛等。

來源 獻方人：雲南省蘭坪白族普米族自治縣衛生局和勝收集整理；推薦人：雲南省中醫學院關祥祖。

配方 10 雞肉 200 克、紅帽頂 15 克、馬連鞍 10 克、紅背菜（鮮用）150 克。（瑤族方）

用法 先將上方諸藥煎湯，取藥液炒雞肉，加油、鹽調味服，可經常服用。

說明 本方主治月經先後不定，是祖傳驗方，曾治癒許多患者，紅帽頂以根入藥為好。如曾××，女，28 歲，經期或前或後，量少色淡，乳房及小腹脹疼，胸悶不舒，頭暈，耳鳴，腰酸乏力，舌淡苔薄白，脈沉弦。經服用上方，月經恢復正常。

來源 獻方人：廣西金秀縣趙有鳳；推薦人：廣西民族醫藥研究所莫蓮英。

配方 11 雞蛋 1～2 個，人字草、銀花藤、益母草、紅背菜、月月紅、不出林、金英根、血黨、血藤、黃花倒水蓮小鑽、韭菜根各 10～15 克，生薑 3 片。（瑤族方）

用法 月經來潮時，先將上藥煎水內服 1 劑，待月經乾淨時，再取上藥煎水，取藥液煮雞蛋服 1 劑。腹痛明顯時，上方加一塊瓦 10 克。

來源 獻方人：廣西金秀縣趙木桂；推薦人：廣西民族醫藥研究所莫蓮英。

配方 12 雞蛋 2 個、益母草 30 克、一身保暖 10 克。（瑤族方）

用法 先將帶殼雞蛋與上藥共燉熟，後將蛋殼去掉，繼續與上藥再燉 15～20 分鐘，吃蛋喝湯，經常服用。

三、婦產科病症配方

505

說明 本方能暖身調經，對血脈虛寒引起的月經後期效果好。如鄧××，30歲，月經週期常後錯8～10天，甚至有時45～50天一至，身體素弱，陽氣素虛。經用上方（間斷用）3個月後月經週期恢復正常。

來源 獻方人：廣西金秀縣三江鄉黃秀娥；推薦人：廣西民族醫藥研究所莫蓮英。

痛　經

配方1 夏規松巴（雪蓮花）30克、帕松梯（豬蹄）1支。（藏族方）

用法 將雪蓮花中的枯葉，雜質去掉，與豬蹄同燉，至豬蹄肉與骨骼易分離為止。分6次服完，早、晚各1次，空腹時服用。

說明 此方有溫腎，活血通經的功效。適用於婦女寒凝血滯、痛經，閉經或小腹冷痛等。

來源 四川康定地區民間方；推薦人：四川甘孜藏族自治州藥品檢驗所曹陽。

配方2 和尚頭根（續斷根）10克、波蔻5克、烏骨小母雞1隻、白酒50毫升、香油100克。（白族方）

用法 小雞殺死，剁細。和尚頭根、波蔻加工為粉。先用香油炒小雞15分鐘，加酒再炒1分鐘，最後加入藥粉炒3～5分鐘，服時加少許食鹽。經前經後服，連續服3月。

說明 患者××，女，28歲，因宮寒經期腰腹疼痛5年，月經來時顏色暗紅，呈塊狀，經服此方6次，一切正常。

來源 獻方人：雲南省大理白族自治州鶴慶農民洪富；推薦人：雲南省大理市康復醫院許服疇。

配方3 紅糖 10 克、紅棗 5 枚、益母草 100 克。（蒙古族方）

用法 將益母草浸泡於水中 2 小時後加入紅棗和紅糖，文火煎服。此方必須於月經來以前 3～5 天服用，每日 2 次，每次 10 毫升。

說明 本方有活血化瘀、溫經止痛，補血益氣作用，對產後惡露不下也有療效。

來源 獻方人：內蒙古萃旗道老杜衛生院寶音朝克圖；推薦人：內蒙古萃旗蒙醫院朝克圖。

配方4 茜草 20 克、紅糖 30 克、糧食白酒 10 毫升。（苗族方）

用法 茜草與紅糖用開水煮透，加入白酒同食。

說明 藥用根，洗淨切碎曬乾備用。

來源 雲南省個舊市苗族地區流傳；推薦人：雲南省個舊市飲服公司李廷柱。

配方5 雞蛋 2 個、鮮月季花根 30 克、鮮雞冠花 30 克、益母草 9 克。（景頗族方）

用法 洗淨後的月季花根、雞冠花和益母草共煎出湯藥汁後燉雞蛋吃。

說明 可治婦女月經推遲，經期痙攣性腹痛。

來源 獻方人：雲南省瑞麗市藥檢所譚麗萍；推薦人：雲南省瑞麗市衛生局陶建兵。

配方6 雅乖吾擾（倒刺龍）根、賣勒辦（對葉榕）根各 30 克。（傣族方）

用法 取倒刺花根與對葉榕樹根各 30 克煎水適量，將煎

好的藥湯倒入茶杯中，病人經期以該藥汁代茶飲。每天 3 次，2 天為 1 療程。

說明　本方用於治療婦女痛經療效較好，連服 2 天，痛可消除，如某女，18 歲，每次來月經過時腹痛難忍，服本方方後痛止，至今數年經期未見痛，注意：孕婦禁用此方。

來源　獻方人：雲南省雙版納州民族醫藥科研所趙應紅；推薦人：中國醫學科學院藥用植物資源開發研究所雲南分所郭紹榮。

配方7　老茴香根 100 克、紅糖 50 克。（佤族方）

用法　取老茴根，除去地上莖和鬚根，洗淨，切斷放入鍋裏，加紅糖再加適量水燉煮至茴香根熟爛，去渣喝湯。每日服 1 次，2～3 天為 1 療程。

說明　本方具有溫腎，行氣止痛的作用。佤族民間常用來治療婦女經前，經期下腹部疼痛症。一般服用 2～3 劑就可獲效。

來源　獻方人：雲南省瀾滄縣東何鄉下南代村鮑文學；推薦人：中國醫學科學院藥用植物資源開發研究所雲南分所郭紹榮。

配方8　淫羊藿 10 至 15 克。（塔吉克族方）

用法　溫開水洗淨，沸水浸泡 10 分鐘飲用。每日泡飲 3～5 次，直至無苦味。月經來潮的第 9 天起，每日飲用 1 劑，連飲 7 天為 1 個療程。每月僅飲用 1 個療程。下 1 個月經週期，如法重複飲用 7 天，一般 1 個療程見效，3 個療程痊癒。

說明　調理沖至，主治排卵期出血，症見每次月經後 10 至 15 天，陰道少量出血，暗褐色，腰酸耳鳴，脈沉細等。

來源 《民族醫藥采風集》；推薦人：張力群。

配方9 全當歸 100 克、排骨 250 克、冰糖適量、鹽油少許。（納西族方）

用法 將全當歸洗淨，把排骨切成小塊，用 500 毫升水放入小土鍋內，然後放入排骨、全當歸、冰糖、鹽、油，小土鍋在炭火中燒燉 1 小時即可服食。

說明 秦歸是納西族居住的山區種植的藥物。一個全當歸，可分為歸頭、歸鬚、全當歸等，它的治療藥效各有特點，它是納西族常用的藥食，他的吃法不同，全當歸全是寶，歸頭能補血補氣，全歸能活血，調血、補血、補氣，歸鬚有破血作用。主治氣血兩虧，婦女腰痛肚痛。

來源 獻方人：雲南麗江縣飲食服務公司蕭文錦。

配方10 月月紅根 30 克、鴨蛋藤 15 克、豬小肚 1 個、紅老酒（或加飯酒）100 毫升。（畲族方）

用法 先將月月紅根和鴨蛋藤加水煎煮，濾出藥液，再將藥液燉豬小肚，待小肚熟後兌入紅老酒（不會飲酒者可適當減少），食豬小肚及藥液。每月於月經前服 1 次，連服 3 個月即可痊癒。

說明 月月藥根即月季花根；鴨蛋藤即中藥茜草。本方治療效果可靠，如祁某，女，26 歲，自幼痛經，婚後 3 年不孕，繼而痛經，經服此藥，痛經痊癒。

來源 獻方人：福建省霞浦縣水門畲鄉雷新田；推薦人：福建省霞浦縣醫藥公司劉熾榮。

配方11 金錢草 50 克、甜酒 50 毫升、紅糖 30 克。（土家族方）

三、婦產科病症配方

用法　將金錢草洗淨與甜酒同煎，去藥渣與紅糖沖服，1日1劑，2次分服。5天為1療程。

說明　本方有祛風止痛，散瘀止血，行氣解毒、補益氣血功能。

來源　獻方人：湖南省吉首市土家族民間方；推薦人：湖南省吉首市湘西州民族醫藥研究所田華詠。

配方 12　韭菜 100 克、麥冬 50 克、萱草根 100 克、大艾梗 100 克、雞蛋 6。（土家族方）

用法　先將上述四味藥煎水，用沸藥水沖雞蛋花（1 次 2 個雞蛋）。1 日 1 劑，1 日 3 次。

說明　本方具有活血行氣通經，止痛功能。

來源　獻方人：湖南吉首市太平多衛生院張自德；推薦人：湖南省吉首市湘西州民族醫藥研究所田華詠。

配方 13　狗肉、小米、益母草適量。（朝鮮族方）

用法　將適量益母草煎熬之湯，浸泡小米，過一定時間撈出、陰乾，研細末，同煮熟的狗肉攪拌均勻製成羔。隨時服用。

說明　本方對婦女腹冷而身健，消化不良者有較好療效。

來源　獻方人：吉林省延邊朝鮮族自治州民族醫藥研究所崔松男。

配方 14　益母草 60 克、紅糖 20 克。（高山族方）

用法　益母菜燉紅糖當茶飲

說明　本方具有活血化瘀調經止痛作用，對產後惡露不下也有效。

來源　獻方人：福建省羅源縣醫藥公司廊炳良；推薦人：

福建省藥品檢驗所周繼斌。

配方 15　羊肉 200 克、生薑 50 克、當歸 15 克、調料適量。（回族方）

用法　將羊肉洗淨切塊或片，加入生薑當歸同煮至羊肉粑爛，加放調料，異藥渣吃肉喝湯。

說明　本方適宜於婦女行經時，因受寒冷引起少腹疼痛，血經不暢者。

來源　獻方人：雲南省個舊市飲服公司賽麗山；推薦人：雲南省個舊市飲服公司李廷柱。

配方 16　瘦豬肉 100 克、鵝不食草 30 克。（瑤族方）

用法　豬肉洗淨切塊與鵝不食草共燉，吃肉喝湯，每日 1 劑。

說明　此方為民間常用方，鵝不食草味辛，氣香，性微溫。有宣肺止咳，消腫止痛的作用。少部分病者服後有腹痛、噁心、嘔吐等副作用，停藥後可自行消失。

來源　獻方人：廣西都安瑤族自治縣馬樹華；推薦人：廣西民族醫藥研究所何最武。

配方 17　生薑 10 克、紅糖 30 克。（景頗族方）

用法　將生薑洗淨搗爛加藥糖煮 10 分鐘後可以服用。

說明　此方有溫、活血，止痛的作用，對痛經病人有一定療效。

來源　獻方人：雲南省瑞麗市民族醫院草醫科梅普都；推薦人：雲南瑞麗市衛生局陶建兵。

配方 18　大紅袍 80 克、紅糖 120 克。（白族方）

用法 水煎服3道，每道放紅糖40克在藥水中拌化後服用。

說明 大紅袍有調經養血、益氣、消炎止痛功能，對婦女月經不調，經期腰腹疼痛，經期推前推後患者均有療效，本人用上方醫治87例，治癒85例，連服1～3劑治癒。注意服本方忌：酸冷生食物。

來源 獻方人：雲南省蘭坪縣畜牧局王祖興。

配方19 益母草10克、艾葉10克、當歸10克、川芎10克、紅糖150克。（傈僳族方）

用法 水煎服2道，每次紅糖50克，藥水倒出糖中服用。

說明 上方對婦女月經不調，經期腰腹疼痛，提前或推後患者均有療效，本人臨床醫治57例，治癒55例，放環患者效果較差。

來源 獻方人：雲南省蘭坪縣醫院楊吉生；推薦人：雲南省蘭坪畜牧局王祖興。

閉　　經

配方1 晚蠶沙50克、陳酒（米酒）1000毫升。（土家族方）

用法 先將晚蠶砂炒黃，與陳酒同煮沸，澄清後去渣。1日2次，每10～20毫升。

說明 蠶沙味辛性溫，具有活血止痛，祛風作用。陳酒為大米或高粱、玉米等糧食釀成，一般密封保存時間越長越好，具有祛風活絡和血止痛作用。用陳酒配蠶沙在活血定痛基礎上，用酒通血脈，行藥勢，使久閉月經通之。

來源 獻方人：湖南龍山縣石牌中心醫院夏治平；推薦人：湖南吉首市湘西民州民族醫藥研究所田華詠。

配方2 人乳 100 毫升、韭菜汁 50 毫升。（彝族方）

用法 人乳、韭菜汁（用韭菜 500 克洗淨後搗汁）一起放入碗中隔水燉 30 分鐘，早晨空腹 1 次服完，連服 3 天。

說明 未懷孕青年婦女，忽然出現閉經，並有腰痛腹脹者，服用人乳韭菜汁效果很好。

來源 獻方人：雲南省峨山縣飲服公司柏聯生。

配方3 雞肉 150 克、山黃皮根 15 克。（瑤族方）

用法 雞肉洗淨切塊，與山黃皮根共燉，吃肉喝湯，每日 1 劑。可放少許生薑調味。

說明 本方為各老瑤醫家傳秘方，一般連用 3～5 劑即見效。雞肉取未下過蛋的雌雞肉為好。

來源 獻方人：廣西金秀縣黃秀娥；推薦人：廣西民族醫藥研究所莫蓮英。

配方4 胡椒粉6克、紅糖少許、雄雞1隻。（土家族方）

用法 將胡椒粉、紅糖盛碗中，宰雄雞 1 隻，取熱雞血沖服。12 天後再服 1 次。

說明 本方在臨床上確有很好的療效，無論是血虛和血滯而致的經閉，均可服用。如易××，女，37 歲，因家庭不和而致氣滯經閉半年，現代醫學診斷為「繼發性閉經」。患者感心煩，易怒，少腹脹滿，服此方 4 次後，月經來潮，半年後隨訪月經正常。

來源 獻方人：湖南省大庸市民間醫生吳姜鳳；推薦人：湖南省常德市第一人民醫院姜淑華。

三、婦產科病症配方

513

配方5 雄雞肝、肉桂等量。（回族方）

用法 將雄雞肝洗淨，切成片，烘乾，和肉桂。共研成細末。每晚空腹以米湯水送服5克，1週為1個療程。

說明 雞肝性味甘而微溫，能補益肝腎，肉桂；香竄辛熱，功能溫肝腎補命門之火，此方能溫補肝腎，散寒活血，對於婦女閉經腹痛，小兒遺尿，月經澀少或色紫暗塊等症有特效。

來源 獻方人：青海省民和石煤公司鄒花梅；推薦人：青海民和縣誌編委會辦公室朱曄平。

配方6 雞蛋1個、落地楊梅30克。（瑤族方）

用法 先將落地楊梅水煎，取藥汁煮雞蛋服，每日1劑，直至來經。

說明 該方為祖傳秘方，臨床應用確有療效，一般連用7～10天月經即來，以後每月再連服7天鞏固3個月經週期。

來源 獻方人：廣西金秀縣和平鄉疣建武；推薦人：廣西民族醫藥研究所何最武。

配方7 鳳仙花根16克、桃樹根15克、茜草根12克。（土家族方）

用法 水煎服，每日1劑，每日服3次，兌酒飲。

說明 本方在土家族中應用歷史的悠久，療效顯著。它具有消炎散結通結活絡等功效，主要用於女子閉經。

來源 獻方人：貴州省岑鞏縣羊橋土家族鄉楊柳小學袁治乾。

附 件 炎

配方1 柴胡15克、蒲公英50克、敗醬草40克、赤芍

30 克、橘核 15 克、荔枝核 20 克。（毛南族方）

用法　水煎服，每日 1 劑，10 天為 1 個療程。

說明　疏肝理氣，清熱解毒，活血通絡，主治急慢性附件炎，少腹隱痛、口苦、舌紅苔黃，脈細。

來源　《民族醫藥采風集》；推薦人：張力群。

帶　下　症

配方 1　鳳尾草 50 克、豬肉 250 克。（仫佬族方）

用法　共燉湯服，連服 7 天為 1 個療程。

說明　主治婦女濕熱帶下，色黃濁或伴局部瘙癢，舌苔黃膩，脈細數。另可同時取鳳尾草 100 克，水煎薰洗外陰。

來源　《民族醫藥采風集》；推薦人：張力群。

配方 2　粥水適量、紅（白）盤地鋸草 50 克。（瑤族方）

用法　取新鮮紅（白）盤地鋸草洗淨搗爛，用 100 度左右的熱米粥水沖服，每日 1～2 次。

說明　紅帶用盤地鋸草，白帶用白盤地鋸草。此方為家傳驗方，臨床應用確有療效。

來源　獻方人：廣西金秀縣興公正；推薦人：廣西民族醫藥研究所瑤醫研究室莫蓮英。

配方 3　黃豆 200 克、椿菜樹根皮 250 克。（彝族方）

用法　上藥共煎煮 3 個小時，食黃豆喝湯，每天 3 次，2天 1 劑。

說明　本方係筆者四代祖傳秘主，在臨床上用治婦女白帶過多，療效顯著，一般 1 劑獲效。

來源　獻方人：貴州省大方縣長石鎮李應輝；推薦人：

貴州省大方縣醫院丁詩國。

配方4 磨白（白木槿花）15克、磨瘡（鮮豬肉）50克。（苗族方）

用法 均用鮮品將白木槿花與瘦肉共煮熟1次服完連湯藥肉。

說明 對婦女帶下（紅白）及高血壓病效果顯著。本方有清熱，解熱，消炎，降血壓作用。

來源 獻方人：雲南麻栗坡縣查鳳瓊；推薦人：雲南文山壯族苗族自治州藥檢所王永發。

配方5 打碗花40克、雞肉及調料適量。（彝族方）

用法 藥同肉燉熟服用。

說明 打碗花又名老母豬草，藥用根，洗淨曬乾備用。

來源 獻方人：雲南省個舊市賈沙李寶才；推薦人：雲南個舊市飲服公司李廷柱。

配方6 雞肉150克、朝天罐15克、琴葉榕15克。（瑤族方）

用法 雞肉洗將切塊與上藥共燉，吃肉喝湯，每日1劑。

說明 本方為實踐驗方，對赤白帶均有效，一般用2～3劑即見效。

來源 獻方人：廣西金秀縣蘇乾華；推薦人：廣西民族醫藥研究所瑤醫研究室莫蓮英。

配方7 雞蛋1個、水冬哥20克、地木念15克、白背木15克、小馬胎10克、醋少許、生薑適量。（瑤族方）

用法 先將水各哥、地木念、白背木、小馬胎加水煎，

取藥液煮雞蛋，並加入醋、薑即可食用。每天1劑。

說明　本方是經驗方，一般用3～4劑即見效。小馬胎即心葉紫金牛。

來源　獻方人：廣西荔浦縣甲江馮膜；推薦人：廣西民族醫藥研究所莫蓮英。

配方8　雞蛋1個，白背桐、白紙扇、鼠麴草各15克，五加皮10克。（瑤族方）

用法　先將藥物水煎，取藥液煮雞蛋服，每日1劑，可連續應用。

說明　此方為經驗方，臨床屢用屢效。

來源　獻方人：廣西金秀縣王玉芳；推薦人：廣西民族醫藥研究所莫蓮英。

配方9　臭菜1條、雞蛋1個、酒少許。（瑤族方）

用法　取臭菜洗淨搗爛，與雞蛋、酒共煮吃。1天1次，每次1劑。

說明　此方對黃帶有效，一般用藥2～3次有效。臭菜即臭草，味微苦，性涼，有祛風清熱，涼血解毒之功。實驗證明，對金黃色葡萄球菌、綠膿桿菌有抑制作用。

來源　獻方人：廣西秀縣黃元官；推薦人：廣西民族醫藥研究所何最武。

配方10　雞蛋1個，白牡丹Ｖ鐵涼傘、不出林、楓木根、仙鶴草、暴牙狼各5克。（瑤族方）

用法　上方藥物煎水，取藥液煮雞蛋服，每日1劑，連用10～15天。

說明　此方為祖傳驗方，獻方者在當地治癒眾多患者。

一般服用 10～15 天可癒。

　　來源　獻方人：廣西金秀縣羅佩蘭；推薦人：廣西民族醫藥研究所莫蓮英。

　　配方 11　豬腳 1 個、白頭翁（全草）10 克、白果 25 克、九里明 15 克、木瓜絡 15 克。（瑤族方）

　　用法　豬腳洗淨切成小塊與上藥共燉至豬腳爛熟，當菜餚經常服用。

　　說明　本方是祖傳驗方，獻方者在臨床實踐中，證明確有良效。

　　來源　獻方人：廣西金秀縣馬秀英；推薦人：廣西民族醫藥研究所瑤醫研究室莫蓮英。

　　配方 12　雞腸適量，粳米、蓮子各 50 克。（回族方）

　　用法　雞腸剖開裏外洗淨，切成絲狀，曬乾備用。每次取乾雞腸 30 克　和粳米，蓮子加水煮粥，以上為 1 次量。1 日 1～2 次，空腹食用，可放糖。7 天為 1 個療程。

　　說明　本方對婦女白帶多，男性夢遺滑精，少兒遺尿等症有特效。

　　來源　獻方人：青海民和石煤公司鄒花梅；推薦人：青海民和縣編委會辦公室朱曄平。

　　配方 13　馬鬃 200 克、烏賊魚骨 50 克。

　　用法　將鬃置鐵鍋中炒焦，和烏賊骨共研為細末。米湯水送服，每日 3 次，每次 6 克。

　　說明　馬鬃可治婦女月經，白帶過多；烏賊骨有收澀，固經止帶作用。烏賊骨馬鬃散對婦女體弱月經過多，有固澀止崩止帶的功效。

來源 獻方人：青海民和石煤公司鄒花梅；推薦人：青海民和縣誌編委會辦公室朱曄平。

配方 14 大棗 60 克、貓耳菌（木少菰）20 克、雞蛋 1 枚。（苗族方）

用法 先煮雞蛋，去殼。再與上藥共煎煮，食蛋喝湯，每日 1 劑。

說明 大棗含有蛋白質、糖、有機酸、維生素 A、B、C，環一磷酸腺苷（cAMP）活性物質，及人體需要微量元素鈣、磷、鐵等。現代醫學研究證明，大棗可增加肌肉收縮力，增加體重，保護肝臟，使血清總蛋白和白蛋白增高，它還有抗過敏作用，抑制對人體不利的免疫反應。本方適用於婦女帶多且惡臭，神經衰弱、月經過多、崩漏、心慌、食慾減退等症。

來源 獻方人：湖南省鳳凰縣衛生局歐志安。

配方 15 馬齒莧 30 克（鮮品 60 克）、山藥 60 克、粳米 150 克。

用法 將馬齒莧洗淨，與山藥，粳米一起加水共煮成粥，每天 1 頓，粥藥同食。

說明 本方係民間流傳甚廣的經驗方，治赤白帶下，連服 1 週即可見效。如李××，女，成年，湖北廣濟人，患赤白帶下經年不癒，曾服歸脾腸、完帶湯、膠艾四物湯等治療僅有暫時效果，稍後又發，帶下如前，後用此方治療，堅持吃 2 個月即完全痊癒，隨訪年未見復發。

來源 摘自《李時珍故鄉醫藥》；推薦人：湖北省蘄春縣李時珍中醫藥研究所梅金喜

三、婦產科病症配方

519

配方 16 尼南荷（紫茉莉）60 克、得普（豬膀胱）1 個。（白族方）

用法 將豬膀胱內尿液擠淨，不用水洗，和藥同煮砂罐內 4 小時放鹽，肉藥湯 1 次服完。

說明 紫茉莉有清熱解毒，利尿消炎功能，筆者用上方醫治 52 例，治癒 49 例，隔天 1 劑，連服用 1～3 劑即可治癒。本品有小毒，服用時必須煮熟。注意：服藥期間應忌酸冷生食。

來源 獻方人：雲南省蘭坪縣畜牧局王祖興。

配方 17 地盤茶 60 克、糖 120 克。（白族方）

用法 水煎服 3 道，糖分 3 次，每次 40 克。白帶用紅糖，赤帶用白糖，放在倒出的藥水中服用。

說明 地盤茶有清熱消炎，止痛，治白帶，調經活血功能。獻方人用上方醫治 74，治癒 71 例。

來源 獻方人：雲南省蘭坪縣畜牧局王祖興。

配方 18 景天花 40 克、糖 90 克。（白族方）

用法 水煎服 3 道，每次放糖 30 克和藥水同服，白帶用藥糖，赤帶用白糖。

說明 景天花有清熱解毒，消腫止痛功能，本人用上方醫治 29 例，治癒 28 例，其中 1 例因患宮頸癌無效。

來源 獻方人：雲南省蘭坪縣畜牧局王祖興。

配方 19 岩白菜 50 克、雞蛋 4 個、菜油 50 毫升。

用法 先煎菜油，將雞蛋炸熟，放岩白菜炒動半熟，加少量水，蓋鍋蓋，水乾為度，分早晚 2 次服完；連服 1 星期可痊癒。

說明 白帶是指成年婦女陰道分泌少量黏液，多屬無色、無臭，這是生理正常現象，不需要用藥本方適用於陰道洗出黏液多、無顏色或變顏色，腥臭味分泌物，如赤帶、青帶、黃帶、黑帶等症。服藥期間，可配坐俗。用1%高錳酸鉀液或用中藥黃柏、蛇床子、白鮮皮藥液外洗。注意，如服上方藥無效，應用醫院作婦檢。

來源 土家族方；推薦人：湖北省建始縣花坪區衛生院向宏憲。

宮 頸 炎

配方1 陀扒拉渣（鹿含草）16克、隻史義（黃酒）300毫升。（傈僳族方）

用法 黃酒煮藥，每次100毫升，連續煮服3道，每道煮40分鐘即可服用。

說明 上方對婦女宮頸炎、子宮內膜炎、卵巢炎，附件炎均有療效。方中鹿含草有消炎止痛、潤肺止咳，滋陰補腎功能。本人用上方臨床醫治38例，治癒38例。鹿含草有紅青2種，紅者的藥效大於青者。

來源 獻方人：雲南省蘭坪縣畜牧局喬正肥；推薦人：雲南省蘭坪縣畜牧局王祖興。

配方2 苦參60克、花椒20克、白酒500毫升。

用法 （1）內服：將苦參、花椒放入瓶內，然後加入白酒浸泡1週，每日3次，每次10毫升內服，10天為1療程中間隔1週，連服1～2個療程可見效。

（2）外用：將苦參、花椒用水煎沸，待煎稍涼洗患處部，每日早、晚各1次，10天1療程。本方以內服外用配合

治療 1~2 個療程即可痊癒。

說明 苦參有清熱燥濕，殺蟲止癢作用，花椒溫中止痛，燥濕殺蟲與苦參煎劑外洗對鏈球菌，葡萄球菌，肺炎球菌，白喉、傷寒、痢疾、綠膿等桿菌和霍亂弧菌均有抑制作用。

來源 獻方人：雲南省昆明市婦女保健所袁曼宇。

功能性子宮出血

配方1 烏梅 20 克、紅糖適量。

用法 將烏梅加水煎沸，加入紅糖水適量，去渣飲用，每日 3 劑，連服 3 日。

說明 本方收斂止血，效果良好，民間婦女經常服用，具有預防、保健作用。

來源 獻方人：雲南省文山州藥檢所李東河；推薦人：雲南省文山州藥檢所王永發、張福榮。

配方2 雞肉 150 克、楓樹皮 20 克。（瑤族方）

用法 將楓樹皮炒黑，配雞肉水煮服，每天 1~2 劑，吃肉喝湯。

說明 應用本方時，楓樹皮一定要炒黑存性，否則作用不大。獻方者曾應用此方治癒數十名患者。

來源 獻方人：廣西金秀縣和平鄉黃衛興；推薦人：廣西民醫藥研究所瑤醫研究室莫蓮英。

配方3 石榴花 30 克、拳參（又名紫參、蝦三紅重樓、草河車等）20 克、檀香 10 克。（蒙古族方）

用法 共研細末，分 3 次口服，每日 3 次，連服 10 天

為 1 個療程。

說明 涼血止血，主治為功能性子宮出血，月經不調，月經過多，及口鼻出血諸症。

來源 《民族醫藥采風集》；推薦人：張力群。

配方4 蕎麵 15 克、2 個雞蛋清。（蒙古族方）

用法 將雞面清調勻蕎麵，用開水沖服。每日 1 次，15天為 1 療程。

說明 本方經臨床驗證，可以治療功能性出血。如高××，26 歲，已婚，患子宮功能性出血 3 年。用本方 15 天治癒。

來源 獻方人：內蒙古赤峰市克旗中蒙醫院那木拉；推薦人：內蒙古蒙藥製藥廠明根。

配方5 商陸 100 克、瘦豬肉 200 克。

用法 將鮮商陸切片，瘦豬肉切小塊，放砂鍋中同燉，至肉爛，食肉喝湯。

說明 商陸在鄂西民間稱山蘿蔔，或土雞母，為商陸科植物，商陸 Phytolacca acinosa Roxb. 或垂序商陸 P. amerioana1. 的根，性味苦寒，有毒，民間使用普遍，且效果頗佳，但因商陸有毒，功專止血，利水消瘀，配以瘦豬肉滋陰補血益氣，能止血補血調經故 1 次不可多食。

來源 獻方人：湖北恩施醫學專科學校趙敬華。

配方6 雙蝴蝶（肺形草）500 克、白糖 50 克。（土家族方）

用法 將肺形草洗淨，放入鍋內用白糖炒熱，爾後加水煎。1 日 1 劑，1 日 2 次，3 日為 1 療程。

三、婦產科病症配方

523

說明 本方有清熱解毒，活血止血功能。還可用於肺結核出血，支氣管擴張出血，急性乳腺炎等症。

來源 獻方人：湖南吉首市土家族民間方；推薦人：湖南吉首市湘西州民族醫藥研究所田華詠。

配方7 雞肉50克、過江龍果實1個。（瑤族方）

用法 上方加水1碗，煎至半碗，1次服完，吃肉喝湯。

說明 本方療效可靠，曾用於治療患者10餘例，均於服藥後1～2小時止血。如黃××，女，34歲，陰道不規則出血，量多已6天，西藥治療無效，用本方2小時後即出血止。

來源 獻方人：廣西金秀縣黃明德；推薦人：廣西民族醫藥研究所何最武。

配方8 紫丹參20克、雞蛋2個、紅糖30克。（白族方）

用法 紫丹參先煮30～50分鐘去藥渣、雞蛋去殼倒入藥湯中煮10分鐘，服時加紅糖。病情重者加鍋煙子0.5克，每日服2次，連服3日。

說明 紫丹參活血止補血作用較強，大理白族婦女經常採集此藥煮雞蛋吃，具她們介紹經常服此方精力充沛，增進食慾、睡眠。經筆者驗證，確有療效。

來源 大理白族民間方；推薦人：雲南大理市康復醫院許服疇。

配方9 紅雞冠花100克、人參10克、雞蛋2個、紅糖50克。

用法 將紅雞冠花放水煨開後10分鐘，撈出渣，磕雞蛋液，紅糖，熟後而食。

說明 本方係民間方，是滋補藥品，一般婦女產後流血

不止或產前經常流血都可食用。此方具有溫和調節止血滋補作用。本方經臨床應用有效。如大量出血止後逐有少量流血可繼續服用。

來源 獻方人：雲南省江城縣飲服公司羅承學；推薦人：雲南省思茅行署商業局張炳剛。

配方 10 苦涼菜50克，魚眼草、紅糖各20克，雞蛋2個。

用法 將苦涼菜、魚眼草洗淨，連同紅糖、雞蛋同煮。

說明 本方係祖傳秘方，連吃2次病情明顯好轉。

來源 獻方人：雲南省思茅縣南屏鄉整碗村醫生王朋雲；推薦人：雲南省思茅行署商業局張炳剛。

配方 11 蘆根（鮮）100克、雞蛋1枚。（彝族方）

用法 上方水煎後去渣、服湯、吃蛋。

說明 本方用於月經淋瀝不斷，小腹隱痛者。

來源 摘自彝醫典籍《明代彝醫書》；推薦人：雲南中醫學院劉樹喜。

配方 12 三七根30克、當歸50克、羊肉200克、鹽適量。

用法 將上藥與羊肉共燉，食肉喝湯，1日吃完。可經常服食。

說明 此方有補氣、生血、調經之功，主治婦女崩漏，產後血虛等。但感冒發熱、陰虛內熱者不宜食用。

來源 獻方人：雲南省文山衛校楊學況、任懷舉；推薦人：雲南省省文山州水局醫院任懷勇、任懷剛。

配方 13 田基黃（末端部）。（畲族方）

用法 上藥與黃酒適量燉服。

說明 主治因氣虛，引起血崩者。

來源 摘自「福建省民族醫藥資料彙編」；推薦人：福建省藥品檢驗所周繼斌。

配方 14 狗屎蘿蔔根（狗屎花根）100 克、泥申啊利（豬排骨）200 克、審格勞（胡椒）7 粒、給木（鹽）少許。（佤族方）

用法 取狗屎黃蔔根鮮品，洗淨砍斷，排骨砍小與胡椒（搗細），食鹽少許混均放入鍋裏，加入適量開水燉煮至排骨熟爛即可服用，當日分 3 次服完。

說明 佤族民間常用本方治療婦女血崩，白帶多，一般使用 3 劑就可獲得較好療效。

來源 獻方人：雲南民族學院統戰部郭大昌。

配方 15 情稍（雞肉）500 克、金耳環草（又名岩逢草）25 克。（蒙古族方）

用法 用雞肉 500 克，金耳環草 25 克，合燉熟後。分 2～3 次服食。

說明 本方能祛風止痛、化瘀止血，生血安神等效用，是主治婦女紅白崩症的特效方，無毒，無副作用。

來源 獻方人：四種省涼山州蒙古族毛志銀；推薦人：四川涼山州民研所阿子阿越。

配方 16 睬七（三七）10 克、四塊瓦 30 克、薑 3 片、白酒 10 毫升、瑞給（雞蛋）1 個。（彝族方）

用法 將上藥煎湯，調雞蛋花、酒為引服，1 天 1 劑，分 3 次服，連服數日。

說明 本方係民間彝族驗方，經臨床驗證療效顯著。經治 103 例，治癒率達 95％以上。本方有活血化瘀，益氣止血之功，適用於崩漏下血，月經過多等症。

來源 獻方人：雲南省文山縣阿富鄉陰硐村閔定富、郭培光；推薦人：雲南省文山衛校任懷祥、楊學況。

配方 17 牛下齶骨 1 塊、海桐皮 30 克。（瑤族方）

用法 取牛下齶骨洗淨砍成長段，與海桐皮共燉 1 小時左右，分早晚服藥湯，每日 1 劑，可連續服用。

說明 本方是家傳秘方，主治功能性子宮出血，臨床應用本方 10～15 天，80％以上病人即可獲癒。

來源 獻方人：廣西都安縣梁有權；推薦人：廣西民族醫藥研究所何最武。

配方 18 雞肉 150 克、鐵海棠花 12 朵。（瑤族方）

用法 雞肉洗淨切塊，與鐵海棠花共燉服，每日或隔日 1 劑，7 劑為 1 療程。

說明 本方為瑤族民間醫生廠為流傳的婦科常用方。用藥前應做婦科檢查，排除其他疾病引起的出血，其療效奇特。

來源 獻方人：採訪多位瑤族名老民間醫師方；推薦人：廣西民族醫藥研究所瑤醫研究室莫蓮英。

配方 19 項雞爪 2 隻、辣椒根 30 克。（壯族方）

用法 取項雞（即未下過蛋的雌雞）鮮爪與辣椒根燉服，每日 1 劑。

說明 本方經臨床驗證，效果可靠，一般用 1～2 劑即能治癒。如黃××，48 歲，月經不規則，淋漓不斷 2 月餘，經婦科檢查診斷為功能性子宮出血，用本方 2 劑而癒，隨訪半

年未見復發。

來源 獻方人：廣西象世縣中平醫院陳正斌；推薦人：廣西民族醫藥研究所莫蓮英。

配方 20 牛蹄 1 只。（土族方）

用法 將牛蹄洗淨，砸碎，置至鐵鍋中，反蓋一小鍋上面，鹽泥封口，反蓋的小鍋底部放幾粒米，文火燒至米黃灼度，冷卻，牛蹄即成碳狀，研末備用。每日服 3 次，每次 6～8 克，以米湯水送服；半個月為一療程，間隔 1 週再服。

說明 牛蹄有癒崩止帶的作用，「牛蹄散」為民間驗方，主治婦女月經過多，功能性子宮出血，有收斂止血之效。

來源 獻方人：青海民和石煤公司鄒花梅；推薦：青海民和縣誌編委會辦公室朱曄平。

配方 21 雞肉 100 克、平地梅 18 克、紅毛氈 50 克。（瑤族方）

用法 雞肉去皮洗淨切塊，與上藥共燉，吃肉喝湯，每日 1 劑。直至病癒。

說明 本方為祖傳秘方，主治功能性子宮出血；對治療咯血、吐血、便血亦有療效，如黃××，女，26 歲，月經量多，色紅，經前胸脇脹疼，性情急躁，頭暈疼，伴口乾、尿黃、便乾，舌質紅，舌苔薄白，脈弦滑稍微。經用該方 3 劑而癒。對肝鬱血熱引起的血山崩本方適用。

來源 獻方人：廣西金秀縣療家才；推薦人：廣西民族醫藥研究所何最武。

配方 22 旱蓮草 50 克、鮮仙鶴草 50 克、雞蛋 1 個。（景頗族方）

用法 先將雞蛋煎熟，後將旱蓮草、鮮仙鶴草煎 10 分鐘後去渣，放水入雞蛋，1 次服完。

說明 本方適用於功能性子宮出血有效。

來源 摘自《德宏州傣族驗方》；推薦人：德宏州藥檢所段國民。

配方 23 烏骨雞 1 隻、紫草根 100 克。（苗族方）

用法 雞殺後，去毛去內臟，把紫草根放入雞肚內，燉煮熟。1 劑服 2～3 天，次數不限。

說明 此方在苗族地區應用廣泛，配方奇特，療效確實。

來源 獻方人：貴州省六枝特區苗族熊國林；推薦人：貴州省鎮寧縣民委苗族劉起貴。

配方 24 楓樹皮 25 克、項雞肉 50 克。（瑤族方）

用法 將楓樹皮炒黑後加水和雞肉共煮爛，去藥煮渣，吃肉喝湯。

說明 楓香樹皮性澀有收斂作用，中醫多用其治泄瀉、痢疾。瑤醫將其炒炭用，以增加其收斂止血作用，配項雞肉煮食治療血崩有較好療效。此方在瑤族民間應用甚廣，療效確切。

來源 摘自《中華自然療法匯萃》；推薦人：湖北省蘄春縣李時珍中醫藥研究所梅全喜。

配方 25 雞蛋 1 個、茅莓根 30 克。（瑤族方）

用法 先將茅莓炒焦存性，與雞蛋共煎服，每日 1～2劑。

說明 本方為獻方者實踐驗方，臨床屢用屢效。茅莓藥源豐富，隨地可取。

來源 獻方人：廣西金秀縣瑤醫門診部金源生；推薦人：廣西民族醫藥研究所莫蓮英。

配方 26 蓮藕節 50 克。（瑤族方）

用法 洗淨搗碎沖水開服。

說明 藕節味苦澀，性平。有清暑，止血，化濕，通乳之功效。民間用於婦女血崩的治療，常能起到急救之效。

來源 獻方人：廣西金秀縣馬秀英；推薦人：廣西民族醫藥研究所瑤醫研究室莫蓮英。

配方 27 雞肉 100 克、巴山虎 15 克。（瑤族方）

用法 巴山虎切碎，通內洗淨切塊，共燉服，每日服1～2劑。

說明 本方是祖傳驗方，曾治癒很多患者。

來源 獻方人：廣西金秀縣李孟仙；推薦人：廣西民民族醫藥研究所莫蓮英。

配方 28 雞肉 100 克（或雞蛋 1 個）、朋鋸草 15 克。（瑤族方）

用法 取朋鋸草與雞肉或雞蛋共煎服，每日 1～2 劑。

說明 本方為祖傳秘方，曾治療多例，多於服用 1～3 劑而癒。對宮內放置節育環後引起的月經過多亦有效。

來源 推薦人：廣西民族醫藥研究所莫蓮英。

配方 29 雞紅 1 個、百草霜 15 克。（瑤族方）

用法 取新鮮雞紅與百草霜共水煎服。

說明 一般服 1 次出血即停止。（雞紅即雞冠）

來源 獻方人：廣西民族醫藥研究所瑤醫研究莫蓮英。

配方 30 大米 50 克、茜草 15 克、大棗 10 個、小紅參 10 個、紅糖 20 克。（普米族方）

用法 將大米、茜草、小紅參、紅棗分別洗淨，一起入鍋，加水煮半小時，食時加紅糖。連服至癒為止。

來源 流行於普米族民間；推薦人：雲南省麗江縣飲服公司蕭文錦。

子宮脫垂

配方1 棕櫚根 250 克、豬膀胱 1 個、黃酒 350 毫升。（畲族方）

用法 先將棕櫚根切片，再入豬膀胱、黃米酒放土罐內燜至豬膀胱熟透，去藥渣，分 2 次服下。晚上睡前服最佳。

說明 棕櫚根有升提平滑肌作用，與豬膀胱、黃酒配伍，能收縮子宮；直腸下脫者亦可用，已治 5 例，均有顯效。

來源 獻方人：福建省霞浦縣沙搪村雷秀興；推薦人：福建省霞浦縣衛生局孔慶洛。

配方2 黃鱔 2 條、黃芪 15 克。（土家族方）

用法 將黃鱔去內臟，切成段，合黃芪（切片）同煮，待肉熟後，飲湯食用。

說明 黃鱔與黃芪均有補氣之功，故對氣虛所致的乏力，內臟下垂均有治療作用。如戚×，因產育過多，致子宮下垂，並伴少氣乏力，食慾不振，用本方間斷服用 1 個月，子宮回縮至正常，未再脫出。

來源 獻方人：湖北恩施醫學專科學校趙敬華。

配方3 野南瓜莞 60 克，精肉 60 克，味精、鹽適量。

（土家族方）

用法 將野南瓜菀、精肉一起燉熟，加入少許味精和食鹽，吃肉喝湯，每日吃2次，可連食1週。

說明 子宮脫垂俗稱「陰挺」。發病原因多由產生過早負重，致子宮韌帶鬆弛，氣虛下陷，下能收攝所致。患者感下腹重墜，腰部酸脹，精神疲倦，小便頻數，此方能升提中氣，治療本病確有療效，並在民間廣泛流傳。

來源 獻方人：湖南省慈利縣草藥醫生李富貴；推薦人：湖南省常德市第一人民醫院姜淑華。

配方4 水筆蟲2條、雞蛋1個、食鹽或紅糖適量。（白族方）

用法 水筆蟲捕捉後用釘子釘在牆上，晾乾，同時搗為細末和雞蛋調勻，加適量食鹽或紅糖置於鍋中燉服。每日服1次連續服7天。

說明 水筆蟲雨季生活在山坡上或樹林叢中，容易捕捉。用此方治子宮脫垂患者10餘例，療效滿意。

來源 獻方人：雲南省大理市白族民族間醫生劉福漢；推薦人：雲南省大理市康復醫院許服疇。

配方5 蚯蚓15克、蜂蜜30克、甲魚骨（鱉甲）30克。（彝族方）

用法 先將蚯蚓、甲魚骨焙乾研粉，用開水兌蜂蜜沖藥粉服，每日1劑，日服3次，連服數劑。

說明 本方有補中益氣之功，適用於胃下垂、脫肛、子宮脫垂等症。

來源 獻方人：雲南省馬關縣岩頭寨賀金洪；推薦人：雲南省西疇縣新街醫院李光員。

配方6 雞肉或豬肉適量、杜仲皮 15 克。（瑤族方）

用法 將肉搗碎，杜仲皮研粉，兩者混合加少許鹽調味，放入碗內，隔水蒸服，每日 1 次。

說明 該方為祖傳驗方，曾治癒許多患者。如熊××，女，50 歲，足月產 5 胎，陰道有物下墜到陰道口，自覺小腹下墜，倦怠乏力，心悸氣短，尿頻，白帶增多，舌質淡，苔薄白，脈虛細。婦科檢查診斷為二度子宮脫垂。經用上方，間斷服 3 個月病癒。

來源 獻方人：廣西金秀縣龐有慶；推薦人：廣西民族醫藥研究所何最武。

配方7 苦洛巴（錦葵）80 克、雞肉 200 克。（普米族方）

用法 將藥切細，雞肉剁成塊同煮砂罐內 3 小時，添開水，用筷子隨時翻動防止煮糊，放鹽候溫服用。

說明 錦葵有止血止痛，補氣安胎功能，此方對婦女體虛或勞動過重導致子宮 1～2 度脫垂者，連續用 2～3 劑即可治癒。

來源 獻方人：雲南省蘭坪縣畜牧局王祖興。

配方8 金櫻子 10～15 克、粳米或糯米 100 克。（土家族方）

用法 金櫻子煮濃汁去渣，同米煮粥服，2～3 天為 1 療程，每天 2 次溫服。

說明 據臨床報導，單用金櫻子內服治療宮脫垂 203 例，3 天為 1 療程，間隔 3 天 1 次。有效率達 76％。該藥收澀固精、止瀉，對遺精、滑精、遺尿、尿頻等症也有良好的效果。感冒發熱者不宜食用。

來源 獻方人：青海民和官亭鎮呂金喜；推薦人：中國

中醫藥學會科普委員會呂建輝。

配方9 團魚頭1個、雞內金3個、月月紅15克。（土家族方）

用法 水煎服，每日1劑，連服3～4劑為1療程。

說明 本方適用於子宮脫垂。團魚隻用其頭，其肉可燉湯服。

來源 獻方人：湖南大庸市土家族老草醫趙義清；推薦人：湖南大庸成人中專候啟年。

不 孕 症

配方1 三七80克、黨參240克、人參60克、熟地240克、白朮（炒）160克、茯苓160克、當歸160克、白芍（炒）160克、川芎80克、肉桂80克、黃芪240克、炙甘草80克、白酒16000毫升。（壯、瑤、苗族方）

用法 將上藥裝入瓶內，加酒入內，密封15天後取出服之，每次10～30毫升，每天3次，連服數日。

說明 本方係是雲南方文山「三七之鄉」之驗方，廣泛流傳於民間，曾經臨床反覆驗證，療效可靠，本方有壯腎陽，益精血，強筋骨之功。適用於男子陽痿、女子宮寒不孕等症。禁豆類食物。

來源 獻方人：雲南省文山衛校任懷舉、楊學況；推薦人：雲南省文山州醫學院鄭卜中、任波。

配方2 公雞肉150克、大補藥10克、紅絲線15克、六月雪10克、紅牛七20克、土山薑7克、馬連鞍5克。（瑤族方）

用法 上藥先與山公雞共炒後加水煎煮，吃肉喝湯，每日1劑，在月經來潮前3～4天連服。月經來以後暫停服。

說明 本方為祖傳驗方治不孕症，可連用數個月經週期，直至懷孕注意排除男方病因引起的不孕。

來源 獻方人：廣西金秀縣趙志金；推薦人：廣西民族醫藥研究所莫蓮英。

配方 3 甜酒適量、紅糖 100 克、白胡椒 6 克、生薑 50 克、百草霜 15 克、香附 50 克。（苗族方）

用法 將甜酒族鍋內煮沸，放入經糖深化，再放生薑、香附、胡椒煮片刻，月經來時服，連服 3 個月，自能受孕。

說明 此方在苗族地區應用歷史悠久，主治不孕症，療效可靠。

來源 獻方人：貴州省頭嶺縣花江鎮苗族潘國昌；推薦人：貴州省鎮寧縣民委苗族劉起貴。

配方 4 地海參 16 克、刺參 16 克、雙參 12 克、雞抓參 12 克、童母雞 1 隻。（白族方）

用法 將雞褪毛去內臟，肚內不用水洗，將藥放入雞腹腔內，用棉線縫好，在砂罐內煮 3～4 小時，放食鹽、胡椒、砂仁候溫連肉藥湯全部服用。

說明 上方對已婚婦女體虛宮冷，月經不調，久不受孕患者有滋陰補腎，溫宮散寒之功能，本人臨床醫治 16 例，治癒 14 例，連續服用 2～3 劑，月經停後第 7 天開始服用，服藥後 100 天內有效，對輸卵管阻塞，宮頸後倒患者無效。母雞必須未下過蛋的，忌：花椒酸冷生。

來源 獻方人：雲南省蘭坪縣畜牧局王祖興。

配方 5 瘦豬肉 150 克、胎盤粉 1 克、杜仲 15 克、血黨 10 克。（瑤族方）

用法 上藥與新鮮瘦肉（洗淨切碎）隔水共蒸熟，吃肉喝湯，每天 1 次。

說明 此方可以連續用 2～3 個月。主要適用於腎虧血少氣虛，陰虛血少，子宮寒冷引起的不孕但要排除男方疾患或女方其他疾患引起的不孕。

來源 獻方人：廣西金秀縣頭排鄉李鳳球；推薦人：廣西民族醫藥研究所莫蓮英。

避　孕

配方 1 日得門務格巴（不接果棕樹根）90 克、西蘭巴（茄子花）60 克、蘭巴哈舍格巴（黃花根）90 克、勒布（隔節根）60 克、豬小腸 1000 克。（羌族方）

用法 以上幾味洗淨同豬小腸共燉湯服，每天服 3 次，每次服 200 毫升，4 天為 1 個療程，每 6 個月服用 1 療程。

說明 劉××女，35 歲，共生 3 胎，從 1979 年開始服用此方，連續服用 3 年，共服用 6 療程，避孕效果很好。長期服用本方無副作用。

來源 羌族民間單、驗方座談會；推薦人：四川阿壩藏族羌族自治州醫藥公司陳保生。

四、兒科病症配方

夏 季 熱

配方1 乾香菜葉 5 克。（蒙古族方）

用法 加適量水煎湯，口服，每日 1～2 劑。2 週歲以上藥量酌增。

說明 本方係民間驗方，筆者用 20 餘患，效果明顯，一般服藥後 20～30 分鐘即退熱。

來源 獻方人：內蒙古蒙藥製藥廠明根。

配方2 鮮西瓜翠衣（去內白）50 克、鮮冬瓜皮 50 克、鮮綠豆衣 30 克、白扁豆 10 克、冰糖適量。（畬族方）

用法 將上藥同煎，濾出湯液加入冰糖（至甜為度）代茶時飲，每日數次；5 天為 1 療程。

說明 此方藥味淡而甜，小兒多能自飲。患者只服 1 療程即退熱而痊癒。

來源 獻方人：福建省霞浦縣州洋鄉雷阿明；推薦人：福建省霞浦縣醫藥公司劉熾榮。

胎 毒

配方 豬肚 1 個、白果 10 粒、大蒜 5 克、精鹽 3 克、味精 2 克、蔥 2 棵、薑三片。（拉祜族方）

用法 將豬肚洗淨，放入砂鍋內，加清水淹沒豬肚，放

入大蔥、精鹽、大蒜、上灶煮至肚　軟時下味料食用。

　　說明　新生嬰兒，經常出現水腫，兩眼中間的鼻梁上有綠色痕跡，墊部有暗綠色的斑塊狀等，此種現象，乃是母體內的「毒氣」（亦稱為胎毒）感染所致。用此藥方，可除去以上病毒。食用時，既可吃肚也可吃湯，其效果極佳。

　　來源　獻方人：雲南省瀾滄縣飲服公司徐文；推薦人：雲南省思茅商業局張炳剛。

新生兒硬皮症

　　配方　綿羊尾巴油適量。（哈薩克族方）

　　用法　從新生兒出生後，用淡鹽水先洗澡，隔一天全身皮膚擦上綿羊尾巴油適量，隔日 1 次，效替使用，連用 40 天。

　　說明　應用本方既可治療硬皮症，又可預防各種皮膚病，保持終身皮膚柔潤光滑，本方療效可靠。

　　來源　新疆米泉縣防疫站哈薩克族民族醫哈馬什；推薦人：新疆米泉縣醫院中醫科張玉萍。

涎　多

　　配方 1　老鹿角 30 克、大米 50 克。（彝族方）

　　用法　老鹿角挫成細末，文火炒焦黃，以米煮稀飯調下。每天 1 劑，分 3 次服完。

　　說明　筆者曾以此方治療小兒涎多 8 例，均獲痊癒。

　　來源　獻方人：貴州省大方縣醫院丁詩國。

　　配方 2　豬尾巴 1 隻、黨參 10 克、白朮 10 克。（土家族方）

用法 豬尾巴紅燒與藥物共煮，吃豬尾巴喝湯。

說明 本方適用於脾虛痰濕較重，口角流涎，無禁忌症。黨參、白朮健脾，益氣燥濕；豬尾巴補益氣血。全方具有益養血健脾利濕之功能故對小兒口角流涎有明顯效果，如滿××，男，5歲，口角流涎，多方治療無效，服上方兩劑即癒。

來源 獻方人：湖南省慈利縣景龍橋鄉東方紅村盧菊香；推薦人：湖南省常德市第一人民醫院滿世成。

夜　啼

配方1 陳紅茶10克。（土家族方）

用法 將陳紅茶（越陳越好）用口嚼爛，外敷小兒肚臍上，外用棉花或敷料及膠布固定，3～5分鐘後啼鬧可止並入睡。

說明 本方具有鎮靜、安眠的作用。

來源 獻方人：湖南永順縣民族醫陳正達；推薦人：湖南吉首市湘西州民族醫藥研究所田華詠。

配方2 豬心適量、朱砂0.1～0.5克。（壯族方）

用法 共燉，每日1劑，日服3次。

說明 此方具有強心、鎮靜、安眠等作用。適用於小兒夜哭。

來源 獻方人：廣西壯族自治區北流縣隆盛鎮政府衛生室劉優華。

配方3 雪蓮10克、藏茵陳6克、雪雞肉適量。（藏族方）

用法 水煮，吃肉喝湯。

說明　本方有鎮靜清心等功效。適用於小兒夜驚。

來源　獻方人：青海省民和縣誌編委會朱曄平；推薦人：雲南省藥物研究所張力群。

驚　厥

配方 1　摺麻巴（南瓜葉尖葉）200～300 克、外殼（紅糖）50 克。（傣族方）

用法　將南瓜嫩尖葉沖成糊狀，紅糖研細拌攏，外包雙上肢尺動脈，足背動脈，每日早晚各 1 次。

說明　傣醫常用本方治療小兒驚厥，2～3 次為 1 療程，通常使用 2～3 次即可顯效。如岩×，男，3 歲，高熱 2 日，查體：體溫 41.5°C，驚風，表情淡漠，精神差，呈半昏迷狀。即刻取本方外包，包藥 3 小時後體溫逐漸下降，抽搐停止。傣醫認為此方有祛風除濕，清熱瀉火之功，方法簡便於，適應於廣大農村。

來源　獻方人：雲南省西雙版納州民族醫藥研究所康朗臘；推薦人：雲南省西雙版納州民族醫藥研究所李朝斌。

配方 2　雞腦髓 2 個、麻油 10 克。（彝族方）

用法　將雞腦髓焙乾研末，麻油調服。每天 1 劑，1 次服完，連服 5 天。

說明　本方是貴州彝族民間用來治療小兒驚癇一種獨特的方法，療效顯著。

來源　獻方人：貴州省大方縣醫院丁詩國。

配方 3　蟋蟀 1 隻、白茅根 25 克。（獨龍族方）

用法　取蟋蟀 1 隻，用瓦焙乾為末，白茅根水煎兌服。

每日1劑，每日服3次。

　　說明　蟋蟀為昆蟲蟋蟀的乾燥全蟲。產地很廣但以華東、華南、雲南、四川等地為多。含退熱素以及氧鈷氨、精氨酸等。性溫味辛鹹。主治小兒急熱驚風、水腫、尿閉等症。一般小兒急熱驚風，連服2～3劑，體溫漸下降至正常。

　　來源　獻方人：雲南省藥物研究所張力群。

　　配方4　雞肉100～200克、龍眼肉60克、糯米酒（糧食酒亦可）適量。（保安族方）

　　用法　將雞洗淨切塊，與龍眼肉、糯米酒同放一碗肉，密封碗口，蒸熟後放入佐料即行，食用次數不限。

　　說明　功能補氣血、安心神。主治驚悸、失眠、健忘、食少、體倦等症。

　　來源　獻方人：青海民和縣誌辦公室朱曄平。

　　配方5　雪雞肉適量、雪蓮1株、藏茵陳9克。（藏族方）

　　用法　共燉食。吃肉喝湯，每日1劑。

　　說明　此方在藏族地區應用歷史悠久，屢用屢驗，適用於小兒夜驚，一般病例服2～3劑即見效。

　　來源　獻方人：青海民和縣誌辦公室朱曄平。

遺　尿　症

　　配方1　土黨參瘦豬肉。（土家族方）

　　用法　將土黨參洗淨，瘦豬肉切成小塊，兩物同煲，煮至肉爛，食肉服湯。

　　說明　土黨參為桔梗科植物大花金錢豹 Campanumoea javanica Blume 或金錢豹 C. Javnica Blume Var. japonica Makino

的根。性溫，味甘微苦，功能健脾胃，補肺氣；瘦豬肉補陰血液腎精。兩藥合用，對於體質虛弱，發育不良之小兒遺尿者有很好的治療作用。例胡某，5歲，每夜尿床1～2次，服本方1月，夜尿次數大減，後間接服用半年，尿床之疾痊癒。

來源 獻方人：鄂西自治州制藥廠湯巧雲；推薦人：湖北恩施醫學專科學校趙敬華。

配方2 狗肉250克、黑豆30克、紅糖30克、生薑20克。（苗族方）

用法 用狗肉燉黑豆，熟後加紅糖內服。1日3次，15日為1個療程。生薑搗爛外敷肚臍，用膠布固定。

說明 本方為獻方人家傳秘方，治小兒遺尿，當晚可見效。

來源 獻方人：湖南湘西永順縣民族醫陳正達；推薦人：湖南吉首市湘西州民族醫藥研究所田華詠。

配方3 瘦羊肉50克，硫磺3克，油、鹽少量。（蒙古族方）

用法 將瘦羊肉切小塊，倒入熱鍋內乾炒（或少量油及鹽）後加硫磺炒熟後食用，1天1次，7天為1療程。

說明 夜尿症蒙醫稱為「斜仁」。認為腎氣不足，膀胱失約有關。在應用本方的同時要讓孩子養成定時排尿的習慣，這樣治療效果更佳。

來源 獻方人：新疆藏蒙醫院布仁巴特；推薦人：內蒙古哲盟蒙醫研究所包玉蓮。

配方4 瘦肉（豬肉或牛肉均可）100克、金櫻子20

克、磨盤草根 50 克。（壯族方）

用法 水煎後，喝湯吃肉。

說明 本方在壯族民間中較常用，經臨床反覆驗證有療效。例，楊星，3 歲，在西疇縣新馬街鄉海子村，常常夜間遺尿。用本方後無夜間遺尿現象。

來源 獻方人：雲南省西疇縣興街中心衛生院李光員；推薦人：雲南省方正山州衛校黃正德。

配方 5 糯米 20 克、黑黃豆 20 克、益智仁 10 克、大棗 15 克、豬尿泡 1 個。（白族方）

用法 豬尿泡倒去尿液，不要洗，將糯米、黑黃豆、益智仁大棗（去核）裝入豬尿泡內，麻線紮緊。放入土鍋內，煮 4～5 小時，吃時放少許食鹽，每月服 2～3 次。

說明 王××，男，6 歲夜尿 3 年。1 夜 1～3 次，多方求醫無效。經服此方 6 次，1 夜 1 次，此方連續服 10 次，可癒。

來源 獻方人：雲南省大理市康復醫院許服疇家傳方。

配方 6 雞蛋 1 個、白胡椒 6～7 粒。（回族方）

用法 在蛋殼上開一小孔，將白胡椒 5～7 粒放入蛋內，然後用破蛋殼片堵塞小孔，將蛋蒸熟。成人每晚睡前服 2 個雞蛋，6 歲以下小兒每晚睡前服 1 個蛋。

說明 本方治療 10 餘例均獲痊癒。

來源 獻方人：新疆米泉縣醫院中醫科張玉萍。

配方 7 糯米 30 克、夜關門根 10 克、豬尿泡 1 個洗淨。

用法 將豬尿泡用刀割破洗淨，裝入藥和糯米煮熟、去藥渣內服，每日 1 劑。

說明 本方係祖傳秘方，經臨床實踐療效很好。

四、兒科病症配方

543

配方8 桑螵蛸 10 克、雞蛋 1 個。

用法 先淨桑螵蛸焙黃後研末，把雞蛋打碎，將藥末放入，燉熟服之，每日 1 次。

說明 此方用於遺尿效果較好，屢驗屢效。

來源 獻方人：山西省太原市交通局職工醫院張敬榮。

配方9 日補迪回（飛來草根）50 克、冬牙泥（雞蛋）1個、給木（鹽）少許。（佤族方）

用法 取飛來草根乾品，切斷研細，盛於碗裏加冷水少許與雞蛋、食鹽少許調勻，隔水蒸燉至熟透食用。每日分 2 次，當日服完。

說明 本方主治遺尿病，療效較好，夜尿較多或遺尿患者，服用 3～5 劑可獲明顯的緩解。

來源 獻方人：雲南民族學院統戰部郭大昌。

配方10 藥敲比包木（大枇杷樹蕊尖）50 克、敲燈（燈檯樹皮）30 克、日敲審公木（板藍根）30 克、亮敲審格勞（野木薑子樹根皮）25 克、布來利（豬尿泡）1 個、給木（鹽）少許。（佤族方）

用法 上藥均為鮮品，洗淨，切斷，研細，豬尿泡（豬膀胱）洗淨，把研好的藥塞入尿泡內用針線縫合，用開水燉煮，熟後切片食用。每日燉煮 1 個，當日分 3 次連湯渣食完。

說明 本方對治療遺尿症，有比較好的效果，經臨床應用，食用 3 劑可痊癒。

來源 獻方人：雲南省族學院統戰部郭大昌。

配方 11 啦嘛嘎魯（紅雁）1 隻。（蒙族方）

用法 取紅雁鮮肉，不加鹽燉服。

說明 應用本方對遺尿症效果明顯，民間藥用廣泛。本方主治胃寒腎虛等症。

來源 獻方人：內蒙古哲里木盟科左中的旗娘艾里醫生塔興嘎；推薦人：內蒙古哲里木盟蒙醫研究所耀思圖。

配方 12 雄雞喉管 2 具、雞肝 1 具、雞內金 2 具。（彝族方）

用法 上藥烘乾燒末，麵湯送服，每天 2 次，1 日 1 劑。

說明 本方是貴州彝族民間用來治療遺尿症的一個獨特方法，特別是對治療小兒遺尿症，效果極佳。

來源 獻方人：貴州省大方縣醫院丁詩國。

配方 13 雞內金 2 個、雞腸 1 付、豬膀胱 1 個。（傈僳族方）

用法 將雞內金、雞腸洗淨、焙乾、燒成灰存性，豬膀胱洗淨，炙焦，一起研成細末。

說明 每日 2 次，每次 7 克，用酒調服。

來源 獻方人：雲南省思茅縣五七小學周竹筠；推薦人：雲南省思茅商業局張炳剛。

配方 14 傘補不（豬尿泡）1 個、大棗 25 克、桂圓肉 25 克、冬瓜蜜錢 25 克、松子 10 克、核桃仁 15 克、糯米 50 克、冰糖 50 克。（納西族方）

用法 將糯米用水泡後蒸熟，與切成小丁的元肉、大棗、松子、核桃仁、冰糖研細拌勻後灌入洗好的豬尿泡內，入土碗放在蒸籠裏用旺火蒸熟服用。分 2 天服，一次服半個。

說明 本方治療夜間漏尿顯效。1個星期1個，1個月為1個療程，3個療程後痊癒。

來源 獻方人：雲南麗江縣飲食務公司蕭文錦。

配方15 害扁修（綠鴨蛋）1個、麻過緬（酸木多 木衣）1個。（傣族方）

用法 將酸木多 木衣搗如糊狀，把鴨蛋打入其中調勻燉服，每日1次。

說明 本方除能治療遺尿外，還可以治療小兒夜間盜汗，連服3次為1療程，一般服完1個療程即顯效，為鞏固療效，續服第2療程即可治癒。如姜×之子，男，9歲，遺尿3年，經中西藥治療時好時發，近2月幾乎每晚遺尿，用此方治療9次告癒，隨訪2年無復發。

來源 獻方人：雲南省西雙版納民族醫藥研究所玉帥；推薦人：雲南省西雙版納州民族醫藥研究所李朝斌。

配方16 五穀蟲100克、雞肉金50克、麥芽200克。（布依族方）

用法 前2味研末，每次服3克，麥芽10克，煎湯送服，每日服3次。

說明 開胃消食，主治小兒消化不良，營養吸收差，抵抗力下降，易於嘔吐，腹瀉及感冒等。

來源 《民族醫藥采風集》；推薦人：張力群

配方17 豬小肚（豬膀胱）1個、益智仁10克。（拉祜族方）

用法 將豬小肚切開後洗淨，與益智仁1起加水燉熟爛，吃豬小肚肉、飲湯。

說明　小腹冷痛者，可再加小茴香 5 克；汗多脈浮虛者，可加黃芪 20 克。治遺尿有一定療效。

來源　獻方人：《雲南民族醫藥見聞錄》；推薦人：張力群。

配方 18　狗肉 250 克、番薯 250 克、白果 30 克。

用法　將上三味切塊，隔水燉熟，加調料調味食用，隔日 1 次，連服數次。

說明　本品溫陽益氣，固腎強腰，對於腎陽虛之夜尿頻數，小兒遺尿，效果很好，常服之體質強健。如龍鵬，男，15 歲，廣南縣東街人，遺尿 10 餘年，每天 2～3 次，多方治療未效來我處診，囑其按上方服食月後來訴，遺尿已消失。

來源　獻方人：雲南省文山州藥檢所李東河；推薦人：雲南省文山州藥檢所王永發。

配方 19　雞卵 1 枚、紅棗 16 克。（壯族方）

用法　燉服，每日 1 劑，日服 3 次。

說明　此方具有補腎壯陽、收澀等作用。適用於小兒夜間遺尿，連吃 3～5 天，病情漸癒。

來源　獻方人：廣西壯族自治區北流縣隆盛鎮政府衛生室劉優華。

配方 20　雄雞腸 60 克，荔枝乾 15 枚，老薑、蔥各適量。（苗族方）

用法　將雞腸洗淨煮熟，後加荔樹乾、老薑、蔥白，再煮片刻即可，趁熱吃肉喝湯，1 劑服 1～2 天，次數不拘。

說明　此方在苗族地區應用廣泛，具有滋補益腎、壯陽縮尿等作用，適用於小兒遺尿。

說明 獻方人：貴州省鎮寧縣民委劉起貴。

配方21 豬尿泡1個、糯米適量。（苗族方）

用法 將豬尿泡洗淨，裝入糯米，入鍋煮熟，切成小塊，加白糖食，1劑服2天。

說明 此方在苗鄉應用廣泛，一般輕型小兒遺尿，連服3～5劑即癒，具有明顯壯陽補腎、縮尿等作用。

來源 獻方人：貴州省織金縣朱場區周登榮；推薦人：貴州省鎮寧縣民委劉起貴。

配方22 羊脬1個、刺果20個（即金櫻子）。（土家族方）

用法 將羊脬洗淨切成小塊，與刺果同煮熟，加入適當香料和鹽，將羊脬與湯分2次服，1日2次，連服3天。

說明 本方適用於腎氣虛不能固攝之症，因於濕熱所致者禁用。

來源 獻方人：湖南省桑植縣人潮漆鄉衛生院陳振岩。

配方23 孜然25克、餘甘子（阿米勒）25克。（維吾爾族方）

用法 均勻鮮品，將藥研細末內服，每次10克，每日3次。

說明 本方對治療遺尿療效較好，無副作用。

來源 獻方人：新疆伊寧市維吾爾醫院卡德爾；推薦人：王學良。

配方24 豬膀胱1個、白果50克、糯米50克。（傣族方）

用法 白果去皮後與糯米加調料放入豬膀胱內，蒸或燉

服。

說明 本方以治療小兒遺尿為主，長期服用無毒副作用。

來源 獻方人：雲南臨滄 35106 部隊醫院涂文炳；推薦人：新疆烏魯木齊市中醫院李文富。

配方 25 蓮米 30 克、芡實 30 克、桑螵硝 10 克、豬尿脬（膀胱）1 個。

用法 將上 3 味藥裝入洗淨的豬尿脬內，加鹽適量，用瓦罐燉爛，根據小兒食量分次服完。

說明 本方中蓮子養血益腎、固腎澀精，並有健脾作用；芡實益腎氣而又長於收澀，有澀精縮尿之效；桑螵硝有補腎助陽，固精澀尿之力；豬脬在《本草綱目》中明確載有治「夢中遺溺」功效，故四藥合用治遺尿當能顯神效。如馮××，男，7 歲，蘄州人。患兒不論寒熱季節，每晚都在床遺尿 1～2 次，有時白天睡熟亦遺。平日睡意甚濃，體形消瘦，食慾亦差。服此方 3 劑，不僅遺尿痊癒，而且體質漸見增胖，至今 2 年未見復發。

來源 獻方人：湖北省蘄春縣李時珍醫院已故名老中醫馮道明；推薦人：湖北省蘄春縣李時珍中醫藥研究所梅全喜。

配方 26 狗肉 500 克、熟附片 15 克、生薑 50 克、大蒜菜油、蔥各適量。

用法 狗肉洗淨切成小塊；生薑煨熟備用。將熟附片放入鍋內，先熬前 2 小時，然後放入狗肉、大蒜、生薑，加水適量燉至狗肉熟爛即可，食肉飲湯，1 天內服完。5～7 天服 1 次。

說明 本方有溫腎壯陽，補益精血的功效。對小兒遺尿頻發，體弱消瘦，或伴有食慾不振，大便不化等症狀者，頗

為適宜。本方還可用於治療成年男子之陽痿、夜尿頻數、四肢不溫等病症。陰虛火旺症見咽乾口苦、盜汗煩熱忌服。

來源 獻方人：湖南省常德市已故老中醫劉石渠；推薦人：湖南省常德市第一人民醫院劉智壺。

配方27 白果16～30克、腐皮45～80克、白米適量。（土家族方）

用法 白果去殼除芯洗淨，腐皮、白米洗淨，同放入鍋內，加水適量，文火煎煮，煮成粥食用，1劑服1～2天。

說明 適用於腎虛遺尿，小便頻數，婦女白帶過多等症。

來源 獻方人：青海省民和縣誌辦公室朱曄平。

吐 乳

配方1 綠豆30克、生石膏10克。（土家族方）

用法 將上2味煎水瀕服。

說明 本方適用於胃熱所引起的吐乳，胃寒者不宜。兼有消化不良，可酌加炒麥芽10克同煎。

來源 獻方人：湖南省桑植縣人潮漆鄉興隆坪村衛生室何叔媛；推薦人：湖南省桑植縣人潮漆鄉衛生院陳振岩。

消化不良

配方1 鍋巴飯500克、雞內金30克、砂仁30克、砂仁30克。（彝族方）

用法 將上藥焙乾，研成細末，米湯送服。每天3次，每次6～15克。

說明 本方法治療小兒消化不良，有較好的效果。若噯腐

吞酸者，加山楂、穀芽；若泄利不止者，加准山藥、萊服子。

　　來源　獻方人：貴州省大方縣醫院丁詩國。

　　配方2　焦三仙（神麴、麥芽、山楂）、雞內金、山藥、紅糖。

　　用法　以上4味分量為1：2：3，共研為細末，紅糖沖水。每日服2次，每次2.5～7.5克，紅糖水送服。

　　用法　本方有消食化積，和胃生津；治小兒消化不良效佳。神麴性味甘辛溫，消食健胃和中；麥芽性味甘平，有助於澱粉性食物的消化；山楂味酸而甘，微溫不熱，助脾健胃，促進消化，有消油膩、肉食積滯之功；山藥性味甘平，用於脾虛氣弱者有補脾益氣的功效；雞內金味甘平，消食力量較強，能運脾健胃；紅糖性溫，補脾暖中並有活血作用。

　　來源　獻方人：北京中醫學院醫史室主任教授甄志亞；推薦人：雲南文山州科技情報所秦昆文。

　　配方3　杏葉防風10克、隔山消8克、小倒刺6克、豬蹄殼10克、大米7克。（白族方）

　　用法　豬蹄殼燒焦為粉，大米炒焦為粉。杏葉防風、隔山消、小倒刺煨30分鐘後倒出藥湯吞服焦蹄殼、焦米粉。每日5次，連服7天。

　　說明　本方主治小兒消化不良症效佳。如×××，男，5歲。因過食不易消化食物後，又吃冷飲，脾胃功能受損、食積停胃、隔食。兩年多來嘔吐、便稀、消瘦。經連續服本方9日後，一切正常。

　　來源　獻方人：彌渡縣農民五花；推薦人：雲南大理州汽車運輸公司鄧德昆。

配方4 磨蹄（豬蹄差）1只、磨草（魚腥草）100克、磨馬（馬苦菜）連葉根莖100克。（苗族方）

用法 均用鮮品將豬蹄差燒成炭洗淨同幾種藥共煮熟一次服完（宜空服），無毒，連服最佳。

說明 本方主治小兒飲食積滯，腹飲脹，有消食化積，促進發育順氣益胃，小兒發育不良雞胸，連服效果更佳。

來源 獻方人：雲南文山麻栗坡雷家慶；推薦人：雲南文山狀苗自治州醫院劉世抗。

配方5 帕糯（馬蹄葉）50克、嘟麻過（檳榔青）15克。（傣族方）

用法 將馬蹄葉，檳榔青沖如泥狀，放少許食鹽內服，1天1～2次。

說明 傣醫用本方治療消化不良，食慾不振療效可靠，長期服用能健脾開胃，促進消化，增進飲食。3天為1療程。

來源 獻方人：雲南省西雙版納州民族醫藥研究所康朗臘；推薦人：雲南省西雙版納州民族醫藥研所李朝斌。

配方6 阿魏15克。（維吾爾族方）

用法 將阿魏水煎500毫升，趁熱服下。或作茶飲。

說明 本方對虛寒型和消化不良引起的胃脹有速效，是維吾爾族祖傳驗方，歷史悠久，一般服藥1次即見效。

來源 獻方人：新疆奇台吉縣布庫醫院民族醫拉絲兒；推薦人：新疆米泉縣醫院中醫科張玉萍。

配方7 甜蕎麵100克、紅糖100克。（獨龍族方）

用法 紅糖切細，與蕎麵一起用清水700克調成糊，石板洗淨，架在火上升溫至150°C時，把蕎麥湖舀到上面，攤

成餅烤熟即可。

說明 本方有消食化積、止汗消炎、降壓等，主治自汗、偏頭痛、紫癜、瘡毒、瀉痢、腸熱積食等作用，其中對消化不良等腸道疾病和高血壓療效更好。如雲南怒江州的獨龍族都喜用本方，因而那裏居民的高血壓和消化道疾病患者就較少。

方中芥麥味甘性平，能清熱解毒，降氣寬腸，促進食慾等是較好的藥膳原料。

來源 獻方人：路南石林賓館代鋒坤；推薦人：雲南省飲食服務學校任惠康。

配方8 情稍（雞肉）500克、九子連環草20克。（蒙古族方）

用法 用雞肉500克，九子連環草20克，合燉熟後，分3～4次服食。

說明 本方有鎮痛消炎，化痞除瘀，順氣散寒，解毒抗癆等作用，是治氣庇、食庇（消化不良）的特效方。

來源 獻方人：四川涼川州蒙古族毛志銀、王文藝；推薦人：四川涼山州民研所阿子阿越。

配方9 豬腸1節、粟米750克、油渣300克、草果麵25克、八角面和胡椒粉各3克、薑末40克、鹽15克。（苗族方）

用法 大腸翻洗淨，吹氣至脹鼓晾乾。粟米用水泡1天後洗淨，加入各種調味料拌成餡，裝入用水泡軟的腸衣內，刺眼後上籠蒸熟切片即可。

說明 粟米小米，味甘、鹹，性涼，入脾、胃、腎經，含多種蛋白質和氨基酸及礦物質，功能補脾胃，解除疲勞乏

力，止瀉，滋胃陰，清虛熱等，本方營養豐富，宜滋補，特別是消化不良者長期食用效果更佳。

來源 獻方人：路南石林賓館代鋒坤搜集整理；推薦人：雲南省飲食服務學校任惠康。

配方 10 鯽魚 250 克，砂仁、白豆蔻、生薑、胡椒各少許。（朝鮮族方）

用法 將鯽魚剖腹雲內臟，放入砂鍋內，加水適量，再放砂仁白豆蔻、生薑、胡椒各少許，加熱煎湯服。

說明 本方對消化不良、反胃、胃痛的均有較好的效果。

來源 吉林省延邊朝鮮族自治州民族醫藥研究所；推薦人：金應變。

配方 11 救兵糧（火棘）50 克、糯米粉適量。（土家族方）

用法 救兵糧研粉，與糯米粉適量調合成餅狀，蒸熟，即可食用。1 次 1 塊，1 日 3 次。

說明 本方具有健脾消積，對痞塊、食積、消蟲有一定作用，還具活血止血之效，常用於婦女產生瘀血或成塊、崩漏。

來源 湖南湘西民間；推薦人：湖南湘相自治州民族醫藥研究所瞿顯友。

配方 12 大米 26 克、茶葉 15 克、紅糖 60 克。（布依族方）

用法 將大米放鍋中炒黃，後放茶葉再炒，最後放紅糖微炒，酒少許，酒入鍋即可食用。

說明 此方在布依族中流傳應用很廣，具有消炎解毒、收斂止瀉、健胃等療效。適用於消化不良、痢疾等病症。

來源 獻方人：貴州省鎮寧縣輕工局布依族梁澤雨；推

薦人：貴州省鎮寧縣民委劉起貴。

配方 13 乾薑 100 克、石榴 150 克、蓽茇 100 克。（蒙古族方）

用法 將乾薑、石榴、蓽茇，分別挑選，粉碎成細粉。每日 2 次，每次 4 克，溫開水送服。

說明 乾薑、石榴、蓽茇均屬蒙醫祛寒消食良藥。本方對脾胃寒證、消化不良等療效頗佳。

來源 獻方人：內蒙古哲里木盟蒙醫研究所包光華；推薦人：內蒙古哲里木盟蒙醫研究所包光華。

配方 14 柚子 1 個、小公雞 1 隻。（裕固族方）

用法 柚子去皮留肉，公雞去毛去內臟，洗淨，然後再把柚子放入雞肚內，燉熟，加鹽和味精，食肉喝湯，每 2 週食 1 次。

說明 此方有健胃、下氣、化痰、止咳功效。適用於食慾減退、慢性支氣管炎、支氣管哮喘等症，一般病例，連服 3～5 次即見效。

來源 獻方人：青海省民和縣誌辦公室朱曄平。

配方 15 鮮番茄 160 克，牛肉 100 克，香油、鹽、白糖各適量。（回族方）

用法 將鮮番茄洗淨切塊，牛肉洗淨切成片，加少許油、鹽、糖，同放入鍋內，加水適量，文火煮熟即成。

說明 此方具有平肝益血，健胃消食。可用於消化不良，高血壓病、慢性肝炎等病的輔助治療。

來源 獻方人：青海省民和縣誌辦公室朱曄平。

配方 16 芹鳳籽 100 克、豬瘦肉 500 克、鹽少量。（彝族方）

用法 芹鳳籽舂油、豬肉剁細一起放入碗內放點鹽拌勻燉食，日服 2 次。

說明 此方經常食用，消食健胃效果較好。

來源 獻方人：雲南省峨山縣小街鎮永昌辦事處柏天德；推薦人：雲南省峨山縣飲服公司柏聯生。

配方 17 穿山甲殼 10 片、菜油 500 克、鹽少量。（彝族方）

用法 冷菜油下鍋，放入穿山甲殼加熱炸至成蝦片狀起鍋，放鹽食用。每日服 2 次，連服 3 天。

說明 此方治療消化不良有奇效。

來源 獻方人：雲南省峨山縣富良棚鄉何家祿；推薦人：雲南省峨山縣飲服公司柏聯生。

配方 18 狗肚子 1 個、胡椒 30 克、食鹽少許。（彝族方）

用法 狗肚子洗淨，胡椒研細放入狗肚子內，用線縫合，放入鍋內煮爛放鹽切片進食，每日服 2 次。

說明 此方對於治療消食健胃效果較佳。連服效果更佳。

來源 獻方人：雲南省峨山縣富良棚鄉何家祿；推薦人：雲南省峨山縣飲服公司柏聯生。

配方 19 芫荽子 1 克、草果 1 克、肉湯 500 毫升。（景頗族方）

用法 將芫荽子、草果研粉放入肉湯內，1 天 1 次，連服 2 次。

說明 民間民族常用方，主治消化不良。

來源 獻方人：《德宏州景頗族驗方》；推薦人：雲南省德宏州藥檢所段國民。

配方 20 穆斯勒斯（發酵之葡萄原汁即原汁葡萄酒）50毫升。（維吾爾族方）

用法 每日 1 次，每次 50 毫升，飯後睡前服用。

說明 本方用於胃酸分泌不足之消化不良，如萎縮性胃炎療效可靠。

來源 獻方人：新疆阿瓦提縣醫院宋曉平；推薦人：新疆烏魯木齊市中醫院李文富。

配方 21 麵粉200克，油、鹽、芝麻適量。（維吾爾族方）

用法 麵粉發酵後放入油鹽做成中間薄，用圈原的盤狀圓餅，上撒芝麻置鍋坑中烤熟即可食用，以此代主食，多少隨飯量而定。

說明 本方即維族具有特點的食品之一，名為餉。為特製的烤爐「餉坑」烤炙而成，味香可口，久置不壞，對於消化不良者食用後效果很好。

來源 獻方人：新疆烏魯木齊市中醫院李文富；推薦人：新疆烏魯木齊市中醫院王輝。

配方 22 哈木孜（馬奶酒）50 毫升。（哈薩克族方）

用法 哈木孜 1 杯飲服，每日 1 次。

說明 本方對消化不良，尤其是肉食的人，療效可靠。

來源 獻方人：新疆阿瓦提縣醫院宋曉平；推薦人：新疆烏魯木齊市中醫院李文富。

配方 23 餉（民族常用食品——用餉坑烤製的一種餅

子）2 個。（烏孜別克族方）

用法 將餉烤焦食用，1 日 2 次，每次半個。

說明 該治療消化不良等症有明顯療效，無副作用。

來源 獻方人：新疆昭蘇縣三中散草克；推薦人：武繼華。

配方 24 馬奶子 500 毫升。（哈薩克族方）

用法 生馬奶子放置 2 天，待發酸時食用，每次 400 毫升，1 日 2 次。

說明 本方主治食滯，消化不良。

來源 獻方人：吉德爾；推薦人：新疆解放軍第十一醫院武繼華。

配方 25 修止木格（奶豆腐）30 克、白糖 20 克。

用法 泡清茶一碗內服飲。每日服 2 次。

說明 修目木格有清熱解毒，止渴止瀉之功，治療消化不良，上吐下瀉，痢疾等。①脾胃不和者奶豆腐 30 克、砂仁 10 克水煎服；②預防中暑清茶白糖奶豆腐前後冷飲；③嘔吐者奶豆腐 30 克、香菜子 6 克水煎服；④水瀉者奶豆腐 30 克、沙棗 20 克水煎服；⑤紅白痢疾者奶豆腐 30 克、紅糖 20 克、白糖 20 克、馬齒見 30 克水煎服。

來源 推薦人：內蒙古自治區阿拉善盟蒙醫藥研究所賀巴依爾。

配方 26 色牙布（山楂）50 克、紅糖 10 克、萊菔子 10 克、雞內金 3 克。（蒙古族方）

用法 水煎服，每日 1 劑，每日服 3 次。

說明 山楂味酸、性溫。主要功能消食積、散瘀滯。用

於消化不良、腹部脹滿、婦女血滯引起的小腹疼痛。

來源 獻方人：內蒙古自治區阿拉善盟蒙醫藥研究所賀巴依爾。

配方 27 茶葉 10～15 克、食油 10～15 克、食鹽適量。（湘西土家族、苗族方）

用法 將油先放入鍋中煉沸，放入茶葉翻炒黃白色，迅快泅入清水 1500～2000 毫升，加適量食鹽，燒開後盛入容器中，飯時佐餐或隨時飲用。

說明 本方在湘西自台州土家族、苗族民間稱為油茶湯。一般為夏秋季飯桌上常備之品，當湯服食，可以增加食慾。可以治療飲食積滯，消化不良；還可解暑除煩。

茶葉，苦、甘、涼。入心、肺、胃經。功能清頭目，除煩渴，化痰，消食，解毒，利尿。《唐本草》謂其「利小便」，去痰熱渴，主下氣、消宿食。」《日用本草》曰「除煩止渴，解膩清神。」

本方並能預防中暑及治療腸炎腹瀉。

來源 湖南湘西自治州土家族、苗族民間；推薦人：湖南省湘西治州民族中醫院馬伯元。

配方 28 生山藥 60 克、生苡仁 60 克、柿餅 30 克。（東鄉族方）

用法 先將苡仁煮爛，後把山藥搗碎，柿霜餅切成小塊，同煮成糊粥服。

說明 本方為近代名醫張錫純所著《醫學衷中參西錄》中的「珠玉二寶粥」，如再加蓮子粉 60 克，治療脾虛泄瀉能取得滿意效果。用本方以 5～7 天為 1 療程，每天分 2 次服食。經本人給孫子試用，確有效果。

四、兒科病症配方

559

來源 獻方人：青海省文學藝術家趙存錄；推薦人：青海省中醫學會呂建輝。

配方29 白豆蔻 15 克、麵粉 100 克、酵麵 50 克。（土家族方）

用法 將白豆蔻除去雜質，打成細末。將麵粉加水發麵，揉勻成團，待發好後，加鹼水適量，撒入白豆蔻末，製作成饅頭，蒸熟即成。

說明 豆蔻性味辛、溫，功能行氣，化濕和胃。適應於胸腹脹滿，食慾不振，開胃健脾，理氣消脹。對於胸悶，嘔吐，胃痛等症有效。

來源 獻方人：青海省民和石煤公司鄒花梅；推薦人：青海省民和縣誌編委會辦公室朱曄平。

配方30 丁香 2 粒、薑汁 16 克、牛奶 250 毫升。（蒙古族方）

用法 共入鍋內煮沸，除去丁香，加白糖少許，即可食用，每日 1 劑，次數不限。

說明 此方具有芳香開胃、消食導滯、補中益氣、寬胸潤腸等效果。適用於食慾不振，胸腹脹滿等病症。

來源 獻方人：內蒙古哲里木盟蒙醫研究所包光華。

小兒疳積

配方1 雞內金 5 克、山楂 10 克 糯米（炒焦）30 克。

用法 共研細末，米湯送服，每天 2 次，每次 3～5 克。

說明 小兒疳積是慢性營養吸收紊亂和嚴重腸寄生蟲病，所引起的營養不良綜合徵。臨床上主要表現為消化不良，營

養吸收障礙，面色黃萎，毛髮稀疏，全身消瘦，腹部膨大以及精神不振等。在治療方面，除了針對病因進行必要的藥物治療外，用食療調治，可收到理想的療效。一般病例，連服20～40天，即漸痊癒。

來源 獻方人：雲南省藥物研究所張力群。

配方2 粳米30克、豬腳金（鮮品）葉15克。（瑤族方）

用法 先將米煮成粥，再加入獨腳金葉煮粥，分次服。可經常服用。

說明 獨腳金（又名疳積草），健脾消食作用明顯。也可以和瘦肉或塘角魚共蒸服。本方對黃疸型肝炎、結膜炎、失眠的治療亦有作用。

來源 獻方人：廣西金秀縣陸業；推薦人：廣西民族醫藥研究所何最武。

配方3 瘦豬肉50克、牛甘果樹中蟲3～5隻。（壯族方）

用法 豬肉洗淨切碎，牛甘果蟲烤乾研粉（新鮮亦可），兩者混勻，隔水蒸服，每日1～2次。

說明 本方為民間廣為流傳的驗方。牛甘果枝乾常見有膨大成梭形，切開即見有1隻小蟲，每兜樹常見10數個類似的梭形腫大。本方對化食消積，健脾益胃作用明顯，往往服用1～2劑，小兒食慾即大增。如因腸道寄生蟲引起，應用時予以驅蟲。

來源 推薦人：廣西民族醫藥研究所何最武。

配方4 鋸子草30克、豬肝60克。（苗族方）

用法 燉食，每2天吃1劑。

說明 本方在苗鄉應用廣泛，具有健脾理氣、養血滋補

等功效，適用於小兒疳疾、消化不良等病症。

來源 獻方人：湖南省鳳凰縣生衛局歐志安。

配方5 倒生蕨 16 克、雞蛋 1 枚。（苗族方）

用法 倒生蕨切碎與雞蛋共煮，蛋熟去殼食，每日 1 劑。

說明 本方在苗鄉應用歷史悠久，具有健脾理氣、滋補養血等功效。主要用於小兒疳疾、消化不良，屢用屢驗。

來源 獻方人：湖南省鳳凰縣衛生局歐志安。

配方6 油桐子根、雞蛋各適量。（土家族方）

用法 油桐子根搗爛，煎蛋，每日 1 劑，每日服 3 次。

說明 此方在土家族中應用歷史悠久，屢用屢驗，具有健脾理氣之功，主要用於小兒疳疾。

來源 獻方人：貴州省岑鞏縣羊橋土家族鄉楊柳小學袁治乾。

配方7 萊菔子 30 克、麥芽 20 克、粳米 50 克。（土家族方）

用法 將萊菔子、麥芽與粳米共炒至焦黃，用砂罐水煎內服。1 天服 2～3 次，每天 1 劑。一般 1～2 劑便可。

說明 本方適用於傷食所至腹脘胞脹，噯氣酸腐，不欲食或有腹瀉大便酸腐者。萊服子行氣消食；麥芽健脾消食；粳米健脾和胃；焦能消食積且能燥濕。本方具有見效快、小兒容易接受、取材方便等特點。成人服用同樣有很好的效果。

來源 獻方人：湖南省桑植縣人潮溪鄉衛生院陳振岩；推薦人：湖南省常德市第一人民醫院滿世成。

配方8 黃鱔肉 100 克、香薷 10 克。（土家族方）

用法 切將黃鱔肉切碎，加香薷燉服，1 日分 3 次口服，連服 7 日為 1 療程。

說明 土家族地區盛產黃鱔，民間藥用長久，治療疳積療效確切。

來源 摘自《土家族民間用黃鱔治病點滴》；推薦人：湖南省大庸成人中等專業學校侯啟年。

配方 9 金蛋子20粒、雞肝1具、食鹽適量。（白族方）

用法 金蛋子搗細為末，雞肝剁細為泥放入碗內加食鹽調勻，然後置於鍋內蒸服，每日服 2 次，連服 3 日。

說明 此方對於小兒不思飲食，腹脹腹瀉有明顯的治療作用。經 100 多例的臨床觀察，療效顯著。

來源 獻方人：雲南省鶴慶縣白族醫生朱文彪驗方。

配方 10 粳米 100 克、紅棗 10 克、百合 10 克。（土家族方）

用法 粳米、紅棗、百合花煮粥服食，每天服 1 次，1 個月為 1 個療程。

說明 本方適宜和於小兒疳積，脾虛厭食，脾虛盜汗，消瘦煩躁等症，無禁忌症；百合滋陰潤肺，紅棗健脾和胃，粳米補益胃氣。對小兒疳積有較好的治療效果。

來源 獻方人：湖南省慈利縣龍壇河鎮盧來生；推薦人：湖南省常德市第一人民醫院滿世成。

配方 11 入骨長筋 15 克、雞肝 1 付。（畬族方）

用法 開水燉服，食雞肝及汁。

說明 入骨箭即活血丹。雞肝或豬肝 2 兩均可。

來源 獻方人：福建省霞浦縣溪南中心衛生院雷元明；

配方 12 白毛將軍 15 克、豬赤肉 100 克。（畬族方）

用法 上述 2 味加水燉熟，肉湯同服。

說明 白毛將軍為菊科白牛膽。白毛將軍燉白酒服，可治急性蕁麻疹。此方治急性蕁麻疹。此方治療小兒疳積較好。

來源 獻方人：福建省霞浦縣城關鎮嶺頭醫療站鍾馬賢；推薦人：福建省寧德地區醫藥研究所陳澤遠。

配方 13 蒲公英50克、雞肝1個、油鹽適量。（彝族方）

用法 將蒲公英洗淨去心、剁細，連同雞肝放入碗內，再放油、鹽同燉。每天早晚 2 次，隔 3 天後再吃。

說明 此方治疳積。

來源 獻方人：雲南省思茅縣科學技術委員會蘇寬信；推薦人：雲南省思茅地區商業局張炳剛。

配方 14 香附子 10 克、豬肉調料適量。（苗族方）

用法 藥肉同煮熟服。

說明 香附子又名莎草根，紅用塊莖，洗淨去鬚毛曬乾備用。

來源 獻方人：雲南個舊市高山寨村王應成；推薦人：雲南個舊市飲服公司李延柱。

配方 15 五穀蟲 6 克、神曲 5 克、白緬油 6 克。（土家族方）

用法 將五穀蟲與神曲研粉，用白緬油調勻後煎熟用塊。每日 1 劑，1 日 2 次分服。

說明 本方具有消積滯，健脾之功效。該方是獻方人祖

傳秘方，也稱該方為「胖娃娃」。經周氏幾代家傳應用，在當地土家族民間享有盛譽。

來源 獻方人：湖北省恩施市周柱賢；推薦人：湖南吉首市湘西州民族醫藥研究所田華詠。

配方 16 粘草子根 15 克、茜草根 10 克、野葫蘆藤根 10克、小槐花根 10 克、雞蛋 1 個。（土家族方）

用法 先將上藥煎水，後放雞蛋入藥水中煮熟，去殼吃蛋。用藥水給患兒洗澡，邊洗邊揉患兒肚臍 30 次。1 日 1次，連用 1 週為 1 個療程。

說明 本方對疳症有效外，還對婦女月經不調也有療效。

來源 獻方人：湖南古木縣龍鼻鄉龍白福；推薦人：湖南省吉首市湘西州民族醫藥研究所田華詠。

配方 17 和尚頭（續斷）30 克、雞蛋 2 個。

用法 將和尚頭搗成藥泥，調入蛋內熟食用，每日 2次，連服數日。

說明 本方有消脹、止瀉、止嘔退熱作用，經臨床驗證，療效可靠。經治 10 例，治癒 8 例好轉 2 例，住院時間2～6 天，有明顯消脹，止瀉，止嘔退熱作用。

來源 獻方人：雲南省文山州衛校任懷祥；推薦人：雲南文山州醫院鄭卜中。

配方 18 繡球防風（燈籠花）根 25 克、大馬蹄香 30 克雞蛋 2 個。

用法 將上藥水煎取湯調雞蛋蒸熟食用。

說明 本方有清肝利膽，健脾和胃，益氣止瀉之功。適用於肝熱脾虛之小兒疳積，消化不良等症。

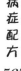

來源 獻方人：雲南省文山古木酒卡村李正國；推薦人：雲南省文山州衛校黃正德。

配方 19 的宙（田雞）1 隻、胡巴（薏仁米）200 克。（壯族方）

用法 剖殺田雞去皮和內臟，加油、鹽、薑少許拌勻。大米適量煮成軟飯。待米鍋滾沸時，放入田雞，共燜熟後服食，每日晚間服 1 次，連服 10 天。

說明 本方滋陰補虛，解熱毒，溫養脾胃，民間經常運用於小兒疳積的預防和治療如：小兒面黃肌瘦、偏食、佝僂等。經臨床觀察，有較好的預防及治療作用。

來源 獻方人：雲南省文山州藥檢所李東河；推薦人：雲南省文山州藥檢所王永發。

配方 20 一炷香（豆瓣綠）25 克、雞蛋 2 個、酒麴 10 克。（彝族方）

用法 將一炷香切細，和酒麴、雞蛋等混合調勻，上甑蒸熟食用，1 日 2 次，連服數日。

說明 本方係民間民族驗方，經臨床反覆驗證，效果顯著。本方有健脾利濕，調中益氣固脾養肝，和胃清熱，化蟲消積之功。適用於小兒疳積（消化不良）之症。病例，周××，男，3 歲，家詮馬關大栗樹河外戛白村。1973 年患兒初生時缺乳，稟賦不足。發熱後，疊用寒涼消導，下利清穀不止，繼則納呆食減，酷嗜瓜果、鹹酸。病經半年餘，症見毛悴色夭，肌肉消瘦，溺濁而短。症屬脾疳，法當調中益氣，固脾養肝，健脾利濕，投上方而告癒。本方經治 350 例，有效率 97.6％。

來源 獻方人：雲南馬關大栗樹戛白村周忠亮；馬關縣

醫院民族醫藥門診徐運洪；推薦人：雲南文山州衛校任懷祥、楊學況。

配方21 鱔魚 100 克、雞內金 10 克、草果 3 克、胡椒粉 0.3 克、食鹽 5 克、豬油適量。（傈僳族方）

用法 鱔魚洗淨去內臟切塊放在碗中，加雞內金、草果、胡椒粉、鹽、豬油，放在鋁鍋內蒸熟服用和隔水燉熟即可。每日 2 次，連服 5～7 天。

說明 此方主治小兒疳積，也適用氣血兩虧、產後瘦弱、風濕痹症，子宮脫垂等症。

來源 獻方人：雲南省思茅縣五七小學周竹筠；推薦人：雲南省思茅行署商業局張炳剛。

配方22 鮮豬肝、狗尾巴草。（苗族方）

用法 取狗尾巴草 15 克加水 300～400 毫升煮沸加入豬肝 30～50 克（切片），水再沸燉熟後，服湯食豬肝。

說明 豬肝含有維生素、蛋白質、脂肪等營養素，維生素 A 的含量尤高，為營養價值較高的食品，能補益氣血，滋肝明目；狗尾巴草為禾本科植物大狗尾草（Setaria faberii Herrm）的全草，性味甘平，能清熱消疳，殺蟲止癢，民間有單味煎水內服治療小兒疳積者，亦有一定的效果，若合以豬肝攻補兼施，其療效更為顯著。

來源 獻方人：湖北恩施醫學專科學校趙敬華。

配方23 紅四塊瓦、雞蛋。（土家族方）

用法 用鮮紅四塊瓦五兜合雞蛋 2 個同燉至蛋熟去藥渣，服湯吃雞蛋。每次服雞蛋 1 個，7 天為 1 個療程。

說明 紅四塊瓦（又名：四大天王），為報春花科植物

重樓排草（Lysimachia Pardiformis Franch）的根及根莖。性味平微溫，有祛風除濕，活血消積的作用；雞蛋滋補性強，健脾益胃，故本方對於小兒疳積有良好的治療作用。

來源 獻方人：湖北恩施醫學專科學校趙敬華。

配方24 雞肝1個、筆桿草20克。（彝族方）

用法 上藥共蒸，食肝喝湯，每天1劑，3次服完。

說明 本方是貴州彝族民間用來治療小兒疳積的經驗方。

來源 獻方人：貴州省大方縣古石鎮李應輝；推薦人：貴州省大方縣醫院丁詩國。

配方25 使君子肉10克、夜明砂10克、羊肝60克。（彝族方）

用法 羊肝洗淨切塊，入碗中，加使君子肉和夜明砂隔水蒸熟，調味即可食用。

說明 使君味甘性溫、入脾、胃經、含使君子酸等，能殺蟲、消積、健胃，主治小兒疳積與積食，小便白濁和瀉痢。夜明砂味辛性寒，入肝經，含維生素A，能清肝明目，消疳積，散血。羊肝味甘苦性寒，入肝經，含多種營養成分，能治夜盲症，眼花和肝虛角膜炎，還能補肝明目，是小兒滋養佳品，但忌與梅子、小豆等同食，同食易傷身。本品在民間用以治小兒疳積及其後遺症——「眼疳」較有特效，是一種值得推廣的民族藥膳。

來源 獻方人：雲南路南石林賓館代鋒坤，根據《飲食療法100例》整理；推薦人：雲南省飲食服務學校任惠康。

配方26 紅棗、紫米、白糖各適量。（傣族方）

用法 紅棗煮熟去皮、核，與紫糯米同煮粥，加白糖作

早點食用。

說明　紅棗味甘性微溫，歸脾、胃、心、肝經，主治脾胃虛弱，食少倦怠，泄瀉，虛煩不眠，血小板減少症及過敏性紫癜等，對峻烈性藥物有緩和藥性和矯味作用，治小兒積食和疳積有特效，雲南特產，因色紫而得名，能滋服補腎，清肝明目，健脾活血，主治虛汗、盜汗、多汗和貧血、高血壓、神經衰弱及其他各種慢性虛煩症，與紅棗合用對小兒疳積效果顯著。本品多作早點適用，對小兒積食與疳積有特殊療效，經常食用，還是重體力勞動者較好的滋補品。

來源　獻方人：雲南路南石林賓館收集整理；推薦人：雲南省飲食服務學校任惠康。

配方27　雞蛋1個、生半夏1粒、生薑1片。

用法　將雞蛋敲1小孔，放入半夏，生薑蒸熟，每日吃蛋1個，連服數日。

說明　本方係文山一帶民間流傳方子，經幾代人的臨床驗證，本方對疳症療效明顯。

來源　獻方人：雲南省文山衛校平光春；推薦人：任懷祥。

配方28　吶井（豬肉）適量、石仙桃10克。（壯族方）

用法　燉吃。

說明　本配方廣泛流傳於壯族民間，經臨床驗證，對治療小兒疳積，確實有效。

來源　獻方人：雲南省西疇縣興街中心衛生院李光員；推薦人：雲南文山州衛校黃正德。

營養不良水腫

配方1 赤小豆、紅棗、紅糖、核桃仁、花生仁各15克（赤小豆、花生米用溫水先泡2小時）。（烏孜別克族方）

用法 加水煮30分鐘，成豆沙狀。每天早晚空服各服1匙。

說明 連服數日，較果較好。

來源 《民族醫藥采風集》；推薦人：張力群。

配方2 雞胸肉200克、鹿茸1克。（基諾族方）

用法 取出雞胸肉，除淨骨頭，剁細，鹿茸文火烤黃，研成粉與雞胸肉調勻，盛碗中隔水燉熟食用。每日1次服完。

說明 本方為基諾族民間經驗方，有滋補作用，適用於兒童病後身體虛弱，營養不良，貧血等症。使用此方時如果沒有雞肉可用雞蛋代之。服藥期間忌酸、冷食物，不洗冷水澡。

來源 獻方人：雲南省景洪縣基諾鄉子澤；推薦人：中國醫學科學院藥用植物資源開發研究所雲南分所郭紹榮。

配方3 萱草70克、豬肉調料適量。（彝族方）

用法 藥肉同煮熟服用。

說明 萱草雙名雞腳參，藥用根部膨大體，洗淨切片曬乾備用。

來源 獻方人：雲南省個舊市賈沙李寶才；推薦人：雲南省個舊市飲服公司李廷柱。

發育不良

配方 1 落貨伍弟（牛蛙）1 隻、砂仁 10 克、鹽適量。
（納西族方）

用法 牛蛙殺後洗淨剁細，砂仁春細，將肉和砂仁、鹽適量拌勻，入小砂鍋蒸熟食用。

說明 本方治小兒發育不良效優，堅持日服 1 次，15 天 1 個療程，3 個月後增加體重，正常發育。

來源 獻方人：雲南麗江縣飲食服務公司蕭文錦。

配方 2 燕（黃鱔）1 條、噴（蜂臘）7 克。（傣族方）

用法 取出黃鱔內臟，塞入蜂臘，然後放於火中燒熟即吃。每日 1 次，每次 1 條，10 天為 1 療程。

說明 本方對小兒遲走路、萎軟有較好療效，一般服 1～2 個療程可明顯見效。

來源 獻方人：雲南省西雙版納州民族醫藥研究所康朗臘；推薦人：雲南省西雙版納州民族醫藥研究所李朝斌。

配方 3 牛蹄筋 100 克、鮮牛骨 500 克、冰糖 100 克。

用法 將牛蹄筋切斷，鮮年骨敲碎，放入砂罐中加水煎煮，2 小時後過濾取汁，餘渣再加水煎煮取汁合併 2 次濾液，文水煎煮，潷去浮油，濃縮至膠凍狀，放入冰糖收膏，冷卻備用，每次取膏 2 食匙，每日 3 次，開水沖服，1 個月為 1 療程。

說明 牛蹄筋，能補肝強筋，益氣力；牛骨能補虛損，壯筋骨。本方適用於小兒五遲、五軟，維生素 D 缺乏症。

來源 獻方人：青海省民和縣中學瞿元英；推薦人：青

海省民和縣文聯竹野。

口　瘡

配方　喃滿釀（螃蟹油）適量。（傣族方）

用法　取螃蟹7～21隻，將其燒黃後去殼及頭腳，用滲出之油塗於患處，每日3～4次。

說明　螃蟹具有清熱化痰之功，平素為傣族民間廣為食用的菜餚之一，稱作「喃咪釀」即螃蟹醬，亦可煎湯食用。臨床應用螃蟹油治療鵝口瘡和口腔潰瘍有較好療效，一般3天為1療程。如王×，女，3歲，患鵝口瘡已4月，用螃蟹油塗患處，1療程告癒。除此之外，亦可治蟲蛇兒咬傷。

來源　獻方人：雲南西雙版納州民族醫藥研究所康朗臘；推薦人：雲南省西雙版納州民族醫藥研究所李朝斌。

五、眼科病症配方

角膜潰瘍

配方 落地生根葉5片、蟬花3個、羊肝50克。（怒族方）

用法 將落地生根葉焙黃，與蟬花混合研為細粉，羊肝剁碎，調勻後放在瓷碗內蒸熟，每日1次。

說明 落地生根為景無科落地生根屬 Bryophyllum Pinnaturn（L.）Kurz 具有消炎止痛，拔毒生肌之功能。蟬花通翳，羊肝含核黃素、維生素 A，怒族民間醫用於治療角膜潰瘍，角膜軟化，角膜雲翳，傷口久潰不收等。

來源 獻方人：雲南省蘭坪白族普米族自治縣衛生局和勝。

白 內 障

配方1 一朵雲（又名獨腳蒿、冬草）30克、雲霧草25克、不下水的雞肝或豬肝 100 克。（苗族方）

用法 將一朵雲、雲霧草清除雜質，洗淨後，切碎，與雞肝或豬肝用砂鍋同燉熟，加適當調味品，即可食。

說明 本方用於白內障。一朵雲，有清肝火，明目，消散翳膜之效。雲霧草，有療眼疾，明目之作用。病例：向××，76歲，自感眼睛上蒙有一層紙，視物下清，頭腦經常脹痛，經地區以上醫醫多次檢查治療無效，經上方服5劑，恢復了原視力。注意：服藥期間避免生氣。

來源 獻方人：黔陽縣群豐鄉楊開清；推薦人：湖南懷化地區精神病醫院王在興。

配方2 阿娜兒（石榴）適量。（維吾爾族方）

用法 石榴籽搗汁洗眼。

說明 本方能退翳障、明目，用於治療白內障。

來源 摘自《維吾爾藥誌》；推薦人：新疆烏魯木齊市中醫院王輝。

配方3 破銅錢草50克、雞蛋2個。（土家族方）

用法 破銅錢草洗淨，加雞蛋同煮，待蛋熟後，去藥熟後，去藥渣、吃雞蛋、飲藥湯，睡覺前服用。

說明 本方可通化角膜翳，用於白內障。

來源 獻方人：湖北省建始縣花坪區衛生院向宏憲。

配方4 羊肝60～100克，穀精草、白菊花各10～15克。

用法 同煎服。

說明 本方用於障翳眼燥。

來源 獻方人：廣西合浦縣廉州鎮下街34號沈潤明。

角膜雲翳

配方1 穀精草（又名：鼓捶草）20克、胭脂花根（又名水粉子花根）20克、野菊花20克、豬肝100克。（苗族方）

用法 穀精草、胭脂花根洗淨，野菊花清除雜質，分別焙乾，共研成細末，盛裝玻璃瓶密封。豬肝用刀劃成小方格，根據豬肝大小，每次撒上3～5克藥粉，將豬肝放在木炭火上烤熟即可食用。

說明 穀精草，有清熱、利尿、祛風、明目消炎之功能。胭脂花有清熱、解毒、利尿、祛濕、活血之作用。野菊花有清熱、解毒之功效。獻方人曾用此方治療老年性目疾和小孩營養不良引起的翳障患者 82 例，療效可靠。病例：楊××，68 歲，非戴上老花鏡才能做針線活，經用上法，服藥 12 次，摘下了老花鏡能做針線活。

來源 獻方人：黔陽縣雪豐山區向碧英；推薦人：湖南懷化精神病醫院王在興。

青 光 眼

配方 怕米（鮮豬肝）150 克、弄裏（柏枝樹）果（鮮果）100 克。（瑤族方）

用法 上 2 味共煮熟，去渣喝湯吃肝。

說明 本方具有清肝明目之功效。用於青光眼、視力模糊、視物不清。

來源 獻方人：雲南省文山州麻栗坡縣雷家福；推薦人：雲南文山壯苗自治州醫院雷雪芳。

弱 視 症

配方 1 陳倉米 250 克、豬肝 250 克、綠豆 100 克。（土家族方）

用法 將豬肝切成塊狀，同陳倉米、綠豆一起煮成稀粥。1 日 3 次。

說明 陳倉米即儲存年久的粳米，具有養胃，滲濕，除煩之功效。豬肝具有養肝明目，綠豆具有清熱利濕，除治視弱之外，還可治療浮腫。

配方 2　珍珠 10 克、水發銀耳 50 克、冰糖適量。

用法　將珍珠用溫水泡到回軟，上蒸鍋蒸 2 小時左右取出待用。取小鍋一口加清水適量注入冰糖熬化，下入水發淨銀耳燒沸，打去浮沫，再倒入珍珠煮沸即成。

說明　珍珠銀耳羹是高檔宴席的名貴佳餚，老年人更為喜愛，本方有增視補腦的作用。

來源　推薦人：雲南省昆明市二商技校烹飪專業特級廚師吳美清。

配方 3　枸杞 20 克，田雞 5 對，蔥 1 根，鹽、味精各適量。

用法　將田雞剝皮去內臟洗淨，去頭腳待用。枸杞去雜質，用清水快速沖洗幾次，取扣碗 1 個，把淨田雞平整擺入碗底，灑上枸杞，放入蔥、薑，蒸 2 小時左右端出，加入鹽、味精，去蔥薑即能食用。

說明　本方能達到明目補血，用於弱視症。

來源　獻方人：雲南省昆明市二商技校烹飪專業特級廚師吳美清。

配方 4　羊肝 1 具、桑椹子 100 克、菊花 100 克。（彝族方）

用法　羊肝洗淨去皮膜，切細曬乾，與後二藥共研成細末，溫水送服。每天 3 次，每次 9～12 克。

說明　本方對久視無力症有較好療效。亦可治療白內障。

來源　獻方人：貴州省大方縣醫院丁詩國。

視物模糊

配方1　枸杞葉50克、豬肝片100克、油鹽適量。（哈尼族方）

用法　將枸杞葉洗淨，與豬肝、油鹽、水入鍋煮熟而食。

說明　本方具有滋補肝腎作用，用於眼花視平清。

來源　獻方人：雲南省江城縣飲服公司羅承祥；推薦人：雲南省思茅行署商業局張炳剛。

配方2　蠶葉嫩尖100克、豬肝150克、油鹽適量。（哈尼族方）

用法　將蠶葉搗爛，用水煮開後，把豬肝切成片放入，加油鹽即可食用。1日2次，佐餐而食。

說明　本方具有清熱解毒調補作用，用於眼花目視不清。

來源　獻方人：雲南省江城縣飲服公司羅滌琨；推薦人：雲南省思茅行署商業局張炳剛。

配方3　豬肝150克，鍋煙子5克，豬油、鹽適量。（彝族方）

用法　豬肝剁成細泥，把鍋抬下，取鍋底上的煙子放入豬肝泥內加鹽油調勻，燉熟後服用。日服2次，3天為1療程，連服3個療程。

說明　此方對眼花、失明有顯著療效。

來源　獻方人：雲南省峨山縣小街鎮永昌醫生柏天德；推薦人：雲南峨山縣飲服公司柏聯生。

配方4　伊曼額里格（羊肝）100克。（蒙古族方）

用法 燉食，每日1劑，次數不限。

說明 本方具有益血、補肝、明目等功效。主要用於眼睛乾澀，視物模糊等。

來源 獻方人：內蒙巴盟醫院敖門；推薦人：內蒙古自治區阿拉善盟蒙醫藥研究所賀巴依爾。

配方5 青頭菌500克、豬肉200克、精鹽8克、胡椒6克。（納西族）

用法 青頭菌洗淨分開帽、炳；豬肉剁細，加調料打成餡，碗底放菌柄，上面放釀餡的菌帽，上籠蒸熟食用。

說明 青頭菌，學名變綠紅菇，據《滇南本草》記載「主治眼目不明，能瀉肝經之火，散熱舒氣，婦人氣鬱，服之最良」。

來源 推薦人：雲南省飲食服務學校蘇衛華。

配方6 枸杞25克，水發銀耳50克，鮮雞肝100克，鹽、味精、胡椒各少許。（白族方）

用法 將清雞湯燒開，加鹽、味精、胡椒，投入枸杞、銀耳，氽入雞肝即可服用。

說明 本方能增強視力。

來源 獻方人：雲南省大理白族自治州洱海賓館曠瑞陽；推薦人：雲南省大理白族自治州商業局張景廉。

配方7 枸杞菜100克、雞蛋1個、食鹽少許、熟油10克。（納西族方）

用法 將枸杞菜洗淨切成細末，用少許食鹽醃一下放入小碗內，用另一個小碗將雞蛋調勻後拌入枸杞菜內，放入熟油攪拌後蒸入鍋中，用中火蒸5分鐘食用。

說明 本方清涼解毒，主治紅眼病，對中老年人的視力減退有效。枸杞菜在納西族的田邊地角到處可見，是納西族常用的有效藥食。

來源 獻方人：雲南省麗江縣飲食服務公司蕭文錦。

配方8 枸杞10克、乾菊花2克、雞肝（豬、羊肝）150克。

用法 將枸杞、乾菊花、雞肝加開水燉熟食用，每日3次。

說明 本方有清肝明目作用。

來源 獻方人：雲南省個舊市飲服公司盧文昆；推薦人：雲南省個舊市飲服公司李廷柱。

配方9 牛眼睛1雙、椒鹽適量。（回族方）

用法 將牛眼睛煨爛，早晚各服1次。

說明 本方適用於視物模糊，若加入珍珠粉1～2克更好。

來源 獻方人：雲南省個舊市飲服公司退休職工楊源；推薦人：雲南省個舊市飲服公司賽麗仙。

夜 盲 症

配方1 豬肝70克、蝙蝠糞（夜明砂）5克。（蒙族方）

用法 豬肝切成若干塊，和蝙蝠糞一起蒸熟後（不加鹽），用溫水沖掉蝙蝠糞即可食用。每晚1次。

說明 本方適用於夜盲症。

來源 獻方人：內蒙古科左右旗阿古拉蘇木衛生院巴圖；推薦人：內蒙古哲里木盟蒙醫研所那木吉拉。

配方2 荸薺10個、河鰻200克、鹽少許。（彝族方）

用法 荸薺煮熟，將宰殺整理砍成塊的鰻魚入荸薺中同煮，打去浮沫，至熟後加鹽調味即可服用。

說明 本方能清肝明目、清熱化痰、止渴生津、開胃消毒降壓，適用於夜盲症初發或突發時。效果甚佳。

來源 獻方人：雲南省路南石林賓館代鋒坤；推薦人：雲南省飲食服務學校任惠康。

配方3 七星魚若干條。（朝鮮族方）

用法 將新鮮七星魚稍風乾後，在火上烤熟。每日服2次，每次1條。

說明 七星魚具有明目、通經活絡的功效，常服對夜盲症有較好的療效。

來源 獻方人：吉林省延邊民族醫藥研究所；推薦人：金應燮。

配方4 雞肝2具、蒼朮10克。（朝鮮族方）

用法 以蒼朮水煎煮雞肝食之。每日服3次。

說明 本方有明目作用，適用於夜盲症。

來源 獻方人：吉林省延邊民族醫藥研究所；推薦人：金應燮。

配方5 雞眼草（三葉入字草）12克、豬肝適量。（土家族方）

用法 將新鮮雞眼草洗淨焙黃研末，與豬肝蒸熟後內服。1日1劑，分2次服用。

說明 豬肝性味甘苦、溫、無毒。有補肝，養血，明目這功能。三葉入字草性味苦，涼，無毒。有清熱解毒，健脾

利濕之功。兩藥配伍有清肝明目作用。

來源 獻方人：摘自湖北省長陽土家族自治縣單驗方集；推薦人：湖南省吉首布湘西州民族醫藥研究所田華詠。

配方6 石決明、夜明砂各 15 克，蒼朮 30 克，豬肝片 120 克。

用法 將石決明、夜明砂、蒼朮加水紅 500 毫升，煨成紅 200 毫升，放入豬肝煮熟共服。每日 1 劑，早晚各 1 次。

說明 本方適用於夜盲症。

來源 獻方人：雲南省思茅地區防疫站周曉冬；推薦人：雲南省思茅行署商業局張炳剛。

配方7 魚眼草 12 克，百草霜 6 克，豬肝、調料適量。
（彝族方）

用法 藥肝同燉常服。

說明 本方適用於夜盲症。

來源 獻方人：雲南省個舊市賈沙李寶才；推薦人：雲南個舊市飲服公司李廷柱。

配方8 鮮枸杞葉 100 克，豬肝 100 克，植物油、鹽味精各適量。

用法 枸杞葉洗淨、豬肝切片，加水適量，文火煮熬。服用時加入上述佐料，每日 1 劑，吃肝喝湯。

說明 本方具有疏肝理氣、明目養血、清熱解毒等功效。主治夜盲症、風熱目赤、視力減退等症。

來源 獻方人：青海省民和縣誌編委會朱暐平。

配方9 草決明 12～16 克，雞肝 1 具，香油、味精各適

五、眼科病症配方

581

量。（土家族方）

用法　①將草決明洗淨後加水少許浸泡 4～6 小時。②將雞肝洗淨，放入殼內，加香油、鹽調味，並把浸泡後的草決明放入，在蒸鍋內明火蒸熟，食用時吃雞肝。每日 1 劑。

說明　此方適用於夜盲症、風熱眼赤、小兒營養不良、貧血、角膜軟化症等。

來源　獻方人：青海省民和縣誌辦公室朱曄平。

配方 10　羊肝 500 克，穀精草 30 克，草決明 30 克，蔥白、味精、鹽適量。（蒙古族方）

用法　將鮮羊肝洗淨切片，加水適量，用文火煎煮。待熟透進加入蔥白、味精、鹽等，吃肝喝湯，經常食用。

說明　本方適用於盲夜症、視弱等。

來源　獻方人：內蒙古哲里大盟科左中旗烏力吉圖蘇木吉木彥；推薦人：內蒙古哲里木盟蒙醫研究所包光華。

配方 11　鮮肝 200 克（各種肝）、白朮 100 克。（傈僳族方）

用法　鮮肝與白朮共同搗碎混勻，入土碗內隔水燉熟，分 2 次服完（空腹）

說明　本方對肝陰虛視力模湛糊、夜盲症效果最佳，有清肝明目之功效。宜忌酸冷。

來源　獻方人：雲南文山壯苗自治州醫院雷雪芳；推薦人：雲南文山州衛校任懷祥。

配方 12　絲瓜花 30 克、雞肝 1 個。

用法　將絲瓜花、雞肝共同切碎，加水 100 毫升煮熟，加鹽調味服用。每日 1 劑，連續 3 天。

說明 本方適用於夜盲症。

來源 獻方人：雲南省西疇縣興街中心衛生院李光員；推薦人：雲南省文山州衛校黃正德。

配方13 大米100克，羊排骨200克，胡蘿蔔200克，皮鴨子（洋蔥）1頭，孜然粉（安息茴香）、食油、鹽適量。（維吾爾族方）

用法 將油燒熱，放入羊排炒於水汽；胡蘿蔔、皮鴨子洗淨切絲（略粗一些）微炒，放孜然及鹽，大米洗淨置於肉菜之上，放水適量，燜熟即成。米肉菜同食。

說明 本方用於夜盲症。

來源 新疆烏魯木齊市中醫院李文富；推薦人：新疆烏魯木齊市中醫院王輝。

配方14 豬肝200克、夜明砂10克、穀精草30克。（土家族方）

用法 將2味中藥研為細末，用布包紮，同豬肝煮沸，吃肝喝湯，早晚空腹用。

說明 本方用於夜盲症。

來源 獻方人：湖北省建始縣花坪區衛生院向宏憲。

眼結膜炎

配方1 黃豆2500克、熟石膏100克、薺菜500克、什錦醬200克、芫荽100克、鹽300克、味精6克、芝麻油2克、菜油100克。（回族方）

用法 將黃豆製成豆漿，入鍋燒開後下石膏液和薺菜拌勻，成塊狀且表面呈霜白色時裝盤。另用菜油將什錦醬炒

香，加味精、鹽、麻油、芫荽拌成佐料，和薺菜豆花同食。

說明 薺菜葉甘淡，微寒，能涼血止血。清涼解暑、利尿除濕、清肝明目、降壓、健胃消食，對於婦女崩漏、月經過多、熱淋水腫、小便不利、血症、尿濁、肝熱、夜盲症、高血壓、或眩暈頭痛等多種疾病，是難得的藥膳植物。

本方能滋陰潤燥、清熱解毒，健胃消食等，對目赤腫痛、夜盲、青光眼療效較佳。

來源 獻方人：雲南路南石林賓館代鋒坤；推薦人：雲南省飲食服務學校任惠康。

配方2 豆腐、淡竹葉、白糖。（土家族方）

用法 取淡竹葉15克，加水500毫升煮沸，再加入豆腐100克，以適量白糖調味（不放鹽），喝湯吃豆腐。

說明 豆腐味甘性涼，有益氣和胃，清熱解毒之功；淡竹葉味甘淡性寒，功專清火除煩利小便，兩藥合用有清熱解毒之功。除治火眼外，對口舌生瘡、牙齦腫等上焦火熱之症均有治療作用。

來源 獻方人：湖北恩施醫學專科校趙敬華。

配方3 雞舌頭菜100克、去殼田螺絲6個。（德昂族方）

用法 將雞舌頭菜、去殼田螺絲搗細，先用紗包起兩眼，再用以上藥包眼。

說明 本方適用於目赤腫痛。係祖傳秘方，一次見效。

來源 獻方人：雲南省思茅縣南屏鄉整碗村醫生王朋雲；推薦人：雲南省思茅行署商業局張炳剛。

配方4 桑葉16克，豬肝100克，鹽、香油、味精各適量。

用法 將桑葉洗淨，豬肝洗淨切片，入鍋加水適量，文

火煎煮至豬肝熟，加佐料即可食用。1 劑服 1～2 天。

說明　此方具有疏風清熱，養肝明目等功效。適用於眼結膜炎、夜盲症、肝熱頭目疼痛等疾病。

來源　獻方人：青海省民和縣誌辦公室朱曄平。

眼 底 出 血

配方1　生蒲黃 10 克。（錫伯族方）

用法　紗布包好，水煎服。代茶頻頻飲用，一般服用 100 克後，可控制出血，瘀血也漸漸消散。

說明　活血止血，主治各種原因（如高血壓）眼底病變。視網膜靜脈阻塞；糖尿病性眼底病變引起的眼底出血症；對病程短，出血量少者療程較為理想。一般在服藥後一週內可完全吸收瘀血。

來源　《民族醫藥集》；推薦人：劉紅梅。

急 性 結 膜 炎

配方1　杏葉防風 15 克、星宿花 15 克、紅糖 90 克。（白族方）

用法　上藥水煎 1 小時，糖 30 克服第 1 道，連續煎服 3 道。

說明　本方用於結膜炎、結膜潮紅、眼球帶翳或眼霧患者，連續服 2～3 劑即可治癒。

來源　獻方人：雲南省蘭坪縣畜牧局王祖興。

配方2　夏枯草 100 克、瘦豬肉 50 克。

用法　上藥共煮。每日 1 劑。

說明　本方具有清熱解毒、降壓等作用。適用於目赤腫痛、眩暈、高血壓等。

來源　獻方人：青海民和縣誌編委會朱曄平。

遠　視　眼

配方　豬肝 100 克、野菊花 5 克、蟬蛻 1 克、百草霜 1 克。（瑤族方）

用法　豬肝洗淨切碎，其化藥烤乾研粉，混合後蒸服，每月 2～3 劑。

說明　本方可防治遠視眼。

來源　獻方人：廣西金秀縣黃秀娥；推薦人：廣西民族醫藥研究所瑤醫研室莫蓮英。

六、口腔耳鼻喉科病症配方

牙　痛

配方 1　新鮮柏枝適量。（獨龍族方）

用法　取少許新鮮柏枝，加水一碗煮沸，待煮出汁後，澄清除渣，再用綠殼新鮮鴨蛋 2 個，打入（不帶殼）柏枝水內煮熟，連水帶蛋一起吃，隻要連服 2 次，則可腫消痛止。

說明　由於胃火、口腔潰爛、酸甜辣過敏等原因引起牙痛時，取柏樹籽適量，食醋浸泡，10 分鐘後將已用食醋浸泡的柏樹籽咬在牙痛部位即可。

來源　《雲南民族醫藥見聞錄》；推薦人：張力群。

配方 2　楊梅根 50 克、蜂蜜 20 克、雞蛋 1 個。（回族方）

用法　楊梅根水煎 20 分鐘後取濾液，加蜂蜜 20 克，雞蛋 1 個，再煎煮 5 分鐘，待溫內服。1 日 2 劑，6 日為 1 療程。

說明　本方適用於齲齒牙痛。

來源　獻方人：雲南會澤縣者海中心衛生院馬應乖；推薦人：新疆烏魯木齊市中醫院王輝。

配方 3　生石膏 60 克、綠豆 60 克、白糖適量。（土家族方）

用法　生石膏煮水 800 毫升，去渣再下綠豆，煮成綠豆湯加白糖飲用。虛火牙痛忌用。

說明　本方適於實火牙痛。虛火牙痛不宜用。生石膏寒

涼清熱瀉火；綠豆清熱瀉火解毒，白糖清涼調味補氣血。諸藥配合瀉火不傷胃氣。

來源 獻方人：湖南省慈利縣龍壇河鎮盧來生；推薦人：湖南省常德市第一人民醫院滿世成。

配方4 生地10克、熟地10克、綠殼鴨蛋2個。（土家族方）

用法 將生地、熟地與鴨蛋同煮，至蛋熟後再熬20分鐘左右取蛋，去殼吃蛋喝湯。

說明 本方具有清熱涼血、養陰生津，補血的作用。用於牙齦紅腫，得涼痛減的熱痛症。

配方5 芹菜60克、綠豆50克。（白族方）

用法 將綠豆煮熟入芹菜，煮30分鐘放鹽1次服完。

說明 本方有清熱解毒，消炎止痛功能。用於各種蟲牙、風火牙痛等症，均有療效。

來源 獻方人：雲南省蘭坪縣畜牧局王祖興。

配方6 淨蔥白500克、小母雞1隻。（畬族方）

用法 小母雞去毛雜，切塊加入淨蔥白加水適量同燉，喝湯食內。

說明 本方治齲齒牙痛及牙髓炎。

來源 獻方人：福建省霞浦縣柏洋鄉下村蘭春生；推薦人：福建省霞浦縣醫藥公司劉熾榮。

配方7 馬蹄香10香、雞蛋1個。（傣族方）

說明 取鮮品馬蹄香洗淨，加水50毫升、雞蛋帶殼同煮20分鐘，喝湯吃蛋。忌食香燥、辛辣食物、菸酒等。

說明 本方清熱解毒，用治熱感之火牙疼痛。

來源 獻方人：雲南省西雙版納州民族醫藥科研所趙應和；推薦人：中國醫學科學院藥用植物資源開發研究所雲南分所郭紹榮。

配方8 雞蛋1個、烏梅5枚、木瓜10克。（白族方）

用法 烏梅、木瓜先煮的15分鐘，倒入雞蛋煮為蛋花即可食用，每日服3次。胃痛患者忌服。

說明 本方能降火、殺蟲、用於虛火牙痛、蟲牙疼痛。

來源 獻方人：雲南省大理市農民楊福壽；推薦人：大理白族自治州運輸公司鄧德昆。

口　臭

配方1 鮮蘆根30克、生石膏50克、黃豆粉20克。（土家族方）

用法 取生黃豆20克，研為細末；將蘆根、生石膏共煎取汁用此藥汁送服黃豆粉。

說明 本方能瀉熱，清胃火，適用於口臭，口舌生瘡，咽喉腫痛。

來源 獻方人：湖北省鄂西自治州花坪區衛生院向宏憲。

配方2 瓜子仁130克、大棗130克、松根皮130克。（彝族方）

用法 瓜子仁、松根皮共炒，研細末；大棗去皮核搗爛如泥，和藥末為丸，開水送服。每天3次，每次9～15克。

說明 本方用於治療胃火引起的口臭。

來源 獻方人：貴州省大方縣醫院丁詩國。

配方 3 丁香 5 克、茶葉 3 克。（蒙古族方）

用法 將丁香和茶葉於口中嚼，5 分鐘。5 天為 1 療程。忌食辛辣之物。

說明 本方用於口腔疾病引起的口臭及內臟（腑）疾病引起的口臭。

來源 獻方人：內蒙古哲盟紮旗蒙醫院朝克圖。

配方 4 雞蛋 1 個、食醋 100 毫升。（蒙古族方）

用法 將雞蛋、食醋在搪瓷器皿中煮 30 分鐘，雞蛋和醋一起食用，一般食用幾次即癒。

說明 本方因感冒或慢性咽炎引起的嘶啞有顯著療效。

來源 獻方人：內蒙古紮魯特旗衛生局布赫；推薦人：內蒙古哲里木盟蒙醫研究所楚古拉。

配方 5 豬肺 1 個、生薑 30 克、白及 50 克。（彝族方）

用法 豬肺洗淨，切成小片與後兩藥共燉熟，調味，食豬肺喝湯。每天 1 劑，分 3 次服。

說明 本方治療各種類型的聲音嘶啞有效。

來源 獻方人：貴州省大方縣醫院丁詩國。

配方 5 雞肉 100 克、甜竹茹 160 克。（壯族方）

用法 加水燉，食肉喝湯。每日 1 劑，3 次分食。

說明 本方具有清心潤喉、利咽等功效，適用於因風熱感冒時飲酒或用大熱大補中藥所致聲音嘶啞。

來源 獻方人：廣西壯族自治區北流縣隆盛鎮衛生室劉優華。

配方 6 豬瘦肉 250 克、鳳尾草根 200 克。（土家族方）

用法 先將鳳尾草根洗淨切斷成 2～3 公分長，把肉切為片，同煮熟，去渣，食肉喝藥湯。每日 1 劑，每日 3 次。

說明 鳳尾草根有清熱解毒、涼血消腫之功能。

來源 獻方人：摘自湘西龍山縣民族醫藥收集資料；推薦人：湖南省吉首市湘西州民族醫藥研究所田華詠。

配方 7 旱蓮草 40 克、冰糖 120 克。（白族方）

用法 取旱蓮草每次加水 200 毫升煎取 50 毫升藥液，連煎 3 次，合併藥液。1 日 1 劑，3 次分服，每次加冰糖 40 克溶化後服和，忌食魚、牛、羊肉、生薑。

說明 本方有滋陰補腎、消炎止痛、涼血止血作用。適用於慢性鼻炎。

來源 獻方人：雲南省劍縣上蘭村和學昌；推薦人：雲南省蘭坪縣畜牧局王祖興。

配方 8 羊肺 100 克，羊頭肉 100 克，香菜 50 克，生薑 5 片，鹽、胡椒適量。（維吾爾族方）

用法 將羊肺、羊頭肉切薄片，與生薑同置沸水中燉煮，肉熟後放香菜及胡椒粉，飲湯食肉、每晚 1 次。

說明 本方用於過敏性鼻炎。

來源 獻方人：新疆烏魯木齊市火車站高玲秀；推薦人：烏魯木齊市中醫院李文富、王輝。

配方 9 蒼耳子 500 克、加紅糖 200 克。（土家族方）

用法 炒蒼耳子（去刺），研細末，裝瓶備用。每次取 10 克蒼耳子末，加紅糖，用開水沖服。每日 2 次。

說明 鼻淵，又稱腦漏，即現代醫學的鼻竇炎。表現為鼻孔的一邊或兩邊時流黃綠色鼻涕，涕多而有臭氣，呼吸不

暢，嗅覺不靈，往往引起頭暈痛，精神疲倦，記憶力減退。蒼耳子辛苦溫，歸肺經，具有通鼻竅，祛風止痛之功效。用於急性鼻炎。

來源 獻方人：湖南省慈利縣草藥醫醫生張明生；推薦人：湖南省常德市第一人民醫院姜淑華。

鼻 衄

配方1 戟汝（燈芯）1.5克、哪亭朵（土黨參）30克、浪磨（豬鼻子）1個。（壯族方）

用法 取上藥1劑燉服，每日1劑，分2次服。隔3日1劑，3劑痊癒。

說明 本方具有理氣開竅的作用，主入心脾肺三經，對於氣機不利，血逆上行導致鼻衄有治療作用。

來源 雲南文山州醫院鄭卜中收集整理；推薦人：雲南文山州衛校任懷祥。

配方2 邁希浪（石葦）30克、膩仔（雞肉）100克。（壯族方）

用法 取石葦鮮品支毛洗淨，切碎，與雞肉拌勻燉服。分3次服完。1劑即效。

說明 方中石葦味苦性涼，入肺膀胱經。有利水、清肺止血之功。配上雞肉，具有清熱潤肺，開竅，止血的功效。本方對鼻瘡、鼻淵所致的出血較為適宜。

來源 雲南文山州醫院鄭卜中收集；推薦人：雲南文山州藥檢所王永發。

配方3 香墨2克、冰糖25克。（壯族方）

用法 冷開水磨香墨，取汁兌冰糖服，1日3次，連服3日。

說明 本方有清熱涼血、止血之功，適用於皮下出血，鼻出血等症。

來源 獻方人：雲南省文山州人民醫院鄭卜中；推薦人：雲南省文山衛生學校任懷祥、楊學況。

配方4 百草霜20克、血餘炭20克、鮮韮菜根200克、雞蛋3個、白糖15克。（苗族方）

用法 用韮菜根煮雞蛋，兌百草霜、血餘炭各10克，白糖5克服，每日3次，連服數劑。

說明 本方有清熱涼血止血之功，適用於鼻出血，牙齦出血，皮下出血等症。

來源 獻方人：雲南省文山衛生學校熊書良、李世昌；推薦人：雲南省文山衛生學校任懷祥；楊學況。

配方5 帕磨聾（大蔥）3根、楞（蚯蚓）3條。（傣族方）

用法 取新鮮大蔥將尖葉剪去，各放入1條活蚯蚓，然後紮緊蔥管燉熟喝湯。

說明 此方男女老幼皆宜，一般服用2次即可顯效，4次為一療程。如王××，女，29歲，鼻衄反覆發作已經3年，經各種治療不癒。1991年3月就診，用本方治療，服用4次告癒，隨訪一年多未見復發。

來源 獻方人：雲南省西雙版納州民族醫藥研究所康朗臘；推薦人：雲南省西雙版納州民族醫藥研究所李朝斌。

配方6 山羊血100克、鮮蘿蔔汁50克、紅糖50克。（白族方）

用法 小山羊 1 隻殺死取鮮血、鮮蘿蔔搗爛取汁，羊血蘿蔔汁調勻。紅糖炒焦，用山羊血和蘿蔔汁口服焦紅糖，每日吃 3 次，吃好為止。

說明 羊血和蘿蔔汁必須鮮用，紅糖必須炒焦，否則無效，根據獻方人介紹，用此方治癒頑固性鼻淌血患者 10 餘人。

來源 獻方人：大理市白族民族民間醫生蘇七妹；推薦人：雲南大理市康復醫院許服疇。

配方 7 韭菜適量。（維吾爾族方）

用法 將鮮韭菜搗爛取汁約 1 湯勺，空腹一次喝下。

說明 韭菜以秋季為佳。病輕者服 1 次癒，病重者 2～3 次癒。本方在維吾爾族民間藥用長久，療效可靠，經反覆驗證確有明顯效果。

來源 獻方人新疆米泉十三戶艾比拜；推薦人：新疆米泉縣醫院中醫科張玉萍。

配方 8 芒萁嫩葉 60 克、冰糖 120 克、豬脾臟 1 條。（畬族方）

用法 先將豬脾臟洗淨，與芒萁嫩葉、冰糖一起，共用開水燉服。每日服 2 次，連服 3～4 次。

說明 此方可使習慣性鼻衄斷根。

來源 摘自《福建省民族醫藥資料彙編》；推薦人：福建省藥品檢驗所周。

配方 9 黃鱔 1 條、綠豆 20 克。（瑤族方）

用法 將綠豆加水煮爛；取黃鱔割其尾部，讓血滴入滾沸的綠豆湯中；待血流淨，把魚放入共煮至爛熟，剔去魚刺及內臟吃魚肉、豆喝湯，每 2～3 天服 1 劑。

說明 此方用於衄血患者。

來源 摘自《飲食補療大全》；推薦人：雲南省商業經濟研究所梁玉虹。

配方 10 生藕節 30 克，側柏葉、毛草根、茯苓各 20 克，生地、雞茨根各 15 克。

用法 將生藕節、柵柏葉、毛草根、生地、雞茨根裝入藥罐內放水煨湯，再將患者頭髮用白線紮起數十根，男紮左，女紮右，然後將頭髮剪下，用火燒灰，裝入碗內，用藥湯沖服。

說明 本方治鼻衄，係祖傳秘方，曾治癒數十人，有效率達 95%以上。

來源 獻方人：雲南省思茅縣南屏鄉整碗村醫生王朋雲；推薦人：雲南省思茅行署商業局張炳剛。

配方 11 槽槽（鮮胡豆葉）150 克。（蒙古族方）

用法 用鮮胡豆葉（20 克）1 次加水 250 克煮熬 25～30 分鐘，加少許白糖沖服，1 日 3 次連服 3～4 日即痊癒。

說明 此方具有解毒、清肝、脾、肺熱功能和止血作用。凡長期和週期性鼻血和吐血，只要用此方吃兩次血流量減少，1～2 日後基本止住。3 日後不在流血，治癒後不再復發。用此方治癒過 15 例，均治癒。無任何副作用，止血特效，簡易方便，如無鮮葉，乾葉也行。禁菸酒。

來源 獻方人：四川省涼山民辦委王文芝；鄒世君；推薦人：四川涼山州民研所阿子阿越。

配方 12 鮮芸香 30 克、綠豆 30～50 克、紅糖適量。（土家族方）

用法 將芸香、綠豆洗淨，放入鍋內，加水文火煎煮，綠豆熟後撈出芸香草，加紅糖，再煮片刻，吃豆喝湯，每日1劑。

說明 此方具有清熱解毒，消暑涼血等功效。主治發熱鼻出血。還適用於感冒、牙痛、咽喉炎、瘰瘡等症。

來源 獻方人：青海民和縣誌辦公室朱曄平。

配方13 紅高粱20克、紅包穀20克、胡椒5克、鍋煙子3克。（白族方）

用法 紅高粱、紅包穀炒黃、胡椒炒焦，以上三味藥加工為粉，加鍋煙子調勻，開水送服，每日3次，連服9日。

說明 此病多發於海拔較高的山區，久久難癒，筆者目睹白族民間醫生用此方治癒淌紅汗（鼻衄）患者數十例。此方用經簡單方便，療效可靠。

來源 獻方人：雲南省鶴慶縣白族民間醫生洪富；推薦人：雲南大理市康復醫院許服疇。

配方14 荷花30克、荷葉30克、血餘炭6克、白糖少許。（土家族方）

用法 將荷花、荷葉焙乾與血餘炭共研末，加白糖少許，加工水和均服用。每次10克，每日3次。

說明 本方能清熱涼血止血，用於突發性鼻衄。

來源 獻方人：湖南省慈利縣民間醫生蔡富生；推薦人：湖南省常德市第一人民醫院姜淑華。

配方15 鮮枇杷葉30克、瘦豬肉150克。（苗族方）

用法 將枇杷葉支毛、切成小片，瘦豬肉切成小塊，加水共燉，待肉熟後吃肉喝湯。每日1劑，1週為1療程。

說明 本方用於鼻衄。

來源 獻方人：湖南省大庸市民間草醫趙義清；推薦人：湖南大庸成人中專侯啟年。

配方 16 藕節 5 個、側柏葉 100 克。

用法 將二味煮 15～20 分鐘，取藥液服用。

說明 本方有涼血、止血作用。適用於鼻衄不止。

來源 獻方人：雲南省瑞麗市個體康復診所牛建國；推薦人：雲南省瑞麗衛生局陶建兵。

配方 17 鮮活血蓮葉 50 克、鮮旱蓮草 50 克。（土家族方）

用法 將上 2 藥與雞肉或豬蹄共燉，去藥渣吃肉喝湯。每日 2 次，連服 1 週。禁辛辣食物、菸酒等。

說明 本方適用於各種不同原因的出血，如衄血、咯血、嘔血、便血、尿血、皮下出血等症。

來源 獻方人：湖北省建始縣花坪區衛生院向宏憲。

配方 18 雞肉 160 克、旱蓮草 100 克。（壯族方）

用法 水煎服，1 劑服 2 天，吃肉喝湯，次數不拘。

說明 本方具有涼血消炎、止血等功效，適用於高熱引起的鼻出血。

來源 獻方人：廣西壯族自治區北流縣隆成鎮政府衛生室劉優華。

配方 19 席草根 160 克、塘虱魚（或豬鼻肉）100 克。（壯族方）

用法 水煎服，1 劑服 2 天，吃魚喝湯。

說明 本方具有涼血消炎、止血滋補等作用。適用於高

六、口腔耳鼻喉科病症配方

597

熱引起的鼻出血或持久性鼻出血。

來源 獻方人：廣西壯族自治區北流縣的衛盛鎮政府衛生室劉優華。

配方20 蛤蚧1個、鮮豬肉50克、雞蛋1個。（阿昌族方）

用法 將蛤蚧泡酒焙乾研細，豬肉切細，混合拌勻，加雞蛋調和後蒸熟服用。1天2次，早晚各1次，據病情可再加服1次。

說明 本方能滋肝補腎，用於治療經常性鼻血。

來源 推薦人：雲南德宏州藥檢所段國民。

配方21 生地黃60克、粳米100克、生薑2片。（滿族方）

用法 生地黃煎汁，去渣加入粳米，加生薑煮成稀粥食用。

說明 本方清熱生津，涼血止血。適用於鼻出血、咯血、吐血及婦女血崩等症。據《飲膳正要》、《太平聖惠方》、《遵生八箋》和《月瞿仙神隱》等古醫籍介紹，認為生地黃粥還能治虛勞骨蒸，四肢羸瘦無力，心煩不眠等證，有滋陰潤肺和血之功。

來源 獻方人：甘肅蘭州紅古區張國莉；推薦人：青海省民和縣中醫院呂建輝。

咽　喉　炎

配方1 波滄習前（橄欖果）200克、我哺（蘿蔔）500克。（哈尼族方）

用法 鮮蘿蔔洗淨切片，與鮮橄欖果放入陶罐里加水煎

煮，汁代茶飲。每日 1 劑，日服數次，至病癒止。

說明 橄欖果微溫，味酸澀，能清肺、利咽、止渴；蘿蔔性涼味甘辛，有清熱解毒，止咳化痰之功能、哈尼族民間常用治療急性咽喉炎，支氣管炎症，效果較好。

來源 獻方人：中國醫學科學院藥用植物資源開發研究所雲南分所；推薦人：郭紹榮。

配方 2 鮮花包草 15 克、雞蛋 2 個、紅糖 10 克。（白族方）

用法 荷包草煮 10 分鐘，雞蛋加紅糖調勻倒入藥中，再煮 10 分鐘，連湯、藥、雞蛋服下，每日 3 次，連服 3 日。

說明 本方為祖傳秘方，配伍簡單，主治急性喉炎，還可以治療小兒感冒發熱，咳嗽。對於婦女血崩療效也很顯著。服藥後忌食雞肉。

來源 獻方人：雲南省大理市康復醫院許服疇。

配方 3 蘋果梨 10 個、冰糖 150 克。（蒙古族方）

用法 取蘋果梨挖去核心，每個人梨裝入冰糖 15 克放入鍋內蓋緊蒸熟後每早食用。

說明 蘋果梨味甘，微苦，性寒。主治咳嗽、咽喉痛，利尿，止渴等症。筆者用本方治急性咽喉炎 3 例，療效顯著。

來源 獻方人：內蒙古哲蒙盟醫研究所包玉蓮。

配方 4 紅茶 5 克、蜂蜜適量。（蒙古放方）

用法 將紅茶用紗布包裝好，置於杯中用沸水泡出較濃的茶水，待涼後加蜂蜜適量攪勻，每隔半小時用此方漱喉並嚥下。

說明 此方對急慢性咽炎都有效。急性期效果更佳。在

臨床觀察一般 3～5 天即可治癒。

來源 獻方人：內蒙古哲里木盟醫院迎春；推薦人：內蒙古哲里木盟蒙醫院研究所楚古拉。

配方5 鮮木賊草、蜂蜜。

用法 將鮮木賊草搗爛絞汁調蜂蜜服。

說明 木賊草鄂西稱節節草或筆筒草。為木賊科植物木賊 Equisetrm hiemaleL 秋季採上割地部分，曬乾。木賊草所含矽酸鹽和 質有收斂作用，因而對於接觸部位有清炎、止血用用；蜂蜜可補氣緩痛、解毒，對熱毒之症有較好的治療作用，故二藥合用能消咽喉紅腫疼痛可減，療效頗佳。

來源 獻方人：湖北恩施醫學專科學校趙敬華。

配方6 帕利（旋花茄）20 克，比咪（熊膽）微量、哥（食鹽）少許、麻尚（毛瓣無患子葉）15 克，喝桂唧（多梅信筒子葉）15 克，朋麻新（樟腦粉）3 克。（傣族方）

用法 取旋花茄尖中和根，毛瓣無患子，多梅信筒子切碎曬乾研粉與樟腦、熊膽、食鹽混合拌勻，放入少量淘米水製成 1 克重小丸藥曬乾，每天服 3 次，每次 3 丸。

說明 旋花茄，又名彈苦菜，平素常取其葉做菜食用，配成複方治療咽喉腫痛療效可靠。此外，亦可配車前草煎服治膀胱炎，熱濁腹瀉，瘡瘍腫毒等症。

來源 獻方人：雲南省西雙版納州民族醫藥研究所康朗臘；推薦人：雲南西雙版納州民族醫藥研究所李朝斌。

配方7 陀崩（四棱豆）20 克、菲（香蓼）10 克。（傣族方）

用法 混合煎服，每日 3 次，3 天為 1 療程。

說明 四棱豆和香蓼是傣族日常生活中長期食用的菜餚，平素通常單獨生食，四棱豆對牙痛，口腔潰瘍，皮疹、尿急、尿痛都有較好療效。咽喉腫痛用四棱豆加用香蓼療效更佳。劉××咽喉疼痛，查體咽部紅腫，口腔中有 0.3 × 0.4 公分大小潰瘍 3 個，投本方煎服，同時含嗽，同時含嗽，3 天即癒，咽部紅腫消退。

來源 獻方人：雲南省西雙版納州民族醫藥研究所玉帥；推薦人：雲南省西雙版納州民族醫藥研究所李朝斌。

配方8 玄參 120 克、香櫞 60 克、大棗 100 枚。

用法 文火煎煮至水乾，取出紅棗晾乾，日服 3 次，每次 3～6 枚。

說明 此方具有清熱解毒涼血、利咽等功效。適用於慢性咽炎（梅核氣）。

來源 獻方人：青海民和縣誌辦公室朱曄平。

配方9 放葉 10 克（香蓼）。（傣族方）

用法 取香蓼葉 10 克除去葉梢部分後揉細，放入碗中，然後加入 15 毫升包穀酒浸泡 3 分鐘後喝，每次 5 毫升，喝 3 次即好。

說明 本方用於感冒引起的咽喉疼痛及內熱過盛所引起的咽喉疼痛，吞咽困難等症。服用本方後，患者咽喉會感到強烈辛辣感，一般待辛辣感消失後病即癒。服本方一般 1 次可癒，重者連服 3 次可癒。

來源 獻方人：雲南西雙版納州民族醫藥科研所趙應紅；推薦人：中國醫學科學院植物資源開發研究所雲南分所郭紹榮。

六、口腔耳鼻喉科病症配方

配方 10 三仏砕（橄欖果、餘甘子果實）10~15 克。（布朗族方）

用法 餘甘子果實，在成熟期間，採集果實洗淨，放陶罐裏，用食鹽水浸泡留用，亦可隨採用。每日 3~4 次嚼服。

說明 此方簡便有效，在布朗族民間應用盛廣，亦做水果食用，食用回味爽口，無毒無副作用，大人小孩均可食用。

來源 獻方人中國醫學科學院藥用植物資源開發研究所雲南分所郭紹榮。

配方 11 蘿蔔 250 克，桔梗 10 克，油、鹽、味精適量。（蒙古族方）

用法 將蘿蔔洗乾淨，切成絲，同桔梗放入已加好適量油和水的鍋內，煮開後加適量鹽與味精即可食用。

說明 此方係民間藥方，本地區民間廣泛藥用。實踐中用此方治療咽喉炎，確實效果滿意。

來源 獻方人：內蒙古哲里盟科左中旗海力綿蘇木敖日醫生塔木吉德瑪；推薦人：內蒙古哲里木盟蒙醫究所耀思圖。

配方 12 椰子汁、食鹽適量。（高山族方）

用法 取鮮椰子汁適量，加入少許食鹽混合均勻，頻頻含飲。

說明 本方為臺灣民間常用方。椰子汁有祛風熱、解夏日口渴之功，食鹽有解毒涼血、潤燥止痛之力，合用對咽喉疼痛確有治療作用。

來源 獻方人：雲南省昆明 62 號信箱醫院孫良生；推薦人：雲南金馬柴油機總廠醫院孫良生；推薦人：雲南金馬柴油機總廠醫院張德英。

配方 13 葛根粉 100 克、白糖 20 克。（土家族方）

用法 葛根粉冷開水調成糊狀，開水沖服加白糖服食用。

說明 本方有發表、解毒利咽喉，生津等作用。適用於風熱外感引起急性咽喉痛。

來源 獻方人：湖南省慈利縣景龍橋鄉東方紅村盧菊香；推薦人：湖南省常德市第一人民醫院滿世成。

配方 14 元參 15 克、麥冬 9 克、甘草 3 克。

用法 水煎，加蜂蜜一匙，代茶飲用，每日 1 劑。

說明 本方有養陰增液，清肺開音之功。對慢性咽喉炎、急慢性扁桃體炎等有較好的療效。

來源 獻方人：《退休生活》李明河；推薦人：青海民和紅十字安會呂建輝。

耳　痛

配方 1 茉莉花、菜油各適量。（壯族方）

用法 菜油浸泡茉莉花 1 個月，外用滴耳，每日 2 次。

說明 本方具有消炎解毒、舒筋活絡等作用，適用於急性非化膿性中耳炎耳痛。

來源 獻方人：廣西壯族自治區梧州市第二製藥廠鍾祖仁；推薦人：雲南省彌勒縣醫院郭維光。

耳　鳴

配方 1 天麻 50 克、三七 20 克。（佤族方）

用法 取天麻、三七搗爛，加水適量燉至天麻碎軟、三七熟爛即可服用。每日 1 劑，分 3 次服，最後 1 次連同渣湯

1次食完。2～3天為1療程。

　　說明　本方主治腎虛夢多耳鳴。服用2療程即可獲救。

　　來源　獻方人：雲南瀾滄縣東何鄉下南代村魏羅大；推薦人：中國醫學科學學院藥用植物資開發研究所雲南分所郭紹榮。

　　配方2　茴香葉50克、川芎葉50克、砂仁10個、食鹽適量。（傣族方）

　　用法　將茴香葉、川芎葉洗淨，加水、食鹽煮爛後，放入砂仁，即可食用。1日2次，連服5天。

　　說明　本方有理氣、通氣作用。用於耳鳴。

　　來源　獻方人：雲南省瑞麗市民族醫院骨傷科醫師張聯和；推薦人：雲南省瑞麗市衛生局陶建兵。

　　配方3　蓮子20克、豬腰子1枚。（布依族方）

　　用法　用開水浸泡蓮子，剝皮去心，與豬腰子共煎煮，加鹽、味精調味。每日1次，吃肉喝湯。

　　說明　本方具有健脾益腎、益氣強身，主要用於腎虛引起的耳鳴、腰酸痛、小便清長等症。

　　來源　獻方人：貴州省鎮寧縣牛田鄉陳庭貴；推薦人：貴州省鎮寧縣民委劉起貴。

　　配方4　豬腎1枚、骨碎補16克。（水族方）

　　用法　將豬腎洗淨去外皮，切片，與骨碎補共燉食，吃肉喝湯，連服7天。

　　說明　本方具有補腎壯陽、收斂等作用。適用於虛性耳鳴、腰腿痛病症。

　　來源　獻方人：貴州省獨山縣麻尾區水族潘鳳英；推薦

人：貴州省鎮寧縣民委苗族劉起貴。

配方 5 核桃仁 15 克、蜂蜜適量。（傈僳族方）

用法 將核桃仁研細，加蜂蜜調勻，同開水沖服。1 天 1次，連服 14 天。

說明 本方用於腎虛耳鳴。

來源 推薦人：雲南德宏州藥檢所段國民。

配方 6 老茴香根（15 公分）、3 根豬腳（500 克左右）1支、食鹽適量。（普米族方）

用法 將茴香根洗淨，豬腳燒焦後，刮去糊層，洗淨與茴香根放入土罐中，注入水燉熟，放入鹽即可。分為 3 次服用。

說明 此方主治腦神經衰弱所引起的頭暈頭昏症。

來源 流行於普米族民間；推薦人：雲南省麗江縣飲服公司蕭文錦。

配方 7 枸杞 15 克，子母雞 1 隻，料酒、胡椒麵、生薑蔥、味精、食鹽各適量。（回族方）

用法 將雞宰殺後去毛內臟，洗淨，將蔥切斷、薑切片。將雞放入鍋內，用沸水汆透，撈出用涼水洗乾淨，瀝盡水分；把枸杞放入雞腹內，用沸水汆透撈出用涼水洗乾淨，瀝盡水分；把枸杞放入雞腹內，置容器中（腹部朝上），加入清湯、蔥、薑、食鹽、料酒、胡椒麵，加蓋用濕棉紙封好，旺火蒸 2 小時；取出，揀去薑片、蔥段放入味精，即可食用。

說明 本方有滋養肝腎、補血益精和強筋骨作用。用於腎虛耳鳴。

來源 獻方人：青海民和石煤公司四單元五樓鄒花梅；推薦人：青海民和縣誌編委會辦公室朱曄平。

配方8 能匪斯比（安耳草）根15克、戚拿波（豬耳朵）1對。（彝族方）

用法 將安耳草根和豬耳朵洗淨共燉熟，支藥渣，食豬耳藥汁3～5劑即可見效。

來源 獻方人：四川涼山喜德縣民間彝醫曲比果各；推薦人：四川涼山州民族研究所阿子阿越。

配方9 鮮響鈴草（鈴鈴草）15克、鮮車前草15克、公豬耳朵1個。（土家族方）

用法 將藥洗淨，放入豬耳朵內燉熟，去藥渣，口服豬耳朵和藥液。1月1劑，分2次口服。

說明 本方有清熱開竅理氣作用。該方是獻方人祖傳秘方，治療耳鳴耳聾有良效。

來源 獻方人：湘西永順縣衛生局李新福；推薦人：湖南吉首市湘西州民族醫藥研究所田華詠。

配方10 茴香根300克、豬腳1000克、食鹽少許。（彝族方）

用法 茴香根洗淨去硬芯，用皮層，豬腳刮洗乾淨，一起放入砂鍋內加水煮至粑，放鹽調味吃肉喝湯。每2日1劑，連服1月。

說明 此方對耳鳴有效。

來源 獻方人：雲南峨山縣合作公司職工王順英；推薦人：雲南峨山縣飲服公司柏聯生。

配方 11 狗膽汁1枚、白礬3克、豬油6克。（彝族方）

用法 將狗膽汁與諸藥調和，滴入耳內，以藥棉塞之。每日2次，3～5天即可見效。

說明 本方貴州彝族用來治療中耳炎，效果顯著。

來源 獻方人：貴州省大方縣醫院丁詩國。

配方 12 羊仔耳50克、梔子根100克、綠殼鴨蛋2枚、冰糖少許。（畲族方）

用法 將羊仔耳和梔子根放鍋內加水煎20分鐘，取藥液煮荷包蛋，食前加入冰糖，食蛋及湯。

說明 羊仔耳為茄科白毛藤；綠殼鴨蛋指蛋殼為綠色者。福建省霞浦縣水門畲鄉蘭某二兄弟游泳後因挖耳水，引起急性中耳炎，疼痛難忍，服此方後即日而癒。

來源 獻方人：福建省霞浦縣水門鄉蘭阿蘭；推薦人：福建省霞浦縣醫藥公司劉熾榮。

耳　聾

配方 1 核桃仁3個、藕節3個、豬耳朵1個。（土家族方）

用法 將核桃去殼，與藕節、豬耳朵一同燉熟，藥與湯同服。1日1劑，3次分服。

說明 本方用於耳突然暴聾症。

來源 獻方人湖南湘西龍山縣興隆街鄉衛生院張勝富；推薦人：湖南省首市湘西州民族醫藥研究所田華詠。

配方 2 倮局補（泡通）莖杆芯10克、威拿波（豬耳朵）1對。（彝族方）

用法 共燉服。

說明 本方用於因惱怒或用藥後所至耳聾之症。有祛風散氣，解毒開竅，補腦等作用。經驗證，療效很好。

來源 獻方人：四川涼山甘洛民間彝醫木幾羅卡；推薦人：四川涼山洲民族研究所阿子阿越。

配方3 響玲草（假花生）35克，生品加倍、豬耳朵1對，鹽適量。（瑤族方）

用法 將響玲草與豬耳朵用文火燉爛，出鍋前放鹽。每日服1次，7日為1療程。

說明 此方乃瑤族民間流行之效方，治耳聾，耳鳴效佳。

來源 獻方人：廣西恭城瑤族自治縣中醫醫院李俊勝；推薦人：新疆烏魯木齊市中醫院王輝。

配方4 阿紮西色（鈎藤）根20克、威拿波（豬耳朵）1對。（彝族方）

用法 將鈎藤根、豬耳朵洗淨，共燉熟，分2～3次服用，3～5次劑即可。

說明 本方主治由於惱怒形成的耳病或打針引起耳聾耳鳴，具有祛風通絡、開竅等作用。

來源 獻方人：四川涼山甘洛縣民間彝醫木幾羅卡；推薦人：四川涼山州民族研究所阿子阿越。

配方5 波補此（小聶耳草）根10克、威拿波（豬耳朵）1對。（彝族方）

用法 將小聶耳草根和豬耳朵洗淨共燉熟，去藥渣，食豬耳藥汁，隔天服1劑，3～5次即可見效。

說明 本方主治由於惱怒形成的耳病，打針引起耳聾、

耳鳴，具有祛風散氣，開竅作用。效果良好。

來源 獻方人：四川涼山喜德縣民間彝醫曲比果各；推薦人：四川涼山洲民族研究所阿子阿越。

配方6 豬耳1個、皂刺17棵。（水族方）

用法 將豬耳洗淨，與皂角刺共燉熟。每日1劑，早晚服用，吃肉喝湯。

說明 本方具有補腎壯陽、舒筋活血等作用，適用於腎虛、耳聾、頭昏、眼花等症狀。

來源 獻方人：貴州省獨山縣麻尾區潘鳳英；推薦人：貴州省鎮寧縣民委苗族劉起貴。

配方7 螞蟲頭1個、磨盤根15克、空桐木根30克。（瑤族方）

用法 上藥共水煎服，每日1劑，分2次服。

說明 本方用於各種耳聾有較好效果。祖傳秘方，可以長期應用。

來源 獻方人：廣西金秀縣瑤醫門診部黃金官；推薦人：廣西民族醫藥研究所何最武。

配方8 鮮豬腰子2個（洗淨切片）、大蔥2棵（切碎）、大蒜7瓣、粳米500克、人參1克、防風1克。（侗族方）

用法 將人參、防風研末，一起煮粥。一日分3次吃完。

說明 輕者3至5劑，重者6至10劑可癒。

來源 《民族醫藥采風集》；推薦人：張力群

白　喉

配方1　鮮藕 60 克、鮮土牛膝根 60 克。（土家族方）

用法　將上藥洗淨搗爛擠汁內服。1 日 1 劑，3 次分服。

說明　本方具有清熱解毒之功效，主治白喉。

來源　獻方人：湖南瀘溪縣合水鄉吳興富；推薦人：湖南吉首市湘西州民族醫工研究所田化詠。

配方2　蜂蜜 50 克、火炭母（鮮草）250 克、土牛膝 250 克。（苗族方）

用法　將土牛膝，火炭。搗爛，加冷開水浸泡 1 小時後，取汁兌冰糖服。1 日 3 次，連服數日，療程 2～4 天。

說明　本方民間流傳廣泛，臨床驗證，療效可靠。具有清熱解毒之效。適用於熱毒熾盛之白喉。

來源　雲南省馬關縣計生委楊麗；推薦人：雲南文山衛校楊文達、楊學況。

七、傳染寄生蟲病症配方

骨 結 核

配方1 母雞1隻、鮮皂角刺120克。（白族方）

用法 雞去毛及內臟，洗淨，把皂角刺剁成段填塞雞腹內，用針線縫合，放入鍋中，加水適量，以微火燉燒雞肉，扔掉皂角刺後吃肉喝湯，3日燉吃1隻母雞，連食5～7次為1療程。

說明 此方僅2味藥，相互配伍，扶正祛毒，標本兼治，無副作用，一般一個療程見效。忌飲酒及房事。

來源 祖傳驗方；推薦人：雲南大理市康復醫院楊中梁。

瘧 疾

配方1 桃樹葉12克、常山根15克。（土家族方）

用法 桃葉焙乾研末，分3次白酒為引口服，常山根煎水煮雞蛋吃，1次煮2枚。

說明 桃樹葉是民間常用來避瘟祛邪之品，也有單用本品煮雞蛋服治瘧疾。常山根是長期應用歷史的抗瘧疾藥，但因服後易引起噁心嘔吐，故民間同雞蛋煮吃。

來源 湖南湘西民間方；推薦人：湖南湘西自治州民族醫藥研究所瞿顯友。

配方2 雞1隻、黃芪50克、桂枝25克。（朝鮮族方）

用法 水煮1劑，分3次服。

說明 本方有補氣溫中之功，對於少服人久瘧、久痢有較好效果。如大便不通，先服少量巴豆霜，使大便通後連服3～5天。

來源 《東醫壽世保元》；方名叫「雞芪膏」；推薦人：吉林延邊朝鮮族自治州民族醫藥研究所崔松男。

配方3 海（鮮魚）1條、野苑（檀香）1把。（彝族方）

用法 將一塊已燒紅的石頭放置木盆裏，然後把去掉內臟的魚放在石頭上，把檀香蓋在魚上，入少許水搽洗浴全身，立刻圍嚴薰蒸。汗出後取出魚吃掉，並以淬水洗浴全身。

說明 本方主治暑熱引起的瘧疾。具有祛風、解暑、避穢、抗瘧的作用。彝族民間廣為用之。

來源 獻方人：四川涼山甘洛縣民間彝醫木幾羅卡；推薦人：四川涼山州民族研究所阿子阿越。

配方4 乃色（黃牛肝臟）50克、乃幾（黃牛膽汁）適量。（彝族方）

用法 將膽汁塗抹在牛肝上燒烤吃。

說明 本方上有解暑熱，抗瘧作用。

來源 獻方人：四川涼山縣洛民間彝醫木幾羅卡；推薦人：四川涼山州民族研究所職權子阿越。

配方5 狗肉400克狗鞭（公狗生殖器）30克。（基諾族方）

用法 取狗肉鮮品，洗淨，砍成小塊，狗鞭洗淨，砍細，同放入鍋裏，加水適量，食鹽少許，燉煮至熟爛食用。每日1次，3～4次即可。

說明 本方性熱，有滋補、強壯的功能。基諾族民間用來治療瘧疾病，對腎虛、性功能低下患者有較好的療效。

來源 獻方人：雲南景洪縣其諾鄉布魯傑；推薦人：中國醫學科學院藥用植物資源開發研究所雲南分所郭紹榮。

配方6 葡萄根、胡頹子根各 30 克，白酒 500 毫升。（畬族方）

用法 先將兩藥切片，再加入白酒浸泡半小時後，貯土罐內文火煎 20 分鐘，取藥液，於瘧疾發作前半個小時服用，可連服 3 次。

說明 葡萄根，胡頹子根可驅寒活血，助以白酒，故可驅瘧疾。白酒係以秫米入土白麴（藥麴）釀成，與北方用高粱釀成之白酒（或稱燒酒）不同，不可混用。

來源 獻方人：福建霞浦縣嶺頭醫療站鍾馬賢；推薦人：福建霞浦縣衛生局孔慶洛。

配方7 地魯下（艾虎肉）。（藏族方）

用法 將艾虎捕獵後取掉內臟，陰乾備用，（熱地方應即時烘乾）在瘧疾發病時清燉服，每日 2 次，早晚服，服 2 日。

說明 艾虎肉清燉內服能在人體中產生一種抗瘧原蟲的微元素，故民間中用此方治療瘧疾病和終止免疫疾疾病的唯一的有效方子。

來源 獻方人：佳飲縣藏醫科培吉；推薦人：藏醫院迪慶晉美。

配方8 鵝不食草 15 克、滿天星 15 克、白酒 20 毫升。（土家族方）

用法 鵝不食草，滿天星均用鮮品，在發瘧前 2 小時，

水煎兌酒1杯服。

說明 瘧疾，俗稱打擺子，以顫抖壯熱，時發時止為特徵。多發生夏秋季節，發作時，有呵欠不止，全身無力，接著打寒戰，寒去則發熱，身如火燒等症。本方具有截瘧的功效，現代藥理性體外試驗，本品對金黃色葡萄球菌，溶血性鏈球菌，傷寒桿菌有抑制作用，此方治療瘧疾，療效甚佳（孕婦禁用）。

來源 獻方人：湖南省永順縣姚元林；推薦人：湖南省常德市第一人民醫院姜淑華。

蟯 蟲 病

配方1 生南瓜子250克、檳榔20克、榧子15克。（彝族方）

用法 將生南瓜子去皮曬乾，碾細。後2味藥水煎口服南瓜子粉。每天2～3次，每次口服9～15克。小兒酌減。

說明 筆者曾用此方治療16例蟯蟲患者，其中小兒14例，成人2例，均獲痊癒。

來源 獻方人：貴州省大方縣醫院丁詩國。

蛔 蟲 病

配方1 苦楝樹皮100克、雞蛋2個。（土家族方）

用法 苦楝樹向陽面皮，去粗皮用第二層白皮放入砂罐與雞蛋同煮，雞蛋煮熟後，去殼再煮約半小時左右即可。吃雞蛋飲湯一劑便可。

說明 本方適用腸道蛔蟲病，無禁忌症。苦楝仔入藥殺蟲，但受季節影響，苦楝樹皮四季可剝。苦櫟樹皮苦寒傷

胃，取回陽面，得日月之精華，求陰中之陽，能殺蟲而不傷脾骨。蛔蟲苦食勞腥，雞蛋煮苦楝皮，投其所好引蟲上鉤。本方去蛔，方便簡單可靠，且小兒容易接受。如滿××，男，9 歲，經常腹痛，喜食生主，消瘦大便中偶有蛔蟲排出。服本方 1 劑大便中排出蛔蟲若干，而後患小兒康復。

來源 獻方人：湖南省慈利縣景橋鄉東方紅村盧菊香；推薦人：湖南省常德市第一人民醫院滿世成。

配方2 南瓜籽粉 20 克、毛白楊根 24 克。（土家族方）

用法 水煎服，每日 1 劑，早晚用。

說明 此方在土家族中應用歷史悠久，它具有消火殺蟲、潤腸寬氣等功用，主要用於蛔蟲症。

來源 獻方人：貴州省岑鞏縣養橋土家族鄉楊柳小學袁治乾。

配方3 色布茹（石榴）30 克、砂仁慈 2 克、鎖陽 30 克、黃連 6 克。（蒙古族方）

用法 以上藥研成細末，每日 2～3 次，每次 3 克。

說明 本方係驗方，有驅蟲、幫助消化、澀腸之功。治療消化不良、殺腸道的寄生蟲，對大腸桿菌、痢疾桿菌、綠桿菌、流感病毒、慢性腹瀉等。①水瀉者用沙棗的湯沖服；②痢疾者用馬齒莧 30 克、紅糖 20 克、白糖 10 克水煎湯沖服；③消化不良者雞內金 6 克，焦玉片 10 克，水煎湯沖服；④腹部脹滿者廣木香 6 克，水煎湯沖服。

來源 推薦人：內蒙古自治區阿拉善盟蒙醫藥研究所賀巴依爾。

配方5 賣就（花椒）10 克、烏梅 10 克、乾薑 10 克、

南瓜籽 50 克、白糖 30 克、苦楝皮 10 克。（壯族方）

用法 將花椒、乾薑、苦楝皮、烏梅煎汁沖南瓜籽服，1日 1 劑，連服 3 劑。

說明 此方係雲南馬關縣馬白鎮壯族之驗方，經臨床反覆驗證，效果顯著。本方有驅蟲鎮痛的功效，適用於腹痛腹脹色、時湧清涎、嗜食異物、大便不正常、消瘦、面部時顯異色。

來源 獻方人：雲南馬關縣廣播站陸宗嬋、施文友；推薦人：雲南馬關衛生局姚尹潮。

痢　疾

配方 1 苦瓜 1 根、紅糖或白糖適量。（土家族方）

用法 苦瓜切斷挖空，填滿紅糖或白糖，斷面向上豎立蒸熟 1 次服食。大便中帶白凍，苦瓜填紅糖，紅凍填白糖，每天 2 次，半月為 1 療程。一般 1～2 個療程即可。

說明 本方適用於慢性菌痢。無毒副作用及禁忌症。苦瓜苦寒燥濕、健脾和胃、行氣寬腸殺菌；紅糖性溫益氣養血；白糖性涼，益氣滋陰潤腸。對慢性菌痢有獨到療效。如李××，女，22 歲，反覆發作腹痛腹瀉 5 年餘，經服「痢特靈」、「土黴素」及中藥治療效果不佳，大便中常有紅白凍，裏急後重，消瘦無力。經服上方 1 療程痊癒。7 年未曾復發。

來源 獻方人：湖南省常德市賀家山農場職工李蘭英；推薦人：湖南省常德市第一人民醫院滿世成。

配方 2 焦山楂 15 克、焦麥芽 15 克、炒萊菔子 12 克、醋陳皮 10 克、炒檳榔 10 克。

用法 將上藥共研細末，水泛為丸，每丸重6克，每次服1丸，每日3次，白開水送下。

說明 本方功能消導積滯，清利溫熱。主治食積，濕熱交阻腸胃，胸脘痞滿，舌苔薄白膩。可用於痢疾初起的腹痛泄瀉，裏急後重，或傷食，消化不良，腹滿作痛，大便秘結等。病例：王××，女，30歲，臍周疼痛2天，伴噁心嘔吐，裏急後重，化驗膿血便，用西藥過敏，服用本方2劑，病癒。

來源 獻方人：山西市太原市交通局職工醫院張敬榮。

配方3 蜂蜜60克、石茜100克、青蕨120克。（壯族方）

用法 石茜、青蕨煎水，兌蜂蜜飲，每日1劑，每日服3次。

說明 本方有消炎殺菌、活血止痛、收斂等作用。適用於細菌性痢疾、急性腸炎。

來源 獻方人：廣西壯族自治區北流縣隆盛鎮衛生室友劉優華。

配方4 嘎秀鬧羔（幾醬草）60克、地丁15克、黃連10克。（蒙古族方）

用法 水煎服，每日1劑，每日服3次。

說明 敗醬草味苦、辛，性微寒，功能活血散瘀、清熱涼血解毒。主要用於細菌性痢疾、闌尾炎、疔瘡腫毒等。

來源 獻方人：內蒙古自治區阿拉善盟蒙醫藥研究所賀巴依爾。

配方5 雞蛋1個、清明茶30克。（瑤族方）

用法 先用清水煎煮濃茶，去渣，放入雞蛋共煮服。每

日 1～2 次。

說明 本方為瑤族民間廣為流傳方，對菌痢血及其他大便下血都有治療作用。茶葉以清時前後採集加工的綠茶較好。

來源 獻方人：廣西金秀縣龐成龍；推薦人：廣西民族醫藥研究所何最武。

配方6 烏曾魯（山裏紅）120 克。（鄂倫春族方）

用法 生食其果，或搗爛取汁內服，每日 1 劑。

說明 有殺菌作用。富含維生素 C 及糖分。對痢疾桿菌尤其敏感，對一般菌痢，服用 2～3 天，膿血黏液大便逐漸減少，在民間流傳很廣，療效確切。

來源 獻方人：彌勒縣醫院郭維光；推薦人：雲南省藥物研究所張力群。

配方7 古得圖（高麗果）120 克。（鄂倫春族方）

用法 可鮮嚼服，亦可搗爛絞汁內服，每日 1 劑。

說明 有殺菌作用，富含維生素 C 和糖分。對輕型痢疾有較好療效。

來源 獻方人：雲南省彌勒縣醫院郭維光；推薦人：雲南省藥物研究所張力群。

配方8 翁得（野蔥）140 克。（鄂倫春族方）

用法 搗取汁內服，每日服 3 次。

說明 鄂倫春族常用藥物以植物藥為主，有少量動物藥，植物藥多數為專用藥，但有的兼作食用或以食用為主。長野蔥有殺菌作用，尤其對痢疾桿菌敏感，野蔥富含維生素 C 和糖分。經臨床觀察，對輕型痢疾療效較好，較重者須配合西藥治療。

來源 獻方人：雲南省藥物研究所張力群。

配方 9 滿格達（野蒜）50 克。（鄂倫春族）

用法 生食根莖，每日 1 劑，每日服 3 次。

說明 野蒜有殺菌作用，尤其對痢疾桿菌作用明顯。在鄂倫春族中流傳甚廣，一般痢疾，服用 2～5 天，膿血黏液便漸減少。

來源 獻方人：雲南省藥物研究所張力群。

配方 10 苦馬菜莧 25 克、茅纖根 25 克、瓜子草 25 克、紅糖 30 克。（土家族方）

用法 先將苦馬菜，茅纖根，瓜子根洗淨納入茶罐中，兌清水 500～600 毫升，煎至 150～200 毫升，再兌紅糖，1 次性沖服，每日 1～2 次，一般 2～3 次可痊癒。

說明 苦馬菜是土家族夏季蔬菜，可鮮炒或涼拌，味苦性涼，有清熱解毒之功。據獻方人介紹，當年某中學菌痢流行，用此方神效。

來源 獻方人：湖南省大庸市第八中學胡德海；推薦人：湖南省大庸成人中等專業學校侯啟年。

配方 11 酸筍水 200 毫升、紅背菜 100 克。（瑤族方）

用法 取紅背菜嫩葉及苗洗淨，與酸筍水共煮服，每日 1 次，吃菜喝湯。

說明 本方為民間文為流傳的驗方，療效確鑿。瑤族類區盛產竹筍，家家戶戶都做酸筍，不僅是一味好菜，其筍水常用一治療許多疾病。

來源 瑤族地區調查資料；推薦人：廣西民族醫藥研究所何最武。

配方 12 綿羊肉 150 克、精鹽適量。（蒙古族方）

用法 綿羊肉切好洗淨，放入土罐加水煮爛後喝其湯，每次 100～150 毫升，早晚服用，輕則稍吃其肉也可。

說明 羊肉湯治久痢是草原人民慣用之方，主要治療久治不癒的慢性痢疾。如文××，女，39 歲，赤白膿液便，裏急後重，腹痛半月餘，用此方 2 天有明顯好轉，3 天治癒。配方用 3 歲綿羊肉為佳。食用不要太肥，油膩大而引起不易消化或腹瀉。

來源 獻方人：內蒙古科左後旗浩坦蘇木衛生院阿有；推薦人：內蒙古哲里木盟蒙醫研究所那木吉拉。

配方 13 帕貢（樹頭菜）、喃麻過（檳榔青樹皮）、喃農涼（臘腸樹皮）、喃見方（蘇木樹皮）各500 克。（傣族方）

用法 將上藥曬乾研粉，取皇舊（旱蓮草）300 克水煎，取汁混合調製 2 克重小丸藥曬乾半裝瓶，每次服 1 丸，1 天 3 次。

說明 樹頭菜為傣族民間普遍食用的菜類之一，配成複方治瀉痢，3 天為 1 療程，一般服 3 次即可，後 2 日作為鞏固療程。臨床上也可將樹頭菜淹酸後取 100 克，加大蒜 5 克（沖如泥狀拌攏內服）日 1～2 次，可收同樣效果。

來源 雲南省西雙版納州民族醫藥研究所康朗臘；推薦人：雲南省西雙版納州民族醫藥研究所李朝斌。

配方 14 生蒜 50 克，核桃仁 50 克，味精、食鹽、涼麵條。（白族方）

用法 將生蒜核桃仁搗為蒜泥，加入冷開水，味精、食鹽、涼麵條攪拌均勻後即吃。

說明 本方香辣可口，是白族拉瑪人預防和治療胃腸道

傳染病的食療方法一，在民間廣為流傳。主藥生大蒜辛、溫，具有殺滅多種腸道細菌之作用。

來源 獻方人：雲南省蘭坪白族普米族自治縣衛生局和勝收集整理。

配方15 古加（蒜）、信色（黃連）。（藏族方）

用法 取大蒜4～5瓣、藏黃連10～20克，煎沸50分鐘，取湯服20毫升左右，每日3次。

說明 大蒜和藏黃連均有殺大腸杆腸的作用，故預防痢疾是一種理想的方子，同時也可治療用，效果更佳。

來源 獻方人：西藏迪慶州醫院主治醫楊重文；推薦人：藏醫院迪慶晉美。

配方16 鴨給皮冒（馬齒莧）鮮品250克、蒙胡（玉米鬚）20克、哩騰（蔦糖）30克。（壯族方）

用法 取上方適量加水煎服，每日1劑，分2次服完。

說明 馬齒莧味酸，性寒，其鮮品對痢疾桿菌有抑制作用，與玉米鬚，紅糖配伍，具有抗菌消炎，收斂止瀉作用。配方容易，南方曠野到處可取，經臨床實驗確有特效。病癒甚速。

來源 獻方人：為民間壯族草醫五明鑒口述；推薦人：雲南文山州藥檢所張福榮。

配方17 雞冠樹（紫陰木）嫩尖50克、白糖30克。

用法 雞冠樹取嫩尖搗碎，用溫開水沖入，放入白糖或紅糖攪勻服用，每日服3次。

說明 此方為家傳秘方，對紅白痢治療有奇效。白痢放白糖紅痢放紅糖為好，服2～3次見效。本有原來常瀉紅白

痢，而且易復發，經服此方後，一直沒有瀉紅白痢疾。

來源 獻方人：雲南峨山縣飲服公司柏聯生。

配方 18 奶渣 100 克、酥油 25 克、白糖 25 克。（納西族方）

用法 將奶渣切成片，白糖研成粉，用小鍋直於微火，燒熱下酥油，油溫五成熱時，逐片下入奶渣片煎成金黃色，取出放在盤中，撒上白糖粉食用。每日 2 次，連服 3 日可痊癒。

說明 本方是納西族在三伏天常用於肚子疼痛，痢疾。對食飲不振等亦有一定的療效。

來源 獻方人：雲南麗江縣飲食服務公司蕭文錦。

配方 19 地錦草 20 克、雞蛋 1 個、麻油 10 克、白礬 3 克。（蒙古族方）

用法 將地錦草搗碎和雞蛋、白礬攪拌，用麻油炒成餅食用，每日 2 次。

說明 此方民間流傳甚廣，療效可靠，使用安全，除治療菌痢外，急性胃腸炎也有良效。

來源 獻方人：內蒙庫倫旗額勒順鎮泊白東呼其圖圖力古日；推薦人：內蒙紮旗蒙醫院醫師哈順高娃。

配方 20 木香 6 克、山楂乾 45 克、食糖 20 克、紅茶 15 克（紅痢用白糖、白痢用紅糖、紅白痢用紅白糖各半）。（蒙古族方）

用法 上 4 味藥煎湯約 500 毫升，早晚服各服 1 劑。

說明 本方係民間藥方，有理氣和中，消食止痢，用治細菌性痢疾。

來源 獻方人：內蒙古興安盟科右中旗蒙醫醫院其其格；

配方 21 白糖或紅糖適量、金銀花粉 15 克。（壯族方）

用法 金銀花用銅鍋炒焦，研粉裝瓶備用。紅痢用白糖送服，白痢用紅糖送服，每日 3 次。

說明 本方為實踐驗方，對紅白痢均有效。如吳××，男，70 歲，金秀縣四排鄉沙田村人，患紅痢多年，多方求治無效，服用上方 2 天病情好轉，鞏固服用 7 天痊癒。

來源 獻方人：廣西金秀縣韋福生；推薦人：廣西民族醫藥研究所何最武。

配方 22 高粱花 50 克、紅糖 3 克。（蒙古族方）

用法 高粱花微妙，研末，加紅糖調勻，每日服 3 次，溫開水送下。

說明 秋初高粱未成熟期摘其花，曬乾備用。紅殼高粱花為佳。曾用此方 2 例療效較好。戈××，男，34 歲，患赤痢服用痢特靈之類藥無效，用此方 3 天治癒。

來源 獻方人：內蒙古科左後旗海力圖蘇木福冷；推薦人：內蒙古哲里木盟蒙醫研究所那木吉拉。

配方 23 苦瓜葉適量。（高山族方）

用法 上藥適量水煎，汁當茶飲。

說明 本方治療痢疾，在臺灣高山族的排灣族聚居地廣為流傳。

來源 獻方人：福建省臺灣同胞聯誼會魏明星；推薦人：福建省藥品檢驗所周繼斌。

配方 24 鴨蛋 1 個、生薑自然汁適量、蒲黃 10 克。

七、傳染寄生蟲病症配方

623

用法　鴨蛋去殼後加入生薑自然汁攪勻，煮沸後，再加蒲黃續煎 5～9 沸，空腹溫服。

說明　蒲黃味甘性平，入肝、脾、心包絡三經，能行血祛瘀，亦能涼血止血，並有利水排膿等作用。本品生用能行血散瘀，炒用能止血。鴨蛋含有豐富的蛋白蛋、脂肪、微量元素和維生素，性涼味甘，具清熱解毒之功。

來源　獻方人：廣西合浦縣廉州鎮下街 34 號沈潤明。

配方 25　雞肉 50 克、紅毛氈（鮮品）50 克。（瑤族方）

用法　雞肉洗淨切塊與紅毛氈共煎服，吃肉喝湯，每天 1～2 劑。

說明　本方為祖傳秘方，對紅白痢疾均有效。

來源　獻方人：廣西金秀縣覃昌明；推薦人：廣西民族醫藥研究所瑤醫研究室莫蓮英。

肝　　炎

配方 1　帕青（豬肝）500 克、瑪爾（鮮酥油）200 克、仗孜（蜂蜜）250 克。（藏族方）

用法　將豬肝煮熟加酥油和蜂蜜同服，每日早、晚各 1 次，每次 1 匙（約 20～40 克）。

說明　本方治療由肝炎引起的咽乾目澀，眼睛發黃，食慾差，痰黃稠等症。方中所用蜂蜜要先煉除水分，酥油要熔化除去雜質。

來源　獻方人：四川康定縣麥笨鄉磨子溝村尼瑪澤仁；推薦人：四川甘孜州藥品檢驗所札西攀超。

配方 2　鮮田字草 10 克、鮮魚腥草 10 克、豬肝 100

克、紅糖 20 克、頭暈草 10 克。（白族方）

用法　先將幾味草藥煎 10 分鐘，豬肝剁細放入藥內煮 10 分鐘，倒出藥湯及豬肝加紅糖服。每日 3 次，連續服 10～15 天。

說明　本方主治肝炎。如李××，女，5 歲，噁心嘔吐 3 日，不思飲食，腹脹，眼球發黃，經服此方 7 日病癒。常服此方還可以預防 B 型肝炎。

來源　獻方人：雲南省大理市康復醫院許服疇。

配方 3　熊膽 1 克、蜂蜜 50 克。（苗族方）

用法　將上藥混合沖開水當茶飲之，每日 3 次。

說明　本飲治療急慢性肝炎，有效率達 90％以上。勿食生冷油膩食物。

來源　獻方人：雲南省馬關縣醫院施文友；推薦人：雲南省西疇縣興街中心衛生院李光員。

配方 4　豬肝 100 克、青蒿 20 克。（哈尼族方）

用法　取豬肝切薄片，青蒿搗碎放入兩片豬肝之間，盛於碗中隔水燉至熟透食用。每日食用 1 次，5～10 天為 1 療程。

說明　本方有清熱解毒、消炎功能，民間常用來治急、慢性肝炎。使用 5～10 劑可獲得較好的效果。

來源　獻方人：中國醫學科學院藥用植物資源開發研究所雲南分所；推薦人：郭紹英

配方 5　肝（羊、豬、羊）10 克、雞蛋 1 枚、米醋 60 毫升。（蒙古族方）

用法　將肝和雞蛋連殼燒成灰，研末。用米醋調勻，每日 2 次，3～5 天即見效。

七、傳染寄生蟲病症配方

625

說明 本方為內蒙古哲盟科古中旗大伙房醫院包藥師的多年用的經驗方，療效可靠。主治急性肝炎。具有見效快，無副作用等優點。

來源 獻方人：內蒙古哲盟科古中旗大伙房醫院包雙喜；推薦人：內蒙古藥製藥廠明根。

配方6 代把崩（滴水芋葉柄）150克、東利（豬肝）200克、給木（鹽）少許。（佤族方）

用法 取滴水芋葉柄去皮，切片，水揉洗透，豬肝在火炭上烤熟，再與滴水芋一起剁細食用，每日1次，5～7天為1療程。

說明 本方主治黃疸型肝炎病，有較好的療效，經多人臨床應用，患者食用5～7劑效果較好。滴水芋生食無毒，大人小孩均可食用。

來源 獻方人：雲南民族學院統戰部大昌。

配方7 豬膽1個、綠豆50克。（朝鮮族方）

用法 將綠豆放入豬膽中陰乾，取出豆研成細末，每次吃5克，1日3次。

說明 本方治療黃疸型肝炎作用明顯。

來源 吉林延邊民族醫藥研究所；推薦人：吉林延邊朝鮮自治州民族醫院研究所朴蓮荀。

配方8 巴山虎200克、豬後臀肉200克、食鹽15克、胡椒10克。（布依族方）

用法 豬肉切塊與巴山虎同燉熟後調味服用。

說明 巴山虎選用豬棵手掌形的，和肉燉食對黃疸型水腫有特別療效，而且營養豐富，能治宜補，體弱且水腫者食

之更宜，是民間經驗奇效方，無毒副作用。

來源 獻方人：雲南宣威縣東沖竹園村朱楨；推薦人：雲南省飲食服務學校任惠康。

配方 9 黃刷子根、夏枯草、大綠果樹皮各等量，雞蛋3 個。（土家族方）

用法 用針將雞蛋紮若干個小孔，然後放入藥水中煮熟，吃去殼雞蛋和渴藥水，每日 1 劑，3 次分服。15 日為 1個療程。

說明 本方有清利濕熱，利膽退黃之功。

來源 獻方人：湖南大庸市雙溪鄉喻仁熬；推薦人：湖南吉首市湘西州民族醫藥研究所田華詠。

配方 10 牛肉 250 克、山枝子 50 克。（瑤族方）

用法 牛肉洗淨切塊，與山枝子共燉 3 小時以上。吃肉喝湯，每 1～3 日 1 劑。

說明 本方為實踐驗方，對急性黃疸型肝炎退黃效果佳，一般服用 5～10 劑黃疸指數可降至正常。

來源 獻方人：廣西金秀縣趙成甫；推薦人：廣西民族醫藥研究所何最武。

配方 11 茵陳蒿 1500 克、大米 1000 克。（畬族方）

用法 先將茵陳蒿洗淨去雜質，放鍋內加水慢煎，濾去藥渣，將藥液加入洗淨的大米，煮成大米飯。每日 3 次，吃飽為止，不受菜餚的限制，5 天為 1 療程。

說明 本方在畬類地區流行甚廣，病輕者只需 1 療程即可痊癒。草藥與大米的比例是 3：2；藥用量及大米用量按病者的食量而定。

七、傳染寄生蟲病症配方

配方 12　雞合子花籽（野鴨椿樹）12 克、田荃芰 12 克、子母雞 1 隻。（土家族方）

用法　將上藥洗淨放入剖開的子雞肚內放入鍋中蒸熟。1 日 1 隻小子母雞，分 2～3 次口服。

說明　本方有清熱利濕退黃，理氣止痛之功效，配伍子雞有補益強壯功能，有利肝臟恢復作用。

來源　獻方人：湖南保靖縣普戎鄉衛生院彭順興；推薦人：湖南吉首市湘西州民族醫藥研究所田華詠。

配方 13　阿姆（田螺肉）100 克、摸呢羅巴（野薏苡根）30 克。（哈尼族方）

用法　田螺肉洗淨，曬乾備用亦可用鮮品；野薏苡根夏秋採挖，洗淨，曬乾備用。上 2 味藥煎汁喝湯吃肉，每日分 3 次服完，10～15 天為 1 療程。

說明　本方性寒，味甘、鹹、淡，有清熱、解毒、利水的功能。主治黃疸型肝炎，有較好的療效。

來源　獻方人：中國醫學科學院藥用植物資源開發研究所雲南分所里二；推薦人：郭紹榮。

配方 14　藤甜茶 20 克。（侗族方）

用法　藤甜茶採集後清除雜質，切碎，曬乾，備用。用時每次以 20 克，用煮沸開水沖泡 15 分鐘後，即可飲用。10 天為 1 療程。

說明　藤甜茶，甘、淡、涼；有清熱解毒，治療黃疸型肝炎，咽喉痛之作用。常飲可提高機體免疫能力，是侗族民

間常用茶葉之一。

來源 推薦人：湖南省懷化地區精神病醫院王在興。

配方 15 龍膽草 5 克、白花蛇舌草 5 克、海船皮 10 克、地生草 5 克、小黃傘 10 克、紅糖 10 克。（拉祜族方）

用法 將龍膽草、白花蛇舌草、海船皮、地生草、小黃傘放入藥罐煨半小時，放紅糖食之。

說明 每天服 3～4 次，連用 3 天。忌食酒、酸辣生冷。曾用此方治療黃疸型肝炎 100 多人，有效率達 80％以上。

來源 獻方人：雲南省思茅縣翠雲鄉中草醫醫生羅恆美；推薦人：雲南省思茅地區商業局張炳剛。

配方 16 石蹦 500 克、三七 10 克、雞蛋 1 個、油 50 克、鹽 3 克。（哈尼族方）

用法 三七用油炸熟碾粉；石蹦剖腹洗淨，蛋液調勻後放入石蹦、三七、鹽、油燉熟食用。

說明 石蹦（又名：抱手蛙），屬棘蛙群。有滋補小兒疳瘦及治療疳積之食效。當地常用石蹦與三七合燉，來治療肝炎，效果較佳。

來源 雲南紅海民間；推薦人：雲南省飲食服務學校蘇工華。

配方 17 青葉膽草 30 克、車前草 15 克、白糖適量、板藍根 20 克。（回族方）

用法 水煎內服。1 日 3 次，1 劑 1～2 日服完。連服7～10 天 1 個療程。

說明 青葉膽草苦寒入肝經，清肝利膽、抗病毒。車前草苦寒入膀胱經，清熱利尿，板藍根清熱解毒，全方合用清

肝膽之熱邪，利尿，抗病毒，適用急性黃疸型肝炎。經臨床100多例，效果尤佳。

來源 獻方人：雲南中醫學院明懷英。

配方18 夏枯草50克、瘦豬肉100克。（朝鮮族方）

用法 將夏枯草與肉同煮成湯，喝湯吃肉。

說明 本方具有行肝氣、開肝鬱作用；長期應用本方對肝炎有預防和治療作用。

來源 吉林省延邊民族醫藥研究所；推薦人：朴蓮荀。

配方19 鮮珍珠草60克，豬肝50克，鹽、味精各適量。

用法 珍珠草洗淨切段，豬肝切片，放入鍋內，加水適量，文火煎煮，每日1劑，吃豬肝喝湯。

說明 本食療方具有平肝清熱、和血解毒、養肝明目等作用。主治傳染性A型肝炎、小兒疳疾、眼結膜炎等症。

來源 獻方人：青海民和縣誌編委會朱曄平。

配方20 鴨蛋1枚、垂盆草26克、五味子20克、酸棗仁30克。（布依族方）

用法 先將棗仁打碎，垂盆草、五味子，加冷水浸泡2個小時，鴨蛋連殼煮熟，剝去蛋殼備用；藥物浸泡後入砂鍋加水煎煮30分鐘，放入鴨蛋，改用小火再煮1小時，加入白糖、白酒適量，再燒開5分鐘即可，每劑服2天，日服3次，吃蛋喝湯。

說明 本方在布依族地區流行應用廣泛，具有除濕熱黃疸、疏肝解鬱、降低轉氨酶、護肝等作用。適用於慢性肝炎、急性黃疸型肝炎等。

來源 獻方人：貴州省望模縣打易鄉布依族李少武；推

薦人：貴州省鎮寧縣民委劉起貴。

配方 21 瘦豬肉 100 克、仙人掌 50 克。（瑤族方）

用法 豬肉洗淨切碎，仙人掌去刺搗爛與豬肉共蒸服，3天服 1 劑。

說明 本方是實踐驗方，主治肝炎伴浮腫，臨床療效確鑿。仙人掌應鮮用，並以刺少而稀者為好。

來源 獻方人：廣西金秀縣趙秀英；推薦人：廣西民族醫藥研究所何最武。

配方 22 雞肉 100 克、陰陽蓮 15 克。（瑤族方）

用法 雞肉洗淨切塊，陰陽蓮烤乾研粉，混合蒸服。每1～2 天 1 劑。

說明 本方流傳於金秀瑤族民間，對慢性肝炎的治療有較好的療效。陰陽蓮根莖含虎杖甙，水解後生成大黃瀉素，少量有健胃作用，大量則引起瀉下，所以用量一般每次在 25克以下。個別患者有噁心嘔吐，粒細胞減少等副作用，長期應用應定期查血象。

來源 民間方：推薦人：廣西民族醫藥研究所何最武。

配方 23 丹參 500 克、蜂蜜（或紅糖）500 克。

用法 先將丹參加水煎煮 2 小時，濾取煎液，加入蜂蜜同煎，濃縮至 1000 毫升（為 1 療程量），每天早、晚各服10 毫升，開水沖服，連服 2～3 療程。

說明 臨床觀察表明本方治療慢性肝炎有較好療效，肝功能及超聲波檢查指標及自覺症狀均有明顯的改善或痊癒。如患者周××，男，37 歲，1976 年 3 月診為慢性遷延性肝炎，經用此方治療 2 個療程，症狀改善，肝功能及超聲波檢

查均正常。

　　來源　獻方人：湖北省蘄春縣李時珍醫院已故名老中醫馮道明；推薦人　湖北省蘄春縣李時珍中醫藥研究所梅全喜。

　　配方24　羊肝 450 克、江歌 60 克、色主（石榴子）30克、說麥（白蔻）25 克、柏柏林（蓽茇）15 克、麻六（土木香）12 克、吳蘇（芫荽子）10 克、眞容古（甘青青蘭）10克、色牙（木瓜）24 克、西肉（山楂）21 克、阿肉（訶子）20 克、色麥（波棱蘭）15 克、獨沒牛 10 克、格旺（牛黃）0.5 克、肉打（木香）18 克、眞登（紅檀香）8 克、紫根（五靈脂）30 克。（藏族方）

　　用法　羊肝焙乾研粉，上述各藥打粉，做成水丸備用。成人每日服 1 次，早上服。

　　說明　此方在藏族地區稱格汪谷巴，意為木波玉吉。主治慢性肝炎、肝臟腫大、胸脇疼痛反胃病。

　　來源　獻方人：雲南省藥物研究所張力群。

　　配方25　木豆 15～25 克、白豆腐適量、甜瓜蒂 30 克。（景頗族方）

　　用法　混合水煎服。

　　說明　對治療黃疸型肝炎效佳。

　　來源　雲南德宏景頗族民間方；推薦人：雲南德宏州藥檢所段國民。

　　配方26　鮮馬蘭 30～50 克、母雞 1 隻、紅糖適量。

　　用法　母雞宰殺去內臟、頭足，將馬蘭擰成團用線縛住，放雞肚內，並放進適量紅糖，將雞肚縫好，裝入瓦鉢內，再放入鍋內蒸煮，待雞蒸爛後食吃藥，一隻雞分 4 頓吃完，每

日吃 2 頓。

說明 馬蘭（Kalimeris indica（L.）Schul2-Bip 係菊科植物，藥用全草。馬蘭、母雞治療黃疸病文獻尚無記載，母雞能添精補髓，可治消渴，減少小便次數，又能助陽氣，補水氣，馬蘭可涼血清熱利濕解毒，二者合用具有補肝腎陰虛，利小便，祛濕熱，退黃疸作用，用此方觀察治療黃疸型肝炎多例，確有療效。

來源 獻方人：湖北省蘄春縣獅子衛生院副主任中醫師呂繼端；推薦人：湖北省蘄春縣李時珍中醫藥研究所梅全喜。

配方 27 黑豆、大棗、白糖、五味子、黨參各等量。（朝鮮族方）

用法 先將黑豆、大棗、五味子、黨參同煮。開鍋後倒入白糖，再用文火煮爛，每天服用次數不限。

說明 此方可以長期吃，具有保肝、增進食慾作用，適用於慢性肝炎引起的脇痛、厭食、腹脹、乏力等。

來源 獻方人：吉林省延吉市參花街朴永信；推薦人：吉林省延邊民族醫藥研究所附屬朝醫醫院楊暢傑。

配方 28 磨卡（未開叫的白烏骨公雞）1 隻、磨星（滿天星）250 克（全草）。（苗族方）

用法 將雞殺後去內臟（留雞肝）把藥洗淨塞入雞肚內用針線縫合，入土碗內隔鍋燉熟，不放鹽，晚間一次服完連藥湯雞一起服。

說明 本方對慢性肝炎有特效，例劉××，患慢性肝伴有腹水 1 年餘服此方 3～5 劑，完全治癒。病人患病時年 25 歲，現在 50 多歲未見復發。此方有奇效。

來源 獻方人：雲南文山州醫院雷翠芳；推薦人：雲南

文山州醫院鄭卜中。

配方29 懷納（田螺絲）1000 克、批因（胡椒）7 粒、沙海（香茅草）100 克、辛（薑）3 片、采（鹽巴）少許。（傣族方）

用法 將螺絲切去尾部洗淨，放少量豬油炒乾水分，加入香茅草、薑、食鹽及胡椒粉，加水 1000 毫升煎煮內服，1 日 1 次。

說明 螺絲能清熱利水，治黃疸、淋濁、清肝明目，香茅草含揮發油，檸檬酸醛等成分，具有調味，增進飲食之作用，與胡椒、薑合用能祛寒濕，補肝氣。治療慢性肝炎，可長期服用，無副作用。

來源 獻方人：雲南西雙版納州民族醫藥研究所康朗臘；推薦人：雲南省西雙版州民族醫藥研究所李朝斌。

配方30 豬瘦肉 200 克、枸杞 100 克、筍絲 25 克。（彝族方）

用法 將豬瘦肉燉湯備用，將枸杞放油鍋內炒至略扁，加水少許出鍋。再將筍絲下鍋炒熟，加入調味品，倒枸杞於肉湯內，攪勻，盛盤食之。每天 2 次，1 日 1 次，連服 10 天。

說明 本方治療慢性肝炎有效，還可治療高血壓，動脈硬化症。

來源 獻方人：貴州省大方縣中醫學會陳紹忠；推薦人：貴州省大方縣醫院丁詩國。

配方31 田螺螄 500 克、薄荷 100 克、油鹽適量。（哈尼族方）

用法 將田螺用水洗淨，泡 2～3 天後取出，與薄荷油鹽

一起煮食，吃時去殼。

說明　本方具有清涼解毒，溫補作用，主治肝炎。此藥可經常食用，並可起到預防作用。

來源　獻方人：雲南省江城縣飲服公司羅承洋；推薦人：雲南省思茅行署商業局張炳剛。

配方 32　茵陳汁 500 克、綠豆粉 100 克、鮮豬膽 10個。（朝鮮族方）

用法　將茵陳汁和豬膽汁與綠豆粉混合均勻做成小豆粒大的藥丸，每次吃 10～15 克，1 日 2～3 次。

說明　長期使用本方，對慢性肝炎有理想的治療作用。

來源　吉林省延邊民族醫藥研究所；推薦人：朴蓮苟。

配方 33　雞骨草 30 克、大棗 4～10 枚、瘦肉（牛肉或雞肉均可）100 克。（回族方）

用法　燉服，食湯吃肉。

說明　本方適用於慢性無黃疸性肝炎，自覺肝區疼痛、神倦食少，睡眠差，面色萎黃，舌淡、苔薄白者。

來源　獻方人：雲南中醫學院明懷英。

配方 34　田基黃、雞骨草、小紅參各 30 克，山楂 25 克紅糖適量。（回族方）

用法　水煎服，1 日 1 劑，1 日 3 次。

說明　本方適用於慢性無黃疸肝炎，神倦、食少、四肢無力、面色萎黃形瘦，經常肝區疼痛。查肝功轉氨酶偏高。常服有效，30 天為 1 個療程。

來源　雲南中醫學院明懷英。

配方 35 未開叫小公雞 1 隻、四葉草 20 克、鹽少許。（傣族方）

用法 將未開叫之小公雞（烏骨雞更好）殺死去毛及內臟（雞肝保留），放入洗淨的新鮮四葉草，用線縫合入鍋內燉熟，取出加少許食鹽吃雞喝湯，雞腹內藥一併吃完。每天 1 隻，2 星期為 1 療程。

說明 此法用於治療急性肝炎，療效較佳實，初發病者一般 7 天可癒，服此藥忌飲酒，勞累。

來源 獻方人：雲南西雙版納州民族醫藥科研所趙應紅；推薦人：中國醫學科學院藥用植物資源開發研究所雲南分所郭紹榮。

配方 36 絲瓜花 100 克，豬肉 150 克，胡椒麵、食鹽適量。（哈尼族方）

用法 把豬肉剁細和絲瓜花拌勻放胡椒麵、鹽巴同燉。

說明 此方係民間方，專治療肝炎亦可食用。

來源 獻方人：雲南省江城縣飲服公司羅承洋；推薦人：雲南省思茅行署商業局張炳剛。

配方 37 俄瑪（紫紅圓根蘿蔔）適量。（彝族方）

用法 以鮮品生食，搗汁服或煮食；亦可切成塊放置房頂或掛在樹上曬乾，再經霜雪冰凍後煮食或製成飲料喝。

說明 主治各種肝腎疾病，暑熱病等，具有養陰、清熱、利尿、解暑、提神等作用。本品是藥食兩用之佳品，產於海拔 2500 公尺以上者為最佳。

來源 獻方人：四川涼山會理縣民間彝醫阿依莫猶作；推薦人：四川涼山州民族研究所阿子阿越。

配方 38 嫩絲瓜 100 克、金絲桃 30 克、伏龍肝 50 克、蜂蜜適量。（哈尼族方）

用法 將上藥加水 1000 毫升，煎至 500 毫升，每日數次，當茶飲之。

說明 本飲有清利肝膽和退黃之功效，適用於急慢性之黃疸型肝炎，療效可靠。

來源 獻方人：雲南省紅河州哈尼族張仲良；推薦人：雲南省文山州醫院鄭卜中。

配方 39 酸棗 50 克、白糖適量。（白族方）

用法 把酸棗 50 克加水 500 毫升，文火煎 1 小時，加白糖適量。每日服 1 次，隨量。

說明 適用於急慢性肝炎、轉氨酶高、心煩不安患者。

來源 獻方人：雲南省昆明宜良狗於白族醫生段文；推薦人：雲南省昆明市委政研室李桂發。

配方 40 茯苓粉 30 克、粳米 100 克、紅棗 20 枚。（白族方）

用法 把紅棗及粳米同煮為粥，再把茯苓粉加入煮沸好戲可服用。每日服 2 次，可加適量紅糖。

說明 藥效是健脾補中，利水滲濕，安神養心。適用於慢性肝炎、脾胃虛弱、腹瀉、煩躁失眠等症。

來源 獻方人：雲南省大理洲民族中草藥醫師段鑫；推薦人：人雲南省昆明市委政研究室李桂發。

配方 41 鮮芹菜 100～150 克、蜂蜜適量、鮮茵陳 100 克。（白族方）

用法 將芹菜、茵陳洗淨搗碎取汁，加蜂蜜燉服。每日

服 1 次，溫服，療程不限。

說明 能清熱解毒，養肝。適用於肝炎。

來源 獻方人：雲南省大理白族自治州中草藥醫生趙榮亮；推薦人：雲南省昆明市委政研室李桂發。

配方 42 曼娘果樹葉尖 50 克、雞蛋 2 個、油鹽適量。（哈尼族方）

用法 曼娘果樹葉尖研爛和雞蛋調和，加油鹽同燉。1 天 2 次，可經常食用。

說明 本方主治肝炎。

來源 獻方人：雲南省江城縣彭美英；推薦人：雲南省思茅行署商業局張炳剛，雲南省江城縣飲服公司羅承洋。

配方 43 鮮白木金花 150 克、雞蛋 2 個、油鹽適量。（哈尼族方）

用法 把雞蛋調勻放入白木金花、油鹽一起燉食。

說明 本方為民間方，治血色素低出現黃疸、貧血性肝炎，1 天 2 次，可天天吃，直至好轉。經雲南省江城縣飲服公司退休工人周汝義食用後效果很好。

來源 獻方人：雲南省江城縣飲服公司周汝義；推薦人：雲南省思茅行署商業局張炳剛；雲南省江城縣飲服公司羅承洋。

配方 44 香菇 10 克、白木耳 10 克、丹參 15 克。（回族方）

用法 3 味一齊沖水代茶飲。

說明 所用配料均為乾品，主治肝炎。

來源 獻方人：雲南個舊市飲服公司楊源；推薦人：雲

南個舊市飲服公司賽麗仙。

配方45 山土瓜 15 克、薑黃 9 克、糯米 100 克。（壯族方）

用法 先將山土瓜、薑黃加水煮成藥汁，去渣後加入糯米煮成粥，再加入紅糖適量，趁熱食之。每日 3 次，可長期服食。

說明 本方有清肝、利水、退黃之功效，用於早期肝硬化之黃疸水腫等，對各種急慢性肝炎均有療效。

來源 獻方人：雲南省東川市國民鄉衛生所李川元；推薦人：雲南省西疇縣興街骨科醫院鄭玉華、鄭卜中。

配方46 百花草根 50 克（鮮品）、豬排骨 250 克。（苗族方）

用法 上品合在一起煮後服用，1 日 3～4 次，連服 1～2 月即可。

說明 本方醫治 B 型肝炎有效，在民間廣泛流傳，曾臨床反覆實踐應用，療效可靠，對未婚青年治癒率更高。

來源 獻方人：雲南文山州衛生學校謝鳳英；推薦人：任懷祥。

淋巴結核

配方1 尋骨風 10 克、雞蛋 2 個。

用法 將尋骨風洗淨切碎，加適量水煎煮 20 分鐘，加入雞蛋，再煮至蛋熟，去藥渣吃雞蛋喝湯，每日 1 次，連服 5～7 次。

說明 尋骨風主要功效為祛風濕，但亦有消痛腫作用，

七、傳染寄生蟲病症配方

639

現代藥理研究表明尚有抗腫瘤作用，用尋骨風治頸淋巴結核尚未見文獻記載。此方為民間流傳，經多次試用，治療頸淋巴結腫大效果確實顯著。陳××，男，41歲，1973年患者發現自己的頸淋巴結腫大，有脹痛感，經檢查確診為頸淋巴結核，服用本方5次即癒。

來源 獻方人：湖北省蘄春縣蘄州血防站中醫黃問伯；推薦人：湖北省蘄春縣李時珍中醫藥研究所梅全喜。

配方2 天葵子25克、雞蛋1個。

用法 先將天葵子洗淨、加水煎煮，再加雞蛋煎煮至蛋黃變黑為度，食雞蛋喝湯，每天早、晚各服1個。

說明 天葵子係毛茛科植物天葵 Semiaquilegia adoxides（DC）Mak 的塊根，性味甘、苦、寒。有小毒。功能清熱解毒，消腫散結，為民間治療各種 腫、瘰癧的常用藥，用其煮雞蛋服治療瘰癧（頸淋巴結核）有較好療效。如宋××，男，12歲，雙側頸淋巴結腫大，輕度疼痛，不紅，不移動，曾兩次在武漢某醫院診斷為淋巴結核，經用鏈黴素治療未癒，後用此方，共服雞蛋29個，基本痊癒。

來源 獻方人：湖北省英山縣中醫院舒志明、葉翔雲；推薦人：湖北省蘄春縣李時珍中醫藥研究所梅全喜。

配方3 何首烏100克、隔山撬（又名：牛皮凍、野紅苕）50克、豬精肉或豬肝200克。

用法 何首烏、隔山撬除去粗皮清洗乾淨後，切成薄片；同豬肉或豬肝用砂鍋燉爛，即可服用。每日1劑，15天為1療程，連服3～5個療程，即可治癒。

說明 本方能消痛散結，用於治療頸淋巴結結核潰爛。

來源 獻方人：湖南省懷化市鐵路局堯朋；推薦人：湖

南省懷化地區精神病醫院王在興。

配方4 土狗1個、鮮雞蛋1枚。（土家族方）

用法 先將雞蛋敲一小孔，把土狗從小孔置入雞蛋內，再用浸濕的草紙，將雞蛋包裹，然後置入子母灰中，借餘熱將蛋烤熟後食用（一定要烤熟），每日1次，7日為1療程，間隔半月後，可再服第2療程。

說明 此方在土家族民間流傳運用較廣，除治療淋巴結核外，尚有健脾強胃，治療小兒疳積等功效。

來源 獻方人：湖南省大庸市官黎坪醫院內科主治醫院侯德順；推薦人：湖南大庸成人中等專業學校侯啟年。

配方5 蝗蟲（蚱蜢）30克、黃豆粉100克、豬苦膽1個。

用法 先將黃豆粉裝入苦膽內，掛在通風處1星期，取出黃豆粉炒黃為乾粉加蝗蟲粉，混合後即可食用，每次服2克，每日服3，連服15天。

說明 本方有軟堅散結，消瘰化痰之功。適用於痰核，瘰癧（淋巴結核）等症。

來源 獻方人：雲南省文山州壯族醫生李世昌；推薦人：雲南省文山州衛生學校任懷祥、黃正德。

配方6 壁虎（天龍）60條、雞蛋30個。（彝族方）

用法 先將雞蛋打通一個洞，放入蛋內2條壁虎，先用草紙包好，再用黃稀泥包裹好，放在炭火上烘烤，先武火後文火烤至蛋黃，壁虎酥脆，取出，去泥後食用，每日1個蛋，2條壁虎，連用30日。

說明 本方在彝族民間，流傳廣泛，經臨床多次驗證，療效可靠。如任××，11歲，男，文山柳井鄉馬邊塘村人，

1973 年 3 月間，曾患頸淋巴結核，耳後淋巴結腫 7 個，經抗癆治療未癒，後改用此方治療而癒。本方有軟結，化痰，除痞之功，治 100 例皆癒。

來源 獻方人：雲南文山柳井鄉楊瓊珍、任樹伯；推薦人：文山州衛校任懷祥、楊學況。

配方 7 哈帕宛（甜菜根）100 克、尖拷攏（黑包穀核）50 克、哈帕利（旋花茄根）100 克、陀崩（四棱豆）50 克。（傣族方）

用法 將上述各藥混合泡開水內服，每日 3～4 次。

說明 甜菜、旋花茄、四棱豆是民間經常食用的菜，也是最常有的藥物，具有清熱解毒、消炎抗菌作用，對疱瘍腫毒有良效。汪××，男，9 歲，腋窩部淋巴紅腫疼痛 1 日，查體局部壓痛明顯，取本方連用 4 劑後，紅腫疼痛消失告癒。

來源 獻方人：雲南西雙版納州民族醫藥研究所康朗腊；推薦人：雲南西雙版納州民族醫藥研究所李朝斌。

配方 8 野黃豆 15 克、豆腐適量。（土家族方）

用法 先將野黃豆炒黃加入清水及豆腐煎煮。頓服，每日 1 次。15 天為 1 療程，不癒再服。

說明 野黃豆為豆科植物鹿藿的種子，有解毒散結，活血止痛的作用。例：廖某，男，11 歲，患「瘰癧」半年，用本方 2 個療程痊癒，隨訪未再復發。

來源 獻方人：湖北恩施醫學專科學校趙敬華。

配方 9 瘦豬肉 250 克、海藻 30 克、夏枯草 30 克。（彝族方）

用法 後 2 味藥布包與豬肉共燉，熟後調味，食肉喝湯。

每天 3 次，1 天服完，10 日為 1 療程。

說明　本方是貴州彝族民間用來治療瘰癧的經驗方。

來源　獻方人：貴州省大方縣醫院丁詩國。

配方 10　夏枯草 10 克、何首烏 10 克、九龍膽 10 克、金線吊葫蘆 10 克、雞蛋 3 個。（土家族方）

用法　先將藥物煎水，後將雞蛋放入藥液煮熟。3 天服 1 劑，連服 5～10 劑。1 日內服雞蛋 1 個，藥液 1 日 2 次，每次 10～20 毫升。

說明　本方具軟堅散結消腫之功。成年人可每日 1 劑，2 次分服。小兒可按上方 1/3 量配，每日 1 劑。

來源　獻方人：湖南桑植是上河溪衛生院蕭英武；推薦人：湖南省吉首市湘西州民族醫藥研究所田華詠。

配方 11　波什（豬殺口）250 克、九子爛瘍草 50 克。（蒙古族方）

用法　取殺豬的刀口處之肉燉火巴，再將九子爛瘍草（鮮）50 克或（乾）25 克，連葉、莖放入合燉 30 分鐘後。分 2～3 次服食。連服 5 日則見效，嚴重者服 7～10 日。

說明　本方具有消炎、解毒、鎮痛、清熱散結等功效。對治淋巴結核、化膿性淋巴瘤和胃潰瘍特效。此方治癒過 25 例，治癒率為 100 ％。

來源　獻方人：四川省涼山州民委王文芝；推薦人：四川省涼山州民研所阿子阿越。

腎　結　核

配方 1　薺菜 50 克、雞蛋 1 個。

用法 先將薺菜洗淨加水 3 碗煎至 1 碗時加入雞蛋同煮，待蛋煮熟後去渣，加鹽少許喝湯吃蛋。

說明 用薺菜煮雞蛋吃治腎結核，未見任何文獻記載，但民間流傳甚廣，且確有療效，若同時配合西藥抗癆療法則效果更佳。如吳××，女，27 歲，患腎結核年餘，經用西藥抗癆消炎治療，雖有效果，但未痊癒，後配用本方治療，每天 1 次，連服月餘，各種症狀均痊癒。隨訪 1 年半，未見復發。

來源 摘自《蘄春縣民間中草藥單方、驗方選錄》；推薦人：湖北省蘄春縣李時珍中醫藥研究所梅全喜。

配方 2 豬腰 1 枚、黃芪 16 克、杜仲 9 克、破故紙 6 克、核桃仁 20 克、茶芄 9 克、桑寄生 10 克。（苗族方）

用法 將豬腰子洗淨，剝去外膜，共煎，吃肉喝湯，1 劑 2 天。

說明 此方具有滋補、壯腰益腎、活血化瘀、補血、止痛，提高機體免疫力作用，適用於腎結核輔助治療。

來源 獻方人：貴州安龍縣灑雨區苗族楊開珍；推薦人：貴州省鎮寧縣民委劉起貴。

肺 結 核

配方 1 蛙巴蛙西布（豬心肝）1 個、威靈仙 20 克、海金砂 20 克、略囊（三七根）25 克、黑芝麻 30 克、地柏枝 20 克、一枝黃花 12 克、見腫消（骨屍棍）20 克、石缸豆 20 克。（彝族方）

用法 將上藥水煎成湯，燉雞（或心肺）食，每星期 2 劑，1 日 3 次，食肉喝湯。

說明 本方係雲南馬關養護段任懷剛之驗方，廣泛流傳

於民間，有滋陰潤肺，止咳化痰補脾益肺之功，適用於虛勞之肺結核症。

來源　獻方人：雲南馬關養護段任懷剛、任懷勇；推薦人：雲南文山州衛校楊學況、任懷祥。

配方2　豬心肺（或雞）1隻、黑芝麻20克、百合20克、玉簪花20克、報春花20克、梧桐花20克、一枝黃花10克、土高麗參50克、土洋參（羅摩科）20克。（彝族方）

用法　將上品水煎成湯，燉心肺（或雞）服，1日3次，每星期2劑，連服6劑。

說明　本方係雲南馬關大馬固彝族民間驗方，該方通過驗證，療效顯著。本方有滋陰潤肺、健脾益氣之功。適用於虛勞（肺結核）之五心煩熱，潮熱盜汗，胸痛咯血、咳嗽、消瘦等症。經治數百例，療效顯著。

來源　獻方人：雲南馬關製藥廠劉顯文；推薦人：雲南文山衛校任懷祥，楊學況。

配方3　雞（或豬心肺）1隻，桐子、花椒、雪梨、寄生各10克，葉下花10克，黃精50克。（彝族方）

用法　先將上方煎成藥湯，用湯燉雞（或心肺）至熟，食肉喝湯。連服數日，1日3次。

說明　本方係雲南馬關金場彝族驗方，經臨床驗證，療效可靠。

來源　獻方人：雲南馬關保灑村周遷蘭、徐運洪；推薦人：雲南文山州衛生學校任懷祥、楊學況。

配方4　烏骨雞（或心肺）1隻、白芨25克、黑鎮梅（覆盆子）25克、土茯苓25克、奔海基（菝、葜）25克、

草血竭（地黑蜂）25 克、小紅參 25 克。

用法　水煎藥成湯，燉雞（或肺）服，食肉喝湯，日 3 次，連服 30 天，每星期 1 劑。

說明　此係中國人民解放軍六十七醫院李要平主治醫師之秘方，曾用此方治癒一將軍的虛勞疾（結核病），而廣泛流傳於民間，後經臨床反覆驗證，效果頗佳，經治 300 多例，療效達 95％以上。

來源　獻方人：雲南文山衛生學校中醫講師任懷祥，副主任醫師楊學況。

配方 5　烏骨雞 1 隻（或心肺也行），葉下花 15 克，金芭蕉花 15 克，玉簪花 10 克，土黨參 30 克，花椒、桐子、梨寄生各 10 克，黃精 30 克，苡仁 10 克。

用法　將上藥煎成藥湯，燉雞（或心肺）至熟，食肉喝湯，1 日 3 次，1 劑服 2 天，連服 6 劑，每星期服 1 劑。

說明　本方係雲南文山衛校任懷祥家祖傳秘方，曾經幾代臨床驗證，療效顯著。本方有清熱潤燥，養陰益氣，扶正祛邪之功。適用於陰虛勞損，咳嗽、痰血、胸脅牽痛，盜汗潮熱，便秘等症。經診治虛勞咳嗽 535 例，總有效率 97.3％。典型病例：雲南文山縣柳井三角地村楊永聰，男，20 歲，1961 年初診；胃寒發熱，曾按瘧疾治療未減。繼見燒熱連綿、咳嗽、聲嘶、痰血、鼻衄、胸脅牽痛、自汗、盜汗、口燥思飲等症。又進寒熱補瀉之方多劑，病情加劇，奄奄一息，家屬焦急，用滑竿抬著來邀請診治。時見患者臥床不起，精神萎靡，形容憔悴，面黃唇乾，咳嗽無力，痰中帶血，聲嘶沙啞，日晡及夜間潮熱、盜汗、食少思飲，大便旬日始 1 次，小便短赤。此屬虛勞，用上方服 10 劑後，潮熱已退，痰消痛止，容顏轉紅潤，再服 5 劑而告痊癒。

配方6 穢（大蒜）30克、黃精50克、亞康（白芨粉）30克、寇努（糯米）100克、白糖100克。（壯族方）

用法 先把糯米、黃精、白芨煎煮成粥，入大蒜煮熟後即成，加白糖即可服用，1日1次，早晚當餐食使用，連用數日。

說明 本方有滋陰潤肺、止咳化痰、殺菌之功。適用於肺結核，慢性支氣管炎等雜症。

來源 獻方人：雲南西疇縣新街骨科醫院鄭玉華；推薦人：雲南文山州衛生學校任懷祥、楊學況。

配方7 呀（雞）1隻，腳紀（桐子）10克，花椒、雪梨、寄生、葉下花各10克，黃精50克。（彝族方）

用法 先將上藥煎湯，用湯燉雞至熟，食肉喝湯，連服數日，1日3次。

說明 本方原雲南省馬關縣彝族驗方，經臨床驗證，療效可靠。具有滋陰潤肺，止咳化痰之功效，用於治療肺結核。

來源 獻方人：雲南省馬關縣保灑村周遷蘭、徐運洪；推薦人：雲南省文山州衛校任懷祥、楊學況。

配方8 玉竹（竹根七）25克、千張紙10克、穿山甲殼（甲殼）2塊、刺豬纖2棵、雞（或心肺）1隻。（苗族方）

用法 將甲殼、刺豬纖炮製共研細末，用玉竹、千張紙水煎後取湯燉雞（或心肺）服。食肉喝湯，每日3次，2日1劑，連服數劑。

說明 本方係雲南西疇苗族之驗方。經臨床驗證，療效

可靠。

來源 獻方人：雲南西疇縣香平林場周亮、任子洪；推薦人：雲南省文山州醫院鄭卜中；雲南省文山州西疇新街鄭玉華。

配方 9 白芨、白蘞各 125 克，桑白皮 62.5 克，冬花炙芭葉、炙甘草各 62.5 克。（德昂族方）

用法 用紗布包好。再備一支白公鴨，去毛和內臟，將藥包與鴨子放入砂鍋內。用文火熟，食肉喝湯（早上空腹服），3 次吃完。

說明 本方對肺結核的化療有輔助治療作用。

來源 《雲南民族醫藥見聞錄》；推薦人：張力群。

配方 10 白僵蠶 200 克、白及 200 克。（布朗族方）

用法 共研為細末，每日 2 次，每次 15 克，溫開水送服。

說明 潤補肺陰肺氣，主治肺結核空洞有一定的效果。

來源 《雲南民族醫藥見聞錄》；推薦人：張力群。

配方 11 酥油 20～30 克、蜂蜜 15 克、粳米 100 克。（藏族方）

用法 先用粳米加水煮粥，待沸後加酥油及蜜，同煮為粥食。

說明 酥油在我國牧區是最常用食品，李時珍之《本草綱目》稱為「酥蜜粥」。隨息居飲食譜說酥油能「潤燥充液，滋陰止渴，耐饑營養清熱。」適用於肺結核所致之虛勞低熱，肺痿肺燥，咳嗽咯血及皮膚粗糙，大便乾結難解之證。經藏族群眾長期觀察，確有良效。

來源 獻方人：青海共和縣衛生局李繼森；推薦人：青

海民和縣中醫院呂建輝。

配方 12 摻嘎爾（狹葉紅景天）20 克、帕松梯（豬蹄）1 隻。（藏族方）

用法 將狹葉紅景天洗淨，切片，與豬蹄同置砂鍋內，先用武火煮沸，再改用文火燉至豬肉與骨骼易分離時止，加少許食鹽。分 6 次服完，早、晚各 1 次。空腹時服。

說明 此方有補虛、養肺、止咳的功效。適用於肺結核體虛，久咳，吐痰，或久病體虛，喘咳，或老人初到高海拔地區有胸悶，氣緊，喘息之感者。

來源 獻方人：康定城區草醫王福安；推薦人：四川省甘孜藏族自治州藥品檢驗所曹陽。

配方 13 黑刺皮 12 克　茯茶 15 克、紅糖 30～60 克。（藏族方）

用法 將黑刺皮加水煎煮片刻，然後加茯茶、紅糖同煮，代茶飲，次數不拘。

說明 此方在藏族地區流傳應用廣泛，具有消炎殺菌、止咳化痰等功效。適用於肺結核、急性支氣管炎、咳嗽等病症。常食效果佳。

來源 獻方人：青海省民和縣誌辦公室朱曄平。

配方 14 大蒜瓣 10 顆、尖貝 10 粒、粳米 50 克。（土家族方）

用法 大蒜、尖貝、粳米煮粥。每天早晨 1 次，1 月為 1 療程。

說明 適應於肺結核。無禁忌症。大蒜有殺蟲殺菌之作用，尖貝有清熱化痰止咳；粳米有健脾有胃益氣潤肺之功

能，長期服用具有健脾、潤肺、清熱、化痰、止咳、止盜汗的作用。如朱××，女，45歲，咳嗽，盜汗、午後潮熱，無力消瘦，經本地醫院X光片診斷，「肺結核」抗癆治療有好轉，但因家庭經濟困難，抗癆治療無法堅持，得上方堅持服用1年後復查，肺結核全部鈣化。5年後復查仍無反覆。

來源 獻方人：湖南省慈利縣龍壇河鎮竹垺村朱臘妹；推薦人：湖南省常德市第一人民醫院滿世成。

配方15 克孜裏古麗（玫瑰花）200克、西開爾（白砂糖）600克、可來（蛤蚧）1條。（維吾爾族方）

用法 摘取鮮嫩的玫瑰花瓣，用絞肉機絞成泥狀，然後將蛤蚧、白砂糖研成細末混於玫瑰花醬中，放入瓷罐內蓋緊蓋子，將罐放在陽光處照射，40天後取出，每日3次，每次10克，口服。

說明 本方治療肺結核，可止血化痰，增強抗病能力。

來源 獻方人：新疆伊寧市維吾爾醫醫院蕭開提；推薦人：王學良。

配方16 黃精60克、豬肺100克。（苗族方）

用法 共燉食，不拘次數，吃肉喝湯。

說明 此藥膳具有止咳祛痰、潤肺殺菌的作用，適用於肺結核、急、慢性支氣管炎等病症。

來源 獻方人：湖南省鳳凰縣衛生局歐志安。

配方17 豬心肺160克、白及60克、牛膝40克。（水族方）

用法 共燉食。1劑服2天，不拘次數。

說明 本方具有滋陰潤肺、止咳化痰、補肺氣等功效，

適用於各型肺結核。

來源　獻方人：貴州都均市固區水族江世國。推薦人：貴州省鎮寧縣民委劉起貴。

配方18　牛奶100克、雞蛋1個、黃油適量。（郭溫克族方）

用法　將牛奶用文火煮沸，再把雞蛋清，黃油放入牛奶中調勻，趁熱服用。每清晨服1次。

說明　牛奶味甘，性平。有補虛損，益肺益，生津潤燥，止渴功效。雞蛋清味甘，性涼。有潤肺利咽，清熱解毒功效。此方可以連續服用1～3個月，對肺結核的恢復有顯著效果。

來源　獻方人：內蒙古鄂溫克旗南屯蘇日娜；推薦人：內蒙古哲里木盟蒙醫研究所楚古拉。

配方19　接骨丹（理肺散）50克、鮮豬肉150克、鹽少量。（彝族方）

用法　接骨丹碾碎，豬肉（肥三成瘦七成）剁細同放於碗中，加少量鹽拌勻隔水蒸熟即可食用，每日服2次。

說明　此方對於治療肺結核有特效，一般10天為1個療程，3個療程見效。骨折用鮮品搗爛敷患處，有很好的接骨效果。

來源　獻方人：雲南省峨山縣飲服公司柏聯生。

配方20　肺心草粉10克、羊肺1具。（白族方）

用法　冬季採集肺心草晾乾，用時為粉；裝入羊肺中，白棉紙、麵粉封住羊肺口子，將羊肺置於氣鍋中燉服。每個羊肺可吃2～3天，每月吃3個，連續吃10個。

說明　肺心草，白族人稱之為肺癆藥，對心肺疾病有明

顯的治療作用。如李××，女，10歲。患肺結核2年，咳嗽、盜汗、低熱、消瘦。經按上方治療3月，肺部病灶消失。

來源 雲南省大理白族自治州汽車運輸公司鄧德昆家傳方。

配方 21 馬兜鈴粉 1000 克、紫丹參粉 250 克、蜂蜜 2500 克。（白族方）

用法 將3種混合抖勻後盛於罐中，每天2次，每次20克，用開水沖服，服完為止。

說明 上方有消炎化痰，潤肺止咳，調經活血，祛瘀生新功能。此方對肺結核恢復期，肺炎氣管炎均有療效，本人用此方醫治6例，治癒6例。病例：和雲貞，女，53歲，1970年11月患肺結核，除服用西藥抗癆藥3個月外，同時服用此藥治癒，至今沒有復發。

來源 獻方人：雲南省蘭坪縣醫院楊吉生；推薦人：雲南省蘭坪縣王祖興。

配方 22 沙參50克、雞蛋2個、蜂蜜適量。（保安族方）

用法 沙參洗淨，與雞蛋放入鍋中，加水，同煮，蛋熟後，取出雞蛋，再放入鍋中煮30分鐘，服用時，加蜂蜜調味，飲湯食蛋，每日1劑。

說明 本方有養陰潤肺、除煩止咳等功效。適用於肺結核痰中帶血、虛火上升牙痛、咽痛等症。

來源 獻方人：青海民和縣誌辦編委會朱曄平。

配方 23 狐肺 15 克、紅花 15 克、製石膏 15 克、胡連 25 克。（蒙古族方）

用法 上4味研成末，混勻即得。每日2次，每次2～4

克用山羊奶和白開水沖服。

　　說明　本方治療肺結核療效顯著。對於降血沉具有明顯效果。據臨床觀察，設 A、B 兩組，A 組用 R、S、P 治療，B 組用本方治療共治 7 天，測血沉時，B 組比 A 組降血沉效果明顯，X 光觀察時，B 組比 A 組明顯好轉。石膏制法：將石膏搗成豆數大小放入鍋內炒至微紅色取晾乾即可。

　　來源　獻方人：內蒙古踢盟阿巴嘎旗伊和中心醫院浩恩；推薦人：內蒙古製藥廠明根。

　　配方 24　黑芝麻 15 克、桑葉 30 克、蜂蜜 10 克。（苗族方）

　　用法　將上品研細粉，兌蜜衝開水代茶飲 1 日數次，連服數日。

　　說明　該方係雲南硯山苗族驗方，經臨床驗證，療效可靠。

　　來源　獻方人：雲南硯山養護段陶青山；推薦人：雲南文山州水電局任懷勇、文山州衛校黃正德。

　　配方 25　壩摩（豬肺）250 克、發根留。（地桃花根）（壯族方）

　　用法　取地桃花根去木心與豬肺燉服，每日 1 劑，分 2 次服完。每隔 3 天服 1 劑，3 劑為 1 療程。

　　說明　本方為民間常用之補劑。在肺結核恢復期用較為適宜。

　　來源　獻方人：雲南西疇民間壯族草醫王明鑒；推薦人：雲南文山州醫院鄭卜中。

　　配方 26　的枸（枸杞子）葉和尖 250 克，的馬（苦馬

菜）、的母（豬骨頭）適量。（壯族方）

用法 用鮮品將豬骨頭打爛，把上 2 味藥洗淨和豬骨頭同煮熟，連藥渣湯和肉分 2 次服完。輕者 5～10 劑，重者 15～30 劑治癒。

說明 本方治療各型肺結核、肺虛咳嗽盜汗尤其是對小兒肺結核小兒淋巴結核，小兒發育不良等治療效佳。可長期服用無副作用。

來源 獻方人：雲南文山西疇縣雷家福；推薦人：雲南文山壯苗自治州人民醫院中醫科雷翠芳。

配方27 哇魯瓦（狐肺）、鮮奶（鮮黃牛奶汁）。（藏族方）

用法 將狐肺 1 個或數個在驢奶中久煮後取出陰乾研成末，每天早晚取末 10 克用黃牛鮮奶沖服，連服 15 天為 1 個療程，一般用上 2 個療程即痊癒。

說明 狐肺治肺結核，肺裂，肺穿孔。例一：斯××，男，農民，於×年×月×縣醫院 X 光檢查診斷為擴散性肺結核，住院治療 2 個月無好轉，送州級醫院治療 3 個月仍無好轉，後找民間藏醫安吾吉稱求治，安吾吉稱用本方治療 48 天，並注意加強營養膳食，出院痊癒，後到縣醫院 X 光復查，結核部分已鈣化。

來源 獻方人：民間藏醫安吾吉稱；推薦人：迪慶晉美。

配方28 采（三七）15 克、儂資羅（桃仁）10 克、杏仁 10 克、海帶 30 克、木耳 10 克、百合 15 克、雞蛋 1 個。（苗族方）

用法 將雞蛋上述藥共水煮沸 10 分鐘後，把蛋撈出稍打破損，再放鍋內同煮 30 分鐘，便可食用。早晨空腹服 1 個，

喝其湯，連用 1 週，休息 1 週，再繼用下一療程。

說明 本方有祛瘀生新，緩中補虛之功。適用於乾咳無痰，甚則咯血，手腳心熱，肌肉消瘦，口渴心煩，食少不眠等症。病例：楊××，女性，25 歲，患肺結核半年，消瘦閉經，手腳心熱，乾咳無痰，經某醫院×線攝影片診為「右上肺結核」。服用異煙肼，配服上方 4 個療程（1 個月為 1 療程）後，自覺症狀緩解，X 光復查右肺陰影消失，隨訪 1 年無復發。

來源 獻方人：雲南省文山衛生學校熊書良、李世昌；推薦人：雲南省文山衛生學校任懷祥、楊學況。

配方 29 白果樹根（銀杏樹）15 克、皂角刺根 15 克、三月刨根 15 克、地枇杷果 15 克、蘆葦根 15 克、豬肺 1 籠黑豆 1 歲 1 粒。（土家族方）

用法 將藥同豬肺同煎煮，待黑豆熟後去藥渣。服黑豆和喝藥湯。1 日 3 次。

說明 在服本藥時忌服甜酒、白酒、菸和辛辣之物。

來源 獻方人：湖南龍山縣臥龍水庫張太勝；推薦人：湖南吉省市湘西自治州民族醫藥研究所田華詠。

配方 30 曇花 3 朵、蜂蜜 50 克。（彝族方）

用法 將曇花洗淨，去花柄與花萼，餘花瓣值鍋內，加入適量水煎煮至熟，然後加入蜂蜜再煎，待液約 100 毫升時，取出溫服，1 日 1 次連服 1 個月。

說明 本方主治肺結核、肺門淋巴結核、肺氣腫。曇花具有滋陰、潤燥清熱之功，性甘平，蜂蜜潤肺、滋肺陰，全方具有清肺熱，滋養肺胃之陰。

來源 推薦人：雲南中醫學院明懷英。

配方 31 祿敲燈（燈檯樹皮）30 克、榮海（蜂蜜）50 克、日以蝦（小白及）50 克。（佤族方）

用法 按量取以上各味（乾品，鮮品均可），用刀剁細後研成粉末，放入蜂蜜調勻，放在碗中隔水燉熟食用。每日 1 劑，1 次吃完，10～15 天為 1 療程。

說明 本方有潤肺、止咳、止血的功效，對肺結核咯血有一定的療效。經數人臨床應用，服用 10～15 劑可獲得較好的效果。

來源 獻方人：雲南民族學院統戰部郭大昌。

配方 32 日歸農南（小紅參）50 克、日光呀（小白芨）50 克、榮下（蜂蜜）100 克。（佤族方）

用法 取日歸農南，日光呀根莖鮮品、乾品均可，洗淨，研粉，裝在碗裏加入蜂蜜調勻，隔水蒸燉 30 分鐘，熟透食用。每日服食 3 次，5～7 劑天為 1 療程。

說明 本主有潤肺，消炎，止咳作用，經多人臨床應用使用 5～7 劑可獲得較好的療效。

來源 獻方人：雲南民族學院統戰部郭大昌。

配方 33 代給蘭（老茴香根）150 克、中利（豬腳）500 克、狗屁菜（魚腥草）100 克、給木（鹽）少許。（佤族方）

用法 採挖老茴香根，魚腥草根除去鬚根和莖葉，洗淨，切段，豬腳洗淨，砍成小塊，同放入鍋裏，加適量水，食鹽少許，燉煮至豬腳熟爛食用，喝湯食肉，每日分 2～3 次當日服完。

說明 本方有潤肺，補肺，止咳作用，肺結核病患者服用此方 5～7 劑病情獲得較好的改善。無任何毒副作用，大人小孩均可服用。

來源 獻方人：雲南民族學院統戰部郭大昌。

配方34 岩子地蘿蔔 10 克、茴心草 10 克、松明 2 克、廣川芋 5 克、茴香根 10 克、冰糖 10 克、豬心 50 克。（基諾族方）

用法 以上各品均為鮮品，除掉鬚根，莖稈，松明用刀刮細，混勻與豬心、冰糖一起剁細，放入碗裏調勻，隔水燉煮，熟透食用。每日 1 次，7 天為 1 個療程。

說明 本方為基諾族民間經驗方，主治肺結核病，輕者使用 2 個療程，重者 3～5 個療程可癒。

來源 獻方人：雲南省景洪縣基諾鄉張文德；推薦人：中國醫學科學院藥用植物資源開發研究所雲南分所郭紹榮、里二。

配方35 藥用狼毒嫩葉 1～2 朵於每年開花發芽期採集嫩葉尖葉備用。（普米族方）

用法 將狼毒葉放入茶杯，沖入開水泡 15 分鐘即飲，連服半個月。當初 1～2 日會腹瀉，到第 3 天後腹瀉即止。

說明 這是普米族的祖傳秘方，可治各種類型的肺結核症。

來源 流行於普米族民間；推薦人：雲南省麗江縣飲服公司蕭文錦。

腮 腺 炎

配方1 魚腥草 400 克，花生米 80 克，青辣椒、大蒜芫荽各 20 克，精鹽 8 克。（德昂族方）

用法 將魚腥草洗淨切粒，青椒、芫荽、蒜切為末，花

生米炒熟研細；將所有原料入碗內加鹽調味後研成泥即可佐餐或單獨食用。

說明 本方長期試用，對腮腺炎有較好的療效。特別是用醬油拌後在腮腺炎發作期間食之最易見效。如昆明丁××曾患腮腺炎，還伴有發熱，喉嚨腫大，難咽等，就是用此魚腥草食療方治癒的。常食折耳根還能解暑，治熱感、尿頻、尿痛等。

來源 獻方人：雲南省路南石林賓館代鋒坤摘自《雲南烹飪薈萃》並整理；推薦人：雲南省飲食服務學校任惠康。

配方2 肺經草根（鮮品）30克、雞蛋2個。

用法 將肺經草根加清水煮沸後放入雞蛋，待雞蛋煮熟後，吃雞蛋喝湯，小兒可吃雞蛋即可。

說明 肺經草為百合科植物粉條兒茶的全草，有解毒殺蟲的功效，例：何×，5歲，患腮腺炎，服上方2劑即癒。

來源 獻方人：湖北恩施醫學專科學校趙敬華。

百 日 咳

配方1 燈盞葉4片、蜂蜜適量。

用法 燈盞葉洗淨，連同蜂蜜加適量水入鍋同煨。

說明 本方主治百日咳。每日3～4次，一般2～4天見效。

來源 獻方人：雲南省思茅地區電影院李墊；推薦人：雲南省思茅行署商業局張炳剛。

配方2 腳畏（桐子樹花）15克、芭勇（蜂蜜）20克。（彝族方）

用法 水煎桐子樹花取湯兌蜜服，每日服 3 次，連服數日。

說明 本方有化痰平喘，止咳之功，適用於頓咳，百日咳等症。本方係彝族民間驗方，經臨床驗證，效果可靠。

來源 獻方人：雲南省馬關縣馬白鎮翻山村楊甫雲；推薦人：雲南省文山衛生學校楊學況、楊文達、任懷祥。

配方 3 土牛膝 50 克、蛇囊（板藍根）30 克、董針（冰糖）30 克。（彝族方）

用法 水煎上兩味藥取湯兌冰糖服，1 日 3 次，連服數日。

說明 本方有清熱解毒，涼血之功，適用於熱毒熾盛之百日咳症。本方彝族民間流傳廣泛，臨床運用療效可靠。

來源 獻方人：雲南省馬關縣蔑廠鄉岩頭村楊逢華、任子洪；推薦人：雲南省文山衛生學校任懷祥。

配方 4 半大母雞 1 隻、川貝母 3 克、白蘿蔔 100 克。（羌族方）

用法 將雞宰殺後，除毛皮內臟。蘿蔔切片，貝母研細。把蘿蔔和貝母填入雞腹，封口蒸 2 小時食之，早晚各食 1 次。

說明 補益元氣，化痰止咳，輔助治療小兒百日咳，效果較好。對小兒慢性支氣管炎，肺結核等也有一定的作用。

來源 《民族醫藥采風集》；推薦人：張力群。

配方 5 冰糖 50 克、豬苦膽 2 個、糯米麵 100 克。（瑤族方）

用法 取豬苦膽汁文火焙乾，拌入炒熟的糯米麵粉拌均

勻，兌冰糖服，1 日 3 次，連服數日。1 歲以下 0.5 克，1～2
歲 3 克。

說明 本方有化痰止咳，清熱解毒之功。適用於百日
咳、頓咳等症，民間流傳甚廣，臨床一般以 10 天為 1 療程，
經臨床觀察 95 例，療效顯著。

來源 獻方人：雲南省文山州藥檢所梁應光；推薦人：
雲南文山州衛校黃正德。

配方6 雙陸（綠豆）60 克、冰糖 30 克、魚腥草 60
克。（壯族方）

用法 水煎後，連湯帶渣同服，1 天 3 次。

說明 本配方在民族民間中，壯醫常用於治療百日咳。

來源 獻方人：西疇縣興街中心衛生院李光員；推薦人：
雲南省文山州衛校黃正德。

配方7 爬樹的小青蛙適量、豬苦膽 1 個。（土家族方）

用法 （1）小青蛙在瓦片上焙乾，研為細末，第 1 天用
1 隻，第 2、3 到每日 2 隻，每日吞服 1 次。

（2）雞苦膽 1 個，兌白糖適量溶化，早晚空服，連服 3
天痊癒。

說明 上 2 方來自民間，臨床效果滿意。治療期，患者
高燒或肺部感染應配其他藥物治療。此方隻俱備止咳功效。

來源 推薦人：湖北省建始縣花坪區衛生院向宏憲。

配方8 夏赤巴（公雞膽）、乾拉（白糖）。（藏族方）

用法 取公雞膽 1 個和白糖 10 克。用冷開水適量混合。
分 3 次服完，每日 2 次。

說明 雞膽性涼味苦，能清熱解毒，主治小兒百日咳，

小兒支氣管炎，哮喘，咽喉炎等。

來源 獻方人：中甸縣民間藏醫桑主；推薦人：迪慶晉美。

配方9 沙木沙克（大蒜）30 克、庫衣馬衣（羊尾巴油）100 克。（維吾爾族方）

用法 將大蒜包在羊尾巴油內，加適量水，等油煮熟後，將大蒜去掉，分 3 次食羊尾巴油，連服 3 日。

說明 本方專治小兒咳嗽，百日咳，經治 15 例，均有明顯療效。

來源 獻方人：新疆伊寧市維吾爾醫醫院蕭開提；推薦人：王學良。

配方10 鮮驢奶 30 毫升、白沙參 1.5 克。（蒙古族方）

用法 先將白沙參研成細末後用鮮溫驢奶沖服白沙參 1.5 克，連服 1 週即可痊癒，還可以用鮮溫驢奶 50 毫升洗面，可治癒面部雀斑、斑痕，實用後使面部光亮潔白如玉。

說明 此方為驗方，使用多年，療效甚佳。

來源 獻方人：內蒙古阿拉善盟阿左旗蒙醫院查漢扣。

配方11 胡蘿蔔 60 克、紅棗 1 2 枚。（苗族方）

用法 水煎服，每日 1 劑，每日服 3 次。

說明 本方在苗鄉應用廣泛，具有消炎解毒、潤肺止咳等效，主要用於小兒百日咳、小兒支氣管炎等，屢用屢效。

來源 獻方人：湖南省鳳凰縣衛生局歐志安。

配方12 雪雞膽 1 枚，白糖、蜂蜜各適量。（藏族方）

用法 將上述原料，調成糊狀，內服。周歲以下分 3 天服完，1～2 歲分 2 天服完，3 歲以上 1 天服完，每日服 2～

3 次。

　　說明　此方在藏族地區應用歷史悠久。具有清涼解毒、止咳潤肺等功效。適用於百日咳、傷風咳嗽、急慢性支氣管炎等疾病。

　　來源　獻方人：青海民和縣誌辦公室朱曄平。

八、皮膚病症配方

癤 腫 痛

配方1 非洲大蠊（蟑螂，背部有兩塊金色斑痕）40隻。（白族方）

用法 將大蠊用開水燙死，放在瓦片上用微火焙乾，開磨成粉，每次1湯勺，用開水送下。

說明 本方係祖傳秘方，能斂瘡生肌，適用於諸瘡不收口。

來源 推薦人：雲南省昆明市烹飪協會蔣彪。

配方2 六角仙50克、羊肉250克、地瓜酒500毫升。（畬族方）

用法 先將羊肉切碎，加六角仙、地瓜酒、適量開水，文火燉2小時，分2次食肉喝湯；將藥渣搗爛敷瘡口周圍，露出瘡口。

說明 本方用於背痛。

來源 獻方人：福建省寧德市飛鸞鎮黃土墈鍾紫穗；推薦人：福建省寧德地區醫藥研究所陳澤遠。

配方3 牛蒡子80克、豬腳200克。（白族方）

用法 將牛蒡子根洗淨切碎，和豬腳共煮4小時，待豬腳煮爛放鹽，喝湯食肉。

說明 本方有清熱解毒、消炎利水功能。適用於經常生

瘡患者。

來源 獻方人：雲南省蘭坪縣王祖興。

扁 平 疣

配方 1 蟬蛻 10 克、僵蠶 50 克、防風 30 克、生地 60 克、玄參 60 克、當歸 10 克。（土家族方）

用法 將蟬蛻、僵蠶、防風共研為細末；將生地、玄參、當歸同麥或大米煮粥、去藥；每次取藥粉 10 克同粥飲服。一般服用兩週。

說明 本方能養血袪風消疣。適用於扁平疣經臨床使用 400 多例，痊癒率達 80 % 以上。

來源 獻方人：鄂西自治州花坪區衛生院向宏憲。

蕁 麻 疹

配方 1 波打（臭牡丹根）60 克。（壯族方）

用法 將藥洗淨用水煮，加大米適量或骨頭湯內服，每日 3 次。

說明 臭牡丹根，別名臭靈丹，本品有清熱解毒，袪風利濕，用於風隱疹，全身風團，症見癢盛，用之有效。

來源 推薦人：雲南省文山州醫院陳松齡。

配方 2 豬大腸 100 克、鮮魚腥草根 25 克、雄黃 5 克、食鹽適量。（白族方）

用法 豬大腸洗乾淨，將魚腥草根和雄共裝入腸內，麻線紮緊，加水煮熟，服時加鹽。每日服 1 次，連服 3 日，不可多服。

說明 本方用於蕁麻疹。經臨床運用治癒蕁麻疹患者 100 多例，雄黃有毒，不可多服。

來源 獻方人：雲南省鶴慶縣白族醫生朱文彪。

配方 3 吾蘇（芫荽）50 克、督促（蔥）50 克、葉爾瑪（花椒）10 克、澤惡深（萵筍）250 克。（藏族方）

用法 將萵筍去皮、洗淨，切成 1 公分的小方塊，加蔥、芫荽（切碎）、花椒（細粉）及適量味精、食鹽、白糖拌勻，即可食用。

說明 此方有解表、透疹的功效。適用於風疹初起，瘙癢，微惡風等症。

來源 丹巴縣民間方；推薦人：四川甘孜藥品檢驗所曹陽。

配方 4 爾瑪取啤（石花）、爾呷色（石澤蘭）、死莫取呷（樹花，又叫老龍皮）、死莫滅資（樹鬍子）各 20 克。（彝族方）

用法 共洗淨煎雞蛋或炒熟淬水吃。

說明 本方具有祛風、解毒、止癢、散疹作用。用於蕁麻疹皮膚瘙癢。

來源 獻方人：四川涼山甘洛縣民間彝醫木幾羅卡；推薦人：四川涼山州民族研究所阿子阿越。

配方 5 白酒汁（糯米酒）200 毫升、雞蛋 1 個、銀珠 4 克、竹生白參 20 克。（佤族方）

用法 白酒葉、竹生白參、銀珠同煮，熟後放入雞蛋，待蛋熟後食用。每日食用 1～2 次，每次 100 毫升，2～3 天為 1 療程。

說明 本方適用於風隱疹，此病佤族民間稱為「冷斑」，

全身起細小子子，發癢難受，亦有一種稱「大冷斑」，全身起細小子，發癢。病例：鐘××，男，20歲，全身起子，發癢，腹部脹滿，十分難受已4天，服用此方1付，痊癒，從未復發。

來源 獻方人：雲南瀾滄縣東朗鄉大鄉窩村鍾六金；推薦人：中國醫學科學院藥用植物資源開發研究所雲南分所郭紹榮。

配方6 蟬蛻適量。（佬族方）

用法 取蟬蛻洗淨，曬乾，炒焦，研末，過篩，煉蜜為丸，每丸重9克，每日服2～3次，每次1丸，溫開水送服。

說明 一般服藥2至3天後即見症狀改善，皮損逐漸消退；服藥5～7天症狀和皮損可完全消失或基本消失；繼續服藥15～20天，可鞏固療效，防止復發。

來源 《民族醫藥集》；推薦人：劉紅梅

配方7 波犬盧咪（豬心子）1個、扭子七10克。（蒙古族方）

用法 將扭子七塞入豬心內，燉2小時後，分2次吃。連服3～5個豬心，即可痊癒。

說明 本方解毒，清血熱、祛風、活血，消炎、止癢等功效。

來源 獻方人：四川省涼山州民委王文芝；推薦人：四川涼山州民研所阿子阿越。

老年性皮膚瘙癢症

配方1 家鴿子1隻、香料適量。（傣族方）

用法 將家鴿子切細，放香料適量清燉熟。睡前服，7天服1隻，連服2隻。

說明 本方用於老年性皮膚瘙癢症。

來源 獻方人：雲南省德宏州傣族馮國清；推薦人：雲南省德宏州藥檢所段國民。

配方2 田螺 500 克、百部 10 克。（傣族方）

用法 洗淨煮熟，加香料1次服完，連服2～3次。

說明 本方用於老年性皮膚瘙癢，有一定療效。

來源 摘自《德宏傣族民間驗方》；推薦人：雲南德宏州藥檢所段國民。

配方3 蛤蚧2對，白花豆200克，雲腿100克，拍薑10克，拍蔥1根，食鹽、味精各適量。

用法 將蛤蚧宰殺、燙皮、除去內臟清洗乾淨，砍成塊狀；白花豆經泡，煮成熟；肥瘦火腿切為片。首先把蛤蚧塊整齊碼入扣碗內，加上白花豆，蓋上雲腿片，放入拍薑、拍蔥，上蒸鍋蒸2至3小時，端出揀去蔥、薑，加入食鹽、味精調成鮮鹹味即可食用。

說明 本方能止癢、光潤皮膚，用於皮膚瘙癢症。

來源 推薦人：雲南省昆明市二商技校烹飪專業特級廚師吳美清。

配方4 苡仁米50克、百合30克、冰糖適量。

用法 將苡仁米揀洗乾淨，放入盛器內加清水蒸至發糯待用；百合分瓣洗淨，用沸水汆1～2次，撈出漂去部分苦澀味，再裝入盛器內加入開水、冰糖蒸到百合入口光膩時，倒入苡仁米即能食用。

說明　苡仁百合糊，本方有祛皮膚疣、消癢的功效，適用於皮膚瘙癢症。是中、老年人四季食用佳品，能保持皮膚細嫩，光滑。

來源　推薦人：雲南省昆明市二商技校烹飪專業特級廚師吳美清。

配方5　紅棗100克、蓮子50克、紫米100克、冰糖適量。

用法　將紫米淘洗乾淨；通心蓮子洗淨。水煮至7成熟，放入紅棗，紫米煮至湯汁濃稠，紅棗圓而微破皮時，加適量冰糖食用。

說明　本方有祛風熱、止癢作用，適用於皮膚瘙癢症。

來源　推薦人：雲南省昆明市二商技校烹飪專業特級廚師吳美清。

配方6　菜花蛇1條，本土雞1隻，水發香菇80克，食鹽、味精、胡椒粉各適量。

用法　將菜花蛇宰殺，去皮、內臟洗滌乾淨，改刀成20公分長的段，用清水漂洗1小時，倒入燉鍋中煮沸打去浮沫，改用小火燉2小時撈出，用手把蛇肉撕成絲狀；取另1個燉鍋加清水煮熟雞撈起去骨，用刀切為絲；用同樣刀法將水發淨冬菇切成絲；用少量清油入炒勺煸炒冬菇絲至發出香味，出鍋加上蛇肉絲、熟雞比、蛇肉湯、雞湯，用食鹽、味精、胡椒調出鹹鮮味，可食用。

說明　三絲蛇肉湯又名「龍鳳鬥」，是飲食業冬令補品名菜，本方有祛風熱，止癢的功效。適用於皮膚瘙癢。服有幾次可達到，有病治病，無病又可滋潤皮膚等作用，已是民間的一道傳統藥食。

來源　推薦人：雲南省昆明市第二商業技工學校烹飪專

業特級廚師吳美清。

配方7 毛芋頭、豬排骨、大棗適量。（布依族方）

用法 取雞蛋大小的毛芋頭2至3個，洗乾淨，不削皮、不切斷。取豬排骨100～150克，清洗乾淨後，在鍋裏加少許鹽炒半熟，連同毛芋頭放入鍋中燉煮至排骨熟透，然後再放入12～15枚大棗煮熟。

說明 不吃毛芋頭，只吃豬排骨，喝大棗湯即可。

來源 《民族基礎藥采風集》；推薦人：張力群。

配方8 百部30克。（裕固族方）

用法 塞入整好的母雞腹內，隔水蒸至肉熟爛，吃肉飲湯，分幾餐吃完為止。

說明 滋陰潤膚，祛風止癢，治老年人皮膚乾燥瘙癢，秋冬加重，脫屑皸裂等。

來源 《民族醫藥集》；推薦人：劉紅梅。

配方9 核桃樹寄生25克、九里光25克、豬肉50克、食鹽適量。（白族方）

用法 肉和藥放入土鍋內煮熟去藥渣，加鹽吃肉喝湯。每日1次，連服3日。

說明 此方對濕疹、蕁麻疹、血燥風熱所致皮膚瘙癢均有治療作用。

來源 獻方人：雲南鶴慶縣白族醫生朱文彪。

日光性皮炎

配方 油茶、巴波（菠菜）、芥菜、螺輝（田螺）各適

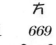

量。（壯族方）

用法 共煮當菜佐餐。

說明 日光性皮炎發生於炎夏季節，一些人在面、頸、四肢等部位出現瘙癢性紅色丘疹及紅斑，嚴重出現紅腫和水疱。當過敏體質的人食用或接觸光敏物質，在日光照射下，便發生毒性或光敏性反應。常吃此配方可以防治日光性皮炎。

來源 獻方人：雲南省西疇縣興街中心衛生院李光員；推薦人：雲南文山州衛校任懷祥。

神經性皮炎

配方1 土茯苓65克、烏梅60克、豬板油50克。（納西族方）

用法 水煎土茯苓、烏梅、取濃汁150至200毫升，豬板油提煉取油，煎饅頭乾或炒菜食用後送服藥汁。

說明 每日1劑，每日1次，3次為1個療程。本方對神經性皮炎初期有一定療效。

來源 《民族醫藥集》；推薦人：劉紅梅。

痤　瘡

配方1 綠豆、百合各50克，冰糖少許。

用法 綠豆、百合加水2000毫升，燒沸後加冰糖，煎湯服食。每日2次，每次1小碗。

說明 本方有清肺熱、解熱除濕之功，用於丘疹性痤瘡。

來源 獻方人：雲南四〇四醫院朱靈；推薦人：雲南文山州科技情報所秦昆文。

配方 2 青荷葉 1 張、薏米 100 克。

用法 荷葉、薏米洗淨，加適量水，煮爛成粥，1 頓食用。每日 1 次，連食 1 月。

說明 本方有清熱除濕、消腫潤膚之功，用於聚合性痤瘡。

來源 獻方人：雲南四〇四醫院朱靈；推薦人：雲南文山州科技情報所秦昆文。

配方 3 山楂 30 克、香蕉 2 克、荷葉 1 張、冰糖適量。

用法 煎湯服食。

說明 本方有清熱化痰，化瘀散結作用。用於聚合性痤瘡。

來源 獻方人：雲南四〇四醫院朱靈；推薦人：雲南文山州科技情報所秦昆文。

配方 4 嫩荷葉 1 張、鮮冬瓜 500 克。

用法 將荷葉煎碎，冬瓜切片，加水 1000 毫升煎湯，去荷葉加鹽食用。每日 2 次。

說明 本方有清熱解暑，潤肺生津之功。用於青少年痤瘡初起。

來源 獻方人：雲南四〇四醫院朱靈；推薦人：雲南文山州科技情報所秦昆文。

配方 5 馬齒莧、魚草各 30 克，絲瓜（帶皮）200 克。

用法 加水適量，煎湯服食。

說明 本方有瀉熱除濕、解毒消腫之功。用於膿腫多的結節性的囊腫性痤瘡。

來源 獻方人：雲南四〇四醫院朱靈；推薦人：雲南文

山州科技情報所秦昆文。

配方6 甜杏仁 30 克、荸薺 150 克、玉米 50 克、冰糖少許。

用法 前 3 味共研成粉，加少量冰糖，水煮調飲。每日 2 次，每次 1 小碗。

說明 本方有清熱化痰、潤腸通便作用。用於結節、囊腫性痤瘡。

來源 獻方人：雲南四〇四醫院朱靈；推薦人：雲南文山州科技情報所秦昆文。

配方7 黨參、黃芪、肉桂、熟地、白朮、川芎、當歸、白芍、茯苓、甘草各 30 克，豬肉、豬肚、墨魚、雞鴨爪翅適量。

用法 前 10 味藥用紗布袋紮好（包煎），加入豬肉等，用文火燉 2 小時，食湯。

說明 此方有溫補氣血、扶正祛病之功，對久病不癒的惡病質性痤瘡有效。

來源 獻方人：雲南四〇四醫院朱靈；推薦人：雲南文山州科技情報所秦昆文。

鬚髮早白

配方1 鮮何首烏 250 克、豬腳 1 支、鹽適量。（哈尼族方）

用法 何首烏洗淨搗細，加鹽和豬腳一起燉服。1 日 1 劑，2 次分服，每隔半月吃 1 次。

說明 本方為民間流傳方，專治少年、中年頭髮白。

來源 獻方人：雲南省江城縣飲服公司羅承洋；推薦人：雲南省思茅行署商業局張炳剛。

配方2 生地 50 克、製首烏 25 克、蜜 50 克、黑芝麻 30 克。（壯族方）

用法 用酒泡生成 1 小時後去酒切細，與製首烏、芝麻、蜜混勻衝開水當茶飲。1 日 1 劑，連服 30 天。服藥期間，禁食蔥、蒜、無鱗殼魚。

說明 本方係雲南省馬關縣壯族之驗方。經臨床反覆驗證，療效顯著，本方有烏鬚黑髮，保肝、降血脂、軟化血管之功效。用於鬚髮早白及慢性肝炎、冠心病、高血壓、高血脂症、神經衰弱症的輔助治療。例：雲南省馬在縣人民法院龍彪，1966 年鬚髮早白症，年僅 50 歲就有半數以上的白髮，經中西醫治療效不佳，後改服上方 30 天，白髮逐漸變為烏黑，追訪 10 餘年，仍烏鬚黑髮，童顏健在。

來源 獻方人：雲南省馬關縣城關鎮施文友；推薦人：雲南省馬關縣計生委楊麗、任保麗。

配方3 製首烏 60 克、粳米 100 克、大棗 3 枚、冰糖 40 克。

用法 將製首烏入砂鍋煎濃汁後，再把其他三種入汁內同煮為粥，可供早晚餐服食，連服數劑，每日 1 劑。

說明 本方係民間治療鬚髮白之驗方，經臨床驗證，療效可靠。本方具有對於因肝腎虧虛、精血不足而引起的頭昏眼花，鬚髮早白等有一定的效用。

來源 獻方人：雲南省文山州電影院王桂華；推薦人：雲南省文山州醫院鄭卜中、劉仕抗。

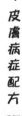

八、皮膚病症配方

配方 4　黑豆 60 克、龍眼肉 15 克、大棗 50 克、糖適量。（土家族方）

用法　水煎服，1 劑服 1～2 天，早晚服。

說明　本方具有補腎、養陰血、健脾補心氣等功效。適用於鬚髮早白、血虛心悸、陰虛盜汗，腎虛腰酸痛、脾虛足腫等症。

來源　獻方人：青海民和縣誌辦公室朱曄平。

配方 5　馬蒂生果 200 克、何首烏 150 克、牛尾巴根 100 克、豬腳或豬排骨 1000～2000 克、食鹽少許。（水族方）

用法　將豬腳刮洗乾淨，切成段，與馬蒂生果、何首烏、牛尾巴根齊入鍋，燉約兩小時，下入鹽服用。

說明　此方連服數天，治少年白或頭髮脫落，並有提神補氣之效。

來源　獻方人：雲南富源縣古敢鄉補掌村水族田大珍；推薦人：雲南富源縣、曲靖地區飲服公司王德明、竇德懷。

脫　　髮

配方 1　茶苓粉 2000 克、黑芝麻 1000 克、核桃肉 500 克、紅糖 300 克、蜜 300 克。（壯族方）

用法　將上藥研成細粉蒸熟，以糖和蜜拌勻再蒸。每日早餐後，取 30 克開水沖服。

說明　本方有消食和中，健脾補腎，益氣養血之功。適用於肝腎虧損之脫髮。

來源　獻方人：雲南文山州衛校任懷祥；推薦人：雲南文山州衛校楊學況。

配方2 雞蛋 1 個、首烏 20 克、蜂蜜適量。

用法 首烏加適量水煎煮，去渣取藥液，加入雞蛋攪勻兌入蜂蜜飲。經常飲用。

說明 本方對年老脫髮或用腦力較多的人脫髮、病後脫髮均有治療作用。常服還可使白髮變黑。

來源 推薦人：廣西民族醫藥研究所瑤醫研究室莫蓮英。

配方3 黑豆 500 克、茯苓 500 克、蒲公英 60 克、冰糖 150 克。（錫伯族方）

用法 將黑豆、茯苓、蒲公英（紗布包）同入砂鍋內，加水適量煮至糊狀，去蒲公英渣，加入冰糖，文火收乾，貯瓶冷藏備用。每日 3 次，每次 20 克，飯前空腹食用。

說明 適用於脫髮、斑禿、脂溢性皮炎。

來源 《民族醫藥采風集》；推薦人：張力群。

配方4 糯米 500 克、黑豆 200 克、製首烏 200 克。（土家族方）

用法 糯米、黑豆均炒熟與制首烏磨粉封存，每次 50 克加入適量紅糖沖服。每天早晨 1 次，3 個月為 1 療程。一般服兩個療程即可。

說明 本方能補腎健脾、益精養血、生髮烏髮，用於脾虛腎虧精血不足所致脫髮、白髮有可靠的療效。糯米、黑黃豆、製首烏具有健脾益腎，養血生精之功效。長期服食不但能治療脫髮白髮，且能延年益壽。

來源 獻方人：湖南省慈利縣新華書店張任蓮；推薦人：湖南省常德市第一人民醫院滿世成。

斑　禿

配方 1　茯苓 30 克，雞 1 隻，豬胴子骨 4 個，食鹽、味精各適量。

用法　淨雞、胴子骨加清水旺火燒沸、打去浮沫，改用小火煨至雞熟湯香（欲稱高湯）。撈出雞另作他用，取茯苓粉用高湯送服，每日早晚各 1 次，兩週為 1 療程。

說明　本方適用於斑禿症。

來源　推薦人：雲南省昆明市二商技校烹飪專業特級廚師吳美清。

配方 2　小黑豆 500 克、首烏 100 克、淡豆漿 300 克、核桃仁 100 克。

用法　將揀洗乾淨的小黑豆加水煮至 7 成熟時，加入核桃仁，首烏直至足成火候（10 成），撈出當早點食用。每天 1 次，黑豆 100 克、豆漿 300 克，兩週為 1 療程。剩餘的可曬乾收藏，逐步食用。

說明　本方適用於斑禿症。

來源　推薦人：雲南省昆明市二商技校烹飪專業特級廚師呈美清。

配方 3　烏骨雞 1 隻，玳瑁 100 克，拍薑 10 克，拍蔥 1 根，食鹽、味精各適量。

用法　將雞宰殺，去毛，去內臟洗淨，砍成塊，入水汆一把，撈出雞塊，澄清湯汁，加入少量食鹽；取大扣碗一個把雞塊整齊地碼在碗底，倒入玳瑁粉，放上蔥、薑，把澄清的雞湯回入碗內，上蒸鍋蒸到雞香湯清，端出揀去蔥、薑。

加點食鹽、味精成鮮鹹味即可食用。或將玳瑁粉用雞湯送服。

說明 玳瑁扣烏雞，是一道藥膳名菜，它能使患者增加血液循環，補充營養成分促使是毛髮再生，適用於斑禿症。

來源 推薦人：雲南省昆明市二商技術烹飪專業特級廚師吳美清。

配方4 當歸、生地、何首烏各 50 克，紅糖適量。

用法 3 味水泡，加糖代茶飲。

說明 冬春季每劑可連飲 1 週左右，持之以恆，連吃 1～3 個月，可大見特效。中醫認為「髮為血之餘」，由頭髮的色黑光澤與落落枯白可反映人體血分之虛實。藥均為補血生髮、美髯養營之功效。用於脫髮、鬚髮早白。如能每日配合按摩頭皮，促進血液循環，其效更快。

來源 獻方人：湖南湘鄉棋梓崇山彭雪冬；推薦人：中國中醫藥學會科普委員會委員呂建輝。

美 容 方

配方1 大豆 300 克、白及 10 克、核桃仁 10 個、大米適量、白糖適量。（土家族方）

用法 將大豆、白芨炒熟碾粉；用開水浸泡核桃仁 5 分鐘後撈出，與浸泡一夜的大米混合碾碎，放在盆中，加水 5～6 杯，再浸泡後用紗布過濾；濾液倒入煮鍋，加水 3 杯，與大豆白及粉攪勻，加入白糖，煮成粥狀，每日食用。

說明 此方營養豐富，強壯身體，美容潤膚，長用可使面部紅潤光澤。著名京劇大師梅蘭芳先生生前常吃此方，使他面部經常保持紅潤。

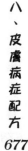

來源 獻方人：青海省民和縣官亭鎮呂克昌；推薦人：青海省民和縣中醫院呂建輝。

配方 2 番木瓜（萬壽瓠）汁、鮮牛奶、冰塊、白糖各適量。

用法 混合飲服，不拘次數。

說明 番木瓜係臺灣所產。此果汁清甜芳香，氣味獨特，果實可生吃，也可炒肉絲或燜熟吃。本方有清涼、滋潤、美容、營養作用。用於美容保健問世才十幾年，已風靡臺灣。

來源 獻方人：雲南省藥物研究所張力群。

配方 3 黑芝麻 500 克、當歸 500 克。

用法 上藥共研細末，每日飯後服 5 克，每天 2 次，可連服 2～3 劑。

說明 本方有美容作用，且能延年益壽，令面色紅潤。

來源 獻方人：貴州省大方縣中醫學會陳紹忠；推薦人：貴州省大方縣醫院丁詩國。

配方 4 芝麻、海帶、酸大蒜各適量。（壯族方）

用法 芝麻炒香，海帶稍蒸、切絲，每餐各取適量拌食。

說明 此方在壯鄉流行甚廣，深受廣大群眾歡迎，主要功效潤膚養顏，延緩皮膚衰老。用於美容保健。

來源 獻方人：廣西壯族自治區梧州市第二製藥廠鍾祖仁。

配方 5 博賽（菠菜）160 克。（蒙古族方）

用法 煮食，每日 1 劑，每日服 3 次。

說明 此方在蒙古族中流傳應用很廣，主要是潤膚美容。宜長期服用。

來源 獻方人：內蒙古巴盟蒙醫醫院劉鳳英；推薦人：內蒙古自治區阿拉善盟蒙醫藥研究所賀巴依爾。

配方 6 冬桑葉 500 克。

用法 隔水蒸煮消毒，去除雜物，乾燥後備用，每日用 9 克，沸水浸泡後當茶飲。

說明 對妊妮女性臉部褐色斑，一般服用半個月後，即有療效。

來源 《雲南民族醫藥見聞錄》；推薦人：張力群。

配方 7 珍珠粉 0.3～0.5 克、麵粉 50 克。

用法 將珍珠拌入麵粉中，和勻，作面片或麵條，煮熟，加入佐料食用。

說明 為臺灣民間方，有餐館經營此種食品，稱「珍珠麵湯」。長期食用，能祛除面部斑點，使皮膚細膩白淨，又是老年保健食品。

來源 獻方人：昆明 62 號信箱醫院孫良生（台籍）；推薦人：雲南金馬柴油機總廠醫院張德英。

九、腫瘤病症配方

膀　胱　癌

配方1　蚤休6克，仙鶴草60克，半支蓮30克，生地、知母、黃柏、大小薊各12克。（壯族方）

用法　水煎服，每日1劑，每日服3次。

說明　此方在壯鄉應用歷史悠久，有較好的消腫、化瘀、止痛等功效，與化療聯用，可減輕化療毒副作用，提高療效。

來源　獻方人：廣西壯族自治區梧州市第二製藥廠鍾祖仁、鍾波。

配方2　鮮蘆筍100克。（布依族方）

用法　將蘆筍搗成泥狀，放在冰箱中貯存，食用時加熱，每日服2次。連服3月。

說明　陳××，男，62歲，農民，患膀胱癌長達1年之久，服藥3個月後，經醫院檢查，證實膀胱癌腫明顯消退。

楊××，女，44歲，患腎結石5年餘，服上方1個多月，腎結石已排淨。

來源　獻方人：貴州省鎮寧布依族苗族自治縣王明山。推薦人：貴州省鎮寧布依族苗族自治縣民委劉起貴。

宮　頸　癌

配方1　還魂草60克、豬瘦肉50克、紅棗10枚。（苗

族方）

用法　水煎服，每日 1 劑，食肉喝湯。

說明　此方在苗鄉應用廣泛，具有消腫散結、活血化瘀、止痛等功效；與抗癌藥聯用，可減輕化療毒副作用，另外還有滋補作用，能提高機體抗病能力，起到扶正祛邪的作用。對胃、肝、膀胱癌、直腸癌亦有一定療效。

來源　獻方人：湖南省鳳凰縣衛生局歐志安。

配方 2　雞肉 100 克、刺茨菇 15 克、刺鹽夫木 10 克、小柴刀根 15 克、下山虎 10 克、白花菜 10 克。（瑤族方）

用法　上方共燉，吃肉飲湯，連服 5 劑以後，改用下方：豬骨頭適量、豬腳風 15 克、乾斤拔 15 克、小馬胎 10 克、雙鉤藤 10 克、益母草 8 克、水牛奶 10 克、香附子 15 克共燉服，每日 1 劑，分早中晚 3 次服。

說明　本方為經驗方，曾治癒兩例患者，均經縣以上醫院確診為「子宮肌瘤」。療效滿意。

來源　獻方人：廣西金秀縣羅香鄉易桂秀；推薦人：廣西民族醫藥研究所何最武。

癌 性 胸 水

配方　鯉魚 1 條（約 500 克）、赤小豆 50 克、蘇葉 50 克、商陸 30 克。

用法　鯉魚去內臟洗淨，與後藥共煮（蘇葉、商陸布包），至魚豆爛熟後去蘇葉、商陸，加入蔥薑醋適量，食魚豆喝湯。每天 3 次，1 天 1 劑。

說明　本方用來治療癌性胸水、肝硬化腹水效果極好。

來源　獻方人：貴州省大方縣中醫學會陳紹忠；推薦人：

貴州省大方縣醫院丁詩國。

肺　癌

配方 1　仙鶴草 60 克、白芍 30 克、泡參 30 克、麥冬 15 克、白部 15 克、甘草 6 克。（壯族方）

用法　水煎服，每日 1 劑，每日服 3 次。

說明　此方在壯鄉流傳、應用歷史悠久，有較好的消腫、化瘀、舒筋止痛等功效；與化療聯用，可增強抗癌作用，供同道參考。

來源　獻方人：廣西壯族自治區梧州市第二製藥廠鍾祖仁、鍾波。

配方 2　向日葵莖稈（乾品）300 克、金錢草（乾品）100 克。（哈尼族方）

用法　洗淨後加水 1500 毫升，煎 1 小時後，濾渣加水再煎 1 小時，合併藥液，濃縮當茶飲用。

說明　適用於肺癌患者放化療後，尿少色黃而痛，或出現血尿等表現。

來源　《雲南民族醫藥見聞錄》；推薦人：張力群。

胃　癌

配方 1　重樓 50 克（去皮）、羊肉 500 克、食鹽適量。（普米族方）

用法　將羊肉洗淨，重樓切成小片，與羊肉一起放入土鍋中，加水燉熟服用。應連服至病情好轉。

說明　此方於胃癌有一定療效。

配方2 活白鵝1隻。

用法 一人將白鵝的兩腿、兩翅捉住倒提著，另一人將鵝頭宰掉後，患者即口含著頸子吸吮其熱血，一氣喝完。每隔5～7日，服1次，可連服2～3月。鵝肉熬湯食。

說明 臨床實踐就是水穀下嚥即吐的嚴重病人，服鵝熱血，也很少再吐。此方原由已故湖北中醫學院教授張夢依先生給獻方人傳授，獻方人經十餘年臨床觀察，療效肯定，且對各類惡性腫瘤均有一定的療效。無鵝時，也可用白鴨代替。

來源 獻方人：湖南省大庸市官黎坪醫院侯德順；推薦人：湖南省大庸成人中等專業學校侯啟年。

配方3 仙鶴草60克，金銀花30克，紫石英、白石英、杭白菊各9克，甘草3克。（壯族方）

用法 水煎服，每日1劑，每日服3次。

說明 此方在壯鄉應用歷史悠久，有一定消腫、散瘀、提高機體免疫力等作用。試用於胃癌、食道癌、宮頸癌等，供參考。

來源 獻方人：廣西壯族自治區梧州市第二製藥廠鍾祖仁、鍾波。

配方4 敗醬草60克、仙鶴草50克。（壯族方）

用法 水煎服，每日3次，每日服1劑。

說明 此方在壯鄉應用歷史悠久，有一定消腫、散瘀、提高機體免疫力等作用。試用於胃癌、宮頸癌等。

來源 獻方人：廣西壯族自治區梧州第二製藥廠鍾祖

仁、鍾波。

配方 5 大蒜、洋蔥各適量。（布依族方）

用法 將大蒜、羊蔥適量放入蔬菜中共炒食。

說明 例如望模縣壩秧區有一婦女，48 歲，到某省級醫院檢查，確診為胃癌，悲觀絕望，後經布依族王少禮醫師以食療法（大蒜、洋蔥、韭菜、細香蔥）漸治癒，服用時間宜長。治癌機理尚待今後研究。

來源 獻方人：貴州省鎮寧縣民委劉起貴。

配方 6 水發猴頭蘑 250 克、水發鹿筋 150 克、熟雞脯 40 克、熟雲腿 40 克、老蛋黃 25 克、精鹽 10 克、水小粉 25 克、蔥頭 15 克、甜醬油 20 克、鹹醬油 10 克、白糖 5 克、黃酒 15 毫升、麻油 10 克、生薑 1 片、味精、胡椒適量。（納西族方）

用法 猴頭蘑去根、去黑皮、去雜質洗淨，切為 3 毫升厚片，改為 1 公分寬的條，在沸水中汆二道撈出擠乾水分，在二湯中汆透撈出，瀝去水分。鹿筋撕去黑皮、雜質，切為 5 公分長、半公分粗的條，放入沸水中汆透撈出，再放入二湯中，加進蔥頭 1 個（拍碎），生薑 1 片，黃酒 5 毫升，汆透撈出，瀝去水份待用。蔥頭切為細絲；把雲腿、雞脯、蛋黃糕切為 5 公分長，半公分寬的條，蒜切為片。炒鍋上中火，放入少許豬油，先把蒜片炒香，再把蔥絲下鍋炒熟，加入適量上湯，加精鹽、味精、胡椒粉、白糖、醬油，放入鹿筋、猴頭蘑拌勻，燒沸，移到微火上燒 20 分鐘，用小粉勾芡，去浮物，淋上麻油倒入盅中即可食用。

說明 本方用於治療癌症、消化不良、胃潰瘍、胃竇炎、胃痛、胃脹及神經衰弱等症。猴頭菌中含有多肽和多糖

類物質及多種維生素，具有增強細胞活力、組織修復、延年益壽、美容健體、抗癌等高級功能。

來源 獻方人：雲南麗江納西族廚師馬立強；推薦人：雲南省昆明市委政研室李桂發。

食 道 癌

配方 1 白鵝尾部羽毛、燒成灰。（土族方）

用法 白鵝尾羽毛，燒成灰，米湯送服，每日服 3 次，每次 6 克，半個月為 1 療程。

說明 鵝毛為解毒藥，它對食道癌病患者有輔助治療作用，長期使用，能延長患者的生存期，減輕症狀，增進食慾。

來源 獻方人：青海民和石煤公司鄒花梅；推薦人：青海民和縣誌編委會辦公室朱曄平。

癌 症

配方 1 鮮鵝血 60 克，豆腐、大蒜苗、植物油、鹽、酒味精各適量。（布依族方）

用法 將鵝血用開水燙熟後，切成小塊，豆腐切成小塊，蒜苗洗淨切好，入鍋炒，放入佐料即可。

說明 此方在布依族中流傳應用廣泛，具有提高機體抵抗力、吞噬癌細胞，有預防癌症和治癌等療效。

來源 獻方人：貴州省雲馬飛機製造廠吳大明；推薦人：貴州省鎮寧縣民行劉起貴。

配方 2 兔肉 60 克、百合 20 克、田七 16 克。（苗族方）

用法 百合洗淨，田七切片，兔肉切成小塊，加水適量，

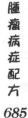

文火燉至熟，調味後喝湯吃肉，1劑食2天。

說明 此方在苗族中應用廣泛，有一定療效。它能較好提高人體抵抗力。可預防和治療癌症。

來源 獻方人：貴州省安順機場後勤處王先華；推薦人：貴州省鎮寧縣民行劉起貴。

配方3 水野鴨1隻、蟲草10克。（布依族方）

用法 野鴨去毛、去內臟，將蟲草放入腹內，加水燉熟，吃肉喝湯，1劑服2～3天。

說明 本方在布依族中流傳甚廣。它能明顯提高人體防禦機能，提高吞噬癌細胞的能力，不間斷服用，確實有療效。

來源 獻方人：貴州省鎮寧縣簡嘎鄉黃中明；推薦人：貴州省鎮寧縣民委劉起貴。

配方4 雞1隻（重1000克），紅米1000克，酸筍100克，大煙籽麵100克，茴香50克，大芫荽100克，面瓜尖50克，荃菜20克，花椒麵10克，草果麵3克，辣椒麵10克，大蒜泥10克，鹽巴、味精適量。（佤族方）

用法 將雞宰殺去毛，在火上把雞燒薰，然後去內臟切丁，連同紅米、酸筍、清水一起放入鍋內，待漲後要經常攪動，煮1小時再放大煙籽、茴香、芫荽、面瓜尖、荃菜、花椒面、草果麵、辣椒麵、大蒜泥、鹽巴、味精食用。

說明 本方係民間單方，除治療癌症外，佤族常作為招待貴賓佳餚。

來源 獻方人：雲南省西盟縣政府招待所王開學；推薦人：雲南省思茅地區商業局張炳剛、張祖仁。

腦　　瘤

配方 1　海帶250克、香附50克、岩桑30克。（彝族方）

用法　將海帶切細，與後兩味藥共煎，食海帶喝湯。

說明　本方用於治療腦瘤有較好的療效。

來源　獻方人：貴州省大方縣計生指導站李應輝；推薦人：貴州省大方縣醫院丁詩國。

十、雜病症配方

缺 鈣 症

配方1 豬蹄2節、白芍15克、白木瓜15克、金絲黃丹（虎杖）15克。（白族方）

用法 先將豬蹄刮洗乾淨、剁塊放入砂鍋內煮七成熟時，放各種藥物，放適量鹽、蔥、薑、草果粉，喝湯吃肉，每日3次，連服5～7方。

說明 此方廣泛應用於臨床，對青少年發育期缺鈣所致的雙下肢無力，不明原因之各種痛症，老年人使用後，能增強骨骼堅耐性，預防骨退化、骨折的理想藥食。患者張某，女，15歲，水電十四局六公司子女，學生，因常左膝致踝關節之間痛無定處，膝關節部較明顯，無紅、腫，無外傷史，經1％普魯卡因痛點封閉，內服炎痛喜康片，樸炎痛等藥無效，後經內服虎潛丸，獨活寄生湯、外敷中草藥多次無效，X光提示：「脛骨粗隆骨化缺鈣性缺損」。經用上方2劑後疼痛明顯減輕，4劑後痊癒，此方無毒副作用。

來源 獻方人：雲南省大理市第一中醫院李兆發。

配方2 鹿蹄筋4條、慶秀（三七根）30克、杜仲10克、吶給（雞肉）500克、黃精50克、水發香菇75克。（壯族方）

用法 火炮製鹿筋放入鍋中，加清湯2000毫升，再把藥和雞肉入鍋內，上火燜爛，加味精、料酒、小粉、鹽少許即

可。可食肉喝湯，1劑服2天，1日3次，可連服數日。

說明 本方係雲南省文山壯苗民間驗方，有於缺鈣。經反覆驗證，療效顯著。本方有強筋壯骨、補精益血之功，適用於腰即勞損，腳轉筋、風濕性關節炎、手足無力、畏寒等症。

來源 獻方人：文山縣小西門王桂華；推薦人：雲南省文山衛校楊學況、任懷祥。

配方3 馬合補（仙合草）根乾6克、鮮15克、阿妞保古（伸筋草）3～6克。（彝族方）

用法 燉豬蹄吃。

說明 本方主治由於低鈣引起腳常轉筋，疼痛。常服能濡養筋骨經脈，使之強健，伶俐，並具有祛風、除濕、通絡、止痛等功效，無毒副反應。

來源 獻方人：四川涼山喜德縣民間彝醫曲比果各；推薦人：四川涼山州民族研究所阿子阿越。

配方4 白芍56克、豬骨500克、甘草15克。（壯族方）

用法 水煎服，每日1劑，每日服3次，兌酒飲。

說明 本方具有活血化瘀，舒筋通絡等作用，適用於缺鈣引起各部位肌肉抽筋、腳跟痛等有奇效。

來源 獻方人：廣西壯族自治區北流縣隆盛鎮正府衛生室劉優華。

自 汗 症

配方1 鮮韭菜根50克、豬瘦肉100克。（傣族方）

用法 鮮韭菜根洗淨切細，豬瘦肉切細，共燉服。

說明 本方用於自汗、盜汗。

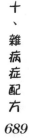

來源 推薦人：雲南德宏州藥檢所段國民。

配方 2 紅棗 30 克、葡萄乾 30 克、浮小麥 30 克、白糖適量。

用法 將諸藥加水 2 碗同煎，熟爛後加白糖適量服用。每日 1 次，連服 7 天。

說明 本方適用於自汗、盜汗。療效可靠。

來源 獻方人：福建省建甌且台醫院黃良梓；推薦人：福建省藥品檢驗所周繼斌。

配方 3 黃芪 20 克、大棗 10 枚、浮小麥 50 克、大米 100 克。（土家族方）

用法 將黃芪大棗用布包，同浮小麥大米煮沸，待成稀粥後，去藥，服粥，早晚 1 次，連服 10 天。

說明 本方用於自汗。

來源 獻方人：鄂西自治州花坪衛生院向宏憲。

配方 4 黃芪 36 克，枸杞 30 克，乳鴿 1 隻，鹽、味精各適量。（撒拉族方）

用法 乳鴿去毛、內臟，洗淨後與黃芪、枸杞同燉，熟後加佐料，1 劑吃 2 天。

說明 本方適用於病後中氣虛弱自汗，體倦乏力及傷口潰後久不癒合，慢性癤痛等病。

來源 獻方人：青海民和縣誌辦公室朱曄平。

配方 5 牛尾參 40 克、豬肉適量。（彝族方）

用法 牛尾參同豬肉一起燉食。

說明 本方用於貧血、體虛自汗。

來源 獻方人：雲南個舊市羊角寨李光福；推薦人：雲南個舊市飲服公司李廷柱。

配方6 蠶葉嫩尖 50 克、豬肉 100 克、雞蛋 1 個、油鹽適量。（哈尼族方）

用法 將蠶葉研細，肉切細，調入雞蛋油鹽食用。

說明 本方具有消除疲勞，溫補作用。用於常出虛汗者。

來源 獻方人：雲南省江城縣飲服公司羅澤琨；推薦人：雲南省思茅行署商業局張炳剛。

盜 汗 症

配方1 枯桃 3 個、糯米 50 克。（土家族方）

用法 枯桃與糯米煮粥即可。

說明 本方有益氣固表，養陰和胃之功效。適用於各種原因引起晚間盜汗者。無毒副作用。枯桃有益氣、固表、和營、養陰、潤肺、寧心、安神之功效；糯米健脾和胃益氣。本方治療盜汗療效獨到。筆者臨床驗證十分可靠。枯桃必須是未成熟地毛桃枯死在枝桿上，經冬天風吹雨淋之後，至次年桃樹未發芽之前採摘者為上品，其餘時間採摘者為次品。

來源 獻方人：湖南省慈利縣景龍橋鄉東方紅村滿協廷；推薦人：湖南省常德市第一人民醫院滿世成。

配方2 龜板 0.5 克、雞肉湯 300 毫升。（傣族方）

用法 將制龜板研粉用雞湯兌服，1 天 1 次，連服 5 次。

說明 本方治盜汗、經臨床驗正，效果良好。

來源 《德宏州傣族驗方》；推薦人：雲南德宏州藥檢所段國民。

配方3 板栗（去殼）50 至 75 克、雞蛋 2 個、冰糖適量。（獨龍族方）

用法 將栗子入鍋加水適量，文火煮至爛透，將雞蛋去殼連同冰糖一起加入，蛋熟糖化後關火。

說明 每日 1 劑，分早晚 2 次空腹食用。

來源 《雲南民族醫藥見聞錄》；推薦人：張力群。

配方4 金櫻子根（乾品）30 克、豬肉 100 克。

用法 共放砂鍋內文火燉 30 分鐘，待肉熟後喝湯吃肉（睡前 1 個小時 1 次服完）。

說明 連續服用 3～4 天即可見效。

來源 《民族醫藥采風集》；推薦人：張力群。

配方5 雞蛋 1 個、苦蕎頭（金蕎麥、野蕎麥）7 枚。（苗族方）

用法 將苦蕎頭嫩尖切碎，打入雞蛋加植物油少許炒吃。每晚服食 1 次，7 天為 1 療程。

說明 本方用於小兒飲食失調，脾胃受損，聚濕生熱或陰虛內熱所致陰陽失調而盜汗者。

來源 獻方人：湖北恩施醫學專科學校趙敬華。

配方6 寇努（糯米）250 克、哺粉綿（浮小麥）40 克、麻黃根 10 克。（壯族方）

用法 先煎麻黃根，去渣，放入糯米及浮小麥煮成稀飯，加白糖吃粥。每日 2 次，連服數日。

說明 本方係壯族民間常用治療盜汗、自汗之驗方。在文山州壯醫、苗醫臨床驗證，效果好。

來源 獻方人：雲南省西疇縣興街中心衛生院李光員；

推薦人：雲南文山衛校任懷祥。

配方7 木耳15克、紅棗5枚、冰糖20克。（土家族方）

用法 加水300毫升，煎至150毫升，1日3次分服，1日1劑。

說明 本方具有補益中氣，和胃生津，收汗作用，用於盜汗。

來源 摘自《湖北長陽縣單驗方集》；推薦人：湖南湘西州民族醫藥研究所田華詠。

乾 渴 症

配方1 鮮藕100克、粳米50克、白糖30克。（回族方）

用法 鮮藕刮洗乾淨切成片，與淘洗後的粳米放入砂鍋內加水300克，小火煮成稀粥，食時放入白糖攪拌均勻即可。

說明 本方有止血解渴，解酒毒的功效。用於解乾渴難受，心煩不思飲食的病症。

來源 獻方人：雲南省昆明市飲食公司李臻林；推薦人：雲南省副食果品公司關明。

配方2 枸杞子10克。（東鄉族方）

用法 置於水杯加沸開水500毫升，浸泡。待枸杞子泡開後，先嚼枸杞子，再將泡枸杞水服完。每日飲用3至4次，每日用枸杞子的總量為30至40克，10天為1個療程。

說明 對老年人夜間口乾，一般服用10～20天有良效。

來源 《民族醫藥采風集》；推薦人：張力群。

配方3 橄欖樹皮300克、小白魚200克、鹽5克、胡

椒 2 克、蔥 10 克、豬油 50 克。（哈尼族）

用法 取橄欖樹枝刮去外面的綠皮層，用白皮與魚、蔥、胡椒、鹽、油一起煮食。

說明 本方能生津止渴、健胃止嘔。用於乾渴症，感冒、咳嗽、喉痛等病。

來源 推薦人：雲南省飲食服務學校蘇衛華。

肥　胖　症

配方1 荷葉、芹菜各適量。

用法 將鮮荷葉及芹菜（連葉）各洗淨，曬乾，切成細小片狀，混合備用。每次取 25 克，放於茶杯內，用煮沸的開水沖泡。待 20 分鐘後即可服用。

說明 本方有減肥健美，清熱解暑，降低血壓及血脂的作用。用於肥胖症。

來源 獻方人：湖南省常德市東門百貨大樓彭月華；推薦人：湖南省常德市第一人民醫院劉智壺。

配方2 三七、山茶、白皮根。（壯族方）

用法 三七 1 份，山茶 1 份、白皮根 2 份，混合研粉，裝入濾紙袋，每袋 5 克。每次用 1 袋，泡入沸水中，隨時當茶飲之，每天用 2～3 袋。

說明 本方有健脾消腫、活血通經之功，能調節機體代謝，促進脂肪分解，降低血脂，舒通血脈，用於單純性肥胖症療效顯著，飲用 1 個月平均體重下降 4 公斤，總有效率 92%，是比較理想的減肥藥飲。

來源 獻方人：雲南省文山衛校任懷祥；推薦人：雲南省西疇縣興街骨科醫院鄭玉華、陸光星。

配方3 冬瓜 1000 克、豬排骨 400 克、鹽適量。

用法 排骨砍成塊，洗淨加水煮沸，打去浮沫，煮至八成熟時倒入去皮冬瓜塊，加鹽同煮至熟，喝湯吃菜。

說明 本方能減肥，用於肥胖症。××飯店的廚師，身體虛胖，嗜肥肉，患有嚴重的高血壓和肥胖症，經醫生建議食用本方 1 個月後，體重顯著減輕，轉好食蔬菜，身體漸如常人。

來源 獻方人：雲南路南石林賓館代鋒坤；推薦人：雲南省飲服務學校任惠康。

配方4 黃豆芽 180 克、韭菜 30 克、木耳 3 克、金針菜 60 克、蝦仁 6 克。（布依族方）

用法 韭菜切段，木耳、金針菜、蝦仁用水浸泡，爆炒，調味後即可食用。

說明 本方具有降脂減肥作用，宜長期食用。

來源 獻方人：貴州省雲馬飛機製造廠吳大明；推薦人：貴州省鎮寧縣民委劉起貴。

配方5 海帶、昆布、荷葉、山楂各適量。（苗族方）

用法 水煎服，當茶飲，長期限用。

說明 此方在苗鄉流傳應用廣泛，本方有降脂、活血、減肥等作用，用於肥胖症有較好療效。

來源 獻方人：貴州省鎮寧縣丁其鎮王明華；推薦人：貴州省鎮寧縣民行劉起貴。

中　暑

配方1 鮮荷葉 1 張、粳米 100 克、冰糖適量。

用法 先將荷葉洗淨煎湯取汁，放入粳米煮粥，加冰糖

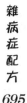

即成。供早晚餐服。

說明 本方具有消暑，清熱解毒、降壓減肥功效。

來源 獻方人：雲南省彌勒縣醫院郭維光。

配方 2 麥冬 10 克、鮮蘆根 30 克、金銀花 10 克、甘草 3 克。

用法 將上藥加水 500 毫升，煮 30 分鐘代茶頻飲。

說明 有清熱生津，潤肺清心，止吐除煩之功，常飲之對夏令汗多、頭暈、煩悶、厭食等有防治功效。

來源 獻方人：雲南省文山衛校任懷祥；推薦人：雲南省文山州貴正德。

配方 3 蕎麥粉、牛肉湯、甘草、芝麻、米醋、醬油、鹽、糖、辣椒油等各適量。（朝鮮族方）

用法 蕎麥粉和水壓成麵條，和甘草、米醋等料調味的涼牛肉湯服用，每日服 2 次。

說明 上法所製的麵條，朝鮮族稱做蕎麥冷麵，有解暑作用。

來源 吉林省延邊朝鮮族自治州民族醫藥研究所獻方；推薦人：李湘蘭。

配方 4 紫蘇葉 15 克、細葉香薷 30 克。（土家族方）

用法 用 300 毫升開水沖泡，待溫至 30 ℃ 左右時服用。藥渣加開水 200 毫升再沖泡服 1 次，如上法。兒童 15 歲以下，細葉香薷每歲用 1.5 克，紫蘇葉每歲用 0.7 克。1 日 1 劑，分數次當茶飲。

說明 本方為治療夏令暑濕感冒之方。夏令感冒多因暑濕相夾而感受肌體。方中細葉香薷辛溫芳香，能發越陽氣，

紫蘇葉發表散寒，開宣肺氣，兩藥配伍治療傷感冒，有解表祛濕作用。

來源 獻方人：湖南省龍山縣興隆秀衛生院滕永康；推薦人：湖南省湘西州民族醫藥研究所田華詠。

配方5 鮮芸香30克、綠豆60克、紅糖適量。（土家族方）

用法 將芸香、綠豆洗乾淨，放在鍋中煮熟即可，服時加紅糖，吃豆喝湯，每日服2次。

說明 本方具有涼血、清暑、除煩等功效，適用於中暑和咽喉炎、感冒等病症。

來源 獻方人：青海民和縣誌編委會朱曄平。

配方6 鬧羔布日查格（綠豆）50克、藿香10克、茶葉1克。

用法 中暑者綠豆50克、藿香10克、茶葉1克，水煎冷飲，每日服1～2次。

說明 本方治療清熱解毒、預防中暑、中乾渴、煩躁、夏天單味代茶冷飲。

來源 獻方人：內蒙古自治區阿拉善盟蒙醫藥研究所賀巴依爾。

配方7 鮮檸檬1個、冰塊、白糖適量。（傣族方）

用法 將檸檬壓碎，加冰塊、白糖冷開水服，1次100～200毫升。

來源 摘自《德宏州傣族民間驗方》；推薦人：雲南省德宏州藥檢所段國民。

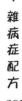

配方 8 茶葉 10 克、金銀花 15 克、九里光 16 克、甘草 6 克。（苗族方）

用法 用開水浸泡，待涼後即可當茶飲。

說明 此方苗族稱「金九甘草茶」。飲後中暑症狀漸緩解。亦可用於腹痛腹瀉，噁心嘔吐等病症。

來源 獻方人：湖南省會同縣醫院胡承善。

水　腫

配方 1 羊肚子 1 個、白朮 100 克。（彝族方）

用法 羊肚洗淨切細，與白朮同煮，熟後吃羊肚喝湯。每天 3 次，3 天 1 劑。

說明 本方適用於脾虛運化失常所致的水腫。忌桃李雀肉。

來源 獻方人：貴州省大方縣醫院丁詩國。

配方 2 冬瓜 1 枚、赤小豆 500 克。（彝族方）

用法 先將冬瓜切下一蓋子，取出瓜瓤，用赤小豆填放瓜中間，蓋上瓜蓋。用黃泥包裹，陰乾後用糯穀殼燃燒，將瓜煨熟，待火盡取去瓜外黃泥，將冬瓜切片，與赤小豆共焙乾研末。並調糊為丸（如梧子大），每服 40 丸，每日服 3 次，以小便通利為度。

說明 本方具有利水消腫之功效，對各種原因引起的水腫均有治療作用。忌服瓜果油膩、雀肉、牛肉、羊肉、馬肉等。

來源 獻方人：貴州省大方縣醫院丁詩國。

配方 3 西瓜皮 50 克、黃瓜皮 50 克。（朝鮮族方）

用法 將西瓜皮與黃瓜皮水煎當茶飲，頻服。

說明 本方對全身性水腫有很好的療效。

來源 延邊民族醫藥研究所獻方；推薦人：吉林省延邊朝鮮族自治州民族醫藥研究所朴蓮荀。

配方4 豬腳1支（1000克）、箕蕘根300克、刺漢菜200克、食鹽少許。（彝族方）

用法 豬腳刮洗乾淨，箕蕘根，刺漢菜洗淨一起放入砂鍋內加水煮，放把鹽調味吃肉喝湯。

說明 此方治療水腫病有較好的療效。如王順英之母患水腫病嚴重，連服此方後痊癒。

來源 獻方人：雲南峨山縣合作公司職工王順英；推薦人：雲南峨山縣飲服公司柏聯生。

配方5 草果1個，生薑、熟薑各1片。（布朗族方）

用法 將草果兩頭切開，連同生、熟薑片放水煨，供第1天晚上睡前服用；或將肥臘肉切成米粒，放入鍋內炒出油，放米飯拌勻，盛入碗內，然後將去皮草果放入食之。供第2天服用。

說明 本方民間流傳，經久不衰。曾治癒數10人，有效率達95％以上。

來源 獻方人：雲南省思茅縣南屏鄉整碗村醫生王朋雲；推薦人：雲南省思茅行署商業局張炳剛。

配方6 鮮鯽魚500克、砂仁10克、甘草5克。（傣族方）

用法 將魚去鱗和內臟，將砂、甘草研末放入魚腹內，蒸熟食魚喝湯，每日1次，連服數日。

說明 本方主治水腫。

來源 獻方人：雲南省通海縣教育局高軍；推薦人：雲

南省個舊市飲服公司李廷柱。

配方7 車前、金錢草、冬瓜皮各50克。（土家族方）

用法 將上藥洗淨，除去雜質，共煎湯當茶飲服。腫消停服，適用於腎臟病、心臟病、肝硬化腹水等原因的水腫。

說明 本方適用於各類水液瀦留之水腫證，注意病癒即止，不可久服，以免脫水。上方藥以鮮品為宜，如是乾品應加倍劑量。

來源 獻方人：鄂西自治州花坪區衛生院向宏憲。

配方8 龍泥（家黃金）100克、榮吳中上（象腳芭蕉心）100克、泥利（豬肉）150克、給木（鹽）少許。（佤族方）

用法 取以上各味藥均為鮮品，洗淨，切成小塊，混勻，放入鍋裏加適量冷水燉煮至豬肉熟透，每日分3次服用，最後1次連湯連肉服完。

說明 本方有利水、消腫作用，對治療水腫病患者有較好的療效。經數10人臨床應用，用7劑可獲痊癒。

來源 獻方人：雲南民族學院統戰部郭大昌。

配方9 陸必生賣（牛鈴藤根）50克、泥利（豬肉）150克、給木（鹽）少許。（佤族方）

用法 取陸必生賣鮮品，除去莖稈，洗淨，切片，與豬肉共剁成肉泥，放入少許食鹽混勻食用。每日1劑，1次性吃完。

說明 本方有利水消腫的功能。民間常用來治療水腫病，服食3～5劑可獲得較好的消腫作用。

來源 獻方人：雲南民族學院統戰部郭大昌。

配方 10 赤小豆 300 克、玉米鬚 100 克。（朝鮮族方）

用法 將玉米鬚煎取湯，用此湯煮熟赤小豆，1 日分 2 到 3 次空腹服用。

說明 本配方用在小便不通而引起的浮腫。

來源 吉林省延邊民族醫藥研究所獻方；推薦人：吉林省延邊朝鮮族自治州民族醫藥研究所崔松男。

配方 11 鯉魚 250 克、冬瓜 500 克、調料適量。（傈僳族方）

用法 鯉魚去鱗、去鰓、去內臟，清洗乾淨。冬瓜削皮切塊，加清水用旺火煮至透心時下魚，燒沸後，再改用小火燉，食時放調料。

說明 鯉魚肝，平。與冬瓜合烹，有利於消腫，鎮咳平喘之功效。用於肺癆咯血，虛煩驚悸，四肢浮腫的心肺病人及黃疸、水腫脹小便不利等慢性病。

來源 獻方人：雲南省思茅地區防疫站周曉冬；推薦人：雲南省思茅地區商業局張炳剛。

配方 12 采（三七）15 克、戛敢（烏骨雞）1 隻、薏仁 100 克、生薑 10 克、木耳 5 克、木瓜 15 克、紅糖 50 克。（苗族方）

用法 將上藥煎水取湯，燉雞煮熟，食肉喝湯，3 日 1 劑，每日分 3 次，連服數劑。

說明 本方係雲南硯山江那鎮民間驗方，經臨床驗證，本方確有通路祛濕、溫經散寒之功。適用於兩腳浮腫無力，腰腿酸軟，行動不便，形寒經冷等症。如欒××，49 歲，男，馬關縣誌辦，兩腳浮腫無力，精神倦困，常伴有頭痛。曾用西藥、中藥利尿，效果不佳，故遷延 3 月之久，後用以

上方 5 劑，痊癒。

來源 獻方人：雲南馬關縣醫院陶紹恩；推薦人：雲南文山衛校任懷祥、楊學況。

配方 13 生白菜心和紅糖 30 克。（苗族方）

用法 取生白菜心 50 克洗淨，用紅糖熬水 100 毫升（1：3），浸白菜心透服。

說明 白菜，味甘性平，具有消痰濕、利腸胃、通絡之功。紅糖浸透，其消利通之力大增。且味美可口，既為美食，又為良藥，對勞傷有益氣血，疏通筋絡之功。故服之效佳。

來源 獻方人：雲南省昭通市民委（苗族）陶明光；推薦人：雲南昭通市衛生防疫站主管醫師陳興德，市科委中醫師黃代才。

配方 14 黃鱔 500 克、小魚 100 克、水芹菜 500 克。（苗族方）

用法 將黃鱔 500 克、小魚 100 克與水芹菜 500 克同煮如泥，每次服用 100 克，每日服 3 次。

說明 鱔魚（黃鱔），味辛甘，性熱，具有補氣血，舒筋通絡利水之功；小魚味甘性平，具有養肺益中之力，水芹菜，味辛甘性平，具有消脹去水之力。共煮為菜泥，共奏健脾胃消腫脹，利水邪之功，治療腹水有效。

來源 獻方人：雲南省昭通市民委陶明光；推薦人：雲南昭通市防疫站主管醫師陳興德。

配方 15 特莫乃——艾日格（駝乳）2500 克、胡希——哈木哈格（蛛絲蓬子）500 克。（蒙古族方）

用法 秋季採取蛛絲蓬成熟果實，用水淘洗多次，置文

火炒熟研末，倒入駝乳內攪拌，放到 30 ℃～40 ℃保溫處使其逐漸發酵。患者每日午時服 1 碗，7 天為 1 療程。未癒可連服數療程。減少的乳與蛛絲蓬末當日補齊。

說明 服後一般不瀉，浮腫程度嚴重稍有瀉，不治而癒。主治；維生素 C 缺乏，浮腫，腿痛等。

來源 獻方人：內蒙古阿拉善盟蒙醫藥研究所段·關布紮布；推薦人：內蒙古自治區阿拉善盟蒙醫藥研究所賀巴依爾。

配方 16 泥鰍 250 克、冬瓜 250 克。（土家族方）

用法 冬瓜煮熟，下活泥鰍，再加佐料即可。

說明 本方適用於氣血虧損所致水腫，無禁忌症。冬瓜具有利水消腫，泥鰍補益氣血，通經利水，泥鰍含高蛋白，補充人體蛋白，對於氣血虧損低蛋白血症水腫，有可靠的療效。此方無毒副作用，宜長期服用。

來源 獻方人：湖南省慈利縣龍壇河鎮卓成萬；推薦人：湖南省常德市第一人民醫院滿世成。

配方 17 西瓜 1 個、陽春砂仁 120 克、獨頭蒜 49 枚。

用法 放砂鍋中一起煮熟，分 2～3 次食完。

說明 該方對腹水有明顯療效。

來源 《民間方》；推薦人：新疆伊寧市解放軍十一醫院王學良。

配方 18 白童子雞 1 隻、大蒜 7 頭。（錫伯族方）

用法 用竹刀將雞宰殺，不可下水，將腸雜取出，塞入大蒜縫好，不用鹽醬調料，放入帶蓋碗內，蒸熟（隔水），每天隨意食用。

說明 該方治療腹水 12 例，均有明顯療效。治療期間忌

食鮮物和有鹽的食物。

來源 獻方人：新疆霍城縣清水牧場關應東；推薦人：
王學良。

配方 19 瘦豬肉 100 克、柚子果皮 1 個。（瑤族方）

用法 將柚子果皮削去老皮（外層皮），與瘦豬肉搗碎
共蒸服，每日 1 劑，一般 5～6 劑可癒。

說明 本方為祖傳驗方，對腎陽衰弱引起的陰水有效。
如李××，男，40 歲，胃大部分切除術後恢復期，出現雙下
肢凹陷性水腫，心肺及尿檢查無異常發現，患者腰痛肢冷，
神倦畏寒，面色灰黯，舌淡胖，苔白滑潤，脈沉細。服用本
方 5 劑痊癒。

來源 獻方人：廣西金秀縣唐慶雲；推薦人：廣西民族
醫藥研究所何最武。

配方 20 薏米 60 克、白米 400 克、鬱李仁 60 克。

用法 將鬱李仁榨汁後和薏米、白米（大米）一起煮成
粥，1 日 3 次分食。

說明 該方除對肢體水腫有較好療效，另外對喘息、腹
脹、二便不通亦有明顯療效。

來源 《民間方》；推薦人：新疆伊寧市解放軍十一醫
院王學良。

配方 21 斯妻（高山白花小杜鵑）100 克。（藏族方）

用法 將杜鵑枝、葉置鍋中煎熬，每天當茶飲，不定量。

說明 此方有清熱、利尿的功效。適用於下肢水腫，小
便不暢，或小便色赤，解便時疼痛等。

來源 獻方人：四川省甘孜藏族自治州科學技術委員會

副主任羅松巴登；推薦人：四川甘孜州藥品藥品檢驗所曹陽。

配方22 玉竹、黃精、白芨、天花粉、菱角各 500 克，蜂蜜白糖各 600 克，鮮牛奶 2000 克，白硇砂 30 克。（蒙古族方）

用法 （1）煎藥：將玉竹等 5 味藥粉碎成粗粉放入鍋內加水煎煮 4 次，合併煎液，過濾，濾液濃縮成稠膏狀物。（2）煎奶：在上述稠膏狀物中加入牛奶，繼續煎者使之除去水分，煎煮期間要注意用文火，以免炒焦。（3）油煎：在奶煎得到的藥液中加入 500 克黃油，煎煮使水分充分除去為止。此時取少量樣品在火上點滴無雜音為標準。（4）煉蜜：取 600 克蜂蜜在文火煎煮至水分除去時拉成絲狀旋放在大盆內不能重疊。晾乾後研細過 80 目篩備用。（5）拉糖粉：取 600 克白糖加一倍溫開水拌勻後，在文火上煎煮至水分充分除去為止。此時取少量樣品滴入涼水中糖粒不裂為準拉成絲狀旋放在大盤內不能重疊，晾乾後研細過 100 目篩。（6）將白硇砂研成細粉過 100 目篩備用。（7）在油煎後的稠膏狀物中加入準備好的白硇砂、蜜粉、糖粉後攪拌均勻製成每丸重 2 克的藥丸即成。每日服 2 次，每次 1 丸，溫水送服。

說明 本方有滋補健身，壯陽的功效。對腎虛浮腫，老年體衰，四肢無力，腰酸腿痛，頭暈耳鳴，失眠夢多，心神不安等均有較好療效。

來源 獻方人：雲南省藥物研究所張力群。

配方23 桑白皮 50 克、綠豆粉 300 克。（朝鮮族方）

用法 將桑白皮用水煎煮，去渣取汁，加入綠豆粉，熬成粥。每日 3 次，飯前吃。

說明 本方具有消腫利水之功，常吃對腹水有很好的祛

除之效。

來源 吉林省延邊民族醫藥研究所獻方；推薦人：吉林省延邊朝鮮族自治州民族醫藥研究所朴蓮荀。

戒　菸

配方1 白蘿蔔、西瓜適量。（德昂族方）

用法 白蘿蔔切碎搗爛取汁，加適量白糖，早、晚各服1小杯，兩三天後菸癮減輕。再取西瓜1個，切成兩半，將瓜瓤全部挖空，然後加入純蜂蜜400克左右，倒入挖空的瓜腔內放入烤箱，用150℃烤20分鐘，冷卻後服用。

說明 每天1湯匙，連服1週便可消除菸癮。

來源 《雲南民族醫藥見聞錄》；推薦人：張力群。

配方2 柿餅若干。（布朗族方）

用法 欲戒菸者在菸癮來之前1小時，吃柿餅1個。1個月內不間斷，可將菸戒掉。

說明 菸癮特別重者，應適當多吃柿餅。

來源 《雲南民族醫藥見聞錄》；推薦人：張力群。

十一、補益健身配方

提神補氣

配方 大葫蘆根 500 克、豬腳或豬排骨 1500～3000 克。
（水族方）

用法 將豬腳洗淨斷小，與大葫蘆根一起放入鍋內，加水煮熟服用。連服多次。

說明 此方對提神補氣顯效。

來源 獻方人：雲南富源縣古敢鄉都章村水族王正能；推薦人：雲南富源縣曲靖地區飲服公司王德明、寶德懷。

腎 虛 症

配方1 枸杞子 15 克、牛外生殖器 200 克、食鹽生薑適量。（彝族方）

用法 取公牛生殖器洗淨，砍成小節，放入鍋里加水適量，加入枸杞子燉煮熟爛後再放食鹽、生薑即可食用。當日 1 次性食完。

說明 本方為彝族民間經驗方。對腎虛性功能弱者，使用 1 次可獲得滿意效果。

來源 獻方人：中國醫學科學院藥用植物資源開發研究所雲南分所彭朝忠；推薦人：郭紹榮。

配方2 日背帶（蒲公英根）100 克、泥下陸審安（烏骨

仔母雞）500 克、給泥（鹽）少許。（佤族方）

用法 均為鮮根，洗淨，切斷，雞去毛和內臟，洗淨，砍成小塊，混勻，放鍋裏加開水燉煮至熟爛後服食，當日分3 次食完。

說明 本方無任何毒副作用，對治療腎虛病有比較好的療效，5～7 天燉服 1 次，連服用 1～2 個月可獲顯著效果。經 5 人臨床應用效果較好。

來源 獻方人：雲南民族學院統戰部郭大昌。

配方 3 敲迪木（桑寄生尖）30 克、格蘭繞（紅花萬丈高根）50 克、糯利（豬腰子）1 個、審格勞（胡椒）7 粒、給木（鹽）少許。（佤族方）

用法 以上各味藥均為鮮品，洗淨，切斷，混勻，剁成肉泥盛在碗裏，隔水蒸熟食用，每日 1 劑，分 2 次食完。

說明 本方對腎虛、腰酸痛有一定的效果。經數人臨床應用，服用 3 劑可獲得滿意的療效。

來源 獻方人：雲南民族學校統戰部郭大昌。

配方 4 果加（大蒜）240 克、瑪爾（犛牛酥油）240 克。（藏族方）

用法 先將大蒜煮熟後搗爛與酥油調均然後置容器內，放在青稞中發酵 12 天。每日 2 次，每次 1 勺（約 5 克）。

說明 本方有補腎之功，能緩解由於腎虛引起的各種疾病，可治各種「龍病」。

來源 藏族民間方；推薦人：四川甘孜州藥品檢驗所扎西攀超。

治腎陽虛

配方1 狗肉 1000 克、生薑 150 克、大蒜 50 克、熟附片 30 克。（彝族方）

用法 將狗肉洗淨切成小塊，薑、蒜洗淨切成薄片。先將熟附片置砂鍋中加適量清水先煮 2 小時，然後放入狗肉塊，薑蒜片，小火燉至爛熟即可食用。

說明 其有溫散寒，壯陽益精之功效。用於陽虛肢冷，小便頻數，陽痿不舉，遺精早洩等症。

來源 《雲南民族醫藥見聞錄》；推薦人：張力群。

配方2 狗肉 100 克、麻雀 1 隻、小茴香適量。（傈僳族方）

用法 將狗肉、麻雀（去皮毛及內臟），加鹽及小茴香少許，燉熟，食肉喝湯。每日 1 次，連用 7 天為一個療程。

說明 狗肉性熱，能補肝腎，暖腰膝，安五臟，壯元陽，輕身益氣，治五勞七傷；麻雀肉補腎壯陽，其性燥熱，可治腎陽虛弱病症。

來源 《雲南民族醫藥見聞錄》；推薦人：張力群。

配方3 狗肉 500 克、紅薯 500 克。（苗族方）

用法 取狗肉切成塊，紅薯去皮並切成塊，加清水適量，煮 2 至 3 小時，調味後食之。

說明 可治療腎陽虛、夜多尿症。

來源 《雲南民族醫藥見聞錄》；推薦人：張力群。

配方4 狗肉 250 克、糯米 450 克、生薑適量。（壯族方）

用法 將豬肉洗淨，切成小塊，與粳米，生薑同煮為粥，

十一、補益健身配方

709

分次服用。

說明 對年老體弱，陽氣不足，遺精、陽痿、早洩、營養不良、畏寒肢冷者具有滋補和治療作用。

來源 《雲南民族醫藥見聞錄》；推薦人：張力群。

配方5 麻雀5隻，豬瘦肉200克，小粉豬油、白糖食鹽、黃酒各適量。（白族方）

用法 把雀肉、豬肉洗淨，剁成肉泥。在碗中放入適量小粉、豬油、白糖、食鹽、黃酒拌勻，把肉泥和入拌勻，做成肉餅，蒸熟，即可食用。

說明 本方補腎壯陽，適用於中老年人陽氣衰敗，臟腑虛弱，精神萎靡，體倦乏力。

來源 獻方人：白族中草藥醫生段鑫；推薦人：雲南省昆明市委政研室李桂發。

配方6 羊格嘎（胡桃仁）60克、白芝麻30克、蜂蜜30克、紅糖30克、牛奶黃油20克。

用法 以上藥物研成泥，放入瓷缸子內加250毫升水，小火煮成粥後，每日早晚1小匙用白開水沖服。

說明 對腎虛寒、精關不固，有較好的療效；治療補氣活血、神經衰弱、頭暈、心悸、多夢等症。（1）腎虛下寒者山萸肉10克、桂花10克，煎的湯沖服；（2）氣血不和者黨參20克，當歸12克，煎的湯沖服；（3）神經衰弱者炒棗仁12克，煎的湯沖服；（4）乳汁不足者加刺蝟皮20克，水煎湯沖服；（5）貧血者阿膠鹿角膠各10克煎的湯沖服。

來源 民間驗方；推薦人：內蒙古自治區阿拉善盟蒙醫藥研究所賀巴依爾。

配方 7 狗肉 250 克，黑豆 50 克，薑、鹽、糖、五香粉各適量。（京族方）

用法 上述各位齊入鍋，先用武火煮開，後改文火煨熟，肉爛後即可食用。

說明 適用於遺尿，小便頻數等腎虛症的治療及補益。

來源 《民族醫藥采風集》；推薦人：張力群。

配方 8 淮山藥 60 克，枸杞 60 克，狗肉 1000 克，薑、料酒、鹽適量。（黎族方）

用法 將狗肉切碎熟炒後與諸味同入砂鍋，以文火燉至狗肉熟爛即可。

說明 用於體弱，腎精虧損以及少氣貧血等症的補養及治療。

來源 《民族醫藥采風集》；推薦人：張力群。

腎虛腰痛症

配方 1 車前草 70 克、豬腰子（豬腎）2 個。（佤族方）

用法 取車前草（鮮品或乾品均可）洗淨，豬腰子切成小塊放入鍋裏，加入適量燉煮至腰子熟透即可，吃肉喝湯。每日 1 劑，分 3 次服完。

說明 本方簡便，有效，易找，常用於腎虛腰部酸痛，無任何毒副作用，大人小孩均可服用，3～5 劑可見效。

來源 獻方人：雲南省瀾滄縣東何鄉下南代村魏羅大；推薦人：中國醫學科學院藥用植物資源開發研究所雲南分所郭紹榮。

配方 2 比木果（野木瓜）1 個、糯利（豬腰花）1 個、

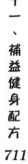

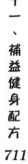十一、補益健身配方

711

給木（鹽）少許。（佤族方）

用法 均為鮮品，木瓜去外皮取果肉，與豬腰花同剁成肉泥，盛在碗裏，加少許食鹽和冷水調勻，隔水燉煮至熟透食用，每日分 2 次食完。

說明 本方壯腰益腎，主治腎虛腰痛，患者服用 3 劑後病情可獲得緩解。

來源 獻方人：雲南民族學院統戰部郭大昌。

配方 3 豬腎 1 對，肉蓯蓉 27 克（洗淨），杜仲、巴戟、青鹽各 25 克，胡桃、破故紙、小茴香各 5 克。

用法 將上藥（除豬腎子）共為細末後，用豬腎 1 對去筋膜將藥末全部裝入孔紮好，再用麵粉包如餃子形。用火烤焦去面。把肉連藥空肚一次服用完即可。

說明 本方治療腎虛腰痛效果較好。

來源 獻方人：貴州省仁懷縣政協王榮輝。

配方 4 雄豬腰子 1 對、黑豆 500 克、青鹽 50 克、小茴 25 克、大茴 25 克、杜仲 40 克、巴戟 25 克、大雲 50 克。

用法 將除豬腰子和黑豆以外的後六味藥焙乾研為極細末，再將豬腰子用竹刀劈成八片，後將上述藥末分勻加入豬腰子肉片內用線包紮好後再與黑豆同放在砂鍋內加水煮熟（忌用鐵鍋），連藥湯和豬腰子一併均勻後分 2 天內服（每天早晨空肚服），禁忌使用鐵鍋。

說明 本方治療腎虛腰痛有特效。

來源 獻方人：貴州省仁懷縣政協王榮輝六代祖傳秘方。

配方 5 豬腎 1 個、骨碎補 36 克。（壯族方）

用法 骨碎補研末入豬腰（豬腎）內，燉食，每日 3

次，每1劑服2天。

說明 本方具有補腎壯陽，強筋活血等作用，一般用於腎虛腰痛、風濕性關節炎等。

來源 獻方人：廣西壯族自治區北流縣隆盛鎮政府衛生室劉優華。

配方6 黑豆60克、陳皮3克、小茴香3克、生薑10克、豬腰1對。

用法 上諸物燉爛調味吃，日1付，分次數吃。

說明 黑豆入肝腎經，《本草綱目》云：黑豆「為腎之穀，入腎功多。」有壯腰健腎之功效，配以豬腰則取其以腎補腎之意。

來源 獻方人：廣西中醫學院第一附屬醫院朱恩；推薦人：新疆烏魯木齊市中醫院王輝。

配方7 豬尾巴1條、狗仔豆夾15克。（瑤族方）

用法 豬尾巴洗淨切段，與狗仔豆夾共燉，吃肉喝湯，每日1劑。

說明 本方為民間廣為流傳方，可連續服用。狗仔豆為瑤族地區人工栽培，很似貓豆，但內層沒有硬莢。藥用其內莢層，曬乾備用，且以越陳舊越有效。獻方者曾自服3劑病癒。

來源 獻方人：廣西金秀縣陳佳；推薦人：廣西民族醫藥研究所瑤醫研究室莫蓮英。

配方8 豬尾巴1條、千斤拔30克、狗脊30克、半楓荷25克。（瑤族方）

用法 豬尾洗淨切塊，與上藥共燉，吃肉喝湯，每1～2日1劑。

說明 本方為瑤族醫生普遍應用的有效方，可以經常應用，對腎虛引起的腰痛療效確切。

來源 廣西金秀縣瑤醫調查採訪錄；推薦人：廣西民族醫藥研究所何最武。

配方 9 棉花籽 10 克、雞蛋 2 個。（布依族方）

用法 用水同煮，蛋熟去皮後，再煮 5 分鐘，加白糖適量，吃蛋喝湯，每日 2 次，連續服用。或用棉花籽 9 克，水煎取汁，加入稠糯米粥內，再加飴糖 1 匙，服食，每日 1 次至 2 次，可治腎虛尿頻。

說明 中醫認為，棉花籽味辛、性熱，具有補肝腎、強腰膝、暖胃止痛、止血、催乳功效。棉花根味甘、性溫，能補氣升陽、止咳平喘。用治脾氣不足，食少便溏以及脾虛脫肛，子宮脫垂等。

來源 採自布依族民間；推薦人：張力群。

配方 10 馬鬃魚 8 條、50 度以上米酒或高粱酒 1000 毫升、鹽。（傣族方）

用法 先將馬鬃魚除淨內臟，後用乾淨布擦淨（不用水洗），再用鹽水浸 1 夜，取出烘乾，用酒浸泡 100 天後，每次飲兩匙，1 天 2 次。

說明 馬鬃魚味似鯉魚，可做菜食、甘甜鮮嫩，鹽為中醫五味之品，鹹入腎，用鹽使藥歸經，以之達到治療目的，酒能去腥，加入較易吸收。

來源 獻方人：雲南省瑞麗市民族醫院中醫科主治醫師謝金昆；推薦人：雲南省瑞麗市衛生局陶建兵。

氣血兩虛症

配方 1 當歸 30 克，羊肉 500 克，黃芪 25 克，黨參 25 克，蔥、薑、料酒、味精、食鹽合適量。（納西族方）

用法 將羊肉洗淨，把當歸、黃芪、黨參裝入布袋內，封口，一同放入砂鍋中，再加入蔥、薑、食鹽、料酒和適量水，置於武火上燒沸，改用文火煨，直到羊肉粑爛即可。食用時加味精，吃肉喝湯。

說明 當歸羊肉湯用於血虛，病後氣血不足，各種貧血病。

來源 獻方人：麗江納西族廚師馬立強；推薦人：雲南省昆明市委政研室李桂發。

配方 2 天門冬塊根 100 克、地門冬塊根 50 克、猴子背巾（大葉仙茅）根 50 克、奶漿藤根 100 克、雞肉 500 克、胡椒 9 粒、草果種子 5 粒。（基諾族方）

用法 以上各品均為鮮品，除去鬚根和莖稈，洗淨，砍成小節，雞去毛取出內臟，砍成小塊，胡椒草果種子搗爛，共同入鍋加水適量燉煮，熟爛食用。1 月 2～3 次即可。

說明 本方為基諾族民間經驗方滋補強身壯陽。用 3 次對氣血兩虛患者效果較好。

來源 獻方人：雲南省景洪縣基諾張經文德；推薦人：中國醫學科學院藥用植物資源開發研究所雲南分所郭紹榮、里二。

配方 3 黃精 100 克、黨參 10 克、豬蹄 750 克、紅棗 20 枚、冰糖 120 克、三七 15 克。（苗族方）

用法 將上藥水煎成湯，把豬蹄入內共煮熟爛，加冰糖攪拌後即可食肉喝湯。1 日 1 劑，每天 3 次，連服數劑。

說明 本方係文山州苗族補益驗方，經臨床反覆驗證，療效顯著。本方有補中益氣，滋腎養陰，強筋壯骨，健脾益氣之功。適用於脾胃虛弱，食慾不振，肺虛咳嗽，體虛乏力，心悸氣短，自汗盜汗等虛證患者。

來源 獻方人：雲南省文山州廣播電臺陶永華（苗族）、馬關縣醫院羅紹恩（苗族）；推薦人：雲南文山衛校任懷祥、楊學況。

配方4 三七根30克、當歸50克、羊肉300克、鹽適量。

用法 將上藥與羊肉共燉、食肉喝湯，1日吃完。可經常服食。

說明 此方有補氣、生血、調經之功，主治婦女崩漏，產後血虛等。但感冒發熱、陰虛內熱者不宜食用。

來源 獻方人：雲南省文山衛校楊學況、任懷舉；推薦人：雲南省文山州衛校黃正德。

配方5 飛來草根（瓦草參）100克、余呀陸省安（烏骨子母雞）500克、給木（鹽）少許。（佤族方）

用法 取飛來草根鮮品，去掉莖稈，洗淨，切斷，雞去毛和內臟，洗淨，砍成塊，放入鍋裏加適量開水，食鹽少許，燉煮至雞肉熟爛食用，吃肉喝湯，當日分3次吃完。

說明 本方有滋補強壯的作用，病後體虛者服用此方1～2劑亦能獲得較快的康復。

來源 獻方人：雲南民族學院統戰部郭大昌。

肺氣虛症

配方1 當下（螃蟹）5～7隻、中利（豬腳）500克、

審格勞（胡椒）7粒、給木（鹽）少許。（佤族方）

用法 捉拿螃蟹放養於桶裏備用，豬腳洗淨，砍成小塊，胡椒搗爛共放入鍋裏燉煮至豬腳熟爛食用。每日3次，連湯連渣當日服完。

說明 本方有滋補健體作用，病後身體虛弱有良好的將效果。對瘧疾和肺結核病患者效果更佳，連續使用3～5劑即可。

來源 獻方人：雲南民族學院統戰部郭大昌。

肺陽虛症

配方1 蘿蔔500克、苦杏仁15克、牛肺250克、薑料酒適量。（回族方）

用法 將蘿蔔洗淨切塊，杏仁去皮尖。牛肺用開水燙洗，再用薑汁、料酒在旺火上炒透。瓦鍋內裝入適量水，放入牛肺、蘿蔔、杏仁，熟成即成。吃肺飲湯，每週2～3次。

說明 此方補肺、清肺、降氣除痰。適用於肺虛體弱，慢性支氣管炎，冬春兩季服用尤佳。

來源 回族民間方；推薦人：雲南省昆明市委政策研究室李佳發。

配方2 燕窩10克、白及15克、冰糖適量。（哈尼族方）

用法 將燕窩水發，用鑷子揀去渣和雜質，再用鹼發至能烹製，把白及與燕窩同放入瓦鍋內，加水適量，隔水蒸至粑爛，再濾去渣，加入冰糖。早、晚服用。

說明 補肺滋陰，止嗽止血。對肺結核吐血，老年慢性支氣管炎、肺氣腫、哮喘尤佳。

來源 洽尼族方；推薦人：雲南省昆明市委政策研究室李佳發。

肺腎兩虛症

配方1　蟲草 20 克，鵪鶉 5 隻，清湯 750 毫升，薑片、蔥段、鹽巴、胡椒粉、味精適量。（彝族方）

用法　蟲草洗淨，鵪鶉宰殺後退毛，去內臟，洗淨切塊，放入大湯碗內，加清湯、薑片、蔥段、鹽巴，然後放在鋁鍋內隔水燉 1～2 小時，揀去薑蔥放胡椒粉、味精即可。

說明　蟲草性甘、溫平，是滋補強壯藥。含蛋白質 25％、脂肪 8.4％、碳水化合物 28.9％、粗纖維 18.5％、蟲草酸和氨基酸 7％。鵪鶉味道鮮美，既是滋補身體的佳品，又是治療疾病的藥物。據李時珍《本草綱目》記載，「鶉肉，補五臟，益續氣。實筋骨，耐寒暑，消結熱。」兩者合烹，具有益五臟，補腦益陽，填精益髓之功效。適應腎虛陽痿，肺虛久咳，神經衰弱，病後體虛不復等症和平時滋補。

來源　獻方人：雲南省普洱飲服公司張祖仁；推薦人：雲南省思茅行署商業局張炳剛。

脾氣虛症

配方1　棗子 250 克、羊脂 25 克、糯米酒或黃酒 250 毫升。（傈僳族方）

用法　先將棗子放入鍋中，加水煮軟後，倒去水，加入羊脂，糯米酒煮沸後晾涼，然後倒入玻璃瓶或瓷罐中，密閉貯存一週即可。

說明　1 日 2 次，每次食棗 3 至 5 個。

來源　《雲南民族醫藥見聞錄》；推薦人：張力群。

配方2　雞肉 250 克、猴頭菌 150 克、黃芪 30 克、生薑 15 克、蔥白 20 克、食鹽 5 克、胡椒麵 3 克、小白菜心 100 克、清湯 750 克、食用油適量。

用法　猴頭菌洗髮乾淨切片，雞肉切成 2 公分見方的砣，黃芪用濕毛巾揩淨切成馬耳形薄片，生薑蔥白均勻切成細節，小白菜心用清水清洗乾淨。鍋置旺火上，熱鍋放入適量的食用油，投入猴頭菌、黃芪、雞肉煸炒片刻，下入蔥薑、食鹽、胡椒麵翻拌均勻，注入清湯移到小火上燉 1 小時左右，再下入小白菜心，旺火煮沸即可裝碗食用。

說明　黃芪甘溫、能補脾胃、益肺氣、生陰血；猴頭菌甘平，營養豐富，味道鮮美，補腦力，提精神。與雞肉同燉能共奏補氣養血，補腦強身之功，用於脾虛食少、乏力、肺虛自汗、易感冒、氣血兩虛之眩暈、心悸、健忘、面色無華等症，確有較好療效。

來源　四川成都惠安餐廳；推薦人：雲南省副食果品公司關明。

配方3　香竹、糯米、芝麻葉各適量。（傣族方）

用法　將香竹按節砍下，裝進糯米，加水浸泡 5～6 小時，然後用芝麻葉塞住竹筒口，斜放在火炭上烤，邊烤邊翻，待到竹筒表面燒乾呈黃色，便可以聞到一股別致的香糯米味，香竹糯米飯即告燒熟。

說明　西雙版納素稱「竹子王國」，有一種香竹，是傣家人的特產，用它燒制的糯米飯，清心開胃，香糯可口，營養豐富，有獨特風味。每天冬季，香竹剛好生長抽條，通梢無葉，老嫩合適，竹節均勻，竹內膜香味正濃，與此同時，晚稻糯穀登場，是食用香竹糯米飯的最好季節。

來源　獻方人：雲南省彌勒縣醫院郭維光。

脾胃寒濕證

配方 1 鯽魚 250 克、生薑 30 克、橘皮 20 克、胡椒 3 克。（普米族方）

用法 鯽魚去鱗、腮、內臟、洗淨；生薑洗淨切片，與橘皮、胡椒同包紮在紗布袋中，填入魚肚。置鍋中，加適量水，小火煨熟，加鹽少許，空服飲湯食魚。每日 2 次。

說明 本方適用於感寒後之胃部疼痛。

來源 《雲南民族醫藥見聞錄》；推薦人：張力群。

脾胃虛證

配方 1 糯米 50 克、蓮肉 20 克、紅棗 10 枚、懷山藥 25 克、白糖適量。（白族方）

用法 將糯米淘洗乾淨，拌和蓮肉、紅棗、懷山藥煮為粥，熟後食用時加白糖拌勻，每日早、晚服用。

說明 能健脾止瀉，益氣養心。對脾胃虛弱，體倦無力，食少便溏，血虛萎黃，夜寐多夢，心神不寧等症均有療效。

來源 獻方人：雲南白族民間中草藥醫生段鑫；推薦人：雲南省昆明市委政策研究室李桂發。

配方 2 山粟子 150 克、糯米 100 克。（白族方）

用法 先把粟子煮熟，入米煮成粥即可服食，空腹最佳。

說明 此方健脾養胃，補腎強精。適用於脾虛氣弱、肢體軟弱、頭昏手抖，飲食不下，泄瀉下利，還可治反胃、嘔吐等症。

來源 獻方人：雲南省大理白族中草藥醫師段鑫；推薦

人：雲南省昆明市委政策研究室。

配方 3 羊頭 1 個，枸杞子 10 克，黨參 18 克，陳皮 10 克，上湯 500 克，食鹽、味精適量。

用法 羊頭用火燒燎去絨毛，放入溫水中刮洗淨乾淨，砍成兩半，取出羊腦，將羊頭放入鍋中煮 9 成熟，取出折去骨頭切成方塊。枸杞、黨參、陳皮洗淨，用砂鍋盛裝好加入上湯移在小火上燉 1～2 小時後即可食用。食用時兌入食鹽和味精。

說明 本品有補脾益腎之功，對於脾胃虛弱，食少納呆，腹脹便溏，或體虛消瘦、眩暈耳鳴，或小兒先天不足、發育不良等可經常服用。

來源 成都中醫學院彭開教授；推薦人：雲南省副食果品公司關明。

配方 4 薏仁米 1000 克、陳豬腳 1200 克、草果 3 克、薑片 8 克、精鹽 20 克。（苗族方）

用法 豬腳燒刮洗淨、入砂鍋加清水、薑片，煮沸後再下鹽、草果，中火燒熟後再下洗淨的薏仁，煮至六成熟時置微火上燜粑即可。

說明 薏仁又叫薏苡仁，味甘淡微寒，歸脾、胃、肺、主治脾虛泄瀉、肺痛胸痛、咳吐膿痰、風濕痹證、筋脈拘急、老年性浮腫和風濕性關節炎，補正氣，豬腳可清熱解毒、補血，填腎精而健腰腳，滋胃液而滑肌膚，治乳無汁，本品經數十位醫生試用，對胸痛、風濕等有較好的治療作用，其中的草果還能除熱燥濕、祛寒止痛。

來源 獻方人：雲南省路南石林賓館代鋒坤自民間收集整理；推薦人：雲南省飲食服務學校任惠康。

配方5 臭参500克，豬排骨1000克，食鹽、味精適量。

用法 將臭参清洗乾淨，晾乾水分，改刀成段待用，排骨砍成塊狀用清水清洗乾淨，取小燉鍋一個倒入排骨，加清水是主料的2倍上旺火煮沸打去浮沫，移小火燉2小時，注入臭参，再煮1小時左右，調入食鹽味精即可食用。

說明 臭参燉排骨是冬季補虛，提氣、祛悶脹的藥食，老年人每年服用3個月，可以健脾益氣，延年益壽。

來源 推薦人：雲南省昆明市第二商業學校特級廚師吳美清。

配方6 田螺蟎300克，豬肉末50克，白頭韭菜40克，雞肉湯300克，食鹽、味精、胡椒粉、香醋各適量，芝麻油5克。

用法 取1個湯盅，注入生韭菜末，熟肉末，炒鍋上火加清水600克燒沸，入少量鹽，把淨螺蟎入水汆一下，撈出螺蟎再倒入湯盅內、炒勺再次上火，放入雞肉湯，加食鹽、味精、胡椒粉、香醋，調出酸辣味倒入湯盅內，淋上芝麻油即成。

說明 酸辣螺蟎湯，主料是用田螺的蟎，冬季盛多而肥嫩，它具是名菜之一，又可開胃，暖脾，增進食慾，並有祛寒保持人體功能的功能。

來源 推薦人：雲南省昆明市第二商業技校特級廚師吳美清。

配方7 黨参5克、大棗10個、糯米200克、白糖25克、水澱粉30克。（壯、傣族方）

用法 糯米洗淨，入大碗中加水蒸熟後扣於盤中，黨参、大棗燒湯後加白糖，用水粉勾二流芡澆於糯米飯上即成。

說明 本方於輕度體虛時應用較有療效。大棗味甘性溫，入脾、胃經，主治虛弱食少、泄瀉、婦女臟躁及各種血虛症，可保護肝臟、增強肌力、緩和藥性等。本方可綜合治療體虛無力，食慾減退、心悸失眠、浮腫，但對陰虛火旺者忌用。如 1987 年，版納一青年體虛無力，食慾不振，伴有輕度浮腫，用本方食療 1 週即痊癒。

來源 獻方人：雲南省路南石林賓館代鋒坤；推薦人：雲南省飲食服務學校任惠康。

配方 8 雞樅葫苓 2 個、豬瘦肉 300 克、鹽少量。（彝族方）

用法 雞樅葫苓去盡黑皮，同豬肉剁細放點鹽拌勻燉熟即可佐食。

說明 雞葫苓是生長在雞樅窩內的菌類，不易挖到，12 月至次年 3 月為採挖時間，有經驗的人在 8～9 月份看到出雞樅的地方會長出像筷一般的雞樅香，打起記號，於次年 3 月去採挖。雞樅葫苓是滋補品，又是高級美味佳餚。

來源 獻方人：雲南省峨山縣小街鎮永昌辦事處醫生柏天德；推薦人：雲南峨山縣飲服公司柏聯生。

配方 9 羊肉 1000 克，鯉魚肉 1000 克，葫葵絲 5 克，生薑、韭菜、薄荷各 50 克，黨參 20 克。（彝族方）

用法 羊肉、魚肉切為塊，同葫葵絲、生薑、黨參共煨熟後加韭菜、薄荷服用。

說明 本方用於精神萎靡、飲食不振時效果極佳。還能補氣壯陽，主治四肢無力，頭暈眼花、房勞過度等，是民間方。該方經老慶林醫生多年臨床經驗證明，對體虛無力、腎虧精損、腳膝萎軟等虛證，有補益和治療作用，是幾十年的

經驗奇效方。如 1979 年，雲南宣威磷肥廠李×，36 歲，因房事過度，精神萎靡，飲食不佳，體虛無力，還伴有頭暈眼花等。用本方多次，減少房事後，體質增強，面容舒展，頭目清醒，四肢有力。

來源 獻方人：雲南宣威縣東沖竹園村王慶林，雲南路南石林賓館代鋒坤；推薦人：雲南省飲食服務學校任惠康。

脾腎陽虛症

配方1 乾三七根 100 克（或三七 20 克）、黃精 50 克、茯苓 100 克、白朮粉 10 克、山奈 10 克、胡椒 1 克、味精 1 克、仔母雞 1 隻、鹽適量。

用法 將上藥放入汽鍋，再放入雞肉塊，不要放水，一次蒸熟，約蒸 1～2 小時。上量可供 10 人一餐食用，連肉帶湯食之。

說明 本品為文山州著名的佳餚——三七汽鍋雞。具溫中散寒，補脾益腎之功效。適用於脾胃虛寒、脾腎陽虛之脘腹冷痛、泄瀉、腰膝酸痛、體弱無力、食慾不振，且可提高人體免疫機能，用於手術後的輔助治療，並有一定的減肥作用，老幼皆宜。

來源 獻方人：雲南省文山衛校任懷祥、楊學況；推薦人：雲南省文山州醫院鄭卜中。

配方2 豬肚 1 個、小仙茅 30 克。（土家族方）

用法 用鹽將豬肚內壁的附著物搓洗掉，用水沖淨，合小仙茅（切碎）同煮，待豬肚煮熟後，撈起切成薄片，加適量蔥、薑、鹽等佐料服食，1 日 3 餐，亦可同時服湯汁。

說明 豬肚味甘，性微溫，含有較為豐富的蛋白蛋、脂

肪和維生素，功可補氣健脾；小仙茅為石蒜科植物小金梅草 Hypoxis au-rea Lour 的全草，味甘微辛，性溫，功專溫腎壯陽補氣，主治腎虛腰病。兩藥合用脾腎雙補，對病後脾腎陽虛所致的虛寒之證，有較好療效。患者何某，男，51歲，病瘧疾，遷延月餘方癒，病後元氣大傷，常有畏寒肢冷，入冬更甚，經用此方間斷服用3個月，身休康復如前。

來源 獻方人：湖北恩施醫學專科學校趙敬華。

脾胃食滯症

配方 1 青菜苔、酸水、木本番茄（洋酸茄）、紅糖、芫荽、豬油、食鹽、青辣子、味精、大蒜各適量。（傣族方）

用法 洗淨放好，用土鍋放適量的冷水，加酸水一碗，用火燒開，把洗淨的青菜苔用手扭成 2～3 公分長的小段下鍋煮 10 分鐘。將酸茄放在熱的木柴灶灰裏焙著，燒至皮焦心熟取出，邊拍邊吹，去掉粘附上面的灶灰，切碎，繼青菜苔下鍋後 10 分鐘，加入湯中，再煮 15～20 分鐘。加入熟豬油 200 克，紅糖 100 克，煮至菜熟呈黃色即成。最後將佐料放入湯中，加適量味精，製成蘸水。

說明 這道酸扒菜，傣語叫「帕佐」。木本番茄，係由緬甸等亞熱帶地區引種到景頗山寨的多年生灌木果樹，其營養成分與「番茄」相似，含有較多的鈣、磷和維生素 C，傣家酸扒菜，是宴請賓客的美味佳餚，諸君如有機會到德宏，千萬到傣家親口嘗嘗具有獨特風味的傣家「酸扒菜」。可大大刺激人們食慾，具有顯著的健胃作用。

來源 獻方人：雲南省彌勒縣醫院郭維光。

配方 2 糯米、紅籽刺根、糯米飯花、紫荊、藤皮、楓

香葉各適量。（布依族方）

用法　用上述植物熬水，得紅、黃、紫、黑各色水。然後用各種帶色的水浸泡淘洗好糯米。經過一段時間浸泡後，糯米被浸成各種顏色，上甑蒸熟後即成帶紅、黃、紫、黑等色的糯米飯。白色糯米飯則用清水浸泡糯米後即上甑蒸成。

說明　此乃布依族的五色飯，色彩鮮豔、香味殊異，可明顯刺激食慾，增加胃腸蠕動等作用。

來源　獻方人：雲南省彌勒縣醫院郭維光。

配方3　青苔、薑汁、雞蛋清、鹽水合適。（傣族方）

用法　將青苔洗乾淨後切成薄片，灑上鹽水、薑汁、雞蛋清，曬乾後剪成小片，放入鍋中用油炸黃，即成。

說明　青苔是西雙版納地區的一種別致的地方菜。青苔屬藻類水生植物，生長在瑞麗江畔的卵石上及岩石上，是深綠色，苔絲稍粗，產於江湖池塘中，呈淡綠色。這道名菜，傣家人叫油炸青苔，它營養豐富，清香鮮美，有助消化、潤腸、利喉等作用。

來源　獻方人：雲南省彌勒縣醫院郭維光。

配方4　大米 100 克、羊肉 110 克、大棗 60 克、蜜棗 50 克、葡萄乾 100 克、桃子 50 克、酥油 150 克。（藏族方）

用法　水煮，乾稀飯均可，趁乘熱加酥油攪拌後食用。

說明　本食療方流傳於西藏各寺廟，也叫「吉祥粥食」。主要用於健胃補脾、化痰補肺、壯陽補腎、滋陰生髮，孕婦食用安胎利水等高血壓、膽囊炎患者慎用。

來源　獻方人：西藏古藏醫科研究室單增西繞。

配方5　白朮 60 克，乾薑 6 克，紅棗 250 克，雞內金 10

克，麵粉 500 克，菜油、鹽各適量。

用法 ①將白朮、乾薑用紗布包成藥包紮緊，放入鍋內，下紅棗，加水適量，先用武火燒沸，後用文火熬煮 1 小時左右，除去藥包和紅棗的核，把棗肉攪拌成棗泥待用。②將雞內金粉碎成細粉，與麵粉混合均勻，再將棗泥倒入，加水適量，合在麵團。③將麵團分成若干小團，做成薄餅，用文火烙熟即成益脾餅。

說明 此藥膳的功效是健脾益氣，開胃消食。適用於食慾不振，食後胃痛，慢性腹瀉，慢性腸胃病等。

來源 獻方人：雲南省彌勒縣醫院郭維光。

脾 肺 虛 症

配方 1 日木龍下南（無冬根）100 克，泥利（豬瘦肉）250 克，給木（鹽）少許。（佤族方）

用法 取日木龍下南塊根鮮品，洗淨，切斷，豬肉洗淨，切成小塊，放入鍋裏加適量開水，用文火燉煮至熟爛食用。每日食 3 次，一般食用 3 天為 1 療程。

說明 本方有滋補，強壯身體之功能，對體虛、氣弱患者，服用此方 3～4 劑能獲得較快的康復。

來源 獻方人：雲南民族學院統戰部郭大昌。

配方 2 人參 25 克，甲魚肉 500 克，清湯 750 毫升，薑片、蔥段、料酒、鹽巴、胡椒粉、味精適量。（彝族方）

用法 將人參用溫水泡發切片，甲魚切塊，入沸水鍋中焯水後撈出，洗去血沫，放入大湯碗內，加放清湯、薑片、蔥段、料酒、鹽巴、人參，上籠蒸耙，揀去薑蔥，放胡椒粉、味精食之。

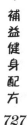

說明　此方補元生津，滋陰補腎，也可用於氣虛、肺虛等症。

來源　獻方人：雲南省普洱縣飲服公司張祖仁；推薦人：雲南省思茅行署商業局張炳剛。

配方3　帕嘎休羅蒿（白花苦菜）30克。（傣族方）

用法　取白花苦菜數量不限，洗淨、曬乾備用。白花苦菜放入陶罐煎煮，即湯汁代替茶水飲用，3天為1療程，輕者1個療程，重者3個療程可癒。

說明　本方專門用來治療老年人虛弱無力，形體消瘦，無毒副作用。曾治癒5例。如波龍，男，65歲，整日軟弱無力，沒精打彩，形體漸瘦，服本方2天後精神亦好，連服3個療程，體重增1公斤。

來源　獻方人：雲南西雙版納州民族醫藥科研所趙應紅；推薦人：中國醫學科學院藥用植物資源開發研究所雲南分所郭紹榮。

配方4　紅毛洋參50克、大棗10個、豬腳1支（重100克）、鹽適量。（納西族方）

用法　將紅毛洋參、豬腳洗淨，與大棗、鹽一起煮熟食用。

說明　紅毛洋參是藥用價值高的植物。生於麗江玉龍雪中3800公尺的砂石中，屬罌粟科，多年生草本，有紫花、黃花兩種，民間視為神藥。它具補中益氣作用，多用於病後體虛，氣血兩虛，浮腫、哮喘等，並促進新陳代謝，降壓，增進飲食等功效。

來源　獻方人：雲南麗江地區藥檢所和志高；推薦人：雲南麗江縣飲食公司蕭文錦。

心腎陽虛症

配方1 哈媽郎（黑狗蹄）4支、哈母郎（黑豬蹄）2支、批囡（胡椒）7粒、辛將（小薑）3片、三七少許。（傣族方）

用法 將狗、豬蹄燒黃刮毛洗淨，胡椒研粉，三七焙黃研細與小薑一齊入鍋燉，待蹄爛時放入少許食鹽、吃肉喝湯，隔日1次。

說明 體內陽氣不足，表現畏寒、怕冷，精神萎靡，疲乏無力，失眠多夢，納差消瘦等。本方具有提神補氣，補血壯陽之功，男女老幼皆宜。一般服用4～5次即可恢復。如王×，女，42歲，面色㿠白，消瘦乏力，畏寒怕冷3月餘，經服用本方5次，食慾明顯增加，上述症狀完全消失。

來源 獻方人：雲南省西雙版納州民族醫藥研究所康朗臘；推薦人：雲南省西雙版納州民族醫藥研究所李朝斌。

配方2 紫糯米、靈芝各50克、小麥60克、白糖30克。（傣族方）

用法 紫糯米、靈芝、小麥均用水洗淨，靈芝切塊用紗布包好，一起放入砂鍋裏，加1碗水，用文火煮成粥，加入白糖服用。

說明 本品在婦女身體虛弱，腎臟虛損時應用較好。功能養心安神，補肝益腎，補虛，主治腰酸軟，心悸，失眠，健忘，神經衰弱等疾病。其中靈芝味甘而溫，入五臟，能補益虛損，保肝，鎮靜，養心安神，健腦益胃，利尿解毒，主治神經衰弱，頭暈，慢性肝炎，胃病等。

來源 獻方人：雲南省路南石林賓館代鋒坤；推薦人：

十一、補益健身配方

729

雲南省飲食服務學校任惠康。

配方 3 老母雞、鴿子、麻雀各 1 隻，神砂 0.5 克，人參 1 支，草果粉 10 克，精鹽、味精、生薑適量。（拉祜族方）

用法 母雞、鴿子、麻雀宰殺去內臟洗淨，用精鹽、味精、生薑、草果粉放入醃 20 分鐘，把麻雀放入鴿子腹內，把鴿子又放入雞腹內，放入瓷盆內，加入少許湯、薑片、精鹽、置於沸水鍋內燉粑，即可離鍋趁熱食之。

說明 本方係民間秘方，治療體虛，腎弱，夢頻等，均可配吃 1 劑。以往的食者均反映效果較佳。

來源 獻方人：雲南省瀾滄縣飲服公司徐文；推薦人：雲南省思茅行署商業局張炳剛。

配方 4 桂圓肉 30 克、鱔魚肉 400 克、清湯 750 毫升、調料適量。（傈僳族方）

用法 鱔魚開肚，洗去血污，放入砂鍋內，再放桂圓肉，清湯及調料，先旺火燒沸，後小火慢燉，食時去薑蔥，放味精即可。

說明 鱔魚百古被譽為補益之品，其性甘溫，入肝脾腎。與桂圓肉同烹，具有補心安神，益氣養血，滋補肝腎祛。社風通絡等功效。適應氣血不足、體質虛弱、腸鳴腹痛。

來源 獻方人：雲南省思茅地區防疫站周曉冬；推薦人：雲南省思茅行署商業局張炳剛。

肝腎虛症

配方 1 母雞 1 隻、短柄拔葜 30 克。（土家族方）

用法 先將母雞剖開去掉內臟，洗淨，切成小塊，然後

加入洗淨切成片的短柄拔葜同煲，待雞肉煮爛，食肉喝湯。

說明 短柄拔葜，土家族地區又名金剛豆藤，為百合科植物短柄攏葜simlax discotie waro 的根莖。夏秋季挖，洗淨曬乾備用，其功能補虛益精，清熱利濕，活血止血。兼之母雞有補肝腎，益氣血的作用，故凡肝腎精血不足，脾虛失運，氣血衰少者均可使用。該方在鄂西土家族苗族自治州民間廣泛流傳，經筆者驗之臨床療效尚可。

來源 獻方人：湖北恩施醫學專科學校趙敬華。

配方2 千針萬線草20克、白楊樹寄生20克、豬肉100克。（白族方）

用法 用土鍋燉肉及藥物，先喝湯，最後吃下豬肉及千針萬線草，可在湯中加少許食鹽，每日服3～4次，連服15天。

說明 千針萬線草滋補肝、腎。白楊樹寄生安神鎮靜，兩藥配伍加以豬肉燉服補氣提神。如×××，女，38歲，慢性腎炎治癒後仍有疲乏、頭昏耳鳴症狀，經服本方15天，上述症狀全部消失。

來源 獻方人：雲南省大理市康復醫院許服疇家傳方。

配方3 布格（冰糖）、甲魚、南玉加貴（黑木耳）、黑棗燒蹄膀、桂圓燒蹄膀。（藏族方）

用法 取冰糖、黑棗燒蹄膀、桂圓燒蹄膀、黑木耳、甲魚各適量煎服。每日3次。

說明 本方具有補虛強身的功能，並有滋補肝腎，益氣養血的作用。

來源 獻方人：德欲縣醫院藏醫科魯茸此稱；推薦人：藏醫院迪慶晉美。

配方 4 枸杞 30 克、青木瓜 50 克、小公雞肉 250 克。
（白族方）

用法 將木瓜切絲，與枸杞、雞肉下油鍋爆炒食用。

說明 每年青木瓜出，1 月煮吃 2～4 次，起到舒筋、活血、強身、健體之功效。屬營養藥膳。

來源 獻方人：雲南省大理白族自治州洱海賓館曠瑞陽；推薦人：雲南省大理白族自治州商業局張景兼。

配方 5 蝦公舅 50 克。（土家族方）

用法 將蝦公舅（桃花蟲）焙乾，後用素油炒熟。即可食用。一次 50 克，1 日 2 次。

說明 蝦公舅，又稱桃花蟲，在桃花盛開時季生長於溪溝，田中，為蜻蜓的幼蟲體。用捕魚器具撈出，焙乾。民間認為有補腎、強腰膝之功。

來源 湖南湘西民間；推薦人：湖南湘西自治州民族醫藥研究所瞿顯友。

肝腎陰虛症

配方 1 枸杞子 150 克，牛腦 1 具，食鹽、蔥、薑、料酒、味精各適量。（回族方）

用法 把枸杞子、牛腦洗淨，牛腦在清水中去血筋，置於鋁鍋內，加水適量，放入食鹽、蔥、薑、料酒，隔水燉熟，即可食用，食用時加少許味精，每日 2 次，佐餐用。

說明 此藥膳補肝腎，益腦安神，強身健體。適用於肝血虛所致的頭痛、頭暈眩等病症。

來源 推薦人：雲南省昆明市特級廚師馬允勤。

配方2 熟養肉 400 克、鮮嫩蓯蓉 100 克、蔥白 2 棵、毛薑、精鹽、味精、胡椒、小粉各適量。（回族方）

用法 羊肉改成一字條塊整齊擺在蒸碗中，蓯蓉放在羊內上，再加入蔥、薑及其餘調味品，注入羊肉湯，上籠蒸 2 小時，反入盤中，把湯濾去，掛小粉芡，即成。佐餐。

說明 此方補肝益腎，補精血。適用於腎虛、陽痿，腰膝冷痛，筋骨痿弱，性機能減退等症。

來源 推薦人：雲南省昆明市飲食公司回族特級廚師馬允勤。

配方3 羊腰2對、杜仲12克、苦菜葉1葉。（回族方）

用法 將羊腰洗淨，中間一刀切為兩瓣，杜仲舂碎，放在羊腰兩瓣中間，用苦菜葉包好，放入柴炭火中（子母灰中）慢慢燒烤，至熟去掉菜葉，改刀即可食用。

說明 此方補肝腎，降血壓。適用於腎虛腰痛，老年耳聾等症。

來源 推薦人：雲南省昆明市飲食公司回族特級廚師馬允勤。

肝陽上亢症

配方1 天麻 25 克，石蚌 700 克，清湯 800 毫升，薑片、蔥段、料酒、鹽巴、胡椒粉、味精適量。（彝族方）

用法 天麻溫水浸泡一夜後切片，石蚌去皮、去內臟洗淨，與天麻、薑蔥、鹽、清湯齊放入大湯碗內上籠蒸 1 小時，食時揀去薑蔥，放胡椒粉、味精即可。

說明 天麻多年生草本植物。據《神農本草經》記載，有醫治驚風、神志昏迷、提氣益神的作用。石蚌鮮甜，可與

仔雞媲美，有滋補小兒疳疾之功效。亦適用於血虛、肝風內動等症。

來源 獻方人：雲南省普洱縣飲服公司李清；推薦人：雲南省思茅行署商業局張炳剛。

血　虛　症

配方1 日歸南木（血滿草根）50克、申該（山鴿子幼鴿）2隻、給木（鹽）少許。（佤族方）

用法 取日歸南木根鮮品，洗淨，切片，幼鴿除去毛和內臟，洗淨，混合剁成肉泥裝進碗裏，放入少許食鹽，再加入少許冷水，調勻，隔水燉煮至熟透，取出食用。

說明 本方有較好的補血作用，療效特別好，對「血虛」貧血患者，每月能使用本方2～3次亦可獲得較為顯著的效果。

配方2 製首烏30克，母雞1隻，食鹽、生薑、料酒各適量。（苗族方）

用法 將炮製過何首烏研為細末，待用。將宰殺好的母雞去內臟洗淨，用布包好首烏粉置於雞腹裏，放瓦鍋中，加入適量水煨熟。把雞腹內的首烏粉袋取出，加食鹽、生薑、料酒適量，即可食用，每天2次，吃肉喝湯。

說明 此方補肝養血，滋腎益精。適用於血虛、肝腎陰虛所引起的頭昏眼花、失眠、脫肛、子宮脫垂等病症。

來源 宜良民間苗族方；推薦人：雲南省昆明市委政策研究室李桂發。

配方3 羊腰500克，黃花菜50克，菜油、蔥、薑、蒜

食鹽、糖各適量。（回族方）

用法 將羊腰切開，剔筋去臊，洗淨，切為腰花塊狀；黃花菜水泡發好，撕為小條。炒鍋內把菜油燒熱，先煸炒蔥、薑、蒜作料；再爆炒羊腰，至變色熟透時加入黃花菜、食鹽，糖煸炒片刻，加芡粉，汁水透明即可。分頓佐餐。

說明 此方養血平肝，補腎通乳；適用於腎虛腰痛、耳鳴及產婦少乳。

來源 雲南省昆明民間常用草藥，獻方人：雲南省昆明飲食公司馬允勤；推薦人：昆明市委政研室李桂發。

配方 4 歸頭 100 克、豬腳 500 克、草果 0.05 克、鹽少許、醬油 3 克。（納西族方）

用法 將歸頭洗淨切成片待用，將豬腳切開成小塊，用 1000 克水和少許鹽、醬油。用小個土罐蒸至 7 成熟，把罐裏少量湯質和豬腳取出，然後用一個小氣鍋將豬腳和歸頭都拌勻後放入氣鍋中蒸製 1 小時即可食用。

說明 本方主治產後貧血，能起補血補氣作用，歸頭對產後貧血，體虛有較好的治療作用，無副作用。

來源 獻方人：雲南省麗江縣飲食服務公司蕭文錦。

虛 癆 症

配方 1 乳鴿 1 隻，潞黨、當歸、白朮、熟地各 10 克。（壯族方）

用法 將出生 1 週左右未長羽毛的乳鴿用水憋死，剖淨肚腸，裝入其餘四味藥，隔鍋燉熟，取出吃肉吃渣，每週 1 劑，連服 10 次。

說明 本方滋補氣血，溫養五臟，對諸虛勞損，病後體

虛服之皆有顯著療效，如曹敏，女，58歲，廣南縣南街人，壯年時患病，婦科多種疾患，1990年做膽囊切除術後體質更虛，嚴重貧血，頭目昏眩，易感冒，經服本方10劑後，精神健旺，年餘未患感冒。

來源 獻方人：雲南省文山州藥檢所李東河；推薦人：雲南省文山州藥檢所王永發、張福榮。

配方2 人參、田七、當歸、白朮、扁豆、薑妙、厚朴、麥芽各等適量，烏肉雞1隻。（土家族方）

用法 將上藥篩選乾淨，共為粗末，用紗布包好，用清潔水浸3小時。殺1隻肉雞，去毛除去內臟，再將浸泡的藥包放入雞的腹腔內，用線封閉後放入蒸籠中蒸熟，後南蒸3小時，取出腹部的藥包，用調味品飲服雞肉，每日1餐，每餐200克，可經常食用。

說明 虛勞病的原因多，以臟腑虧損，氣血陰陽不足為主要病機。一般治療是分證型論治。本方適用於各類久虛成勞的疾患，健康人食用，能增強體質，延年益壽。本方的配製，是遵循古人的意願，古人說：「虛勞日久，諸藥不效，而所賴以無恐者，胃氣也。善人之一身，以胃氣為主，胃氣旺則五臟受蔭，水津四布，機運流通，飲食漸增，津液漸旺，以至充血生精，而復其真陰之不足。」

本方的功用是：補脾健胃，益氣升陽，活血祛瘀，補血生精，抗邪衛外，陰陽虛損複。臨床用於肺氣虛、心血虛、肝血虛、腎陰虛、脾陽虛都收到了滿意的效果。本方為平補之劑，適用於陰陽的虧損。

來源 獻方人：向宏憲。

配方3 布讓（紅糖）50克、雅咸夏（犛牛肉）100克、

俄滿（牛奶）150毫升。（藏族方）

用法 將犛牛肉洗淨、切塊，置牛奶中用文火煮沸後加入紅糖，再共煮10分鐘即可食用。每日2～3次，每次100～200克，吃肉喝湯。

說明 此方有扶正祛邪，補虛之效，對產後或病後身體虛弱、頭昏、眩暈、失眠等均有效。

來源 獻方人：四川甘孜藏族自治州藏醫院唐卡‧昂旺降措；推薦人：四川甘孜州藏醫院降擁。

配方4 甲魚1000克，蟲草20克，蔥、薑各20克，鹽、味精、胡椒適量。

用法 甲魚宰殺洗淨切塊，用水焯後沖淨，原湯吊清，加鹽、味精、胡椒調味，甲魚入汽鍋加清湯、旱草、蔥、薑片上籠蒸熟即可。

說明 甲魚（又名鱉、王八）其肉甘而平，無毒，主治補中益氣，羸瘦，其營養豐富、滋補健身，能清虛癆之熱，涼血補陰，是一般清熱藥所不及的佳品，還可治沖任虛損、久癖不止，崩漏失血等。蟲草味甘性平，入肺腎經、能補益心、腎肺虛損，止咳喘等是高級滋補品之一。本方經食用證明，它對肺、心、腎的虛弱症有較好的療效。

來源 獻方人：雲南路南石林賓館代鋒坤；推薦人：雲南省飲食服務學校任惠康。

配方5 黃芪30克、枸杞30克、粳米100克。（土家族方）

用法 黃芪水煎去渣加入枸杞，粳米煮粥服食。每日2次，半月為一療程。

說明 本方適應於產後病後體虛，脾胃氣虛，脾腎虧損

者均可服用。年老年弱者亦可服用。黃芪大補元氣，紅棗益氣健脾和胃；枸杞補肝腎；粳米補氣養血。一般服1～3療程均有明顯效果。

來源 獻方人：湖南省慈利縣龍壇河鎮盧來生；推薦人：湖南省常德市第一人民醫院滿世成。

配方6 蟲草50克，鴨1000克，蔥100克，薑50克，鹽、味、精、胡椒各2克，料酒10毫升。（納西族方）

用法 蟲草刷洗乾淨，在油鍋中微炒；鴨洗淨出水；把蟲草插入鴨脯，加上調料，放上籠蒸熟即可。

說明 蟲草又名冬蟲夏草，產於迪慶藏族自治州，是著名的滋補強壯藥，蟲草燉鴨，不但汁鮮味美，而且具有保肺益腎、益氣補血、補而不燥以及興陽之效。

來源 雲南民間方；推薦人：雲南省飲食服務學校蘇衛華。

健　　胃

配方1 紫蘿蔔300克、羊肉150克。（普米族方）

用法 煮食，每日1劑，不拘時。

說明 蘿蔔皮和心都呈紫紅色，味微甜，春種夏收。紫蘿蔔與羊肉、牛肉煮食，膻味則消失，具有較好的健胃消食作用。

來源 獻方人：雲南省彌勒縣醫院郭維光；推薦人：雲南省藥物研究所張力群。

配方2 螞蚱200克、小茴10克、油80克、鹽4克。（彝族方）

用法 螞蚱去腳和翅，用開水燙後，下鍋加油鹽煸炒至熟即可。

說明 本方用於脾胃虛弱，脘腹滿悶脹痛，不思飲食等症有效。

來源 獻方人：雲南省飲食服務學校蘇衛華。

配方 3 雞棕 100 克。

用法 雞棕削淨泥土，煮食或煎湯。吃菌喝湯。

說明 雞棕為白蘑科植物雞棕的子實體（又叫雞腳菇、白蟻菇等），鮮雞棕味甘、性平。滋味極鮮美。能益脾胃、助消化，寧神益智。並可防治痔瘡。

來源 推薦人：雲南省飲食服務學校蘇衛華。

配方 4 草決明適量。（土家族方）

用法 用保溫杯，開水浸泡，隨泡隨飲。

說明 此方謂草決明茶，有明顯健胃作用，用於食慾減退者有效。

來源 獻方人：青海民和縣誌辦公室朱曄平。

配方 5 白豆蔻 16 克、麵粉 100 克、酵麵 50 克。（土家族方）

用法 將白豆蔻打成細末。將發好麵的加鹼水適量，灑入白豆蔻末中，用力揉面，直至鹼液、藥粉均勻後，製作饅頭，謂之豆蔻饅頭，1 劑服 1～2 天。

說明 適用於胸腹脹滿，食慾不振等患者。一般病例，服 2～3 天即見效。

來源 獻方人：青海民和縣誌辦公室朱曄平。

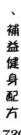

十一、補益健身配方

配方 6 嫩香竹 3 節、花生米 200 克、糯米 1000 克。（傣族方）

用法 將花生米炒香搗細，糯米洗淨，與花生拌均，裝入竹筒，同用清水泡 4～5 小時，筒口用芭蕉葉塞緊，置粟炭火上的翻烤熟，取出飯柱切片食用。

說明 本方經常食用，對食慾不振者可增進食慾，並能治反胃、泄瀉等症。

來源 獻方人：路南石林賓館代鋒坤摘自《雲南烹飪薈萃》並整理；推薦人：雲南省飲食服務學校任惠康。

配方 7 淨芹菜 200 克，水發海帶和黑木耳各 50 克，醬油 10 克，鹽、白糖各 2 克。（回族方）

用法 芹菜、海帶、木耳分別焯水後瀝乾，放入碗中，加調料拌勻即可食用。

說明 芹菜可治消化不良、高血壓、眩暈頭痛、痛腫、糖尿病等；黑木耳具有消化纖維素的特殊功能，能補血止血，輕身強志，可治療寒濕性腰腳痛，痔瘡和眼底出血，產後虛弱、高血壓、心血管硬化，還能抗癌，本方長期食用，能防直腸癌、健胃增進食慾。

來源 獻方人：雲南路南石林賓館代鋒坤；推薦人：雲南省飲食服務學校任惠康。

配方 8 豬肉、米飯、酸湯各適量。（苗族方）

用法 殺豬後將肉切成大塊，平鋪一層於缸底，然後在肉上鋪一層米飯，再鋪一層肉，又再鋪一層飯，直至鋪到缸滿，加少量酸湯封口，約 1 週後取出風乾即成。

說明 本方有健胃增進食慾作用。

來源 獻方人：雲南省彌勒縣醫院郭維光。

配方9 豬排骨、炒米麵、辣椒、鹽、生薑絲、八角、草果各適量。（哈尼族方）

用法 在殺豬時將肋骨剔出剁細，與米麵、辣椒麵、鹽、生薑絲、八角粉、草果粉、酒拌勻，密封入罐內，放置蔭涼處數月以後即成。

說明 哈尼族喜吃酸味食物，每年都要製作「酸酢」。酸酢味酸辣，刺激食慾，飲食減退者，常吃酸酢，可達到健脾開胃的作用。

來源 推薦人：雲南省彌勒縣醫院郭維光。

配方10 豬血、薑汁、蒜汁、熟苤菜根、花生米麵、熟肝片各適量。（哈尼族方）

用法 宰豬時常一盆，內放適量的鹽，待豬血噴出時立即用此盆接住，然後迅速將鹽與血用筷子拌勻；再放少量涼水沖淡；繼加薑汁蒜汁、熟苤菜根、花生米麵、炒好的肝片等繼續拌勻，待血與各種配料凝固成塊時，用小刀打成片即可食用。

說明 這種食品，哈尼人稱之為「白旺」，香味皆備，清涼開胃。是哈尼人最喜愛的一種藥療。

來源 獻方人：雲南省彌勒縣醫院郭維光。

配方11 蒜苔 150 克，豬肉 100 克，豆瓣醬 50 克，食鹽、味精、濕澱粉各適量。

用法 將淨蒜苔切成 3 公分長，豆瓣醬剁細，肉切成片，用食鹽、濕澱粉拌勻待用。炒鍋上火燒熱下油滑熟肉片、起鍋瀝油、鍋內留底油，放入豆瓣醬炒香，倒入蒜苔翻炒出蒜香味時加入肉片、味精，濕澱粉淋入紅油翻炒幾下出鍋裝盤食用。

說明 本方能刺激口內味覺、使人胃口大開。

來源 獻方人：雲南省昆明市二商技校烹飪專業特級廚

師吳美清。

配方 12　棠梨花 300 克，雞肉 100 克，食鹽、味精、胡椒粉、濕澱粉、清油各適量。

用法　將棠梨花去蒂、朵、漂洗淨，雞脯肉批為片加食鹽、濕澱粉拌勻待用。炒鍋上火燒熱入油滑熟雞片，用漏勺瀝去油，鍋二次上火下少量油，倒入棠梨花炒熱，注入湯汁適量，燒沸後調入食鹽、味精、胡椒粉攪拌勻，再加入濕澱粉使鍋內湯汁成稠米湯形倒入雞片，搖推幾下出鍋裝盤食用。

說明　本方是開胃，棄腹脹的藥食良方。

來源　獻方人：雲南省昆明市二商技校烹飪專業特級廚師吳美清。

配方 13　鮮魚肉 200 克，碗豆莢 100 克，肥豬肉 30 克，蔥 10 克，薑 5 克，食鹽、味精、胡椒粉各適量。

用法　將淨魚肉、肥用刀切碎後改用刀背捶為泥，放入盛器內待用，蔥、薑剁成茸，肉豆苗洗乾淨。把盛器內的魚泥加入蔥薑茸，食鹽，味精，胡椒粉，冷水 100 克，順時針攪拌起勁即可。淨炒鍋上火，下湯汁 400 克，燒沸打去浮沫，鍋稍離火口，把魚泥做成元子入鍋氽熟，去浮沫，注入食鹽、味精、胡椒粉、豌豆尖開鍋即可食用。

說明　生氽魚圓特點是魚圓滑嫩，香味濃郁，能祛寒開胃增進食慾。

來源　獻方人：雲南省昆明市二商技校烹飪專業特級廚師吳美清。

配方 14　豬肚 1000 克，芫茜 50 克，蔥 5 克，薑 5 克，食鹽、味精、胡椒粉、芝麻油各適量。

用法 將肚子割下肚頭，剝去內皮、油筋，兩面順刀深切4/5後改刀成塊，用清水漂洗後再浸泡2小時，除盡血色待用，把芫茜切碎，蔥切花，薑切末，裝入湯碗內。炒鍋上旺火注入湯400克，燒沸打去浮沫，用食鹽，味精，胡椒粉調味至鮮鹹倒入湯碗內，鍋二次上火入水燒沸時汆一下肚塊，撈出入湯碗，淋芝麻油即成。

說明 本方能祛風寒，增進食慾。

來源 獻方人：雲南昆明市二商技校烹飪專業特級廚師吳美清。

配方15 豬肝200克，蔥50克，薑10克，白糖15克，香醋10克，食鹽、味精、鹹醬油、濕澱粉各適量。

用法 將豬肝用刀批成兩片，在斷面切成十字，刀深度為4/5，再段為2公分見方的塊加食鹽醃漬待用。蔥切節、薑切片。炒鍋上火注入油燒到5成熱時倒入豬肝一爆變為荔枝形時撈出瀝油、鍋2次上火放少量油炒香蔥薑倒入豬肝把預先兌好的茨汁（醬油，味精，白糖，香醋，濕澱粉），淋入鍋入翻炒幾下即可出鍋裝盤。

說明 本方是溫脾開胃的良方。

來源 獻方人：雲南省昆明市二商技校烹飪專業特級廚師吳美清。

配方16 鮮淨蝦仁200克，雞蛋清50克，蔥10克，薑50克，食鹽、味精、胡椒粉、濕澱粉各適量。

用法 將蝦二用食鹽、濕澱粉、雞蛋清拌勻、放置15分鐘待用，蔥、薑切成末。炒鍋上火燒熱入油倒入蝦仁用筷子輕輕釵散，蝦仁變為顆粒時，出鍋瀝油，鍋內留底油炒香蔥薑，倒入蝦仁，放入食鹽，味精，胡椒粉，翻鍋幾下即可出

鍋裝盤。

說明　清炒蝦仁鮮甜滋嫩，使食用者大增口感，刺激開胃的飲食佳品。

來源　獻方人：雲南省昆明市二商技校烹飪專業特級廚師吳美清。

配方 17　豆腐 100 克，豬血旺 100 克，韭菜 30 克，香醋 10 毫升，辣椒油 15 克，醃菜 15 克，食鹽、味精、胡椒粉各適量。

用法　豆腐切成小丁，氽熟的豬血同樣切成丁，韭菜切成粗末待用，取湯碗 1 個放入香醋，辣椒油、韭菜末，炒鍋上火注入湯 300 克放入豆腐、豬旺子燒沸，打去浮沫，倒入醃菜，用食鹽，味精，胡椒粉調准味後，倒入湯碗內即可食用。

說明　本方有去腹脹開胃及預防感冒的作用。

來源　獻方人：雲南省昆明市二商技校烹飪專業特級廚師吳美清。

配方 18　海參 30 克，白花豆 15 克，豬肉末 150 克，水發冬菇 20 克，蔥花、薑末各 3 克，食鹽、味精、胡椒粉、鹹醬油各適量。

用法　將海參用水漲發到乾料的 7 倍，清洗乾淨氽入味待用，白花豆煮熟去皮剁成末，炒勺上火，注入少量油下冬菇末炒香，倒入豬剁肉炒至熟時，放入白花豆，蔥花，薑末拌勻，再加入鹹醬油、食鹽、味精、胡椒粉、勾芡起鍋上佐料，把整條海參上佐料，裝入腹內整齊地擺在扣碗內，上籠蒸 30 分鐘左右端出翻在盤中即可食用。

說明　本方有開胃增進食慾的作用。

來源　獻方人：雲南省昆明市二商技校烹飪專業特級廚

師吳美清。

配方 19　松茸 200 克，青椒 50 克，蒜片 10 克，食鹽味精、清油各適量。

用法　將鮮松茸用刀刮去泥土、洗淨，改刀成塊待用，青椒洗淨去子切成片、大蒜切成片。炒鍋上火燒熱注入清油，燒到五六成熟時將松茸倒入油鍋內，滑一下出鍋瀝油，炒入松茸下入味精，三顛兩簸出鍋裝盤即可食用。

說明　松茸是雲南山珍之一，馳名國內外，青椒松茸的特點是清香味濃郁，是開胃、增進食慾的名貴佳餚。

來源　獻方人：雲南省昆明市二商技校烹飪專業特級廚師吳美清。

配方 20　子薑 100 克，子鴨 300 克，蔥 20 克，紅大辣椒 20 克，食鹽、味精、清油、濕澱粉各適量。

用法　將子薑去皮洗滌乾淨，切成指甲片待用，子鴨子去大骨切成丁，蔥斜刀切成馬蹄形，紅大椒去子切成菱形片，將鴨子丁內拌上濕澱粉，食鹽待用。炒鍋上火注入油燒熱下鴨丁滑斷生出鍋瀝油，鍋內留底油下蔥炒香加紅大椒，薑片炒熟，倒入鴨丁加入食鹽，味精，用濕澱粉勾芡，淋明油出鍋即可。

說明　子薑爆鴨丁，鮮香開胃，鴨丁滑嫩有味，是食者的健胃飲品。

來源　獻方人：雲南省昆明市二商技校烹飪專業特級廚師吳美清。

配方 21　黑芥 100 克，豬脊肉 100 克，蔥 15 克，薑 5克，食鹽、味精、濕澱粉、清油各適量。

用法 將黑芥用水洗淨，切成絲、薑、蔥切為絲，豬脊肉切絲後用食鹽，濕澱粉拌勻待用。炒鍋上火燒熱入油滑熟肉絲出鍋瀝油，鍋留底油入蔥、薑炒香放入黑芥炒熱，倒入肉絲注入味精，加入濕澱粉翻鍋幾下即可裝盤食用。

說明 黑芥炒肉絲是滇味代表菜之一，其特點鹹中透香、肉絲柔滑鮮嫩，又是開胃品增進食慾的下飯菜。

來源 獻方人：雲南省昆明市二商技校烹飪專業特級廚師吳美清。

配方 22 嫩豆腐 300 克，豬肝 100 克，蔥 10 克，薑 10 克，食鹽、味精、胡椒粉、濕澱粉、清油各適量。

用法 將豆腐用刀塌細，豬肝剁細，蔥、薑剁成末待用。炒鍋上火燒熱注入油，放入蔥、薑炒出香味倒入豆腐炒翻至燙，下入豬肝炒熟，加食鹽、味精、胡椒粉，用濕澱粉勾芡，再炒淋入明油即可。

說明 豬肝砂豆腐它既是傳統菜，又是開胃增食慾的家常菜肴。

來源 獻方人：雲南省昆明市工商技烹飪專業特級廚師吳美清。

體質虛弱

配方 1 皮力皮力（蓽茇）10 克、生薑 6 克、羊肉 200 克、鹽少許。（維吾爾族方）

用法 上諸物共放水中，煮至肉爛為度，飲湯食肉。每日 1 次。

說明 本方可用於一切虛寒證，尤以胃寒作痛，嘔吐為佳。亦可用於產後腹痛。

來源 獻方人：新疆烏魯木齊市中醫院李文富；推薦人：烏魯木齊市中醫院王輝。

配方2 達嗩（蟋蟀、大蚰蚰）、蔥、薑、蒜、芫荽、鹽各適量。（傣族方）

用法 將大蚰蚰的翅、足及內臟去掉，在鍋裏稍煮一下，撈起來拌上多棱豆，剁成醬，做成蚰蚰醬，加上佐料，用生白菜或空心菜沾著吃。

說明 傣族地區有一種個體較大的蚰蚰，做成菜後，味道十分鮮美，為招待嘉賓的第一美味，可大大提高人們食慾，增加飲食量，對體質虛弱者尤其適用。

來源 獻方人：雲南省彌勒縣醫院郭維光。

配方3 兒旁尼多（野白薯）根 100 克、雞肉 250 克、馬鹿膠 5 克、草果 1 個。（哈尼族方）

用法 取兒旁尼多（野白薯）根鮮品，除去鬚根和莖稈，洗淨，切片，雞肉砍成小塊，馬鹿膠烤黃研細，草果烤黃搗細，共燉煮至熟爛即可食用。

說明 本方有滋補強身的功效。對病後身體虛弱或營養不良患者，能獲得較快的康復。一般 1 週服用 1～2 次，3～4 週即可獲得顯著效果。

來源 瀾滄縣東朗鄉大林窩村李老三；推薦人：中國醫學科學院藥用植物資源開發研究所雲南分所郭紹榮、彭朝忠。

配方4 豬腰 2 對，水發銀耳 100 克，菠菜根 100 克，豬同子骨 4 個，鹹醬油 20 克，黃酒 20 毫升，拍蔥 10 克，拍薑 10 克，食鹽、胡椒粉、味精適量。

用法 將豬腰撕去細皮，斬斷內筋洗滌乾淨放入容器內，

倒入鹹醬油，黃酒醃漬30分鐘炒鍋置旺火倒入植物油600克，燒至180°C時，放入醃漬好的豬腰、炸至金紅色撈出，取小燉鍋一支加胴子骨、清水適量，放入豬腰，拍薑、拍蔥，上旺火煮沸揭去浮沫，改用小火燉4～5小時，食用時揀去拍薑、拍蔥，加入水發銀耳、菠菜根、食鹽、味精、胡椒粉，調出鹹鮮香味即能食用。

說明 豬腰有補腎之功，選用炸、燉的烹調方法，使主料除去異味，增進香味，入口酥爛，對老弱病者具可補虛補氣。

來源 推薦人：雲南省昆明市第二商業技校特級廚師吳美清。

配方5 野丹參根60克、野白薯根60克、老茴香根100克、雞肉50克。（佤族方）

用法 取野丹參根、野白薯根、老茴香根（鮮品）去掉地上莖和鬚根，洗淨，切短，雞肉砍成小塊，放入鍋裏加適量水燉煮，熟爛食用，一次性吃完，連吃3～5次。

說明 本方具有強身健體的功效，適用於久病後身體虛弱，四肢無力，精神不佳，連用3～5次可獲明顯效果。雞肉選用黑肉雞為佳。隔日煮服1次即可。

來源 獻方人：雲南省瀾滄縣東朗鄉大林窩村鍾六金；推薦人：中國醫學科學院藥用植物資源開發研究所雲南分所郭紹榮。

配方6 糯菩兵（麻雀）1隻、涼（紅毛雞）或蓋朗（黑毛雞）1隻、生三七10克。（傣族方）

用法 取生三七10克沖粉備用，麻雀1隻入水中悶死去毛、內臟，將三七粉放入麻雀腹中，線縫合將有三七之麻雀置入殺好去內臟的黑毛雞或紅毛雞腹中，用線縫合雞腹剖面

入鍋中燉服，連服 2～3 隻即可。

說明　本方為傣族民間常用的滋補良方，較奇特。一般患者服用本方後即覺有力氣，精神飽滿、健壯。

來源　獻方人：雲南省西雙版納州民族醫藥科研所趙應紅；推薦人：中國醫學科學院藥用植物資源開發研究所雲南分所郭紹榮。

配方7　努公薅敲（爬樹毛龍）50 克、呀龍審安（烏骨仔母雞肉）500 克、省格勞（胡椒）7 粒、給木（鹽）少許、布來（包穀酒）少許。（佤族方）

用法　取爬樹毛龍鮮品，刮去外皮，洗淨，胡椒研成粉末，混勻，剁成肉泥，雞去毛除去內除，洗淨，將剁好的爬樹毛龍放入雞內臟用針線縫合，加入冷水燉煮至熟爛即可食有，分 3 次吃，當日吃完。

說明　本方能強身壯體，體虛無力患者每週食用 1～2 次，使用 2～3 週可獲得顯著效果。

來源　獻方人：雲南民族學院統戰部郭大昌。

配方8　雄雞腰 10 對、水發竹筍 100 克、熟雞片 50 克、豌豆尖 50 克、雞肉湯 300 克、食鹽 10 克、味精 10 克、胡椒粉 5 克、芝麻油 5 克。

用法　小燉鍋上中火，注入雞肉湯，倒入改刀成段的水發竹筍，熟雞片，煮沸去浮沫，放上汆熟撕去細皮改刀成片的雞腰，最後加入食鹽，味精，胡椒粉，調正鮮鹹味，下豌豆尖澆上芝麻油即可食用。

說明　竹筍燴雞腰是飲食業中的傳統名菜佳餚，可作上等宴席菜品之一，其特點是，雞腰香味充足，竹筍清醇滑潤，豆尖清香色綠，色味合一，是民間較流傳的營養佳品、最能增

進食慾，補充體力，經常食用使你外表細膩精神倍增。

來源　推薦人：雲南省昆明市第二商業技術校校特級廚師吳美清。

配方9　水發淨牛鞭1根、雞肉湯600克、水發冬菇50克、雲腿50克、食鹽10克、味精10克、胡椒粉5克、雞油10克。

用法　炒鍋置旺火，入少量油炒香雲腿、冬菇，倒入改刀成條的淨牛鞭，煸炒一下，注入雞肉湯，燒沸打去浮沫，入食鹽、味精、胡椒粉，調至成鮮鹹味，淋上雞油即可食用。

說明　大燉牛鞭在雲南民間廣泛流傳，深受中、老年朋友的喜愛，它具是名牌菜餚，又是補腎補氣的藥食，間斷吃上幾次可使虛弱者精力充沛。

來源　推薦人：昆明市第二商業技校特級廚師吳美清。

補益健身

配方1　磚茶、白糖、大棗、葡萄乾、芝麻、核桃仁、枸杞各適量。（回族方）

用法　全放入碗內，用沸水沖浸蓋上蓋子，燜上5～10分鐘，慢慢品味飲用，可當茶水飲。

說明　若能長期飲用，它能補氣補血補腎，溫養氣血。回族人民多長壽，精力充沛，面色紅潤。據說常飲用方此方，大有關係，寧夏百歲老人中，回族古80％以上。

來源　獻方人：雲南省彌勒縣醫院郭維光。

配方2　雞1隻、漆油250克。（傈僳族方）

用法　宰上1隻壯肥雞，褪毛去腸洗淨後切成「東坡

肉」塊形。將 250 克左右漆油放入鍋內熔化燒沸，待漆油在鍋裏無聲時，再把雞肉倒進鍋內炸上 10～15 分鐘，待雞肉炸成半熟時，倒入 50 克烈性酒，配上角粉、草果麵、食鹽等佐料的同時，加入 1000 克左右的冷水蓋緊。用文火燉上 1 個多小時，就可食用。

說明 怒江峽谷是我國西南邊疆生長和種植漆樹的重要基地。每當深秋時節，滿樹的漆花變成金黃閃亮的扁球形漆籽。這時，傈僳族山民就到山谷採回漆籽曬乾，用石臼輕輕舂上 10 多分鐘，再篩去漆籽核，放入蒸籠裏蒸上 30 多分鐘，再拿進油槽榨出漆油，又將漆油盛入鍋裏加熱融化，揀去雜質，煉去水分，冷卻成 250 克左右的塊。此時的漆油，色澤與蜂蜜極為相似，隨時可以使用。

這道名菜傈僳放稱「漆油燉雞」。是招待貴客的上等傳統佳餚。其特點香味撲鼻，肉嫩鮮美，湯汁可口，是老年人、產婦的首推營養品，有壯腰補腎、強身健體、消除疲勞的獨特作用。

來源 獻方人：雲南省彌勒縣醫院郭維光。

配方 3 紅花。（藏族方）
用法 老年人可以每天用紅花 3 至 6 克代茶飲用。
說明 日本醫藥專家發現；紅花能有消除人體內的活性氧，可以預防腦梗塞和老年癡呆等老年病。
來源 《民族醫藥集》；推薦人：劉紅梅。

配方 4 茯茶 16 克、牛奶 250 克。（藏族方）
用法 將茶葉放於陶罐內，加水煮開至茶水變成赤紅色時，去茶葉，加鹽和牛奶，再煮開後即喝，次數不拘。
說明 此方在藏族地區應用十分廣泛，具有良好保健作

用，可提高肌體抵抗能力，使人精力充沛。可用於老年人醒目除暈。

來源 獻方人：青海民和縣誌辦公室朱曄平。

配方 5 小磨麻油（芝麻油）適量、蜂蜜 16 克、茯苓 15 克。（苗族方）

用法 茯苓研末，與芝麻油、蜂蜜調和，每日 1～2 次，用量可根據自己的身體情況靈活掌握。

說明 芝麻含維生素 E，能促進細胞的分裂，推遲人體細胞的衰老，常食能提高人體免疫功能，起抗衰老作用。芝麻油還含有豐富的卵磷脂，不但可潤膚美容，而且可防止頭髮過早變白和脫落。對老年人便秘也有較好的療效。例如筆者母親常服上方，氣力不衰，百病自去，今已 102 歲高壽，秘方獻出，造福人類。

來源 獻方人：貴州省鎮寧縣民委劉起貴。

配方 6 苦涼菜（絞股藍）適量。（拉祜族方）

用法 採集嫩尖，洗淨，切成小段，事先把水燒開，放入適量食油、鹽，再放進苦涼菜翻兩番可當菜食用。亦可採集老莖稈，葉切細曬乾，開水浸泡 20 分鐘代茶飲用。

說明 本品含有 50 餘種與人參類似皂甙，有人參的作用；無人參的副作用，對預防肥胖，高血脂，動脈硬，白髮，支氣管炎，均有較好的作用。對多種癌細胞與有較強的抑制作用。常飲用有益防衰老。

來源 獻方人：雲南省猛連縣藥材公司李小艾；推薦人：中國醫學科學院藥用植物資源開發研究所雲南分所郭紹榮。

配方 7 包穀沙、四季豆、大米、豬骨頭。（傈僳族方）

用法 將包穀去皮，磨為 4～6 瓣，與四季豆、豬骨頭共煮約 2 小時，最後放入大米煮 30 分鐘，以鹽調味後即可食用。

說明 包穀沙沙稀飯為雲南省怒江傈僳族自治州、維西縣傈僳族主食晚餐，味香可口。

來源 雲南省蘭坪白族普米族自治縣衛生局和勝收集整理；推薦人：關祥祖。

配方8 燕麥適量。（普米族方）

用法 將燕麥洗淨，除去雜質，加少量南瓜子、大麻子混合炒黃，用手磨研細，過篩後即可食用，久放而不變質。可用黃酒、酥油茶、優酪乳湯、菜湯調為糊狀，捏成團食用。

說明 燕麥為高海拔地區糧食作物，其蛋白質、碳水化物、各種維生素、鉀、磷之含量較高，加之同食乳製品、蔬菜、山茅野菜、動植物油、牛、羊、豬、雞肉等，營養成分較為全面。

來源 雲南省蘭坪白族普米族自治縣衛生局和勝收集整理；推薦人：關祥祖。

配方9 牛奶、羊奶各適量。（普米族方）

用法 將擠了之鮮奶，用銅鍋加熱至溫手為度，然後倒入酥油桶內，用特製木柄打攪至油質漂浮於奶水表面，捏成團，叫酥油，可長期貯藏食用。剩下之奶水靜置 24 小時左右，蛋白質等其他營養物質沉澱於桶底凝固成塊、色白，叫奶渣，倒去上層水分後，可生食、熟食、加鹽或加糖調味。

說明 奶渣含有油質以外的奶質營養成分，經發酵後味酸可口、健脾和胃，為高血壓、心腦血等疾病、慢性胰腺炎、膽囊炎、肝炎、糖尿病，嬰幼兒營養不良、慢性消耗性

疾病患者之蛋白質補充。

來源 雲南省蘭坪白族普米族自治縣衛生局和勝收集整理；推薦人：關祥祖。

配方 10 核桃仁 100 克，蘇麻 250 克，芝麻 250 克，酥油或羊油 200 克（其他動物油可代），茶葉、米、食鹽。（普米族方）

用法 先將核桃仁、蘇麻、芝麻混合研細粉，加入酥油或羊油攪拌均勻，存封於罐於備用。飲茶前現抓一把米炒黃，再放入茶葉、食鹽原料加開水共煎；並吃些燕麥炒麵、青稞炒麵、蕎麵粑粑墊底。

說明 本配方結構合理，含有動植物蛋白質、脂肪、碳水化物、各種維生素、鉀、鈉、磷、鈣、鐵、碘等微量元素，咖啡因、茶鹼，具有強心利尿、抗菌消炎、收斂止瀉、保健強身之功效，是普米族每日膳食營養素供給來源。

來源 雲南省蘭坪白族普米族自治縣衛生局和勝收集整理。

配方 11 卓瑪（人參果）50 克、瑪爾（酥油）20 克。（藏族方）

用法 將人參果塊根洗淨，置鍋中煮沸後，撈出人參果塊根，棄去湯液。再加清水煎煮，煮沸後，加入酥油，再煮至熟透，湯液蒸發完為止，盛入碗中，加適量白糖，和勻後服用。每日 1 次，可以常服。

說明 此方是健身良方，藏族地區農牧民普遍使用。尤其是病後體弱，或貧血，營養不良，脾虛腹瀉，用之效甚顯著。此方還是藏族地區名菜之一，是接待貴賓筵席上的美味佳餚。

來源 四川康巴地區民間方；推薦人：四川甘孜州藥品

檢驗所曹陽、扎西攀超。

配方 12 折嘎哇（遏藍菜）250 克、瑪那（清油）50克。（藏族方）

用法 採集遏藍菜幼苗，洗淨，切斷；將清油置鍋內，泡沫散去時，加食鹽適量，再迅速將切好的遏藍菜幼苗放入鍋內，炒熟。做菜亦可單食。

說明 據《晶珠本草》載，久服本品可使乾瘦的人變豐滿。藏區民間亦有將本品作蔬菜食用的習慣，這是口味極鮮的保健食品。

來源 德格縣民間方；推薦人：四川甘孜州藥品檢驗所曹陽。

配方 13 雞樅 500 克、花生油 60 克、精鹽 10 克、花椒鹽 5 克、胡椒粉 1 克、麻油適量。（彝族方）

用法 將雞樅削皮擦淨，斜刀切為 5 毫米塊。炒鍋中注入花生油，將精鹽均勻地撒入鍋中，把雞縱下鍋煎至兩面黃，再均勻地撒上味精、胡椒粉，淋上麻油，即可食用。

說明 雞樅是食用菌中的珍品，內含豐富的營養成分，有蛋白質、碳水化合物、灰分、鈣、磷、核黃素、尼克酸、多種氨基酸。《本草綱目》記載，雞樅有「益味、清神、治痔」等療效。相傳明熹宗朱由校喜食雞樅，用驛站飛騎送京，寵妃才能嘗到一點點，有詩為證「一騎紅塵妃子笑」。清乾隆文史家趙翼在《路南食雞土從》一文中寫到：「老饕驚歎得未有，異哉此雞是何族？無骨乃有皮，無血乃有肉。鮮於錦雉膏，腴於錦雀腹，只有嬰兒膚比嫩，轉覺婦子乳猶俗。」

來源 獻方人：雲南省昆明市特級廚師（羅富貴）；推薦人：雲南省昆明市委政策研究室李桂發。

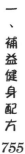

十一、補益健身配方

755

配方 14 乾虎掌菌 200 克，韭黃 150 克，青椒 3 個，脊肉 60 克，精鹽 13 克，味精、胡椒各適量、水小粉 15 克。（傈僳族方）

用法 虎掌除去根泥，放在清水中浸泡 10 分鐘後取出，再用清水洗淨，再泡透取出切為絲（泡菌水留用）；韭黃切為寸節；脊肉切成絲放在碗中，加入少許精鹽、胡椒粉拌勻；青椒洗淨切為絲。炒鍋上中火，熱鍋放入適量豬油，油溫 3 成下脊肉絲滑過，再放少許油於鍋中，把虎掌菌入鍋慢慢煸炒，把泡菌水慢慢加入，待煸至乾香後放入盤中。鍋內加少許油，下青椒、炒香，再放韭黃、炒透，按下虎掌菌、肉絲，加精鹽、味精、胡椒拌勻，用水小粉勾芡，翻簸數下，即可裝盤食用。

說明 虎掌菌是雲南省特有的珍貴食用菌之一。虎掌菌實體膠質，在其韌嫩的膠質中，含有豐富的胞外異多糖，有較高的營養價值，是滋補健身佳食。

來源 獻方人：雲南省大理白族自治州廚師楊四海；推薦人：雲南省昆明市委政研室李桂發。

配方 15 迪煮舅舅（龍爪菜煮豆腐）、龍爪菜 250 克、豆腐 100 克、芝麻油 3 毫升、大蒜 3 克、鹽少許。（納西族方）

用法 將豆腐煎成 2 面黃待用，龍爪菜焯水待用。小鍋置於強旺火上，將鍋燒成 4 成熱時，把芝麻油放入鍋內，把大蒜稍炒一下放入清湯 250 克加上鹽油等調料，把龍爪菜放入鍋內煮上 5 分鐘再加上煎好的豆腐再煮上 5 分鐘即可食用。

說明 本方能減少膽固醇，能延年益壽，能降低血壓，有減肥作用，是老年保健的常用食品。

來源 獻方人：雲南省麗江縣飲食服務公司蕭文錦。

配方 16 牛骨髓油 50 克、雞蛋 2 個、紅糖 50 克。（回族方）

用法 紅糖煮化，把雞蛋放入紅糖水中煮為荷包蛋。牛骨髓油切成片，放入鍋中煮片刻即可食用。

說明 此方補精髓，壯筋骨，和氣血，強身健體之效。

來源 推薦人：雲南省昆明市飲食公司回族特級廚師馬元勤。

配方 17 何首烏 30 克、赤小豆 25 克、黃精 20 克、豆腐皮 10 克、糯米酒 1000 毫升。

用法 將以上藥物用 55 度糯米酒浸泡 30 天，每日早晚各服 1 次，每次 50 克，長期服。

說明 據獻方人介紹，此方為雞足山高僧虛雲大法師秘傳，常服令人精力充沛、食慾、睡眠增進。筆者向幾位飲酒患者介紹服用，連服 3 月後確實感覺全身輕鬆、食慾、睡眠明顯改善。

來源 獻方人：雞足山俗家弟子真空；推薦人：雲南省大理市康復醫院許服疇。

配方 18 紫米飯 350 克，熟苡仁米 25 克，小棗 10 個，冬瓜蜜餞 25 克，水發蓮米 25 克，水發皂角米 50 克，玫瑰糖 10 克，桂圓肉 25 克，白糖 150 克，熟豬油 60 克，冰糖蜜汁 40 克，油 40 克，紅綠絲、炒芝麻少許。（哈尼族方）

用法 用面杖將小棗砸扁去核，把冬瓜蜜餞切成小丁，然後連同紫米飯、熟苡仁米、小棗、水發蓮米、水發皂角米、玫瑰糖、桂圓肉、白糖、熟豬油拌勻裝入碗中，上籠蒸40 分鐘取出；將蒸好的八寶飯扣入盤內，澆上冰糖蜜汁、明油，撒上紅綠絲、炒芝麻食用。

說明 此方屬於健脾滋補方。紫米藥用價值頗高，據李時珍《本草綱目》記載，它有滋陰補腎，健皮暖肝，明目活血，收宮健身等功效。經化驗分析，紫米含有蛋白質、脂肪、賴氨酸、核黃素、硫胺素、鐵、鋅、鈣、磷等微量元素和多種維生素。常食紫米肌膚細嫩、烏髮回春、增強體質、延年延壽，實屬老人、幼兒孕婦滋補珍品。

來源 獻方人：雲南普洱縣飲服公司張祖仁；推薦人：雲南省思茅行署商業局張炳剛。

配方 19 青魚肉片 200 克，蛋清 1 個，新鮮的龍井菜 20 克（如用袋裝茶葉隻用 5 克。用開水泡後待用），黃酒、鹽、山楂、味精、雞湯、澱粉、豬油、麻油各適量。（景頗族方）

用法 （1）把魚片放在碗中，先加入少許鹽、黃酒拌和，再加入打勻的蛋清，拌至魚片都均勻地粘上蛋清，再灑上些乾澱粉，輕輕拌和均勻。（2）炒鍋燒熱，用油滑鍋後，加入熟豬油 500 克，在旺火上燒至三成熱（熱鍋冷油）。放入魚片，用手勺將魚片分開，慢慢順魚片方向推動幾下，使魚片散而不黏、不沉，倒入漏勺濾去油。（3）原鍋留約 20 克油，仍置在旺火上，放入茶葉煸炒，當鍋中散發出茶葉的清香後，加入黃酒、雞湯、細鹽、味精等，燒至滾，勾芡。（4）倒入魚片，加熟豬油 10 克，顛翻炒鍋，淋上麻油，裝盤即成。

說明 此藥膳之魚片白如玉，茶葉綠如翠，茶香迷人，鮮嫩滑爽，刺激開胃，用於病後體質虛弱、食慾不振的患者。

來源 獻方人：雲南省彌勒縣醫院郭維光；推薦人：雲南省藥物研究所張力群。

附錄一 部分食物藥物的功能簡介

（按首字筆劃排列）

二 畫

丁香油

丁香油為桃金娘科植物丁香的乾燥花蕾經蒸餾所得的揮發油。味甘辛性大熱，主要有溫腎暖胃等功效，可治療呃逆吐瀉、胃寒痛脹、疝痛、牙痛等症。

人乳，味甘鹹性平，主要有補血潤燥之功效，可治療體虛瘦弱、血虛經閉、目赤眼花以及便秘等症。

刀豆子（附；刀豆殼）

刀豆子，是豆科植物刀豆的種子。味甘性溫，主要有溫中下氣，益腎補脾之功效，可治療胃寒呃逆、咳嗽痰喘、腎虛腰痛等症。刀豆殼即刀豆的果殼；味甘性平，主要有活血散瘀、和中下氣之功效，一般可治久痢經閉、虛寒呃逆、咽喉腫痛等症。

三 畫

三 七

三七，一名田七，是五加科植物人參三七的根。味甘微苦性溫，主要有止血散瘀、消腫止痛之功效，可治療各種了出血症。

土豆（馬鈴薯），一名山洋芋，是茄科植物馬鈴薯的塊

莖。味甘性平，主要有補氣健脾、消炎止痛之功效。可治療腮腺炎、燙傷等病。

土牛膝，一名杜牛膝，是莧科植物牛膝的野生種及柳葉牛膝、粗毛牛膝等的根和根莖。味苦酸性平，主要有清熱解毒、活血散瘀、利尿祛濕之功效，可治療痛腫疼痛、婦女經閉、水腫腳氣等症。

土 茯 苓

土茯苓，一名白餘糧，是百合科植物土茯苓的根莖。味甘淡性平。主要有祛濕除風、解毒之功效，可治腎炎水腫、尿路感染、痛腫瘡毒、腳氣瘰癧等症。

土 鱉 蟲

土鱉蟲，一名土元，是姬蠊科動物土鱉蟲的乾燥蟲體。味鹹性寒，主要有破瘀通經，消症瘕，續折傷之功效，可治婦女經閉、乳汁不通、筋骨折傷、瘀血腫痛等症。

大 棗（附：棗樹皮、棗樹根）

大棗，一名紅棗，是鼠李科植物棗的成熟果實。味甘性溫，主要有健脾和胃、益氣生津、調和營衛、解除藥毒之功效，可治療胃虛納少、脾虛便溏、氣血虛弱以及婦女臟燥等症。棗樹皮是棗的樹皮，性溫，主要有收斂止瀉、祛痰鎮咳、消炎止血功效，可治腸炎痢疾、燒傷、出血等症。棗樹根是棗的樹根，味甘性溫，主要可治關節酸痛、月經不調、風疹丹毒等症。

大 黃

大黃，一名川軍，是蓼科植物掌葉大黃、唐古特大黃或

藥用大黃的根莖，味苦性寒，主要有瀉熱解毒、破積行瘀之功效，可治療實熱便秘、痛腫瘡毒、症瘕各聚、陽黃尿赤等症。

大　蒜

大蒜，一名蒜頭，是百合科植物大蒜的鱗莖。味甘性溫，主要有解毒殺蟲之功效，可治療痢疾泄瀉、痛瘡毒、蛇蟲咬傷等症。此外，還可殺菌和治療小兒百日咳。

大頭魚

大頭魚，一名木頭白鰱，是鯉科動物鱅魚的肉。味甘性溫，主要有溫中益氣之功效。

大茴香

大茴香，一名八角茴香，是木蘭科植物八角茴香的果實。味辛甘性溫，主要有溫陽散寒理氣之功效，可治療寒疝疼痛、腎虛腰痛、胃寒嘔吐及腳氣等症。

大麻仁

大麻仁一名火麻仁，是桑科植物大麻的種子。味甘性平，主要有潤燥滑腸，通淋活血之功效，可治療腸燥便秘、月經不調、疥瘡癬癩等病症。

大薊根

大薊根是菊科植物大薊的根。味甘性涼，主要有涼血止血，祛瘀消腫之功效，可治療吐血衄血、尿血血崩、痛瘍腫毒等症。

山　藥

山藥，一名淮山藥，是薯蕷科植物薯蕷的塊莖。味甘性平，主要有健脾補肺、固腎益精之功效，可治療脾虛泄瀉、遺精帶下、小便頻數等症。

山　楂

山楂，一名紅果，是薔薇科植物山楂或野山楂的果實。味酸甘性微溫，主要有消食驅蟲、消散瘀血之功效，可治療食積吞酸、小乳食積滯等症。

山 枝 根

山枝根是海桐花科植物光葉海桐的根或根皮。味甘辛性涼，主要有祛風濕、補肺腎、活血通絡之功效，可治療虛勞喘咳、遺精早洩、頭暈失眠、高血壓病、風濕性關節疼痛等病症。

山 胡 桃 樹 皮

山胡桃樹皮是胡桃科植物山核桃的樹皮，可治療腳氣濕癢等症。

川　芎

川芎，一名芎勞，是傘形科植物川芎的根莖。味辛性溫，主要有行氣開鬱、祛風燥濕、活血止痛之功效，可治療偏正頭痛、胸脅脹痛、月經不調、痛經閉經以及冠心病心絞痛等症。

川 貝 母

川貝母，一名貝母，是百合科植物捲葉貝母、烏花貝母

或棱砂貝母等的鱗莖。味苦甘性涼，主要有潤肺散結、止咳化痰之效，可治心胸鬱結、咳痰咯血、肺痛乳痛等症。

川楝子

川楝子，一名苦楝子，是楝科植物川楝的果實。味苦性寒有毒，主要有清肝除濕、殺蟲止痛之功效，可治脇痛疝痛及蟲積腹痛。

小　麥（附：浮小麥、小粉、麥麩）

小麥，是禾本科植物小麥的種子。味甘性涼，主要有養心益腎、除熱止渴之功效，可治療煩熱消渴、婦女臟躁、外傷出血、痛腫燙傷等症。浮小麥的乾癟輕浮的種子，味甘性涼，有養心止汗之功效，可治自汗盜汗。小粉，一名小麥粉，是小麥麩洗製麵筋後澄澱的澱粉，味甘性涼，功用同小麥。麥麩，即熱瘡腳氣、糖尿病、口腔炎、風濕、痹痛等病症。

小茴香

小茴香，一名茴香，是傘形科植物茴香的果實。味辛性熱，主要有溫腎散寒、和胃理氣之功效，可治療小腹冷痛、腎虛腰痛、乾濕腳氣以及寒疝等症。

四　畫

天　冬

天冬，是百合科植物天門冬的塊根。味甘苦性寒，主要有滋陰潤燥，清肺降火之功效，可治陰虛退熱、咳嗽咯血、咽喉腫痛、消渴便秘等症。

天 麻

天麻，一名明天麻，是蘭科植物天麻的根莖。味甘性平，主要有息風平定驚之功效，可治療頭暈頭痛、肢體麻木、半身不遂、語言蹇澀、小兒驚風等症。

木 耳

木耳，一名黑木耳，是木耳科植物木耳的子實體。味甘性平，味苦性涼，主要有清熱解毒、活血散瘀、利水消腫之功效，可治發熱、黃疸、喉痹、經閉、痛腫瘡毒等症。

木 瓜

木瓜，一名木瓜實，隻薔薇科植物貼梗海棠的果實。味酸性溫，主要有平肝和胃、化濕舒筋之功效，可治療吐瀉轉筋、濕痹腳氣、水腫以及痢疾等症。

木 鱉

木鱉，一名木鱉子，是葫蘆科植物木鱉子的成熟種子。味苦微甘性溫有毒，主要有消腫散結、祛毒之功效，可治療痛腫散結、祛毒之功效，可治療痛腫疔瘡、無明腫毒、風濕痹痛、筋脈拘攣以及痔瘡等症。

木蝴蝶

木蝴蝶，一名玉蝴蝶，是紫葳科植物木蝴蝶的種子。味苦性寒，主要有舒肝和胃、潤肺生機之功效，可治療喉痹音啞、肝胃氣痛、瘡口不斂以及咳嗽等症。

五加皮

五加皮，一我南五加皮，是五加科植物五加或無梗五

加、刺五加、糙葉五加、輪傘五加等的根皮。味辛性溫，主要有祛風濕、壯筋骨、活血化瘀之功效，可治療風寒濕痹、腰痛陽痿、水腫腳氣、瘡疽腫毒、跌打勞傷等症。

五味子

五味子，生名五梅子，是木蘭科植物五味子的果實。味酸性溫，主要有斂肺止汗、滋腎生津及澀精之功效，可治療肺虛喘咳、自汗盜汗夢遺滑精、久瀉久痢等症。

五倍子

五倍子，一名木附子，是倍蚜科昆蟲角倍蚜或倍蛋蚜在其奇主鹽膚木、於麩楊或紅麩楊等樹上形成的蟲癭。味酸性平，主要有斂肺澀腸、止血解毒之功效，可治療肺虛久咳、瀉泄脫肛、自汗盜汗、瘡癬腫毒以及便血崩漏等症。

牛 肉（附：牛奶、牛腎）

牛肉是牛科動物牛的肉，味甘性平，主要有補脾益氣、強筋壯骨之功效，可治身體虛弱、痞積、水腫、腰膝酸軟等症。牛奶是牛的乳汁，味甘性平，主要有補虛益肺、生津潤腸之功效，可治虛弱勞損、反胃噎膈、消渴便秘等症。牛腎是牛科動物牛或小牛的腎。主要有補氣益精的功效，可治療五勞七傷、陽痿不舉等症。牛腦是黃牛或水牛的腦，味甘性溫有微毒，可治療頭風眩暈、消渴痞氣等症。牛脾，一名牛連貼，為黃牛或水牛的乳汁，味甘性平，主要有補肺益胃、生津潤腸之功效，可治療虛弱勞損、反胃噎膈、消渴便秘等症。

丹 參

丹參，一名赤參，是唇形科植物丹參的根。味苦性微溫，

主要有活血祛瘀、安神寧心、排膿止痛之功效，可治療心絞痛、月經不調、血崩帶下、瘀血腹痛、惡瘡腫毒等病症。

巴 豆

巴豆，一名巴果，是大戟科植物巴豆的種子。味辛性熱有毒，主要有瀉積通竅、逐痰行水、殺蟲之功效，可治療血瘕痰積、痢疾水腫、惡瘡疥癬等症。

水 楊 根

水楊根為楊柳科植物紅皮柳的根。味苦性寒，有清熱解毒之功效，可治乳痛諸腫等症。

五 畫

玉 米 鬚（附：玉米芯）

玉米鬚，一名棒子毛，是禾本科植物玉蜀黍的花柱。味甘性平，主要有泄熱利尿、平肝利膽之功效，可治療腎炎水腫、黃疸肝炎、高血壓、糖尿病、以及吐血衄血等的病症。玉米芯，即玉米軸，是玉蜀黍的果穗軸，味甘性平，主要有健脾利濕之功效，可治療不便不利，水腫腹瀉等症。

艾 葉

艾葉為菊科植物艾的乾燥葉。味苦辛性溫，主要有理血溫經，安胎止血及逐寒濕之功效，可治療心腹冷痛，泄瀉轉筋、胎動不安、吐衄下血、月經不調等症。

可 哥 粉

可哥粉是梧桐科植物可哥樹的種子研的粉。味甘性平，主要有強壯利尿之功效，可治內痔肛瘻、口腔潰瘍等症。

甘　草

甘草，一名甜草，是豆科植物甘草的根及根狀莖。味甘性平，主要有和中緩急、潤肺解毒、調和諸藥之功效，可治療脾虛胃弱、腹痛便溏、咽喉腫痛、痛疽瘡瘍以及解藥毒及食物中毒。

甘　蔗（附：蔗芽）

甘蔗，一名乾蔗，是禾本科植物甘蔗的莖稈。味甘性寒，主要有清熱下氣、生津潤燥之功效，可治療熱病傷津、心煩口渴、反胃嘔吐、肺燥咳嗽、便秘等症，並可解酒毒。蔗芽是甘蔗節上所生出之嫩芽，可治糖尿病。

石　韋

石韋，一名金星草，是水龍骨科植物石韋、廬山石韋、氈毛石韋、有炳石韋、北京石韋或西南石韋的葉。味苦甘性涼，主要有利水通淋，清熱泄熱之功效，可治療尿路結石、腎炎尿血、肺熱咳嗽、慢性氣管炎等病症。

石　灰

石灰，一名白灰，主要由方解石所組成，為緻密塊狀體。石灰又有生石灰與熟石灰之分，生石灰或熟石灰在自然界中置放陳久即為陳石灰。

味辛性溫有毒，主要有燥濕殺蟲、止血止痛、腐蝕惡肉之功效，可治療疥癬濕瘡、水火燙傷、創傷出血、痔瘡脫肛、贅疣疾崩帶之病症。

石　榴

石榴是石榴科植物石榴的果實。味甘酸澀，性溫，主要

有生津止渴，殺蟲功效，可治蟲積久痢、口渴等症。石榴花是石榴的花，味酸澀性平，可治療鼻衄、中耳炎、創傷出血等病症。

石決明

石決明，一名珍珠母，是鮑科動物九鮑或盤大鮑等的貝殼。味鹹性平，主要有平肝潛陽，除熱明目之功效，可治療頭痛眩暈、驚搐、骨蒸勞熱、。

田　螺

田螺，一名黃螺，是田螺科動物中國田螺或其同屬動物的全體。味甘鹹性寒，主要有清熱利尿之功效，可治療熱結小便不利、黃疸、水腫、消渴、腳氣、痔瘡便血、目赤腫痛、疔瘡腫毒等病症。

生　地

生地，一名乾地黃，是玄參科植物地黃的根莖。味甘苦性涼，主要有養血滋陰之功效，可治療陰虛發熱、月經不調、胎動不安、陰傷便秘等症。熟地是地黃的根莖經加工蒸曬而成，味甘微溫，主要有滋陰補血之功效，可治陰虛血少、遺精崩漏、月經不調、耳聾目赤等症。

生　薑（附：乾薑）

生薑是薑科植物薑的鮮根莖。味辛性微溫，主要有發表散寒、溫中止嘔吐、痰飲喘咳、腹滿泄瀉等症。

乾薑，一名白薑，是薑的乾燥根莖，味辛性溫，主要有溫中散寒、回陽通脈之功效，可治療胃寒吐瀉、寒飲咳喘、風寒濕痹以及肢冷脈微等症。

仙　茅

仙茅，一名獨腳仙茅，是石蒜科植物仙茅的根莖。味辛性溫有毒，主要有溫腎陽、壯筋骨之功效，可治療陽痿、小便失禁、痛疽瘰癧、心腹冷痛、腰腿冷痹等症。

仙人掌

仙人掌，一名觀音掌，是仙人掌科植物仙人掌的根及莖。味苦性寒，主要有行氣活血、清熱解毒之功效，可治療乳痛喉痛、燙火蛇傷、痛腫瘡毒、痢疾痔出血等病症。

白　朮

白朮，一名冬白朮，是菊科植物白朮的根莖。味苦甘性溫，主要有健胃補脾，燥濕和中，可治療不思飲食，倦怠少氣、腹脹泄瀉、痰飲水腫、小便不利、頭暈自汗、胎氣不安、濕痹等病症。

白　及

白及，一名白及，是蘭科植物白及的塊莖。味苦甘性涼，主要有止血消腫、生肌斂瘡之功效，可治療肺傷咯血、吐血衄血、痛腫瘡毒、刀傷燙傷、皮膚皸裂等病症。

白　果（附：白果樹葉）

白果，一名靈眼，是銀杏科植物銀杏的種子。味甘澀性平有毒，主要有斂肺止喘、止咳祛痰、止帶縮尿之功效，可治療哮喘痰多、白帶遺精、小便頻數等病症。

白果樹葉是白果的葉，味甘苦澀性平，主要有益心斂肺、化濕止瀉之功效，可治胸悶心痛、心悸怔忡、痰喘咳嗽、瀉痢白帶等病症。

白 薟

白薟，一名白根，是葡萄科植物白薟的根。味苦辛性涼，主要有清熱解毒、散結生肌、止痛消腫之功效，可治療痛腫疔瘡、瘰癧燙傷、血痢腸風、痔漏便血等病症。

白木耳

白木耳，一名銀耳，是銀耳科植物銀耳的子實體。味甘淡性平，主要有滋陰潤肺、養胃生津之功效，可治療虛勞咳嗽、痰中帶血、虛熱口渴等症。

白花丹

白花丹，一名假茉莉，是白花丹科植物白花丹的全草及根。味辛苦澀性寒，主要有祛風散瘀、解毒殺蟲之功效，可治療風濕關節疼痛、血瘀經閉、跌打損傷、腫毒惡瘡以及疥癬等症。

白砂糖

白砂糖，即白糖，是禾本科植物甘蔗的莖汁經精而成的乳白色強晶體。味甘性平，主要有潤肺生津之功效，可治療肺燥咳嗽、口乾燥渴、脾虛脘痛等症。

白茅根

白茅根，一名茅根，是禾本科植物白茅的根莖。味甘性寒，主要有清熱利尿、涼血止血之功效，可治療熱病煩渴、吐血衄血、小便小利、水腫黃疸等病症。

白蘿蔔（附：萊菔子）

白蘿蔔，一名萊菔，是十字花科植物萊菔的新鮮根。味

辛甘性涼，主要有消積化痰，下氣寬中，以及解毒之功效，可治食積脹滿、咳嗽失音、吐血衄血以及偏正頭疼等症。

萊菔子，一名蘿蔔子，是萊菔的成熟種子，味辛甘性平，主要有下氣定喘、消食化痰之功效，可治療咳嗽痰喘、食積氣滯、胸腹悶脹等症。

白鮮皮

白鮮皮，一名白鮮皮，是芸香科植物白鮮的根皮。味苦鹹性寒，主要有祛風燥濕、清熱解毒之功效，可治療瘡毒疥癬、皮膚濕癢、風濕痹痛以及黃疸等病。

瓜 蒂

瓜蒂，一名甜瓜蒂，是葫蘆科植物甜瓜的果蒂。味苦性寒，主要有催吐、退黃疸之功效，可治療痰涎宿食以及黃疸等症。

冬 瓜（附：冬瓜子、冬瓜皮）

冬瓜，一名枕瓜，是葫蘆科植物冬瓜的果實。味甘淡性涼，主要有利水消痰、清熱解毒之功效，可治療水腫脹滿、痰飲咳喘、暑熱煩渴、瀉痢痔瘻等病症。冬瓜子是冬瓜的種子，味甘性涼，主要有潤肺化痰，利水消痛之功效，可治療痰熱咳嗽、肺痛腸痛、水腫腳氣等病症。

冬瓜皮是冬瓜的外層果皮，味甘性涼，主要有利水消腫之功效，可治療水腫腹瀉痛腫等病症。

冬蟲夏草

冬蟲夏草，一名蟲草，是麥角菌科植物冬蟲夏草的子座及其寄生蝙蝠蛾科昆蟲蟲草蝙蝠蛾等的幼蟲屍體的複合物。

味甘性溫，主要有補虛益氣、止咳化痰之功效，可治療陽痿遺精、腰膝酸痛、病後體虛、痰飲喘咳、自汗盜汗等病症。

玄 參

玄參，一名元參，是玄參科植物玄參的根。味苦鹹性涼，主要有滋陰降火，除煩解毒之功效，可治療熱病煩渴、骨蒸勞熱、自汗盜汗、便秘吐衄、痛腫瘰癧等病症。

玄明粉

玄明粉是芒硝經風化失去結晶水而成的無水硫酸鈉。味辛鹹性寒，主要有瀉熱、潤燥軟堅之功效，可治療實熱積滯、大便不通、目赤腫痛、咽腫口瘡、痛疽腫毒等病症。

半 夏

半夏，一名蠍子草，是天南星科植物半夏的塊莖。味辛性溫有毒，主要有燥濕化痰、降逆止嘔、消痞散結之功效，可治濕痰冷飲、咳喘痰多、頭暈不眠等病症。

六 畫

地 丁

地丁，一名地丁草，是菫菜科植物紫花地丁、犁頭草，豆科植物米口袋，小米口袋或龍膽科植物華南龍膽的帶根全草。味苦性寒，主要有清熱解毒、利濕消腫之功效，可治療疔瘡痛腫、目赤喉痹，黃疸痢疾、毒蛇咬傷等病症。

地 龍

地龍，一名蚯蚓，是巨蚓科動物參環毛蚓或正蚓科動物背暗異唇蚓等的全體。味鹹性寒，主要有清熱平肝、止喘通

絡之功效，可治驚風抽搐、頭痛目赤、關節疼痛、小便不通、疳腮瘡瘍等症。

地 瓜

地瓜，一名涼薯，為豆科植物豆薯的塊根。味甘性涼，主要有止渴生津之功效，可止渴解酒毒。

地 榆

地榆，一名澀地榆，是薔薇科植物地榆的根及根莖。味苦酸性寒，主要有清熱解毒。涼血止血之功效，可治吐衄痔血，濕疹燒傷等症。

地膚子

地膚子，一名萹菜籽，是藜科植物地膚的果實。味甘性寒，主要有清濕熱利小便之功效，可治療小便不利，淋病帶下，瘡毒疥癬、陰部濕癢等病症。

地骨皮

地骨皮，一名枸杞根，是茄科植物枸杞等的根皮。味甘性寒，主要有清熱涼血之功效，可治療潮熱盜汗，吐血衄血，痛腫惡瘡，以及高血壓等病症。

朴 硝

朴硝，一名朴硝，是礦物芒硝經加工而得的粗製結晶。味辛苦性寒，主要有清瀉實熱，軟堅潤燥之功效，可治療實熱積滯，腹脹便秘，目赤腫痛等病症。

芋 頭

芋頭，一名芋艿，是天南星科植物芋的塊莖。味甘辛性平，主要有消癧散結之功效，可治療瘰癧、腫毒、腹中癖塊、牛皮癬、燙火傷等症。

芒 果

芒果，一名木亡果，是漆樹科植物木亡果的果實。味甘酸性涼，主要有益胃止嘔、解渴利尿之功效，可治療經脈不通、血脈不行、小便不利以及嘔暈等症。

芒 硝

芒硝，一名芒消，是礦物芒硝經煮煉而得的精製結晶。味辛苦鹹性寒，主要有清瀉實熱、軟堅潤燥之功效，可治療實熱積滯、腹脹便秘、丹毒痛腫等病症。

芝 麻（附：芝麻殼、香油）

芝麻，一名白脂麻，是胡麻科植物脂麻的白色種子。味甘性平，主要有潤燥滑腸的功效，可治虛勞便秘，小兒頭瘡等病症。芝麻殼是脂麻的果殼，主要可治半身不遂，燙傷等病症。

香油是脂麻的種子榨取之脂肪油，味甘性涼，主要有潤腸通便、解毒生肌之功效，可治腸燥便秘、蛔蟲、瘡腫潰瘍、皮膚皸裂以及咳嗽等症。

西 米

西米，一名西穀米，是棕櫚科植物莎木木髓部製取的澱粉做成的。

味甘性平，主要有溫中健脾、補肺化痰之功效，可治療

消化不良、肺病咳嗽、產後虛弱、病後無力等症。

防 風

防風，一名風肉，是傘形科植物防風的根。昧辛甘性溫，主要有發表祛風、化濕止痛之功效，可治療風寒頭痛、目眩項強、風寒濕痹、四肢攣急等症。

西 瓜（附：西瓜皮、西瓜子仁、西瓜子殼）

西瓜，一名寒瓜，是葫蘆科植物西瓜的果瓤。味甘性寒，主要有清熱解暑、除煩止渴及利小便之功效，可治療暑熱煩渴、熱盛傷津、一名西瓜翠，是西瓜的果皮，味甘性涼，功效同西瓜。

西瓜霜是西瓜皮和皮硝混合製成的白色結晶，味成性寒，主要可治喉風喉痹、目瘡牙疳、久嗽咽痛等症。西瓜子仁是西瓜的種仁，味甘性平，主要有清肺潤腸、和中止渴之功效，可治吐血久嗽等病症。西瓜子殼是西瓜的種皮，主要可治腸風下血及吐血等症。

百 合

百合，一名自百合，是育合科植物百合，細葉百合，麝香百合及多種植物鱗莖的鱗葉。味甘微苦性平，主要有潤肺止咳、清心安神之功效，可治療肺胖癆久咳、虛煩驚悸、腳氣浮腫等病症。

百 部

百部，一名山百根，是百部科植物蔓生百部，直立百部或對葉酉部等的塊根。辛性微溫，主要有潤肺止咳·祛濕殺蟲之功效，可治療風寒咳嗽，百日咳、肺結核，老年咳喘，

濕疹疥癬、蛔蟲蟯蟲等病症。

百草霜

百草霜，一名灶煤，是雜草經燃燒後附予灶突或煙囪內的煙灰。味辛性溫，主要有補虛消積之功效、治口舌諸瘡等症。

回心草

回心草，一名大葉蘚，是真蘚科植物紅大葉薊的全草。味淡微苦性平，主要有安神鎮靜之功效，可治心臟病心慌、心悸、神經衰弱等症。

肉 桂

肉桂，是樟科植物肉飩的乾皮及枝皮。味辛甘性熱，主要有補腎陽、溫脾胃、除冷積、通血脈之功效，可治療肢冷脈微、腹痛泄瀉、經閉腹痛等病症。

肉蓯蓉

肉蓯蓉，一名肉松蓉，是列當科植物肉蓯蓉或蓯蓉、迷肉蓯蓉等的肉質莖。味甘酸鹹性溫，主要有補腎益精、潤燥滑腸之功效，可治療陽痿、不孕、帶下血崩、腰膝冷痛、血枯便秘等病症。

竹 葉（附：竹瀝，竹茹）

竹葉，是禾本科植物竹的葉。味甘淡性寒，主要有清心火、除煩熱、利小便之功效，可治口渴、尿澀、口瘡、齒痛等症。竹瀝是竹的莖用火烤灼流出的汁，味甘苦性寒，主要有清熱化痰之功效，可治肺熱痰壅、煩渴等症。

竹茹是竹的莖稈除去外皮後刮下的中間層，味甘性涼，

主要有清熱涼血、化痰止咳之功效，可治嘔吐、痰喘、吐衄
崩漏、惡阻胎動等症。

朱　砂

朱砂，一名丹砂，是天然的辰砂礦石。味甘性涼有毒，
主要有安神定驚、明目解毒之功效，可治療心煩失眠、頭昏
眩暈、毒瘡疥癬等病症。

向日葵子（附：向日葵花盤、向日葵莖心）

向日葵子，一名天葵子，是菊科植物向日葵的種子。主
要有清熱、涼血、透膿通氣之功效，可治療血痢、痛腫等
症。向日葵殼是向日葵的果殼，主要可治耳鳴。

向日葵花盤是向日葵的花托，味甘性溫，主要有清熱利
尿、通竅逐風之功效，可治療頭痛目昏、牙痛瘡腫、小便
利，婦女痛經等病症。向日葵莖心是向日葵的莖髓，主要可
治尿路結石、小便不利、乳糜尿及血淋等症。

冰　片

冰片是龍腦香科植物龍腦香樹脂的加工品，或為樟腦、
松節油等用化學方法合成的加工製成品。味辛苦性涼，主要
有通竅散鬱、祛翳明目、消腫止痛之功效。可治氣閉耳聾、
喉痹口瘡、中耳炎、痛腫痔瘡、目赤翳膜、曉蟲癎等病症。

羊肉（羊血、羊肝、羊胃、羊腎、羊骨、羊膽、羊肺、羊睪丸）

羊肉是牛科動物山羊或綿羊的肉。味甘性溫，主要有益
氣補虛、溫中暖下之功效，可治療體虛瘦弱、腰膝酸軟、產
後虛冷、寒疝腹痛，中虛反胃等症。

羊血是山羊或綿羊的血，味成性平，主要有止血袪瘀之功效，可治療吐衄痔血、外傷出血、婦女血崩、跌打損傷等症。羊肝是山羊或綿羊的肝，味甘苦性涼，主要有益血補肝明目之功效，可治療目暗雀盲、血虛面黃等症。羊胃是山羊或綿羊的胃，味甘性溫，可補虛健脾，治消渴盜汗、納呆尿頻以及虛勞等症。羊腎，一名羊腰子，是綿羊或山羊的腎，味甘性溫，主要有補腎益精功效，可治遺精陽痿、耳聾、尿頻等症。羊骨是山羊或綿羊的骨，味甘性溫，可補腎強筋，治療筋骨攣痛、腰膝酸軟無力等症。羊膽是山羊或綿單的膽，味苦性寒，有清熱明日解毒之功，可治療目赤青盲、黃疸便秘、熱毒瘡瘍等症。羊肺是山羊或綿羊的肺，味甘性平，有補肺益氣、通調水道之功效，可治肺癆咳嗽，消渴尿頻等症。羊睪丸，一名羊石子，是山羊或綿羊的睪丸，味甘性溫，主要有補腎益精助陽之功效，可治療腎虛腰痛、陽痿遺精，小便頻數、睪丸腫痛等病症。

七　畫

車前子

車前子，一名車前實，是車前草科植物車前或平車前的種子。味甘性寒，主要有清熱明目、利水袪痰之功效，可治療目赤障翳、暑濕泄痢、咳嗽多痰、小便不通、淋濁帶下等症。

豆　腐（附：豆腐皮、豆漿）

豆腐是豆科植物大豆種子的加工製成品。味甘性涼，主要有益氣和中、生津潤燥、清熱解毒之功效，可治赤眼消渴、痢疾，並可解硫磺、燒酒毒。豆腐皮是豆腐漿煮沸後，漿面所凝結之薄膜，味甘淡性平，主要有止咳化痰、解毒養

胃之功效，可治療冷嗽、自汗、瘙癢等症。豆漿是豆子經磨碎製成的漿汁，味甘性平，主要有補虛潤燥、清肺化痰之功效，可治療虛勞咳嗽、痰火哮喘、便秘、淋濁等症。

花 生

花生，一名落花生，是豆科植物落花生的種子。味甘性平，主要有潤肺和胃之功效，可治燥咳、反胃、腳氣、乳婦奶少等症。

花 椒（附：花椒子）

花椒，一名川椒，是芸香科植物花椒的果皮。味辛性溫，主要有溫中散寒，殺蟲除濕、解魚腥毒之功效，可治療心腹冷痛、齒痛、疝痛、蛔蟲病、蟯蟲病、陰癢瘡疥等症。花椒子，一名椒目，是花椒的種子，味苦性寒，主要有下氣行水之功效，可治水腫脹滿、小便不利、咳喘不止等症。

芹 菜

芹菜，一名旱芹，是傘形科植物旱芹的金草。味甘苦性涼，主要有平肝清熱、祛風利濕之功效，可治療高血壓病、眩暈頭痛，面紅目赤、血淋痛腫等症。

芥 菜 子

芥菜籽，一名芥子，是十字花科植物芥菜的種子。味辛性熱，主要有溫中散寒、利氣豁痰、通經活絡、解毒消腫之功效，可治療胃寒吐食、陰疽流痰、跌打損傷、肺寒咳嗽等症。

芭 蕉 花（附：芭蕉根）

芭蕉花是芭蕉科植物芭蕉的花蕾或花。味甘淡微辛性

涼，主要有化痰軟堅、平肝通經之功效，可治療返酸反胃，嘔吐痰涎、頭目眩暈、經行不暢等病症。芭蕉根是芭蕉的根莖，味甘性寒，主要有清熱解毒，利尿止渴之功效，可治療消渴黃疸、水腫腳氣、痛腫疔瘡等病症。

杏 仁

杏仁是薔薇科植物杏或山杏等味苦的乾燥種子。味苦性溫有毒，主要有止咳平喘潤腸之功效，可治外感咳嗽、喘滿、喉痹、腸燥便秘等症。

赤 小 豆

赤小豆，一名赤豆、紅豆，是豆科植物赤小豆或赤豆的種子。味甘酸性平，主要有利水除濕、和血排膿、解毒消腫之功效，可治水腫腳氣，黃疸瀉痢、便血及痛腫等症。

吳 茱 萸

吳茱萸，一名吳萸，是芸香科植物吳茱萸的未成熟果實。味辛苦性溫，有小毒，主要有溫中止痛、降逆止嘔之功用，可治療胃脘冷痛、脅痛疝痛、腳氣腫痛、嘔逆吞酸、食積瀉痢等症。

牡 蠣（附：牡蠣肉）

牡蠣，一名蠣蛤，是牡蠣科動物近江牡蠣、長牡蠣或大連灣牡蠣等的貝殼。味咸澀性涼，主要有斂陰止汗、軟堅化痰等功效，可治療自汗盜汗、瘰癧癭瘤、遺精帶下等症。

牡蠣肉是近江牡蠣等的肉，味甘咸性平，主要有滋陰養血之功效，可治療煩熱失眠，心神不安、丹毒等症。

何首烏

何首烏，一名地精，是蓼科植物何首烏的塊根。味苦甘澀，性微溫，主要有補肝益腎、養血祛風之功效，可治療鬚髮早白、腰膝酸軟、遺精、帶下、慢性肝炎等病症。

伸筋草

伸筋草，一名過山龍，是石松科植物石松的帶根全草。味苦辛性溫，主要有祛風散寒、除濕消腫、舒筋活血之功效，可治療風寒濕痹、四肢軟弱，跌打損傷等症。

辛 夷

辛夷，一名木筆花，是木蘭科植物辛夷或玉蘭的花蕾。味辛性溫，主要有祛風通竅之功效，可治療頭痛鼻淵、鼻塞不通、齒痛等病症。

沙 參

沙參，一名北沙參，是傘形科植物珊瑚菜的根。味甘淡性涼，主要有養陰清肺、祛痰止咳之功效，可治療肺熱燥咳、虛勞久咳、咽乾口渴等病症。

沙 薑

沙薑，一名山奈，是薑科山奈屬植物山奈的根狀莖。味辛性溫，主要有溫中化濕、行氣止痛之功效，可治急性胃腸炎、消化不良、胃寒疼痛、風濕關節痛、跌打損傷等症。

阿 膠

阿膠是馬科動物驢的皮去毛後熬製成的膠塊。味甘性平，主要有滋陰補血安胎之功效，可治療吐衄便血、月經不

調、虛勞咳嗽以及血虛等病症。

八　畫

青　鹽
　　青鹽，一名戎鹽或大青鹽，為鹵化物類礦物石鹽的結晶。味鹹性寒。主要有涼血明目之功效，可治療吐血齒衄、目赤牙痛以及尿血等病症。

青　蛙
　　青蛙，一名田雞，是蛙科動物黑斑或金線蛙等的全體。味甘性涼，主要有清熱解毒、利水清腫等功效，可治療全身浮腫，小兒熱瘡、咳喘等病症。

青　蒿
　　青蒿，一名蒿，是菊科植物青蒿或黃花蒿的全草。味苦微辛性寒，主要有清熱解暑除蒸之功效。可治療骨蒸勞熱、濕熱黃疸、疥瘡瘙癢瘧疾、痢疾等病症。

青　黛
　　青黛，一名靛花，為爵床科植物馬藍、豆科植物菘藍、草大青或蓼科植物蓼藍葉中的乾燥色素。味鹹性寒，主要有清熱解毒涼血之功效，可治療斑疹丹毒、吐血咯血、蛇蟲咬傷等症。

青葙子
　　青葙子，一名草決明，是莧科植物青箱的種子。味苦性涼，主要有祛風熱清肝火之功效，可治療目赤腫疼、高血壓、皮膚瘙癢等病症。

松花蛋

松花蛋，一名皮蛋，是鴨蛋用石灰、草灰、鹽等醃製而成。味辛苦鹹性寒，主要有瀉熱醒酒之功效，可治瀉痢、醉酒等症。

刺莧菜

刺莧菜，一名野莧菜，是莧科屬植物刺莧的全草。味甘淡性涼，主要有清熱利尿、解毒消腫、涼血止血之功效，可治療腸炎、痢疾、胃及十二指腸潰瘍、痔瘡便血等症。

苦 瓜

苦瓜，一名癩瓜，是葫蘆科植物苦瓜的果實。味苦性寒，主要有清暑滌熱、解毒明目之功效，可治療中暑痢疾，赤眼腫痛、痛腫丹毒等症。

苦 參

苦參，一名川參，是豆科植物苦參的根。味苦性寒，主要有清熱燥濕殺蟲之功效，可治療濕熱黃疸、疥癬濕疹、赤白帶下、熱毒血痢等症。

茄 子（附：茄根）

茄子，一名矮瓜，是茄科植物茄的果實。味甘性涼。主要有清熱活血止痛等功效，可治療腸風下血、熱毒瘡痛、皮膚潰瘍等症。茄根是茄的根及莖部，味甘辛性寒，主要可治腳氣凍瘡、久痢血便、牙齒疼痛等症。

明 礬（附：枯礬）

明礬，一名白礬，是礦物明礬石經加工提煉而成的結

晶。味酸澀性寒有小毒，主要有燥濕消痰、止血止瀉、解毒殺蟲等功效，可治療痔瘡癬、口舌生瘡、宮脫白帶、黃疸肝炎等病症。枯礬，一名煆白礬，是將白礬置砂鍋內加熱熔化並煆至枯乾，取出剁塊製成，功效同明礬。

昆　布

昆布，一名海昆布，是海帶科植物海帶，或翅藻科植物昆布、裙帶菜的葉狀體。味鹹性寒，主要有軟堅行水之功效，可治療瘰癧癭瘤、噎膈水腫、睪丸腫痛、婦女帶下等症。

咖　啡

咖啡是茜草科植物咖啡樹的種子炒熟研粉所做的飲料。味甘性溫，主要有興奮、強心、利尿之功效，可治療酒醉不醒、慢性支氣管炎、肺氣腫等病症。

使君子

使君子，一名史君子，是使君子科植物使君子的成熟果實。味苦性溫，主要有殺蟲消積、健脾和胃之功效，可治療蛔蟲腹痛、小兒疳積、乳食停滯、腹脹瀉痢等症。

乳　香

乳香，一名乳頭香，是橄欖科植物卡氏乳香樹的膠樹脂。味辛苦性溫，主要有調氣活血、定痛驅結毒之功效，可治療氣血凝滯、痛瘡腫毒、跌打損傷、婦女痛經，產後瘀血等病症。

金　橘

金橘，一名盧橘，是芸香科植物金橘的果實。味辛甘性

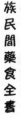

溫，主要有理氣解鬱、化痰醒酒之功效，可治療胸悶鬱結、傷酒口渴、食滯胃呆等症。

金櫻子

金櫻子，一名燈籠果，是薔薇科植物金櫻子的果實。味酸澀性平，主要有固精縮尿、澀腸止瀉之功效，可治療滑精遺尿、瀉痢尿頻、自汗、盜汗、肺虛喘咳、崩漏帶下等症。

狗 肉

狗肉是犬科動物狗的肉。味鹹性溫，主要有補中益氣、溫腎助陽之功效，可治療脾腎氣虛、胸腹脹滿、腰膝軟弱無力以及瘡口久潰不收等病症。

狗肝菜

狗肝菜，一名小青，是爵床科狗肝菜屬植物狗肝菜的全草。味甘淡性涼，主要有清熱解毒、涼血利尿之功效，可治療感冒高熱、斑疹發熱、眼結膜炎、小便不利，帶狀疱疹等症。

油菜葉

油菜，一名芸苔，是十字花科植物油菜的葉。味辛性溫，主要可治痛腫丹毒。油菜籽是油菜的種子，味辛性溫，主要有行滯活血之功效，可治產後心腹諸疾、難產等症。菜子油是油菜的種子的脂肪油，主要可治腸梗阻、燙灼傷及濕疹等症。

泥 鰍

泥鰍，一名鰍魚，是鰍科動物泥鰍的肉或全體。味甘性平，主要有補中益氣、化濕祛邪之功效，可治療消渴、陽

瘻、痔瘡、疥癬以及傳染性肝炎等症。

空心菜

空心菜，一名蕹菜，是旋花科植物蕹菜的莖、葉。味甘性寒，可治衄血便血、淋濁、便秘、蛇蟲咬傷、痛腫痔瘡等症。

奇異果樹根

獼猴桃樹根，是奇異果科植物奇異果的根或根皮。味酸微甘性涼，主要有清熱利尿、活血消腫之功效，可治肝炎、水腫、跌打損傷，風濕關節痛、瘡癤瘰癧等症。

九　畫

紅　花

紅花，一名赤紅花，是菊科植物紅花的花。味辛性溫，主要有活血通經、化瘀止痛之功效，可治經閉症瘕、死胎難產、惡露不行、痛腫瘀血、跌打損傷等症。

紅　薯

要有補中和血、益氣生津、寬腸通便之功效，可治濕熱黃疸、乳瘡、瘡毒、便秘等症。

紅　糖

紅糖，一名赤砂糖，是禾本科植物甘蔗的莖汁，經煉製而成的赤色結晶體。味甘性濕，主要有補中緩肝、活血和瘀之功效，可治產後惡露不盡、口乾嘔噦、虛羸血痢等症。

紅蔥頭

紅蔥頭，一名洋蔥，是百合科植物洋蔥的鱗莖。可治創

傷潰瘍及婦女滴蟲陰道炎等症。

亞　麻

　　亞麻，一名胡麻，是亞麻科植物駐麻的根、莖、葉。味甘性平，亞麻根主要有調腑補虛，活血散瘀之功效，可治療慢性肝炎、睾丸炎，跌打損傷等症。亞麻子是亞麻的種子，味甘性平，主要可治脫髮，皮膚癢疹、大便乾燥等症。

珍　珠

　　珍珠，一名珍珠，是珍珠科動物珍珠貝、馬氏珍貝或蚌科動物三角帆蚌、褶紋冠蚌、背角無齒蚌等貝類動物珍珠囊中形成的無核珍珠。
　　味甘鹹性寒，主要有鎮心安神、養陰息風、清熱化痰、祛翳明目、解毒生肌之功效，可治療驚悸怔忡、煩熱消渴、喉痹口疳、目生翳障、瘡口久不收口等症。

柑橘皮（附：柑核）

　　柑橘皮，一名廣陳皮，是芸香科植物茶枝柑多種柑類的果皮。味甘性寒，主要有下氣溺中、化痰醒酒之功效，可治療病後飲食失調、上氣煩滿、傷酒口渴等症。
　　柑核是茶枝柑或甌柑等多種柑類的果核，味苦性溫，主要有舒肝破氣之功效，可治療小腸疝氣、睾丸腫痛等症。

柚子皮（附：柚核）

　　柚子皮，一名柚皮，是芸香科植物的果皮。味辛甘苦性溫，主要有化痰消食，下氣利膈之功效，可治療氣鬱胸悶、食滯不消、咳喘、疝氣等病症。柚核為柚的種子，主要可治小腸疝氣。

枸杞子

枸杞子，一名杞子，是茄科植物枸杞或寧夏枸杞的成熟果實。味甘性平，主要有潤肺補肝、益腎明目之功效，可治療腰膝酸軟、頭暈目眩、虛勞咳嗽、消渴、遺精等症。

柳　葉

柳葉是楊柳科植物垂柳的葉。味苦性寒，主要有清熱解毒、利尿透疹之功效，可治療疔瘡癤腫、乳腺炎、丹毒、燙傷、牙痛以及痧疹透發不暢等病症。

柿子（附：柿皮、柿餅、柿蒂、柿霜）

柿子是柿科植物柿的果實。味甘澀性寒，主要有清熱潤肺、止渴之功效，可治療咳嗽吐血、熱渴口瘡等症。

柿皮為柿的外果皮，主要有清熱解毒之功效，外貼可治療疔瘡、無明腫毒等症。柿餅，一名柿乾，是柿的果實經加工而成的餅狀食品，有白柿、烏柿兩種，味甘澀性寒，主要有潤肺澀腸止血之功效，可治咳嗽、吐血咯血、痔漏、痢疾以及尿血等症。柿蒂是柿的宿存花萼，味苦澀性平，主要有逆氣止嘔之功效，可治呃逆不止、嘔噦等症。柿霜是柿的果實製成「柿餅」時外表所生的白色粉霜，味甘性寒，主要清熱潤肺化痰之功效，可治肺熱燥咳、咽乾喉痛、口舌生瘡、吐血咯血及消渴等症。

胡　椒

胡椒，一名玉椒，是胡椒科植物胡椒的果實。有黑白椒之分，性味功效相同。味辛性熱，主要有溫中下氣、消痰解毒之功效，可治療寒疾食積、脘腹冷痛、嘔吐清水、泄瀉下痢疾等症。

荊　芥

荊芥，一名四棱杆蒿，是唇形科植物荊芥的全草。味辛性溫，主要有發表祛風、理氣止血之功效，可治療外感風邪、頭痛目眩、目赤咽腫、吐衄下血等病症。

南　瓜（附：*南瓜子、南瓜根、南瓜蒂*）

南瓜，一名飯瓜，是葫蘆科植物南瓜的果實。味甘性溫，主要有補中益氣，消痰止痛，解毒殺蟲之功效，可治療水火燙傷、肺痛、肋間神經痛等症。

南瓜子是南瓜的種子，味甘性平，主要有驅蟲功效，可治絛蟲、蛔蟲、產後手足浮腫以及百日咳等症。南瓜根是南瓜的根，性平味淡，主要有清熱利濕、通乳之功效，可治黃疸痢疾、乳汁不通等症。南瓜蒂是南瓜的瓜蒂，主要可治疗瘡痛瘍，水火燙傷等症。

茜草，茜草，一名血見愁，是茜草科植物茜草的根及根莖。味苦性寒，主要有行血止血、通經活絡、止咳祛痰之功效，可治療吐衄便血、經閉尿血、跌打損傷、瘀滯腫痛等症。

茵　陳

茵陳，一名茵陳蒿，是菊科植和茵陳蒿的幼嫩莖葉。味苦性涼，主要有清熱利濕之功效，可治療濕熱黃疸、小便不利、風癢瘡疥等症。

茯　苓（附：*茯苓*）

茯苓，一名茯靈，是多孔菌科植物茯苓的乾燥菌核。味甘淡性平，主要有滲濕利水、益脾和胃、寧心安神之功效，可治療小便不利、水腫脹滿、痰飲咳逆、遺精淋濁、驚悸健

忘等症。茯神是茯苓菌核中間天然抱有松根的白色部分。味甘淡性平，主要有寧心安神利水之功效，可治療失眠健忘、小便不利等症。

茶　葉（附：茶樹根）

茶葉，一名細茶，是山茶科植物茶的芽葉。味苦鹹性涼，主要有清頭目、除煩渴、化積消食、利尿解毒之功效，可治療頭痛目昏、多睡善寐、心煩口渴、食積痰滯等症。

茶樹根，是山茶科植物茶的根，味苦性平，主要可治心臟病、牛皮癬、口瘡等症。

荔　枝（附：荔枝核）

荔枝，一名麗枝，是無患子科植物荔枝的果實。味甘酸性溫，主要有生津補血、理氣止痛之功效，可治療煩渴呃逆、胃痛、牙痛、喘咳、外傷出血等症。

荔枝核是荔枝的種子，味甘澀性溫，主要有溫中理氣止血之功效，可治胃痛、疝痛、婦女血氣刺痛等症。

威靈仙

威靈仙，一名風車，是毛莨科植物威靈仙的根。味辛鹹性溫，有毒，主要有祛風濕通經絡、消痰涎散瘀積等功效，可治療痛風頑痹、腳氣、瘧疾、扁桃體炎等症。

韭　菜

韭菜，一名壯陽草，是百合科植物非的葉。味辛性溫，主要有溫中行氣、散血解毒之功效，可治療吐衄便血、痔漏脫肛，跌打損傷等症。

蝦

蝦是長臂科動物青蝦等多種淡水蝦的全體或肉。味甘性溫，主要有補腎壯通乳托毒之功效，可治療丹毒痛、小腿潰瘍、乳汁不下以及陽痿等症。

胎　盤

胎盤，一名紫河車，是伊朗人的胎盤。味甘鹹性溫，主要有補氣養血、益精之功效，可治骨蒸勞熱、盜汗陽痿、不孕及乳少等症。

香　菜（附：香菜子）

香菜，一名胡荽，是傘形科芫荽的帶根全草。味辛性溫，主要有發汗透疹、消食下氣之功效，可治療麻疹透發不快，食物積滯等症。香菜子，一名胡荽子，是芫荽的果實，味辛酸性平，主要有透疹健胃之功效，可治療痘疹透發不暢、飲食乏味，痢疾、痔等症。

香　附

香附，一名苦薑頭，是莎草科植物莎草的根莖。味辛微苦甘性平，主要有理氣解鬱、調經止痛之功效，可治療肝胃不、氣鬱不舒、痰飲痞滿、月經不調，崩漏帶下等症。

香椿，一名椿葉，是楝科植物香椿的葉。味苦性平，主要有消炎、解毒、殺蟲之功效，可治腸炎痢疾、疔疽瘡疥等症。

香　蕉（附：香蕉皮、香蕉莖）

香蕉，一名蕉果，是芭蕉科植物甘蕉的果實。味甘性寒，主要有清熱解毒潤腸功效，可治療熱病煩渴、便秘痔血等症。香蕉皮是香蕉的果皮，主要可治痢疾、霍亂肚痛、皮

膚瘙癢等症。香蕉莖是香蕉的根莖，味甘澀性寒，主要有清熱涼血解毒之功效，可治療熱喘血淋、熱癤痛腫。

香 薷

香薷，一名蜜蜂草，是唇形科植物海州香薷的帶花全草。味辛性微溫，主要有發汗解暑、行水散濕、溫胃調中之功效，可治療胃痛發熱、嘔吐腹瀉、水腫腳氣等症。

食 鹽

食鹽，一名鹽，是海水或鹽井、鹽池、鹽泉中的鹽水經煎曬而成的結晶。味鹹性寒，主要有湧吐清火、涼血解毒之功效，可治療胃胸腹脹痛、二便不通、齒齦出血、喉痛牙痛、目翳瘡毒、螫傷中毒等症。

穿山甲

穿山甲，一名山甲，是鯪鯉科動物鯪的鱗甲。味鹹性涼，主要有消中潰膿、搜風活血、通經下乳之功效，可治療痛疽瘡腫、風寒濕痹、月經停閉、乳汁不通，並可止血。

神 麴

神麴，一名六神麴，是辣蓼、青蒿、杏仁等藥加入麵粉或麩皮混合後，經發酵而成的麴劑。味甘辛，性溫，主要有健脾和胃、消食和中之功效，可治療飲食停滯、胸痞腹脹、嘔吐瀉痢、產後瘀血腹痛等症。

扁 豆

扁豆，一名藤豆，是豆科植物扁豆的白色種子。味甘性平，主要有健脾和中、消暑化濕之功效，可治療暑濕吐瀉、

脾虛嘔逆、食少久瀉、水停消渴、赤白帶下、小兒疳積等症。

雄娃魚

娃娃魚，一名大鯢，是大鯢科動物大鯢去掉內臟後的全體。味甘性平，主要有滋補強壯之功效，可治病後體虛、神經衰弱等症。

兔　肉（附：兔肝）

兔肉是兔科動物蒙古兔、東北兔、高原兔、華南兔、家兔等的肉。味甘性涼，主要有補中益氣、涼血解毒之功效，可治療消渴羸瘦、胃熱嘔吐、便血等症。兔肝是蒙古兔或家兔等的肝，味甘鹹性寒，主要有補肝明目之功效，可治療肝虛眩暈、目暗昏糊、目痛赤翳等症。

十　畫

馬齒莧

馬齒莧，一名馬齒草，是馬齒莧科植物馬齒莧的全草。味酸性寒，主要有清熱解毒、散血消腫之功效，可治療尿路感染、熱痢膿血、婦女帶下、丹毒瘰癧等症。

馬鞭草

馬鞭草，一名風頸草，是馬鞭草科植物馬鞭草的全草或帶根全草。味苦性涼，主要有清熱解毒、活血散瘀、利水消腫之功效，可治發熱、黃疸、喉痹、經閉、痛腫瘡毒等症。

馬鬃蛇

馬鬃蛇，一名四腳蛇，是鬣蜥科動物馬鬃蛇去內臟的全

體。主要有滋補健身、祛風活血之功效，可治小兒疳積、腰腿疼痛、血虛體弱等症。

烏　雞

烏雞，一名烏骨雞，是雉科動物烏骨雞的肉或去內臟的全體。味甘性平，主要有養陰退熱之功用，可治療虛勞骨蒸、脾虛泄瀉、崩中帶下、體虛、消渴等症。

烏　鴉

烏鴉，一名黑老鴉，是鴉科動物大嘴烏鴉等的全體或肉。味酸性平，主要有祛風定癇、止血之功效，可治療頭風眩暈、小兒風癇、虛勞咯血、骨蒸潮熱等症。

烏　梅（附：烏梅花）

烏梅，一名桔梅肉，是薔薇科植物梅的乾燥未成熟果實。味酸性溫，主要有收斂生津，安蛔驅蟲之功效，可治療蛔蟲病、鉤蟲病、虛熱煩渴、久瀉痢疾、便血尿血、久咳等症。烏梅花，一名白梅花，是梅的花蕾，味酸澀性平，主要有舒肝和胃、化痰之功效，可治療肝胃氣痛、食慾不振、頭暈瘰癧、梅核氣等病症。

芙蓉葉

芙蓉葉，一名木芙蓉葉，是錦葵科植物木芙蓉的葉。味辛性平，主要有涼血解毒，消腫止痛之功效，可治痛瘡腫痛、帶狀疱疹、目赤腫痛、跌打損傷等症。

桂花子

桂花子，一名桂花樹子，是木犀科植物木犀的乾燥果

實。味甘性溫，主要有暖胃平肝、益腎散寒之功效，可治療肝胃氣痛等症。

桔 梗

桔梗，一名苦桔梗，是桔梗科植物桔梗的根。味苦辛性平，主要有開宣肺氣、化痰排膿之功效，可治療咳嗽咽痛、肺痛吐膿、胸滿脇痛、痢疾腹痛等症。

桐 油

桐油，一名桐子油，是大戟科植物油桐的種子所榨出的油。味甘辛性寒有毒，主要有驅除風痰之功效，可治療風痰喉痹、疥癬臁瘡、凍瘡皸裂，水火燙傷等症。

桃（附：桃仁、桃葉）

桃，一名桃子，是薔薇科植物桃的成熟果實。味甘酸性溫，主要有生津潤腸、活血消積之功效。可治療食積便秘等症。

桃仁是桃的種子，味苦甘性平，主要有破血行瘀、潤燥滑腸之功效，可治療瘀血腫痛、血燥便秘等症。

桃葉是桃的葉，味苦性平，主要有祛風濕、除濕殺蟲之功效，可治療頭痛風痹、濕疹瘡疥等症。

桃 南 瓜

桃南瓜，一名金瓜，是葫蘆科植物桃南瓜的果實。味甘微苦性平，主要治支氣管哮喘。

核 桃 仁

核桃仁，一名胡桃仁，是胡桃科植物胡桃的種仁。味甘

性溫，主要有補腎固精、溫肺定喘、潤腸通便之功效，可治療腎虛喘咳、腰痛腳弱、陽痿遺精、尿頻石淋、腸燥便秘等症。

豇 豆

豇豆，一名飯豆，是豆科植物豇豆的種子。味甘性平，主要有健脾補腎之功效，可治療吐逆瀉痢、遺精白帶、尿頻白濁等症。

荸 薺

荸薺，一名紅慈菇，是莎草科植物荸薺的球莖。味甘性寒，主要有清熱化痰消積之功效，可治療消渴黃疸、熱淋目赤、咽喉腫痛以及贅疣等症。

栗 子（附：栗葉、栗殼）

栗子，一名板栗，是殼斗科植物栗的種仁。味甘性平，主要有養胃健脾、補腎強筋、活血止血之功效，可治反胃泄瀉、吐衄便血、處傷腫痛、金瘡瘰癧等症。

栗葉是栗的葉，主要可治喉疔火毒等症。栗殼是栗的外果皮，味甘澀性平，主要可治反胃、鼻衄、便血等症。

夏枯草

夏枯草，一名大頭花，是唇形科植物夏枯草的果穗。味苦辛性寒，主要有清肝散結之功效，可治療目疾乳痛、頭暈目眩、瘰癧癭瘤、血崩帶下、肺結核、肝炎等病症。

蚌 肉

蚌肉，一名河蛤蜊，是蚌科動物背角無齒蚌或褶紋冠

蚌、三角帆蚌等蚌類的肉。味甘鹹性寒，主要有清熱解毒、明目滋陰之功效，可治療煩熱消渴、血崩帶下、目赤濕疹以及痔瘺等症。

高　粱

高粱，一名蘆粟，是禾本科植物蜀黍的種仁。味甘澀性溫，主要有溫中止泄之功效，可治下痢、小便不利等症。

高 良 薑

高良薑，一名良薑，是姜科植物高良薑的根莖。味辛性溫，主要有溫中散寒止痛之功效，可治療脘腹冷痛、嘔吐泄瀉、反胃食滯等症。

酒

酒是米、麥、黍、高粱等和麴釀成的一種飲料。味甘鹹辛性溫有毒，主要有通脈禦寒、行藥勢之功效，可治風寒痹痛、筋脈攣急、心腹冷痛以及胸痹等症。

酒 釀

酒釀，一名酒窩，是糯濁和酒麴釀製而成的酵米。味甘辛性溫，主要有益氣生津，活血止痛之功效，可治痘瘡不起，頭風等症。

海 參

海參，一名刺參，是刺參科動物刺參或其他種海參的全體。味鹹性溫，主要有補腎益精、養血潤燥之功效，可治療精血虧損、陽痿夢遺、小便頻數、腸燥便秘等症。

海　帶

海帶，一名海草，是大葉藻科植物大葉藻的全草。味鹹性寒，主要有軟堅化痰、利水泄熱之功效，可治療癭瘤結核、水腫腳氣等症。

海　菜

海菜，一名濡苔，是石蓴科植物海菜的全草。味鹹性寒，主要有清熱解毒、軟堅散結之功效，可治頸淋巴結腫、甲溝炎、手背痛腫、丹毒腫痛、鼻衄等症。

海　藻

海藻，一名海帶花，是馬尾藻科植物羊棲菜或海蒿子的全草。味苦鹹性寒，主要有軟堅消痰、利水泄熱之功效，可治療瘰癧癭瘤、水腫腳氣、睾丸腫痛等症。

海金沙

海金沙是海金沙科植物海金沙的成熟孢子。味甘淡性寒，主要有清熱解毒、利尿通淋之功效，可治療尿路感染、尿路結石、腎炎水腫、腸炎痢疾、皮膚濕疹、帶狀皰疹等症。

海蜇皮

海蜇皮，一名羅皮，是海蜇科動物海蜇的傘部。主要有化痰消積、祛風除濕之功效，可治療痞塊頭內、風濕白帶、無明腫毒等症。

海螵蛸

海螵蛸，一名烏賊骨，是烏魚科動物無針烏魚或金烏則

的內殼。味鹹性微溫，主要有除濕制酸、止血斂瘡之功效，可治療吐衄便血、崩漏帶下、血枯經閉、陰蝕爛瘡等症。

益母草

益母草，一名芜蔚，是唇形科植物益母草的全草。味辛苦性涼，主要有活血祛瘀、調經消水之功效，可治療月經不調、胎漏難產、瘀血腹痛、崩中漏下、尿血便血、痛腫瘡瘍等症。

桑　葉（附：桑椹）

桑葉，一名鐵扇子，是桑科植物桑的葉。味甘甘性寒，主要有祛風清熱、涼血明目之功效，可治發熱頭痛、目赤口渴、肺熱咳嗽、風痹隱疹等症。

桑椹是桑的果穗，味甘性寒，主要有補肝益腎、息風滋陰之功效，可治肝腎陰虧、消渴便秘、目暗耳鳴、關節不利等症。

十一畫

葉下珠

葉下珠，一名夜合草，是大戟科油柑屬植物葉下珠的全草。味甘苦性涼，主要有清熱利尿、明目、消積之功效，可治療腎炎水腫、泌尿系感染、腸炎、痢疾、小兒疳積、眼結膜炎、黃疸型肝炎等。

麥　芽

麥芽，一名大麥芽，是禾本科植物大麥的穎果經發芽製成。味甘性微溫，主要有開胃消食、利氣回乳之功效，可治療食慾不振、食積脹滿、乳汁鬱積、乳房脹痛等症。

側柏葉（附：柏子仁）

側柏葉，一名柏葉，是柏科植物側柏的嫩枝與葉。味苦澀性寒，主要有涼血止血、祛風濕散腫毒之功效，可治吐衄便血、丹毒、疟腮、高血壓、燙傷等症。

柏子仁是側柏的種子，味甘性平，主要有養心安神、潤腸通便之功效，可治神經衰弱、腸燥便秘、心悸怔忡、失眠等症。

魚　鰾（附：魚腦石）

魚鰾，一名魚膠或魚肚，是石首魚科動物大黃魚、小黃魚或鱘科動物中華鱘、鰉魚等的魚鰾。味甘性平，主要有補腎益精、滋養筋脈、止血散瘀之功效，可治療滑精血崩、外傷出血、痔瘡等症。魚腦石是大黃魚或小黃魚頭骨中的耳石，味鹹性平，主要有化石通淋、利尿消炎之功效，可治療小便不利、中耳炎、鼻炎等症。

魚腥草

魚腥草是三白草科植物蕺菜的帶根全草。味辛性寒，主要有清熱解毒、利尿消腫之功效，可治療肺炎、肺膿瘍、痢疾水腫、濕疹瘡毒、痔瘡脫肛等病症。

帶　魚

帶魚，一名海刀魚，是帶血科動物帶血的肉。味甘性溫，主要有祛風殺蟲、和中開胃、補虛澤膚之功效，可治療胃口不開，皮膚不潤等症。

梔　子

梔子，一名山梔子，是茜草科植物山梔的果實。味苦性

寒，主要有清熱瀉火、涼血解毒之功效，可治虛煩不眠、黃
疸淋病、目赤咽痛、吐衄便血、熱毒瘡瘍等症。

菱 角

菱角，一名菱，是菱科植物菱的果肉。味甘性涼，主要
有清熱解暑、除煩止渴之功效，可治暑熱口渴等症。

菊 花

菊花，是菊科植物的頭狀花序。味甘苦性涼，主要有疏
風清熱、解毒明目之功效，可治頭痛眩暈、目赤煩熱、疔瘡
腫毒等症。

菠 菜（附：菠菜籽）

菠菜，一名波斯草，是藜科植物菠菜的帶根全草。味甘
性涼，主要有養血止血、斂陰潤燥之功效，可治療衄血便
血、消渴引飲、大便澀滯、壞血病等症。

菠菜籽是菠菜的果實，味辛甘性微溫，主要有祛風明
目、通關開竅、利腸胃之功效。

啄木鳥

啄木鳥，一名山啄木，是啄木鳥科動物綠啄木鳥等的肉
或全體。味甘性平，主要有開鬱平肝、補虛之功效，可治虛
勞疳積、噎膈、痔漏等病症。

蛇 肉

蛇肉是遊蛇科動物多種類蛇的肉。味甘性平，主要有強
壯神經之功效，可治產後病後體虛、風痹麻木、兒童脫肛等
多種病症。

野　雞

野雞，一名雉，是雉科動物雉的肉或全體。味甘酸性溫，主要有補中益氣之功效，可治下痢、消渴、小便頻數等症。

野菊花

野菊花，一名野山菊，是菊科植物野菊、北野菊及岩香菊等的花序。味苦辛性涼，主要有清熱解毒、涼血降壓之功效，可治療頭痛目赤，疔瘡腫毒、丹毒濕疹、高血壓等病症。

甜瓜子

甜瓜子，一名甜瓜仁，是葫蘆科植物甜瓜的種子。味甘性寒，主要有散結消瘀、清肺潤腸之功效，可治腸痛、咳嗽、口渴等症。

梨

梨，一名快果，是薔薇科植物白梨、沙梨、秋子梨等栽培種的果實。味甘微酸性涼，主要有生津潤燥、清熱化痰之功效，可治療津傷煩渴、消渴熱咳、噎膈、便秘等症。

麻　黃

麻黃，一名龍沙，是麻黃科植物草麻黃、木賊麻黃或中麻黃的草質莖。味辛苦性溫，主要有發汗，平喘、利水之功效，可治發熱惡寒、骨節疼痛、咳嗽氣喘、小便不利、風疹瘙癢等症。

商　陸

商陸，一名自昌，是商陸科植物商陸的根。味苦性寒有毒，主要有通二便、散結瀉水之功效，可治水腫腳氣、癰腫

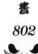

惡瘡‧喉痹等症。

淡　菜

淡菜。一名殼采，是貽貝科動物厚殼貽貝和其他貽貝類的貝肉。味鹹性溫，主要有補肝腎、益精血，消瘦瘤之功效，可治虛勞消瘦、盜汗陽痿、崩漏帶下、瘦瘤症瘕等症。

密蒙花

密蒙花，一名蒙花，是馬錢科植物密蒙花的乾燥花或花瓣。味甘性涼，主要有祛風、涼血、潤肝明目之功效，可治目赤腫痛、多淚羞明等症。

十二畫

陽　桃

陽桃，一名楊桃，是酢漿草科植物陽桃的果實。味甘酸性寒，主要有清熱解毒、利水生津之功效，可治風熱咳嗽、口糜牙痛、煩渴，石淋等症。

萵　苣（附：萵苣子）

萵苣，一名萵筍，是菊科植物萵苣的莖葉。味苦甘性涼，主要有清熱利尿、通經下乳之功效，可治療小便不利、乳汁不通以及尿血等症。

萵苣子是萵苣的種子，味苦性寒，主要有下乳汁、通小便之功效，可治陰腫尿澀、痔漏下血、損傷疼痛等症。

黃　瓜

黃瓜，一名王瓜，是葫蘆科植物黃瓜的果實。味甘性涼，主要有除熱利水解毒之功效，可治咽喉腫痛、水火燙

傷、火腿疼痛以及煩渴等症。

黃　豆

　　黃豆，一名黃大豆，是豆科植物大豆的種皮黃色的種子。味甘性平，主要有健脾寬中、潤燥消水之功效，可治疳積瀉痢、腹脹羸瘦、妊娠中毒、瘡痛腫毒、外傷出血等症。

黃　芪

　　黃芪，一名黃耆，是豆科植物黃芪或內蒙黃芪等的乾燥根。味甘性微溫，主要有益氣固表、利水消腫、托毒斂瘡之功效，可治自汗盜汗、痛疽不潰或久潰不斂、內傷勞倦、脾虛泄瀉、氣虛血脫以及脫肛等症。

黃　連

　　黃連，一名王連，是毛茛科植物黃連、三角葉黃連、峨嵋野連或雲南黃連的根莖。味苦性寒、主要有瀉火燥濕、解毒殺蟲之功效，可治菌痢、熱瀉、吐衄下血、咽喉腫痛、口瘡、火眼、濕疹、痛疽瘡毒、燙火傷等症。

　　黃連，一名王連，是毛茛科植物黃連、三角葉黃連、峨嵋野連或雲南黃連的根莖。味苦性寒，主要有瀉火燥濕、解毒殺蟲之功效，可治菌痢、熱瀉、吐衄下血、咽喉腫痛、口瘡、火眼、濕疹、痛疽瘡毒、燙火傷等症。

黃皮核

　　黃皮核，一名黃皮果核，是芸香科植物黃皮的種子。味苦辛性微溫，主要有理氣散結、止痛解毒之功效，可治胃痛、疝氣、瘰癧等症。

　　黃鶴菜，一名山芥菜，是菊科植物黃鶴菜的全草或根。

味微苦性寒，主要有清熱解毒、水腫止痛之功效，可治感冒、咽痛、乳腺炎、結膜炎、尿路感染、瘡癤、白帶等症。

斑　鳩

斑鳩，一名錦鳩，是鳩鶴科動物山斑鳩等的肉。味苦鹹性平，主要有益氣明目、強筋骨之功效，可治虛煩、呃逆等症。

椰子汁

椰予汁，一名椰酒，是棕櫚科植物椰子胚乳中的漿液。味甘性溫，主要可治消渴、吐血、水腫，並可祛風熱。

棉花根

棉花根，一名草棉根皮，是錦葵科植物草棉等的根或根皮。主要有補虛、平喘，調經之功效，可治體虛咳喘、疝氣，崩漏，子宮脫垂等症。

棕　櫚

棕櫚，一名棕毛，是棕櫚科植物棕櫚的葉鞘纖維。味苦澀性平，主要有收澀止血之功效，可治吐衄便血，血崩帶下，金瘡疥癬，血淋尿血等症。

葫　蘆

葫蘆，一名蒲蘆，是葫蘆科一年生藤本植物葫蘆的瓢殼。味甘性平，主要有利尿之功效，可治水腫、臌脹等症。

葛　梗（附：葛粉）

葛根，一名乾葛，是豆科植物葛的塊根。味甘辛性平，

主要有升陽解肌、透疹止瀉、除煩止渴之功效，可治療煩熱消渴、泄瀉痢疾、斑疹不透、高血壓、心絞痛、耳聾等症。

葛粉是葛的塊根經水磨而澄取的澱粉，味甘大寒，主要有生津止渴、清熱除煩之功效，可治煩熱口渴、熱瘡喉痹等症。

葡　萄（附：葡萄根、葡萄藤）

葡萄，一名草龍珠，是葡萄科植物葡萄的果實。味甘酸性平，主要有補氣血、強筋骨、利小便之功效，可治氣血虛弱、肺虛咳嗽、心悸盜汗、淋病浮腫、風濕痹痛等症。

葡萄根是葡萄的根，味甘澀性平，主要有除風濕利小便之功效，可治風濕痹痛、腫脹，小便不利等症。葡萄藤是葡萄的藤，味甘澀性平，主要治水腫、小便不利、目赤，痛腫等症。

萱草根（附：金針菜）

萱草根，一名黃花萊根，是百合科植物螢草、黃花萱草或小螢草的根。味甘性涼，主要有利水涼血之功效，可治水腫尿赤、淋濁帶下、衄血便血、乳痛等症。

金針菜是萱草、黃花萱草或小萱草的花蕾，味甘性涼，主要有清熱利濕、寬胸利膈之功效，可治療小便不利、胸膈煩熱，失眠、痔瘡便血等症。

萹　蓄

萹蓄，一名篇竹，是蓼科植物萹蓄的全草。味苦性寒，主要有清熱利尿、殺蟲之功效，可治熱淋癃閉、陰蝕白帶、疳積蛔蟲、痔瘻濕瘡等症。

粟 米

粟米，一名粟穀，小米，是禾本科植物粟的種仁。味甘鹹性涼，主要有和中益腎、除熱解毒之功效，可治反胃嘔吐、消渴泄瀉等症。

雄 黃

雄黃，一名黃金石，是硫化物類礦物雄黃的礦石。味辛苦性溫，主要有燥濕祛風、殺蟲解毒之功效，可治疥瘡禿瘡、帶狀疱疹、蛇蟲咬傷、腋臭瘺瘡、哮喘喉痹、痔瘻等症。

彭頭鰓

彭頭鰓，一名彭魚鰓，是蝠鱝科動物日本蝠鱝的乾燥鰓體。味微鹹性平，可清麻疹痘毒。

紫 草

紫草，一名山紫草，是紫草科、新藏假紫草或滇紫草的根。味苦性寒，主要有涼血活血、清熱解毒之功效，可治黃疸濕熱、吐衄尿血，熱結便秘、丹毒癰瘍等症。

紫 菜

紫菜，一名予菜，是紅毛菜科植物甘紫菜的葉狀體。味甘鹹性寒，主要有化痰軟堅、清熱利尿之功效，治癭瘤、腳氣、水腫、淋病等症。

紫蘇葉（附：紫蘇子）

紫蘇葉，一名蘇時，是唇形科植物皺紫蘇、尖紫蘇等的葉。味辛性溫，主要有發表散寒、理氣和營之功效，可治感冒風寒、咳嗽氣喘、胸腹脹滿、胎動不安，並能解魚蟹毒。

紫蘇子是皺紫蘇、尖紫蘇等的果實，味辛性溫，主要有下氣消痰、潤肺寬腸之功效，可治咳逆痰喘，氣滯，便秘等症。

蛤 蚧

蛤蚧，一名大壁虎，是壁虎科動物蛤蚧除去內臟的全體。主要有補肺益腎、定喘止咳之功效，可治虛勞肺癆、喘嗽咯血、消渴、陽痿等症。

蛤 蜊

蛤蜊，一名沙蛤，是蛤蜊科動物四角蛤蜊或其他蛤蜊的肉。味辛性寒，主要有滋陰利水、化痰軟堅之功效，可治療消渴水腫、痰積瘿瘤、崩漏帶下，痔瘡等症。

蛤 蟆

蛤蟆，一名蝦蟆，是蛙科動物澤蛙的全體。味甘性寒，主要有清熱解毒，健脾消積之功效，可治療痛腫熱癤、瘰癧疳積、泄瀉下痢等症。

黑 大 豆

黑大豆，一名黑豆，是豆科植物大豆的黑色種子。味甘性平，主要有活血、利水、祛風、解毒之功效，可治水腫脹滿、風毒腳氣，痛腫瘡毒等症，並可解藥毒。

黑 芝 麻

黑芝麻，一名黑芝麻，是胡麻科植物芝麻的黑色種子。味甘性平，主要有補肝腎、潤五臟之功效，可治肝腎不足、虛風眩暈、便秘、鬚髮早白、婦人乳少、病後體虛等症。

滑 石

滑石，一名液石，是矽酸鹽類礦物滑石的塊狀體。味甘性寒，主要有清熱、滲濕、利尿之功效，可治暑熱煩渴、小便不利、水腫黃疸、皮膚濕爛等症。

寒 水 石

寒水石，一名冰石，是硫酸鹽類礦物芒硝的晶體。味辛性寒，主要有清熱降火、利竅消腫之功效，可治時行熱病，吐瀉水腫、丹毒、燙傷等症。

絲 瓜（附；絲瓜子，絲瓜葉、絲瓜絡、絲瓜根，絲瓜藤）

絲瓜，一名縑瓜，是葫蘆科植物絲瓜或粵絲瓜的鮮嫩果實，或霜後乾枯的老熟果實。味甘性涼，主要有清熱化痰、涼血解毒之功效，可治療熱病煩渴、痰喘咳嗽，痔瘻血淋，痛腫療瘡，乳汁不通等症。

絲瓜子是絲瓜或粵絲瓜的種子，味甘性寒，主要有利水除熱之功效，可治肢面浮腫、石淋、腸風痔瘺等症。絲瓜葉是絲瓜或粵絲瓜的葉，有清熱解毒功效，可治痛疽疔腫、瘡癬及燙火蛇傷等症。絲瓜絡是絲瓜的老熟果實的網狀纖維或粵絲瓜的枯老果實，味甘性平，主要有通經活絡、清熱化痰之功效，可治胸脇疼痛、睪丸腫痛，肺熱咳痰、婦女經閉、乳汁不通、痛腫痔漏等症。

絲瓜根是絲瓜或粵絲瓜的根，味甘性平，主要有活血通絡消腫之功效，可治療頭痛腰痛，喉風腫痛、便血痔漏、乳房腫痛等病症。絲瓜藤是絲瓜或粵絲瓜的莖，味苦性寒有小毒，主要有舒筋活血、健脾殺蟲等功效，可治療四肢麻木、月經不調、水腫鼻淵等病症。

十三畫

過江龍子

　　過江龍子，一名木腰子，是豆科植物九龍藤的種子。主要有理氣止痛，活血散瘀之功效，可治肝鬱氣滯、跌打損傷等症。

當　歸

　　當歸，一名乾歸，是傘形科植物當歸的根。味甘性溫，主要有補血和血、調經止痛、潤燥滑腸之功效，可治月經不調、血虛頭痛、便秘崩漏、跌打損傷等病症。

蒼耳草根

　　蒼耳草根，一名蒼耳根，是菊科植物蒼耳的根。性溫，主要可治療疔瘡痛疽、丹毒喉風、痢疾及高血壓等病症。

飴　糖

　　飴糖，一名黏糖，是米、大麥、小麥、粟或玉蜀黍等糧食以發酵糖化製成的糖類食品。

　　味甘性溫，主要有緩中補虛、生津潤燥之功效，可治療勞倦傷脾、腹痛、肺燥咳嗽、吐血便秘、口渴咽痛等症。

鉤　藤

　　鉤藤，一名吊藤，是茜草科植物鉤藤或華鉤藤及其同屬多種植物的帶鉤枝條。

　　味甘性涼，主要有清熱平肝、息風定驚之功效，可治療血壓偏高、頭暈目眩、婦人子癇等症。

蓮　子（附：荷葉、藕節）

蓮子，一名蓮蓬子，是睡蓮產植物蓮的果實或種子。味甘澀性平，主要有養成心益腎、補脾澀腸之功效，可治療夜寐多夢、遺精淋濁、久痢虛瀉、崩漏帶下等症。

荷葉是蓮的葉，味苦澀性平，主要有清暑利濕、升陽止血之功效，可治療暑濕泄瀉。藕是蓮的肥大根莖，味甘性寒，主要有清熱涼血、健脾開胃、益氣生肌之功效，可治吐衄下血、煩渴熱淋等症。

藕節是蓮的根莖的節部，味甘澀性平，主要有止血散瘀人功效，可治吐衄下血、血痢血崩等症。

煙　葉

煙葉，一名煙草，是茄科植物煙草的葉。味辛性溫有毒，主要有行氣止痛、解毒殺蟲之功效，可治療食滯飽脹、氣結疼痛、痛瘡疥癬、蛇犬咬傷等症。

煙　油

煙油，一名煙膏，是陳舊旱煙村內積存的黑色油膏。主要可治蛇蟲咬傷、惡瘡皮癬等症。

塘角魚

塘角魚，一名鬍子鯰，是胡鯰科動物鬍子鯰去內臟後的鮮體。味甘性平，可治小兒疳積、婦女倒經，哮喘等症。

槐　花

槐花，一名槐蕊，是豆科植物槐的花朵或花蕾。味苦性涼，主要有清熱，涼血、止血之功效，可治便血尿血、赤白痢下、目赤瘡毒等症。

蓖麻子

蓖麻子，一名蓖麻仁，是大戟科植物蓖麻的種子。味甘辛性平，主要有消腫拔毒、瀉下通滯之功效，可治痛疽腫毒、疥癩癬瘡，水腫腹滿、大便燥結等症。

蒲葵葉

蒲葵葉，一名葵鷥木，是橡櫚科植物蒲葵的葉。味甘澀性乎，主要有止血之功效，可治血崩等症。

硼　砂

硼砂，一名月石，是礦物硼砂經精製而成的結晶。味甘成性涼，主要有清熱消痰，解毒防腐之功效，可治咽喉腫痛、口舌生瘡、目赤翳障、骨鯁噎膈、咳嗽痰稠等症。

蜈　蚣

蜈蚣，是大蜈蚣科動物少棘巨蜈蚣或其近緣動物的乾燥全蟲。味辛性溫有毒，主要有祛風定驚、攻毒散結之功效，可治破傷風，百日咳、結核瘰癧，瘡瘍腫毒、皮癬頭禿、痔漏及燙傷等症。

蜂　房

蜂房，一名露蜂房，是胡蜂科昆蟲大黃蜂或同屬近緣昆蟲的巢。味甘性平，主要有祛風、攻毒、殺蟲之功效，可治隱疹瘙癢、乳痛疔毒、風火牙痛、頭癬、瘰癧、痔漏等症。

蜂　蜜

蜂蜜，一名蜜糖，是蜜蜂科昆蟲中華蜜蜂等所釀的蜜糖。味甘性平，主要有補中潤燥、解毒止痛之功效，可治咳

嗽、便秘、胃疼口瘡、鼻淵及燙傷，並可解烏頭毒。

粳 米

粳米，一名大米，是禾本科植物稻的種仁。味甘性平，主要有補中益氣、健脾和胃、除煩止渴、止瀉之功效，可治中氣不足、脾胃不和、煩渴，泄瀉等症。

慈 姑

慈姑，一名慈菇，是澤瀉科植物慈姑的球莖。味苦甘性微寒，主要有行血通淋之功效，可治產後血悶、胎衣不下、咳嗽痰血、淋病等症。

十四畫

蓽 茇

蓽茇，一名蓽撥，是胡椒科植物蓽茇的未成熟果穗。味辛性溫，主要有溫中散寒、下氣止痛之功效，可治療心腹冷痛、嘔吐吞酸、腸鳴瀉痢、頭痛鼻淵等症。

鳳 仙

鳳仙，一名鳳仙草，是鳳仙花科植物鳳仙的全草，其花有紅、白顏色之分。味辛苦性溫，主要有祛風活血、消腫止痛之功效，可治療跌打損傷、瘰癧癰疽、關節風濕痛以及疔瘡等。

鳳尾草

鳳尾草，一名小鳳尾，是鳳尾蕨科植物鳳尾草的全草或根。味淡微苦性寒，主要有清熱利濕、涼血止血、消腫解毒之功效，可治療黃疸型肝炎、腸炎痢疾、吐衄便血、痛腫瘡

毒以及腮腺炎和濕疹等病症。

輕　粉

輕粉，一名銀粉，是粗制氯化來汞結晶。味辛寒有毒，主要有殺蟲攻毒、利水通便之功效，可治疥癬瘰癧、皮膚潰瘍、水腫膨脹、大小便閉等症。

綠　豆

綠豆，一名青小豆，是豆科植物綠豆的種子。味甘性涼，主要有清熱解毒、消暑利水之功效，可治暑熱煩渴、水腫泄利，丹毒痛腫，並可解藥毒。

綠豆芽是綠豆的種子經浸罨後發出的嫩芽，味甘性平，主要可解酒毒、熱毒，利三焦。

蔥　白

蔥白，一名蔥莖自，是百合科植物蔥的鱗莖。味辛性溫，主要有發表通陽解毒之功效，可治頭痛風寒、腹痛、蟲積、二便不通、痢疾、痛腫等症。蔥子是蔥的種子，味辛性溫，主要有溫腎明目之功效，可治陽痿、目眩等症。

滿天星

滿天星，一名六月雪，是茜草科六月雪屬植物六月雪的全草。主要可治感冒咳嗽、急性扁桃體炎、小兒疳積、腸炎痢疾、急慢性肝炎、高血壓等症。

榛　蘑

榛蘑，是白蘑科植物蜜環菌的子實體。主要有祛風活絡、強筋壯骨之功效，可治各種腰痛、佝僂病等病症。

榕樹葉

榕樹葉，一名小榕葉，是桑科植物榕樹的葉。味淡性涼，主要有活血散瘀、解熱化濕之功效，可治跌打損傷、慢性氣管炎、百日咳，扁桃體炎、腸炎菌痢、目赤牙痛等症。

酸棗仁（附：酸棗樹根皮）

酸棗仁，一名棗仁，是鼠李科植物酸棗的種子。味甘性平，主要有養肝、寧心、安神、斂汗之功效，可治虛煩不眠、驚悸怔忡、煩渴、虛汗等症。

酸棗樹根皮是酸棗的根皮，味澀性溫，可治便血、燒燙傷，高血壓，遺精白帶等症。

蜘　蛛

蜘蛛，一名社公，是圓網蛛科動物大腹圓網蛛等的全蟲。味辛性寒有毒，主要有祛風、消腫、解毒之功效，可治疝氣、疳積、瘰癧瘡癤、蜈蚣，蜂、蠍傷等症。

鱥　魚

鱥魚，一名鯰魚，是鯰科動物鯰魚的全體或肉。味甘性溫，主要有滋陰開胃、催乳利尿之功效，可治虛損不足、乳少、水氣浮腫，小便不利等症。

辣　椒（附：辣椒根）

辣椒，一名辣角，是茄科植物辣椒的果實。味辛性熱，主要有溫中散寒、開胃消食之功效，可治寒滯腹痛、嘔吐瀉痢，凍瘡、疥癬等症。

辣椒根是辣椒的根，味辛性熱，主要有除寒痹、逐冷痛、散瘀血凝滯之功效，可治風濕冷痛、凍瘡等症。

十五畫

髮　菜

髮菜，一名江蘺，是江蘺科植物髮菜的全草。味甘鹹性寒，主要有清熱、軟堅、化痰之功效，可治實熱痰結、頸淋巴結腫，小便不利等症。

穀　芽

穀芽，一名稻芽，是禾本科植物稻的成熟果實，經加工而發芽者。

味甘性溫，主要有健脾開胃、下氣和中之功效，可治療宿食不化、不思飲食、脹滿腹瀉等症。

蕎　麥

蕎麥，一名烏麥，是蓼科植物蕎麥的種子。味甘性涼，主要有開胃寬腸、下氣消積之功效，可治療胃腸積、赤游丹毒、水火燙傷等症。

貓　肉（附：貓腸，貓氣管）

貓肉是貓科動物貓的肉。味甘酸性溫，可治虛勞、風濕痹痛、瘰癧、惡瘡、燙傷等症。

貓腸、貓氣管是貓的腸及氣管，可治療喘咳等症。

貓頭鷹

貓頭鷹，一名鴟鵂，是鴟鵂科動物紅角鴞等的肉或骨。味酸鹹性寒，主要有祛風、定驚、解毒之功效，可治眩暈、瘰癧、噎食等症。

蝸　牛

蝸牛，一名山蝸，足蝸牛科動物蝸牛及其同科近緣種的全體。味鹹性寒，主要有清熱解毒消腫之功效，可治消渴、喉痹、疟腮、瘰癧、痛腫、痔瘡、脫肛、蜈蚣咬傷等症。蝸牛殼是蝸牛的殼，可治小兒疳積、脫肛等症。

橡　子

橡子，一名橡實，是殼斗科植物麻櫟的果實。味苦澀性微溫，主要有澀腸固脫之功效，可治瀉痢脫肛、痔血等症。

樟　腦

樟腦是樟科屬植物樟樹的根、枝、葉及廢材經蒸餾所得的顆粒狀結晶。味辛性溫，主要有通竅辟穢、溫中止痛、利濕殺蟲之功效，可治寒濕吐瀉、胃腹疼痛、疥癬及風火牙痛等症。

橄　欖

橄欖，一名青果，是橄欖科植物橄欖的果實。味甘澀酸性平，主要有清肺利咽、生津、解毒之功效，可治咽喉腫痛、咳嗽吐血、菌痢，煩渴，並可解河豚毒及酒毒。

醋

醋，一名米醋，是以米、麥，高粱或酒，酒糟等釀成的含有乙酸的液體。味酸苦性溫，主要有散瘀止血、解毒殺蟲之功效，可治黃疸、吐衄便血、陰部搔癢、痛疽瘡腫等症，並可解魚肉萊毒。

蝙　蝠

蝙蝠，一名飛鼠，是蝙蝠科動物蝙蝠的肉。主要可治小

兒疳積、哮喘等症。

墨　汁

墨汁，是松煙和入膠汁、香料等加工製成之墨汁。味辛性平，主要有止血消腫之功效，可治吐衄下血，痛腫發背，血痢等症。

稻　草

稻草，一名稻稈，是禾本科植物稻的莖葉。味甘性平，主要有寬中下氣、消食積之功效，可治小兒乳積、反胃食滯、泄瀉腹痛、黃疸，痔瘡、燙傷等症。

僵　蠶

僵蠶，一名白僵蠶，是蠶蛾科昆蟲家蛾的幼蟲感染白僵菌而僵死的乾燥全蟲。味辛咸性平，主要有祛風解痙、化痰散結之功效，可治療喘咳、中風失音、喉痹丹毒、瘰癧結核、風瘡隱疹以及乳腺炎等症。

十六畫

龍　骨

龍骨為古代哺乳動物如象類、犀牛類、三趾馬等的骨骼的化石。味甘澀性平，主要有鎮驚安神、斂汗固精、止血澀腸、生肌斂瘡之功效，可治失眠多夢、自汗盜汗、遺精淋蟲、瀉痢脫肛、潰瘍久不收口等病症。

龍眼內（附：龍眼核）

龍眼肉，一名桂圓肉，是無患子科植物龍眼的假種皮。味甘性溫，主要有益心脾，補氣血及安神定志之功用，可治

療體虛瘦弱，失眠健忘、驚悸怔忡等症。龍眼核，一名桂圓核仁是龍眼的種子，味澀性平，主要有止血定痛、理氣散瘻之功用，可治療創傷出血、燙傷癬瘡、疝氣瘻病等病症。

頭 髮 灰

頭髮灰，一名血餘炭，是人髮用鹼水洗去油垢，清水漂淨後曬乾，加：工成炭製成。味苦性溫，主要有消瘀，止血之功效，可治吐衄等症。

龜 肉（附：龜板）

龜肉是龜科動物烏龜的肉。味甘鹹性平，主要有益陰補血之功效，可治療骨蒸勞熱、久嗽咯血、筋骨疼痛、腸風痔血等症。龜板是烏龜的甲殼，味甘性平，主要有滋陰潛陽、補腎健骨之功效，可治療骨蒸勞熱、遺精帶下、腰痛骨痿等症。

鴉 膽 子

鴉膽子，一名鴉膽，是苦木科植物鴉膽子的果實。味苦寒有毒，主要有清熱解毒、燥濕殺蟲之功效，可治療痢疾久瀉、痔瘡瘰疾、雞眼贅疣等症。

獨 角 金

獨角金，一名疳積草，是玄參科獨角金屬植物獨角金的全草。味甘淡性涼，主要有清熱消積之功效，可治小兒疳積、小兒夏季熱、小兒腹瀉、黃疸型肝炎等症。

薑 黃

薑黃，一名黃薑，是薑科植物薑黃或鬱金的根莖。味辛苦性溫，主要有破血行氣、通經止痛之功效，可治療心腹痞

滿脹痛、血瘀經閉、跌打損傷等症。

鴨　頭（附：鴨蛋、鴨內金）

鴨頭是鴨科動物家鴨的頭，主要可治水腫、利小便等症。鴨蛋是家鴨的卵，味甘性涼，主要有滋陰清熱之功效，可治咽喉疼痛、咳嗽、瀉痢等症。鴨內金是家鴨的砂囊的角質內壁，主要可治諸骨鯁喉、噎膈翻胃等症。

豬　肉（附：豬內臟各器官）

豬肉是豬科動物豬的肉。味甘鹹性平，主要有滋陰潤燥之功效，可治療熱病傷津、消渴、羸瘦、燥咳、便秘、身體虛弱無力等症。豬心是豬的心，味甘鹹性平，主要可治驚悸怔忡、自汗不眠等症。豬血是豬的血，味咸性平，主要治頭風眩暈、中滿腹脹、宮頸糜爛等症。豬肝是豬的肝，味甘苦性溫，主要有補肝養血明目之功效，可治血虛萎黃、夜盲目赤、浮腫腳氣等症。豬腸是豬的腸，味甘性微寒，主要可治便血血痢、痔瘡脫肛等症。豬腰子是豬的腎，味鹹性平，主要治腎虛腰痛、身面水腫、遺精盜汗，老人耳聾等症。

豬骨頭是豬的骨，可治下痢瘡癬等症。豬膽是豬的膽，味苦性寒，主要有清熱，解毒、潤燥之功效，可治便秘黃疸，泄瀉痢疾，痛腫疔瘡、百日咳等症。豬胰是豬的胰，味甘性平，主要有益肺補脾潤燥之功效，可治肺損咳嗽、體虛無力、脾虛下痢、乳汁不通，手足皸裂等症。豬膀胱是豬的膀胱，味甘鹹性平，可治遺尿等症。豬蹄是豬的蹄，味甘咸性平，主要有補血通乳托瘡之功效，可治婦人乳少、痛疽瘡毒等症。豬甲狀腺是豬的甲狀腺體，可治項下癭氣等症。豬睾丸是豬的睾丸，味甘性溫，主要有補腎納氣之功效，可治哮喘疝氣、小腹急痛及癃閉等症。

豬油是豬的脂肪油，味甘性涼，主要有補虛潤燥解毒之功效，可治便秘，燥咳、皮膚皸裂等症。豬舌是豬的舌頭，可治食慾不振。豬肚即豬胃，可治老人體虛等症。

橘（附：橘葉、橘皮、橘餅、橘核、青皮）

橘，一名黃橘，是芸香科植物福橘或朱橘等多種橘類的成熟果實。味甘酸性涼，主要有開胃理氣、止咳潤肺之功效，可治胸膈結氣，嘔吐消渴等症。橘葉是橘橘或朱橘等多種橘類的葉，味苦性平，主要有疏肝行氣、化痰、消腫之功效，可治乳痛、肺痛、脇痛、咳嗽、疝氣等症。橘皮是福橘或朱橘等多種橘類的果皮，味辛苦性溫，主要有理氣調中，燥濕化痰之功效，可治納呆嘔吐，咳嗽痰多等症。

橘餅是福橘等的成熟果實，用蜜糖漬製而成，味甘性溫，主要有寬中下氣、化痰止咳之功效，可治食滯、氣膈，咳嗽、瀉痢等症。橘核是福橘或朱橘等多種橘類的種子，味苦性平，主要有理氣止痛之功效，可治疝氣、睾丸腫痛、腰痛、乳痛等症。青皮是福橘或朱橘等多種橘類的未成熟的果皮或幼果，味苦性微溫，主要有疏肝破氣，散結消痰之功效，可治療胸脇脹痛、疝氣、癖塊，乳核食積等症。

薤 白

薤白，一名野蒜，是百合科植物小根蒜或薤的鱗莖。味辛苦性溫有理氣寬中、通陽散結之功效，可治胸痹、乾嘔、瀉痢後重、瘡癤等症。

薏苡仁（附：薏苡根）

薏苡仁，一名苡仁，是禾本科植物薏苡的種仁。味甘淡性涼，主要有健健脾補肺，清熱利濕之功效，可治泄瀉、水

腫、腳氣、肺癆、肺痛、扁平疣等症。薏苡根是薏苡的根，味淡性涼，主要有清熱利濕，健脾殺蟲之功效，可治黃疸、水腫、經閉帶下、蟲積腹痛等症。

燕　麥

燕麥，一名燕麥草，是禾本科植物野燕麥的莖時。味甘性溫，主要有補虛損之功效，可治吐血，虛汗及婦女紅崩等症。

壁　虎

壁虎，一名天龍，是壁虎科動物無蹼壁虎及其他幾種壁虎的全體。味鹹性寒，主要有祛風定驚、散結、解毒之功效，可治歷節風痛、瘰癧惡瘡等症。

十七畫

薺　菜（附：薺菜花）

薺菜，一名薺，是十字花科植物薺菜的帶根全草。味甘性平，主要有健脾利水、止血明目之功效，可治療痢疾水腫、吐衄便血、月經過多、目赤疼痛等症。薺菜花是薺菜的花序，性溫，主要可治痢疾崩漏等症。

蜆　肉

蜆肉是蜆科動物河蜆等的肉。味甘鹹性寒，主要有清熱利濕、解毒之功效，可治局部濕毒腳氣、疔瘡痛腫、消渴目黃等症。

鴿（附：鴿蛋）

鴿，一名飛奴，是鳩鴿科動物原鴿、家鴿或岩鴿的肉或全體。味鹹性平，主要有滋腎益氣、祛風解毒之功效，可治

虛贏、消渴、血虛經閉，惡瘡疥癬等症。

　　鴿蛋是原鴿或家鴿等的蛋，味甘鹹性平，可補腎益氣，可治身體虛弱等症，並能解瘡毒、痘毒以及預防麻疹。

螻蛄

　　螻蛄，一名梧鼠，是螻蛄科昆蟲螻蛄的乾燥全蟲。味鹹性寒，主要有利水通便之功效，可治水腫石淋、小便不利、瘰癧、痛腫惡瘡等症。

螺螄（附：螺螄殼）

　　螺螄，一名師螺，是田螺科動物方形環棱螺或其他同屬動物的全體。味甘性寒，主要有清熱、利水、明目之功效，可治黃疸水腫、目赤翳障、痔瘡腫毒等症。

　　螺螄殼是方形環棱螺或其他同屬動物的陳舊螺殼，味甘淡性平，主要有化痰散結、止痛斂瘡之功效，可治熱痰咳嗽、反胃吐酸、瘰癧潰瘍、燙火傷等症。

十八畫

雞　肉（附：雞蛋、雞肝、雞膽、雞蛋清、雞子黃、雞蛋殼、雞內金、鳳凰衣）

　　雞肉是雉科動物家雞的肉。味甘性溫，主要有溫中益氣，補精添髓之功效，可治療身體虛弱、胃呆食少、產後乳少、消渴水腫等病症。

　　雞蛋是家雞的卵，味甘性平，主要有滋陰潤燥、養血安胎之功效，可治療目赤咽痛、胎動不安、下痢、燙傷、燥咳聲啞、體虛無力等病症。

　　雞肝是家雞的肝，味甘苦性溫，主要有補肝腎之功效，可治療肝虛目暗、小兒疳積、婦人胎漏等症。雞膽是家雞的

膽，味苦性寒，主要有解毒明目，止咳祛痰之功效，可治療百日咳、慢性氣管炎、小兒痢疾、目赤濕瘡等症。雞蛋清是家雞卵的蛋白，味甘性涼，主要有清肺利咽、解毒清熱功效，可治療咽痛目赤、熱毒腫痛、燒傷瘰疾等病症。雞子黃是家雞卵的蛋黃，味甘性平，主要有滋陰養血功效，可治療肝炎、痢疾、小兒消化不良、失眠、嘔逆等症。雞蛋殼是家雞的蛋殼，主要可治小兒佝僂病、反胃吐酸、頭身耳瘡等症。

雞內金是家雞的乾燥砂囊內膜，味甘性平，主要有消積健脾之功效，可治消化不良等症。鳳凰衣是家雞的蛋殼內膜，味淡性平，主要有養陰清熱之功效，可治咽痛失音、瘰癧結核、潰瘍不斂以及久咳不止等症。

雞血藤

雞血藤，一名血鳳藤，是豆科植物密花豆、白花油麻藤、香花岩豆藤或亮葉岩豆藤等的藤莖。味甘苦性溫，主要有活血舒筋之功效。

可治療腰膝酸痛、麻木癱瘓、月經不調等病症。

雞骨草

雞骨草，一名豬腰草，是豆科植物廣東相思子的帶根全草。味甘性涼，主要有清熱解毒、舒肝散瘀之功效，可治療黃疸肝炎、乳痛、瘰癧、跌打損傷等症。

雞冠花

雞冠花，一名雞公花，是莧科植物雞冠花的花序。味甘性涼，主要有涼血止血之功效，可治痔漏下血、赤白下痢、吐血咯血、崩中帶下等症。

雞冠花有紅白之分，功用相同，入藥以白者較佳。

檸 檬

檸檬，一名檸果，是芸香科植物黎檬或洋檸檬的果實。味酸，主要有生津止渴、解暑安胎之功效，可治暑熱口渴、胎動不安、咳嗽等症。

鵝不食草

鵝不食草，一名球子草，是菊科石胡荽屬植物鵝不食草的全草。味辛性溫，主要有通竅散寒、祛風利濕、散癌消腫之功效，可治感冒、急，慢性鼻炎、百日咳、慢性支氣管炎、跌打損傷、風濕性關節痛等症。

臘肉骨頭

臘肉骨頭，一名火腿骨頭。主要可治赤白久痢，食積停滯等症。

醬 油

醬油是用黃豆通過發酵、醃製而成。味鹹性寒，主要有除熱止煩之功效，可治燙火傷，手指腫痛、毒蟲毒蜂螫傷，並可解藥物、魚、野菜、毒蕈等毒。

檳 榔

檳榔，一名檳榔子，是棕櫚科植物檳榔的種子。味苦辛性溫，主要有殺蟲破積、下氣行水之功效，可治蟲積食滯、胃痛瀉痢、水腫腳氣等症。

鯉 魚

鯉魚，一名赤鯉魚，是鯉科動物鯉魚的肉或全體。味甘性平，主要有利水消腫、下氣通乳之功效，可治水腫脹滿、

腳氣黃疸、咳嗽氣逆、乳汁不通等症。

鯽 魚

鯽魚，一名鮒，是鯉科動物鯽魚的肉或全體。味甘性平，可治翻胃吐食、消渴水腫、乳汁不下，體虛消瘦等症。

翻 白 草

翻白草，一名土菜，是薔薇科植物翻白草的帶根全草。味甘苦性平，主要有清熱解毒．止血消腫之功效，可治痢疾瘧疾、咳吐下血、痛腫瘡癬、瘰癧結核等症。

十九畫

蘇 木

蘇木，一名紅柴，是豆科植物蘇木的乾燥心材。味甘鹹性平，主要有行血破瘀、消腫止痛之功效，可治療經閉腹痛、產後瘀血，痛腫以及外傷損瘀滯等症。

羅 漢 果

羅漢果，一名假苦瓜，是葫蘆科植物羅漢果的果實。味甘性涼，主要有清肺潤腸之功效，可治療百日咳、痰火咳嗽、血燥便秘等症。

鵲

鵲，一名予鵲，是鵲科動物喜鵲的肉。味甘性寒，主要有除熱、消結、通淋、止渴之功效，可治石淋、消渴、鼻衄等症。

鵪 鶉

鵪鶉，一名鵪鶉，是雉科動物鵪鶉的肉。味甘性平，主要有補五臟、益中氣、利水消腫之功效，可治小兒疳積、痢疾等症。

藿 香

藿香是唇形科植物藿香或藿香的全草。味辛性溫，主要有和中祛濕之功效，可治感冒暑濕、嘔吐泄瀉、痢疾，口臭等症。

蘑 菇

蘑菇，一名肉蕈，是黑傘科植物蘑菇的子實體。味甘性涼，主要有開胃止吐、化痰理氣之功效，可治胃納不佳、嘔吐泄瀉等症。

蟾 酥

蟾酥，一名蛤蟆酥，是蟾酥科動物中華大蟾酥或黑眶蟾酥等的耳後腺及皮膚腺分泌的白色漿液，經加工乾燥而成。味甘辛性溫有毒，主要有解毒消腫、強心，止痛之功效，可治療瘡痛疽、慢性骨髓炎、咽喉腫痛、小兒疳積、蟲牙痛等症。

蟹（附；蟹殼）

蟹，一名螃蟹，是方蟹科動物中華絨螯蟹的肉和內臟。味鹹性寒，主要有清熱散血之功效，可治筋骨損傷、疥癬、漆瘡，燙傷等症。

蟹殼是中華絨螯蟹的甲殼，味酸性寒，主要有破瘀消積之功效，可治瘀血積滯，脇痛、腹痛、乳痛、凍瘡等症。

二十畫以上

糯米（附：糯稻根）

糯米，一名江米，是禾本科植物粘稻的種仁。味甘性溫，主要有補中益氣之功效，可治消渴溲多、自汗、便溏等症。糯稻根須是稻的根莖及根，味甘性平，主要有益胃生津、退虛熱、止盜汗等功效。

黨　參

黨參，一名上黨人參，是桔梗科植物黨參的根。味甘性平，主要有補中益氣生津之功效，可治療氣血兩虧、脾胃虛弱、體倦無力、食少口渴、久瀉脫肛等症。

獼　猴

獼猴，一名猴，是猴科動物獼猴的肉。主要可治小兒疳積、神經衰弱、風濕骨痛等症。

鐵莧菜

鐵莧菜，一名血風愁，是大戟科鐵莧菜屬植物鐵莧菜的全草。味苦澀性涼，主要有清熱解毒、消積、止痢止血之功效，可治腸炎、痢疾、吐衄便血、痛癤瘡瘍等症。

櫻桃（附：櫻桃核、櫻桃葉）

櫻桃，一名家櫻桃，是薔薇科植物櫻桃的果實。味甘性溫，主要有益氣，祛風濕之功效，可治四肢不仁、風濕疼痛、凍瘡等症。櫻桃核是櫻桃的果核，主要有透疹解毒之功效，可治麻疹透發不暢等症，並可消癭瘤。櫻桃葉是櫻桃的葉，味甘苦性溫，主要有溫胃健脾、止血解毒之功效，可治

胃寒食積、腹瀉、吐血、瘡毒腫痛等症。

鷓鴣

鷓鴣，一名越鳥，是雉科動物鷓鴣的肉或全涔。味甘性溫，主要有補益五臟之功效。

鱉甲（附：鱉頭、鱉蛋）

鱉甲，一名團魚甲，是鱉科動物中華鱉的背甲。味鹹性平，主要有養陰清熱，平肝息風、軟堅散結之功效，可治勞熱骨蒸、經閉經漏、小兒驚癎等症。鱉頭是中華鱉的頭，可治久痢脫肛、產後子宮下垂、陰瘡等症。鱉蛋是中華鱉的卵，味鹹性寒，可治久瀉久痢等症。

鱔魚

鱔魚，是鱔科動物黃鱔的內或全體。味甘性溫，主要有補虛損、除風濕、強筋骨之功效，可治癆傷、風寒濕痹、產後淋瀝、下痢膿血，痔瘻、臁瘡等症。

鷹

鷹，一名鳶，是鷹科動物鳶的肉或全體。味成性溫，主要可治小兒驚風、頭暈、老年哮喘、風濕疼痛等症。

蠶豆（附：蠶豆殼）

蠶豆，一名胡豆，是豆科植物蠶豆的種子。味甘性平，主要有健脾利濕之功效，可治療膈食水腫等症。

蠶豆殼是蠶豆的種皮，主要有利尿滲濕之功效，可治療膈食水腫等症。蠶豆殼是蠶豆的種皮，主要有利尿滲濕之功效，可治療水腫腳氣、小便不利、天泡瘡、黃水瘡等病症。

附錄二　（附）常用動物臟器主要功能表

臟器名稱	主治功用
心	養心、解鬱。用於心悸、自汗、健忘、驚恐。
肝	補肝、養血、明目。用於血虛萎黃、肝虛浮腫、夜盲、腳氣、小兒驚癇、婦女月經不調。
腎	補腎、益精。用於腎虛腰痛、腰脊酸楚、足膝痿弱、消渴、盜汗、陽痿、遺精、尿頻、遺尿、耳聾。
肺	補益肺氣、通調水道。用於肺虛咳嗽，久咳喘息、咯血、消渴、小便不利（或頻數）、浮腫。
胃	補虛損、益脾胃。用於久病體虛、胃寒腹痛、不思飲食、消渴、泄瀉、小便頻數、自汗、盜汗。
胰	健脾、益肺、潤燥、消積。用於肺虛久咳、喘息、咯血、食積痞滿、消化不良、缺乳、白帶過多。
膽	清肝、利膽、消炎、解毒、通便。用於熱病燥咳、大便秘結、黃疸、咳喘、泄瀉、痢疾、目赤流淚、咽喉紅腫、痔瘡、小兒驚風、燙火燒傷。
腦	益腎、潤燥。用於頭風、眩暈、健忘、胎產不劑、手足皸裂、凍瘡、燙燒傷。
骨	益腎、壯骨。用於腰膝無力，筋骨疼痛、風濕痹痛、瘡癬、燒灰可治吐血、衄血、崩漏、久瀉、久痢、小兒驚風、消化不良。
髓	養陰、益髓、潤肺、補腎。用於虛勞潮熱、咳喘、消渴、腰酸足軟、皮毛憔悴、癰瘡、跌打損傷。
筋	補肝強筋。用於體弱多病、虛勞、關節痹痛、筋骨痿弱。
血	理血祛瘀。用於頭目眩暈、吐血、衄血、婦女崩漏、產後血暈、跌打損傷、外傷出血。

臟器名稱		主治功用
	胎盤	補氣養血、益髓。用於體質虛弱、久病體虛、久喘噓咳、咯血、盜汗、遺精、陽痿、月經不調、不孕缺乳。
	睪丸	溫腎壯陽、填精益髓。用於虛損勞傷、腰酸膝軟、陽痿、疝氣、小便頻數、睪丸腫痛、白帶過多、不育。
	靨	軟堅、清結。用於頸項瘰腫、瘰癧、喉痺。
	腸	厚腸。用於痔瘡、肛漏、脫肛、便血、血痢。
	脬	補脬、固氣。用於遺尿、疝氣墜痛、陰囊濕疹、渴飲多尿、玉莖生瘡。
	齒	鎮驚、解毒、生肌。用於癲狂、驚癇、發背、疔瘡腫毒、瘡口不合、牙痛。
	脂	補虛、潤燥。用於臟腑枯澀、大便乾結、燥咳、手足皴裂。
	乳	補血、潤燥、填精、充液。用於虛勞損傷、產後體弱、年老多病、消渴、噎膈、大便燥結、血枯經閉。
	甲	崩漏、白帶過多、瘡瘍疥癬、廉瘡、損傷接骨、小兒驚風。
角	羚羊角（可用山羊角代替）	平肝息風、清熱鎮驚、明目解毒。用於傷接骨、小兒驚風。
	犀角（可用水牛角代替）	清熱、涼血、定驚、解毒。用於熱病頭痛、驚狂、煩躁、譫妄、斑疹、吐血、便血、癰疽腫毒。
	鹿角	行血消腫、益腎。用於畏寒無力、腰脊冷痛、瘀血腫痛、乳　初起、瘡腸腫毒。
	鹿茸	益氣養血、補腎壯陽、填精益髓。用於虛勞消瘦、畏寒怕冷、精神疲乏、腰膝酸軟、眩暈、目暗、耳聾、陽痿、滑精、不育、崩漏、白帶過多。
	刺蝟皮	投氣定痛、涼血止血。用於脘痛、腹痛、吞酸、痔瘡、疝氣、石淋、遺精。

臟器名稱	主治功用
蟾皮	清熱解毒、消積殺蟲、利水消腫。用於水膨腹脹、痰熱咳喘、小兒疳積、瘰癧、諸癰腫毒、癌腫。
象皮	斂瘡、止血。用於跌打損傷、出血不止、潰瘍、惡瘡久不收口。
豬皮 羊皮 牛皮	滋陰、養血、止血。用於陰虛下痢、心煩、咽痛、吐血、衄血、紫癜、崩漏。
豬肉	滋陰、潤燥。治熱病傷津、消渴、燥咳、便秘。
牛肉	補脾胃、益氣血、強筋骨、主治虛損瘦弱、消渴、痞積、水腫、胎漏、腰膝酸軟。
羊肉	益氣補虛、溫中暖下。主治虛勞瘦弱、胃痛、腹痛、產後虛冷、畏寒身涼、腰膝酸軟。
狗肉	益氣補虛、溫腎助陽。主治虛勞瘦弱、胸腹脹滿、胃寒腹痛、浮腫、瘡口久不收斂。
烏雞肉	養陰清熱。主治虛勞消瘦、潮熱、消渴、泄瀉、久痢、崩漏、白帶多過。
雞肉	溫中、益氣、補精、填髓。治虛勞瘦弱、胃呆食少泄瀉、消渴、水腫、產後乳少、病後虛弱。
鵝肉	益氣補虛、和胃止渴。主治虛損瘦弱、消渴。

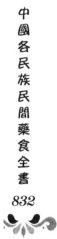

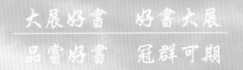

大展好書　好書大展

品嘗好書　冠群可期

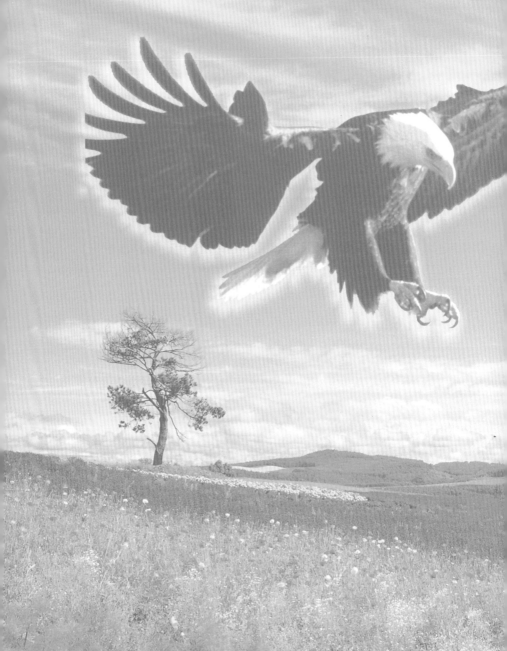

大展好書　好書大展

品嘗好書　冠群可期